KAMA SUTRA

FÜR JEDEN TAG

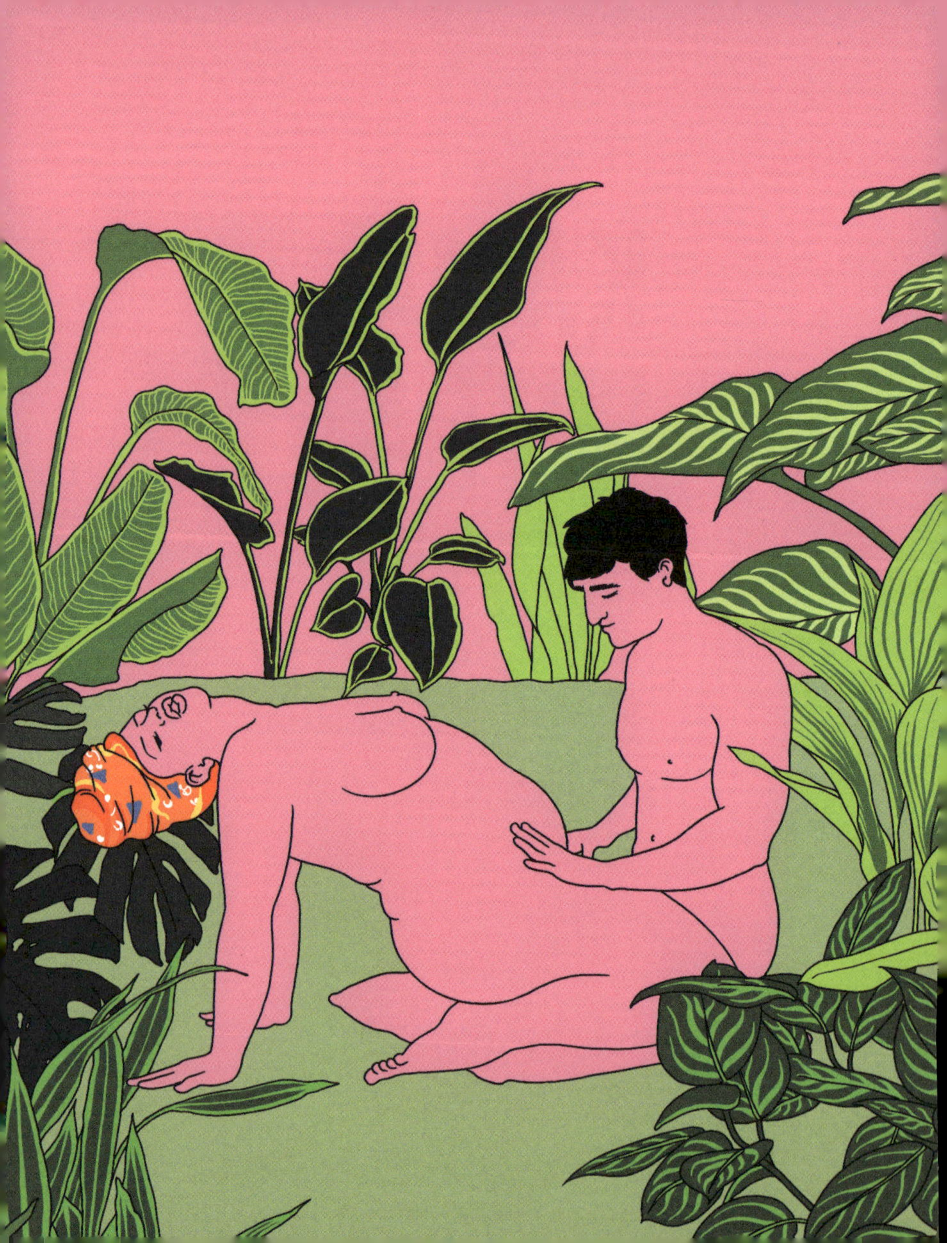

KAMA SUTRA

FÜR JEDEN TAG

365 POSITIONEN
FÜR MEHR SPASS ZU ZWEIT

Illustrationen
Alicia Rihko

DK

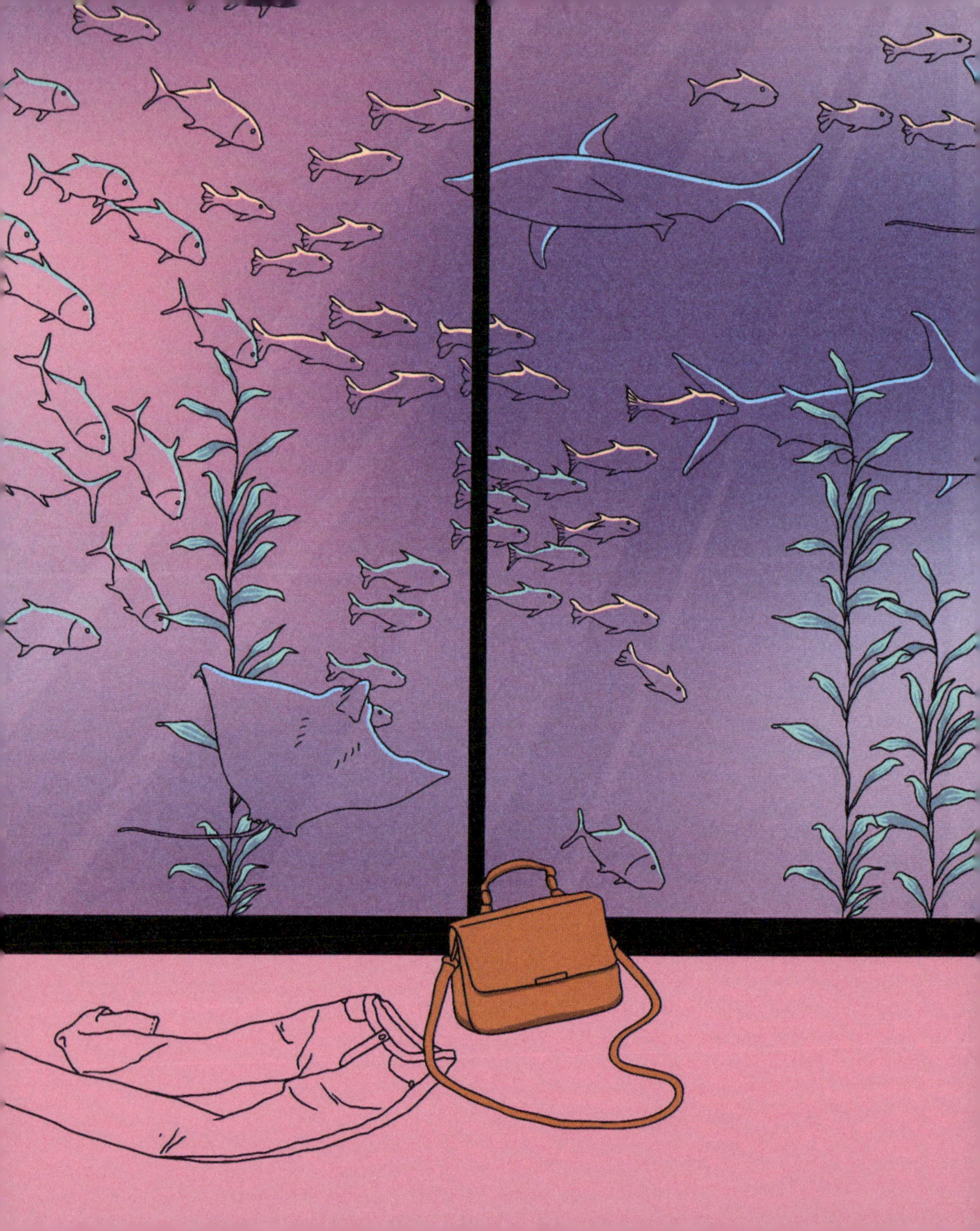

INHALT

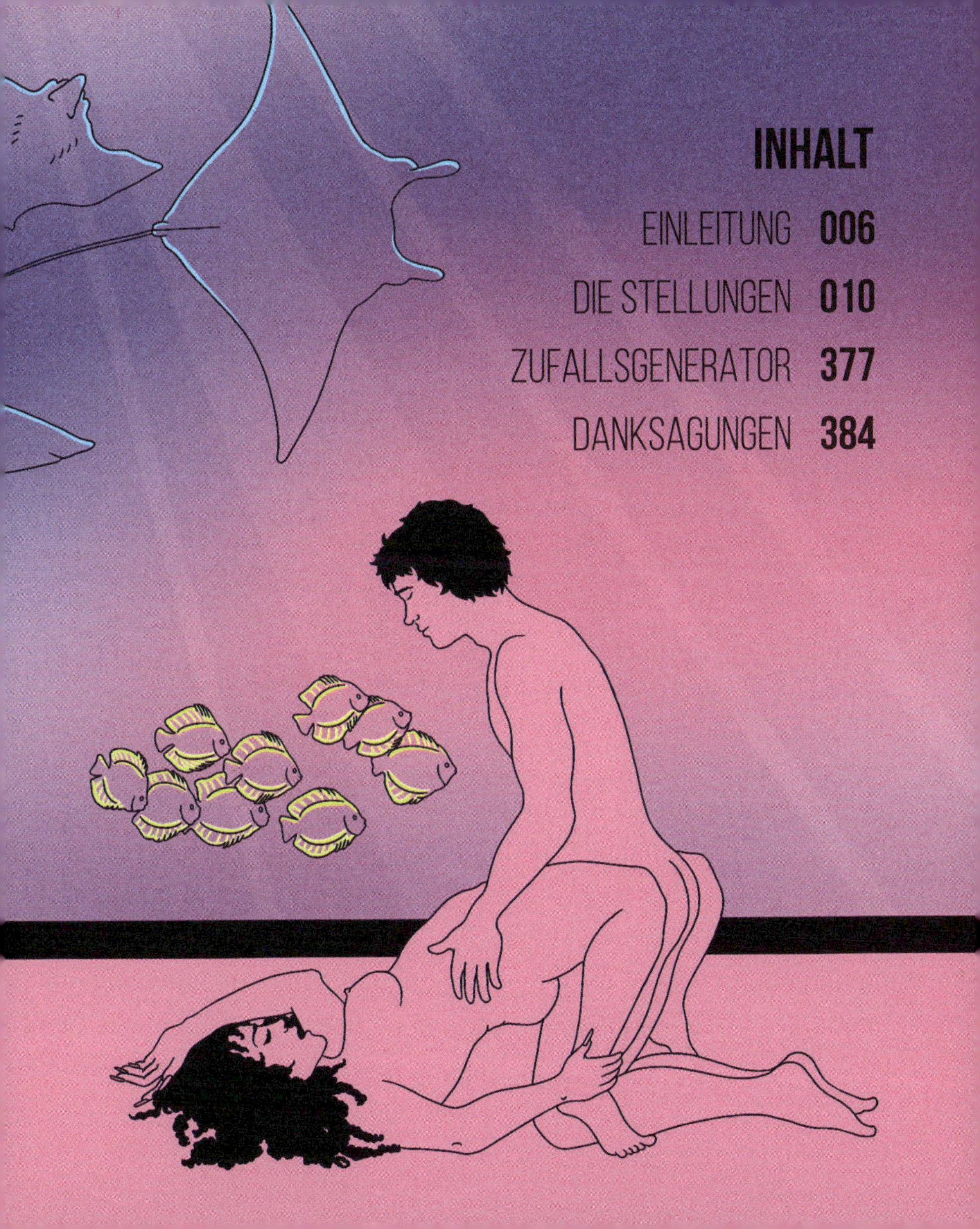

EINLEITUNG

Seit Urzeiten haben wir Menschen Freude daran, unser Sexualleben mit etwas Abwechslung zu würzen. Wolltest du nicht auch schon mal eine neue Affäre mit einer verruchten Idee verblüffen? Oder neue Impulse in die vertraute Intimität mit der Liebe deines Lebens bringen? Oder einfach mal etwas völlig Neues ausprobieren, nur so zum Spaß? Nun, das haben auch unsere Vorfahren schon getan.

Hier findest du eine Stellung für jeden Tag des Jahres, inspiriert vom berühmtesten erotischen Text der Geschichte, aber auch von anderen klassischen Autoren. Vermutlich hat jeder schon vom Kamasutra gehört. Der große Yogi Vatsyayana Mallanaga verfasste es irgendwann zwischen dem 2. und 5. Jahrhundert, nicht nur, um anstößige Geheimnisse auszuplaudern, sondern auch, um über die Natur von Lust und Liebe und ein erfülltes Leben zu sinnieren. Ein großartiges Werk, aber nicht das einzige zu diesem Thema.

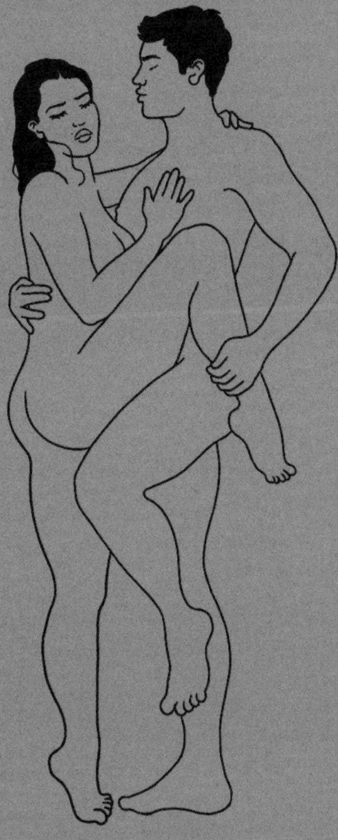

Deswegen findest du hier auch Tipps aus anderen Klassikern – dem Smaradipika, dem Ananga Ranga und dem Panchasayaka, Werken, die Dichter, Gelehrte und Philosophen schrieben, um Liebende in allen Jahrhunderten zu erleuchten. Sollte das nun allzu akademisch klingen, keine Sorge: Es braucht nur dich und deinen Partner, deine Partnerin ... und vielleicht noch ein Bett, einen Tisch, einen Boden, eine Treppe oder was auch immer ihr wollt.

Wir Menschen sind sexuelle Wesen, gleich wann und wo wir geboren wurden, und wir lieben Experimente. Wir alle wissen, dass Stellungen einiges verändern können: Sex ist ein Gespräch der Körper, und die Stellung, in der es beginnt, kann über den Tonfall entscheiden. Doch es geht um mehr als nur um Drehungen und Winkel. Der Mensch ist kreativ, und wir erschaffen gern gemeinsam Neues und Schönes. Wie uns die antiken Autoren lehrten, kann man auch Sex dazu zählen: Im Bett neue Ideen auszuprobieren heißt, mit Sinnlichkeit zu modellieren, mit Liebe zu malen. Die Künstler früherer Zeiten wussten, dass Sex eine Kunst sein kann.

Dieses Buch lässt sich auf viele Arten lesen. Ihr könnt es durchblättern, nach einer neuen Lieblingsstellung stöbern und ausprobieren, was euch ins Auge fällt. Ihr könnt euch der großen und amüsanten Herausforderung stellen, jeden Tag eine andere Stellung auszuprobieren – ob ihr das schafft oder nicht, ihr werdet zweifellos glücklicher, fröhlicher und einander näher sein, wenn ihr es probiert. Wenn ihr auf der Suche nach etwas Bestimmtem seid, blättert zum Ende, wo euch je nach Stimmung bestimmte Positionen empfohlen werden.

Manche Stellungen sind sinnliche, verträumte oder spirituelle Zärtlichkeiten. Andere sind akrobatische, verblüffende Kunststücke, die euch ein Prickeln am ganzen Körper und das Gefühl von unglaublicher Raffinesse schenken. Sie alle geleiten euch auf einen kreativen Spielplatz, auf dem ihr Liebenden euch austoben könnt.

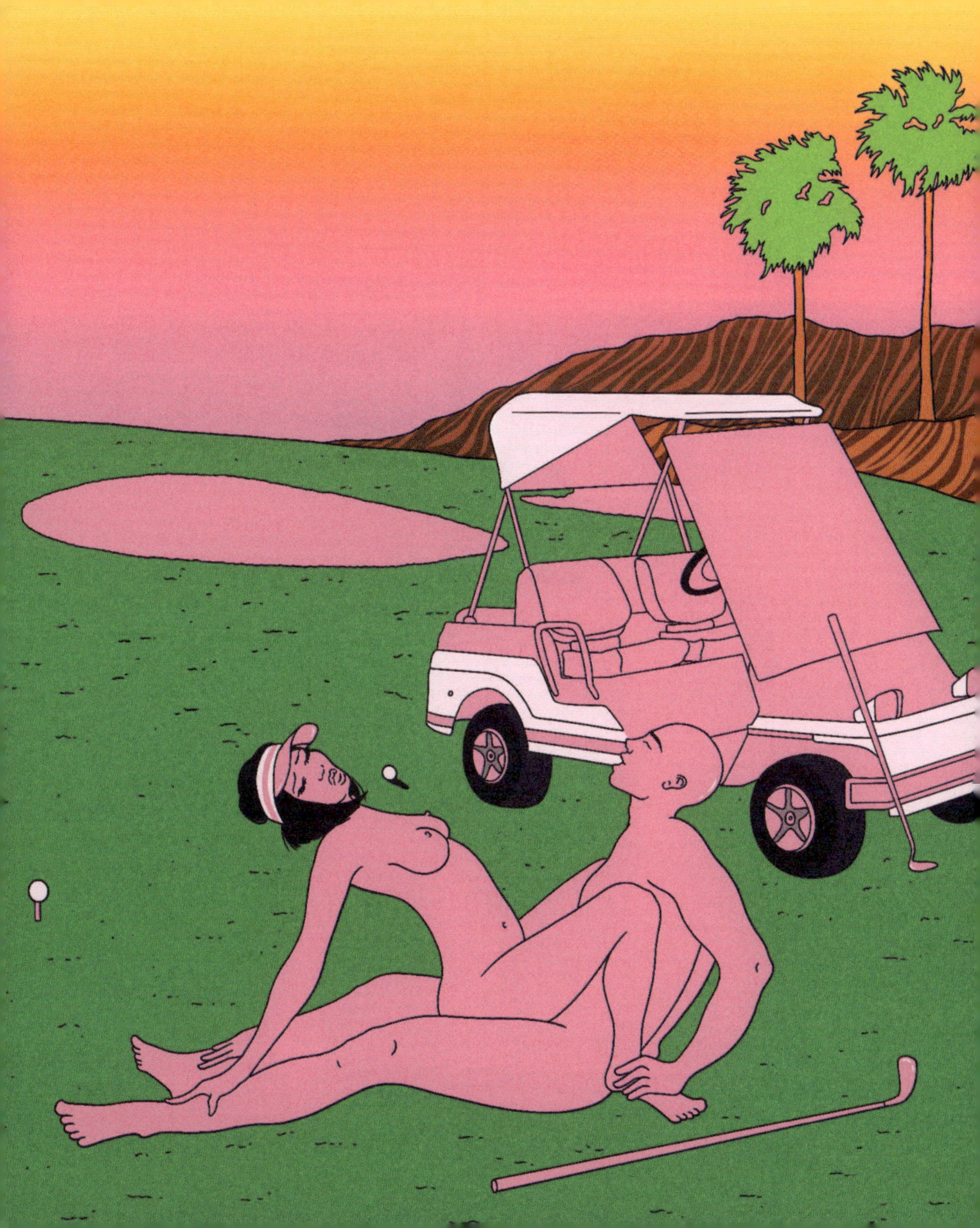

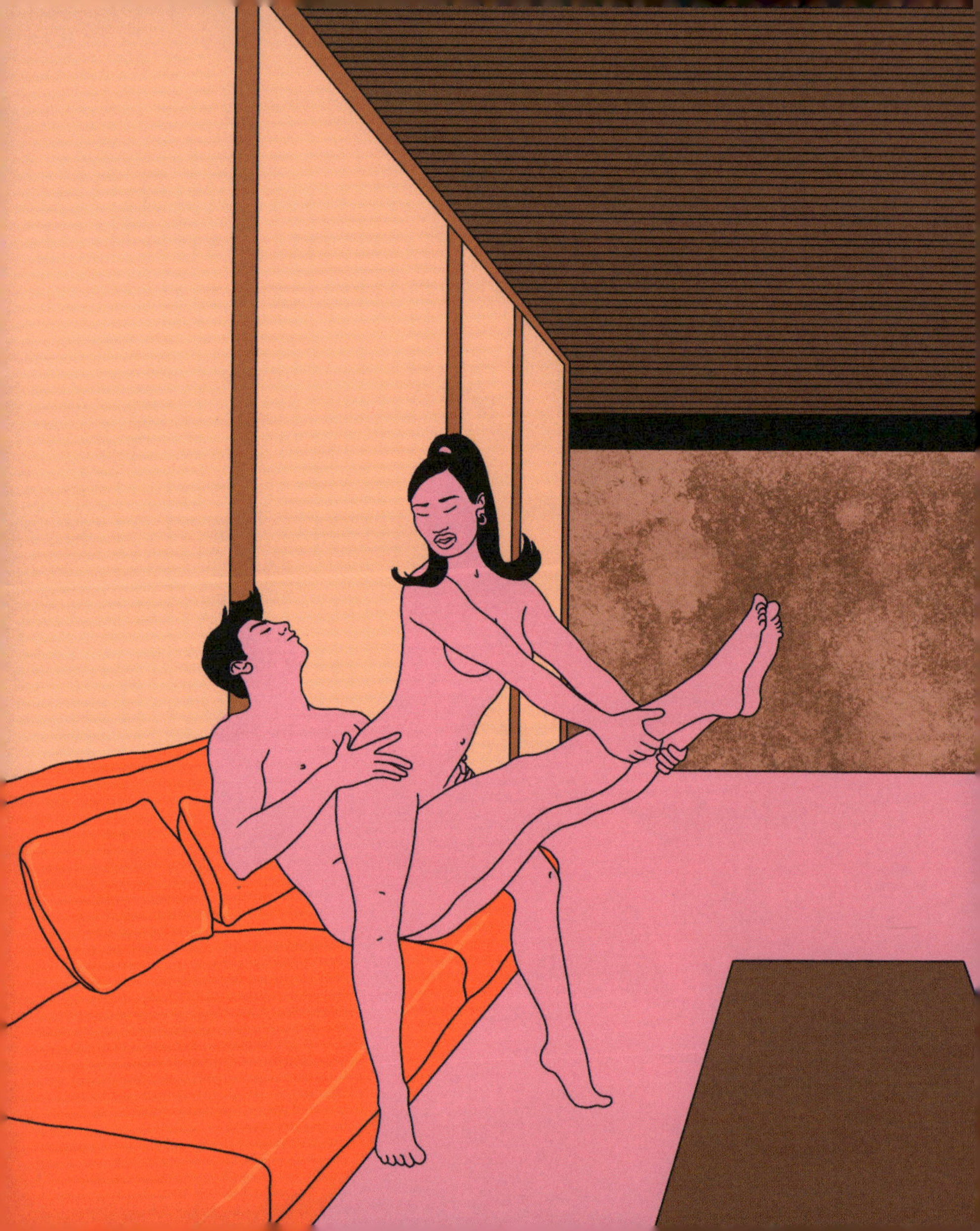

DIE STELLUNGEN

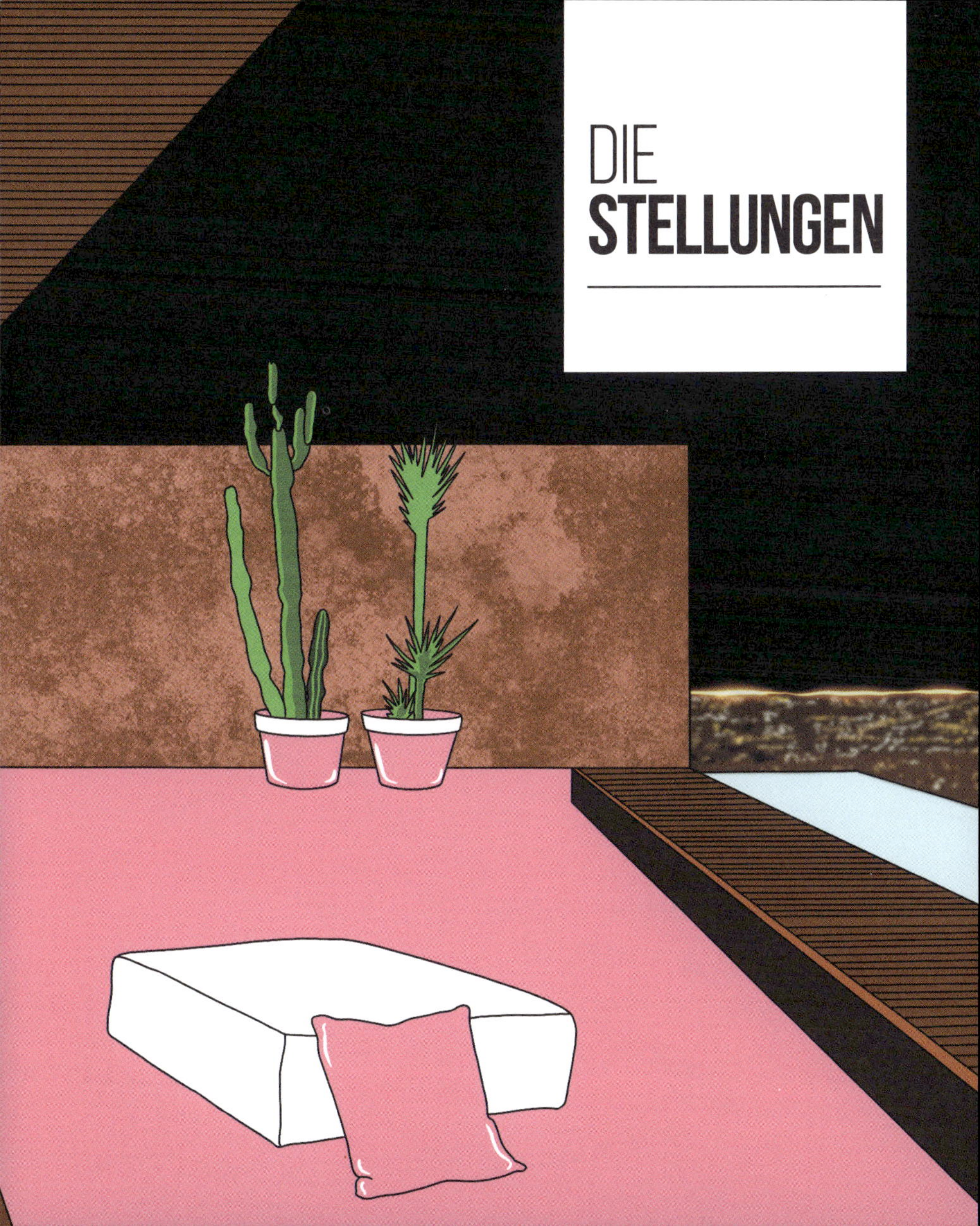

TAG
001

DIE PULSIERENDE UMARMUNG

Eine zärtliche und sinnliche Liebkosung des ganzen Körpers.

»Meditiere zum Herzschlag deines Partners.«

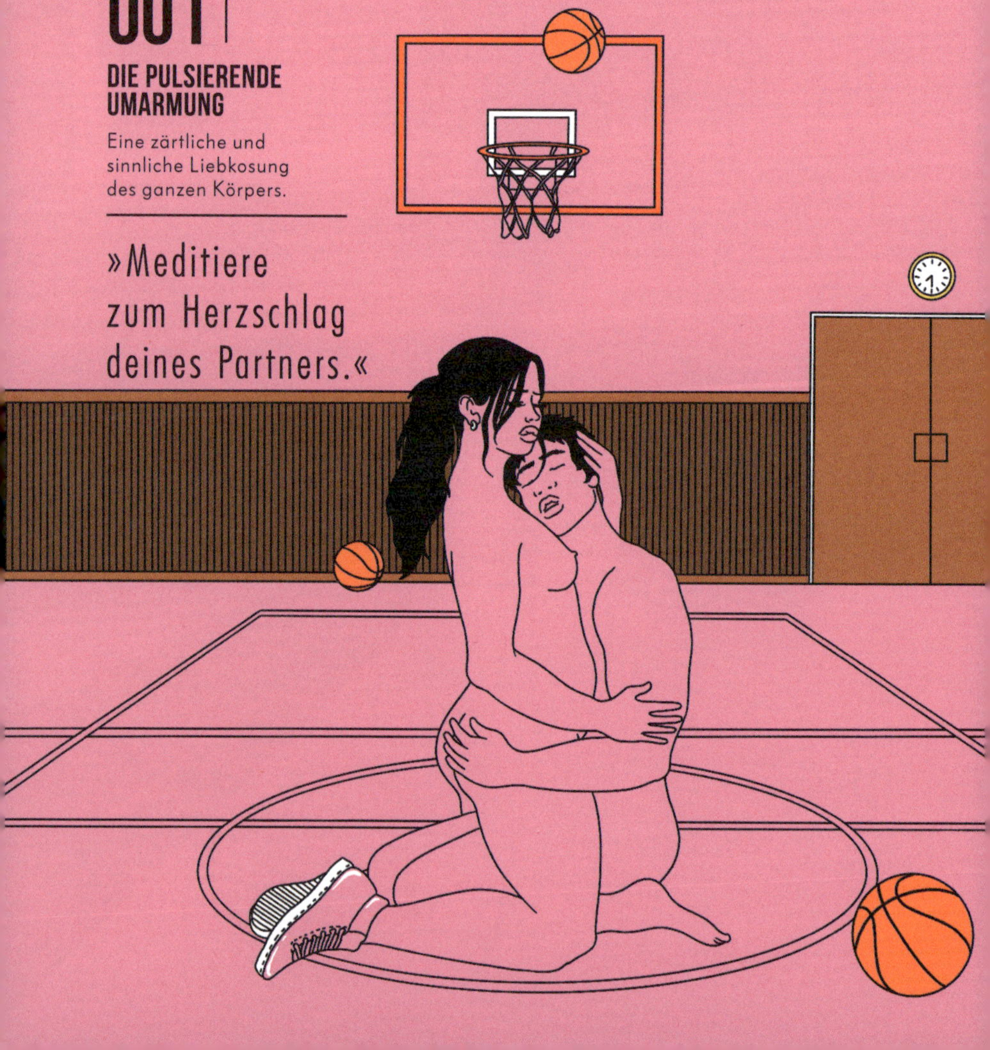

TAG 002 DER BEINAHE-KUSS

Dem Kamasutra nach ist diese Stellung für Jungfrauen, aber lasst euch dadurch nicht von ihr abhalten.

»Ein bebender Atem der Versuchung«

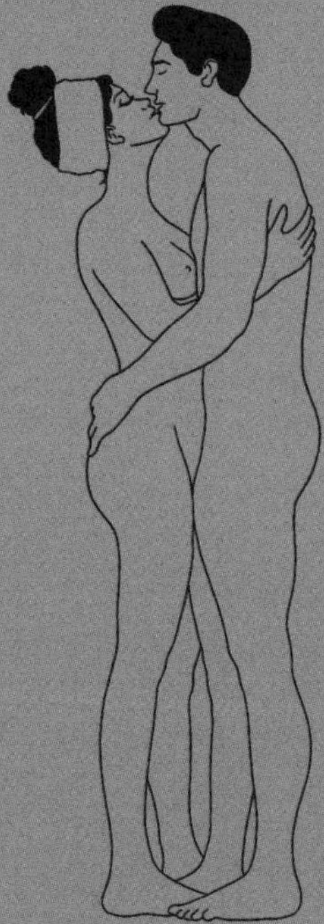

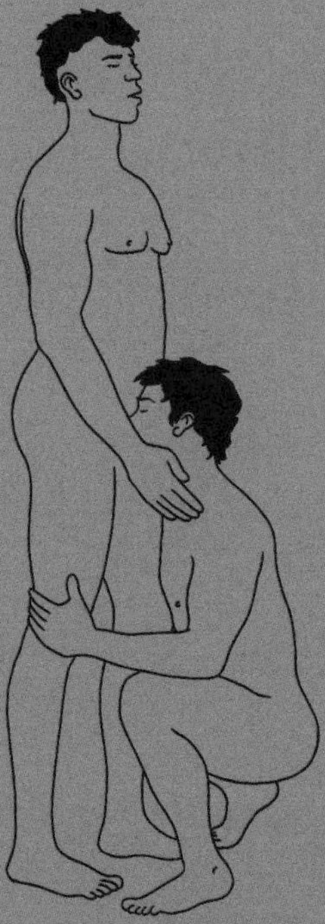

TAG 003 AM MANGOKERN SAUGEN

Ein zeitloser Pfad direkt in sein Herz.

»Der köstliche vollmundige Schluck«

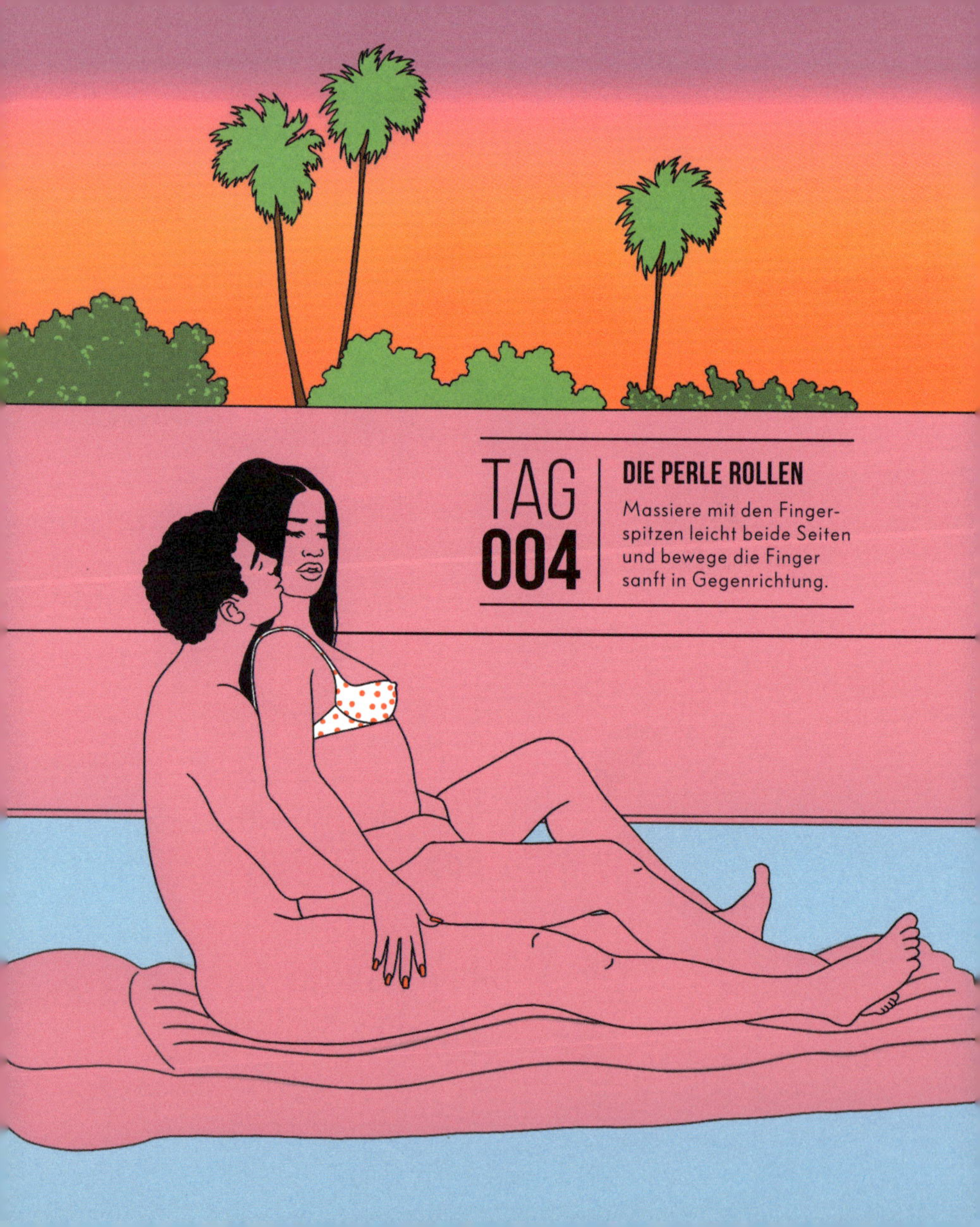

TAG 004

DIE PERLE ROLLEN

Massiere mit den Fingerspitzen leicht beide Seiten und bewege die Finger sanft in Gegenrichtung.

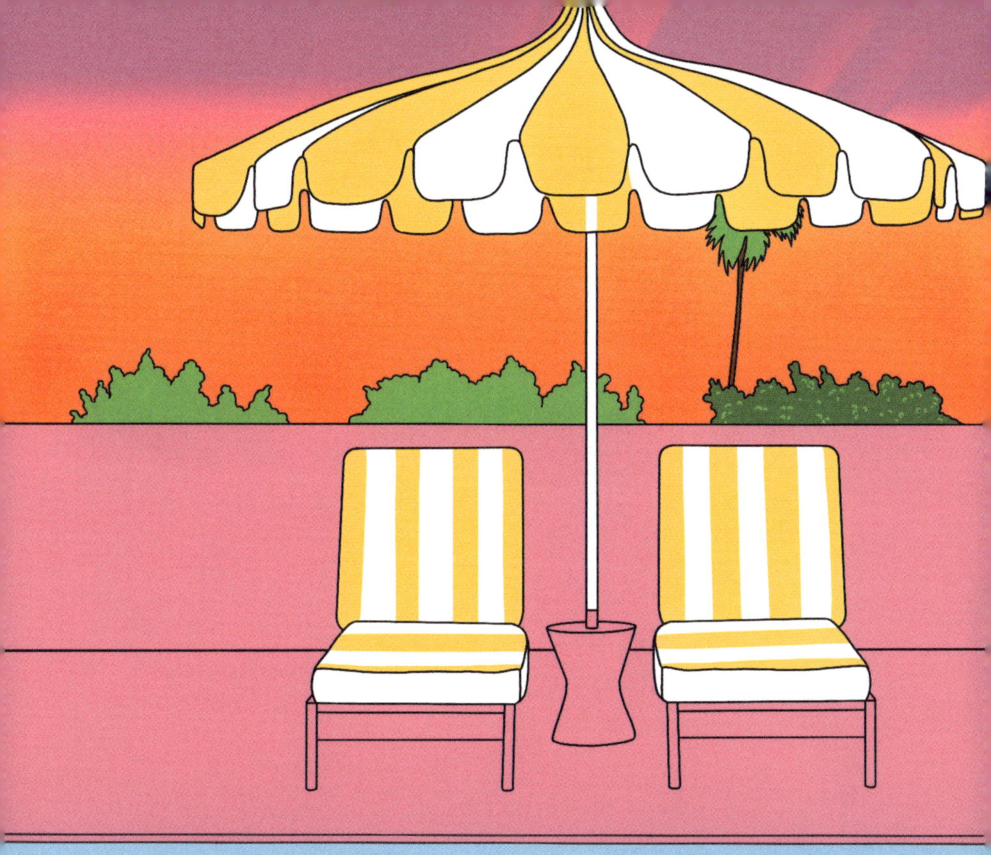

»Verehre die Klitoris
deiner Partnerin mit
zartem Geschick.«

TAG 005 | DIE UMARMUNG DER SCHLANGE

Widmet euch mit geschlossenen Augen und abgewandten Köpfen dem reinen Empfinden.

»Umschlingt euch in sinnlicher Wonne.«

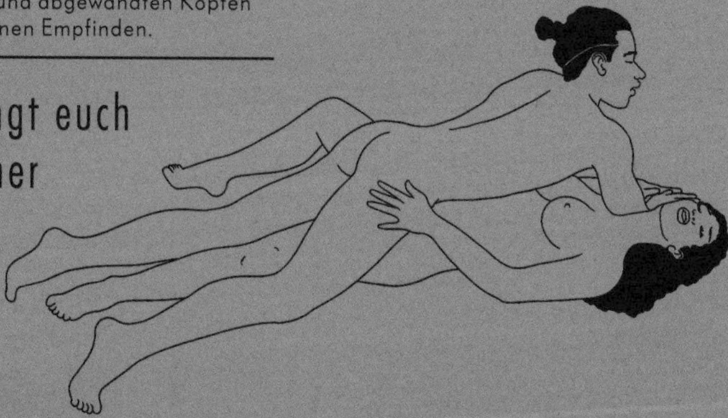

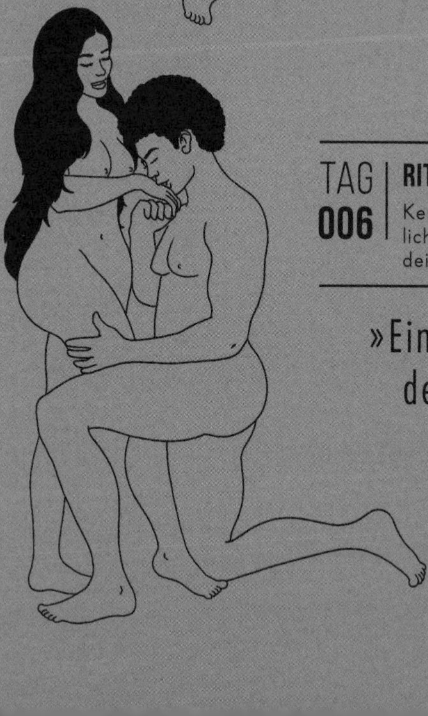

TAG 006 | RITTERLICHE BEGRÜSSUNG

Keusche Küsse nicht erforderlich – lass deine Lippen und deine Zunge für dich sprechen.

»Eine höfische Geste, der niemand widerstehen kann«

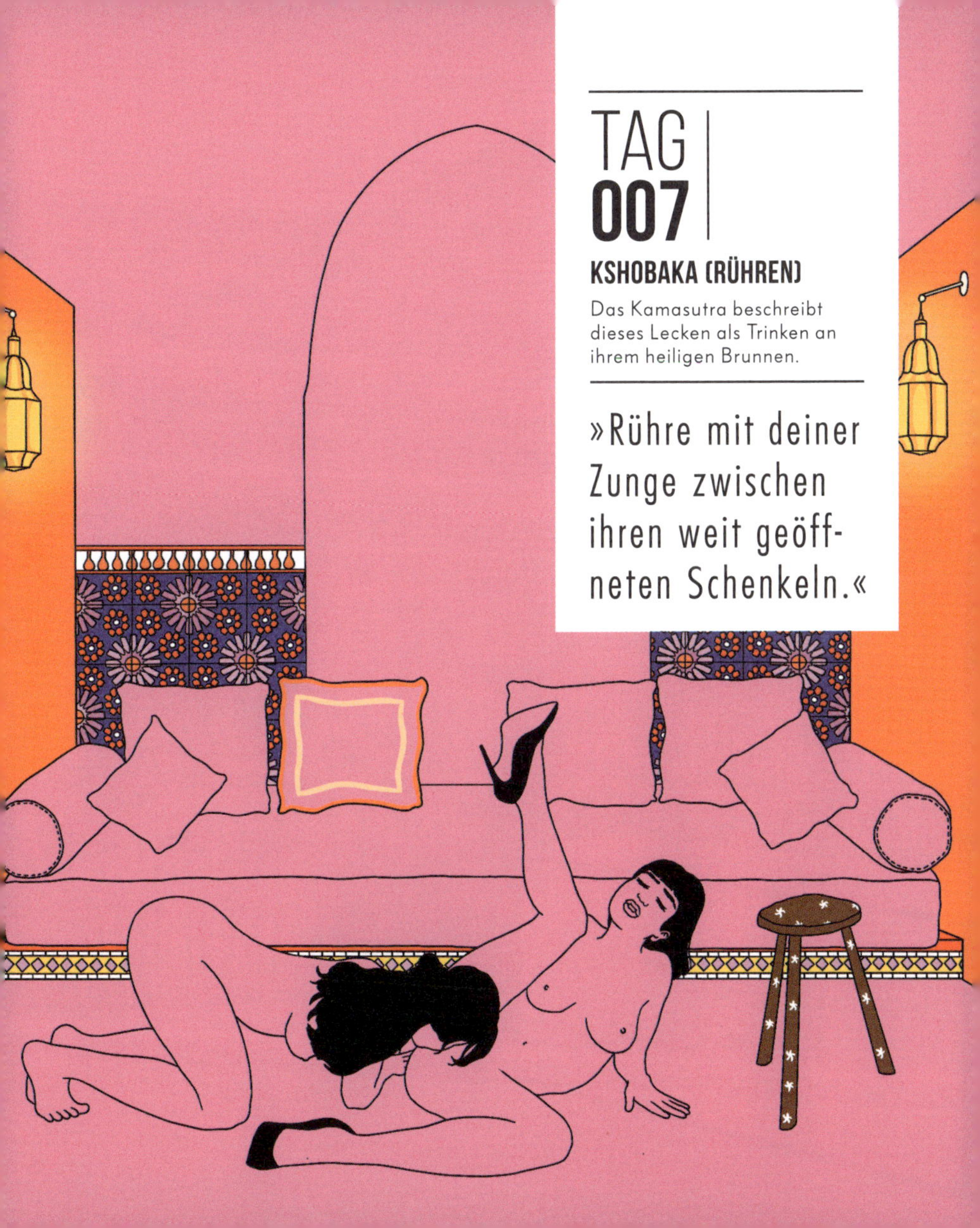

TAG 007

KSHOBAKA (RÜHREN)

Das Kamasutra beschreibt dieses Lecken als Trinken an ihrem heiligen Brunnen.

»Rühre mit deiner Zunge zwischen ihren weit geöffneten Schenkeln.«

TAG 008

DIE GEHALTENE SCHALE

Die Berührung der Schädelbasis mit den Fingerspitzen ist keusch, aber erstaunlich intim.

»Begib dich in einen Zustand der reinen Fürsorge.«

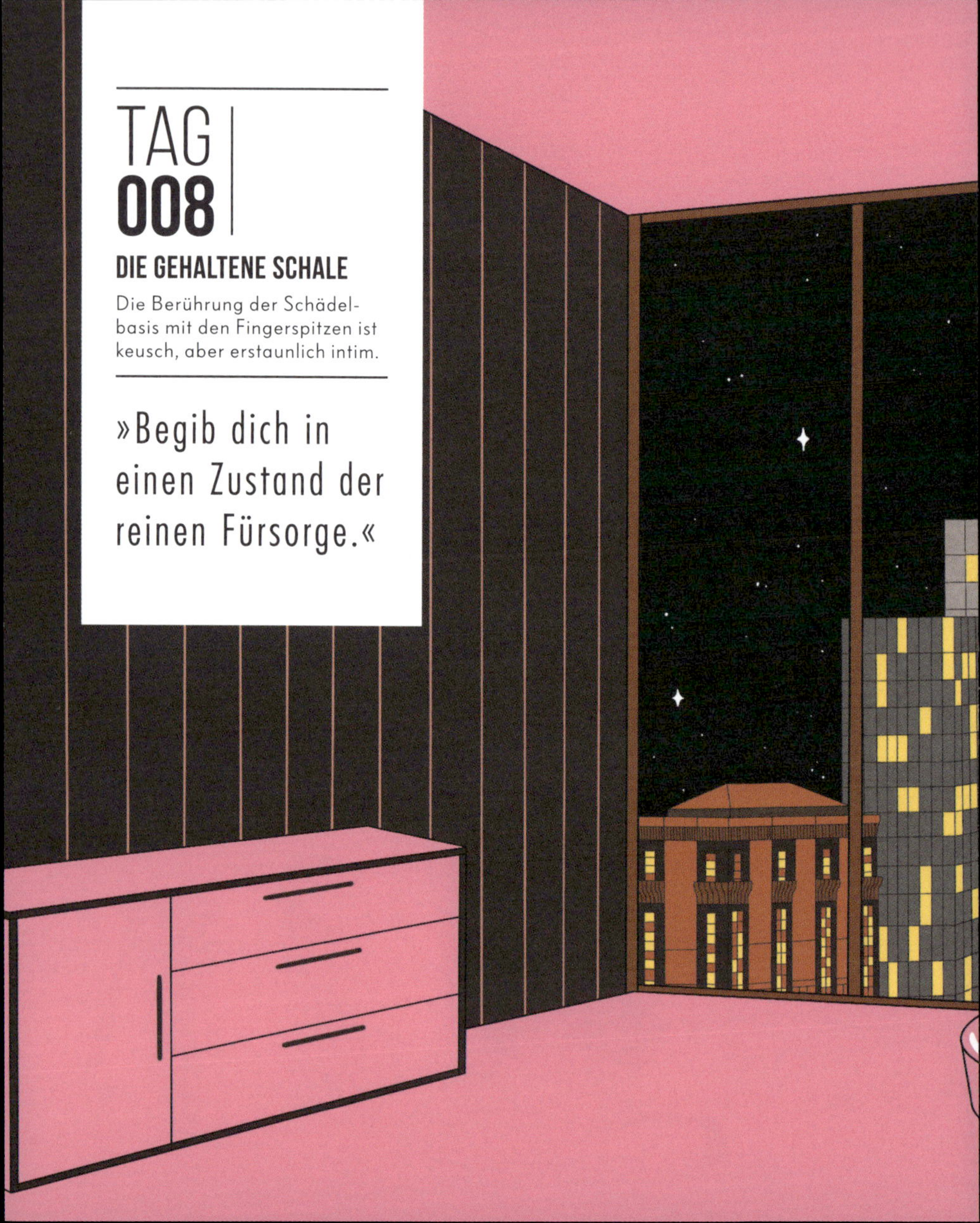

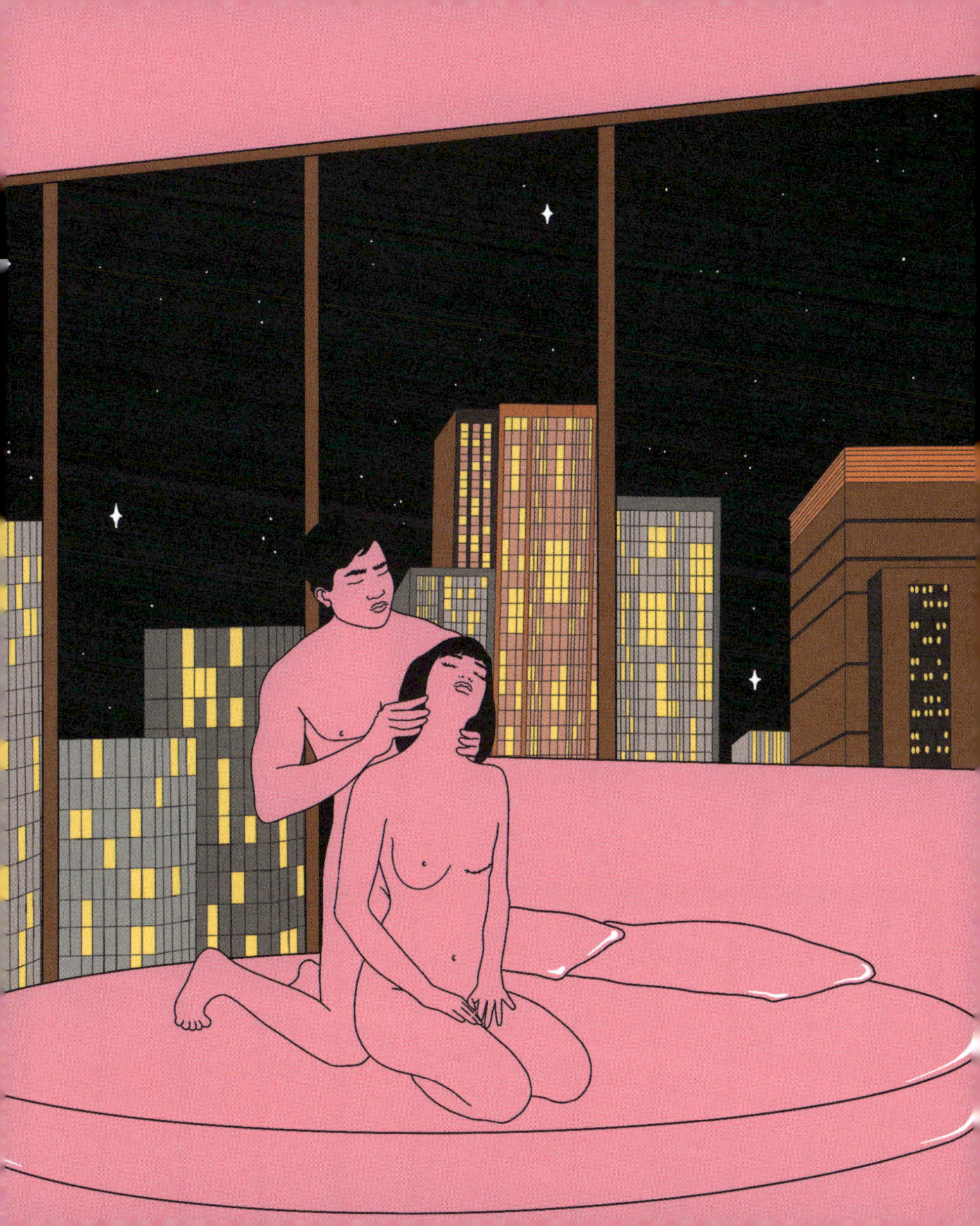

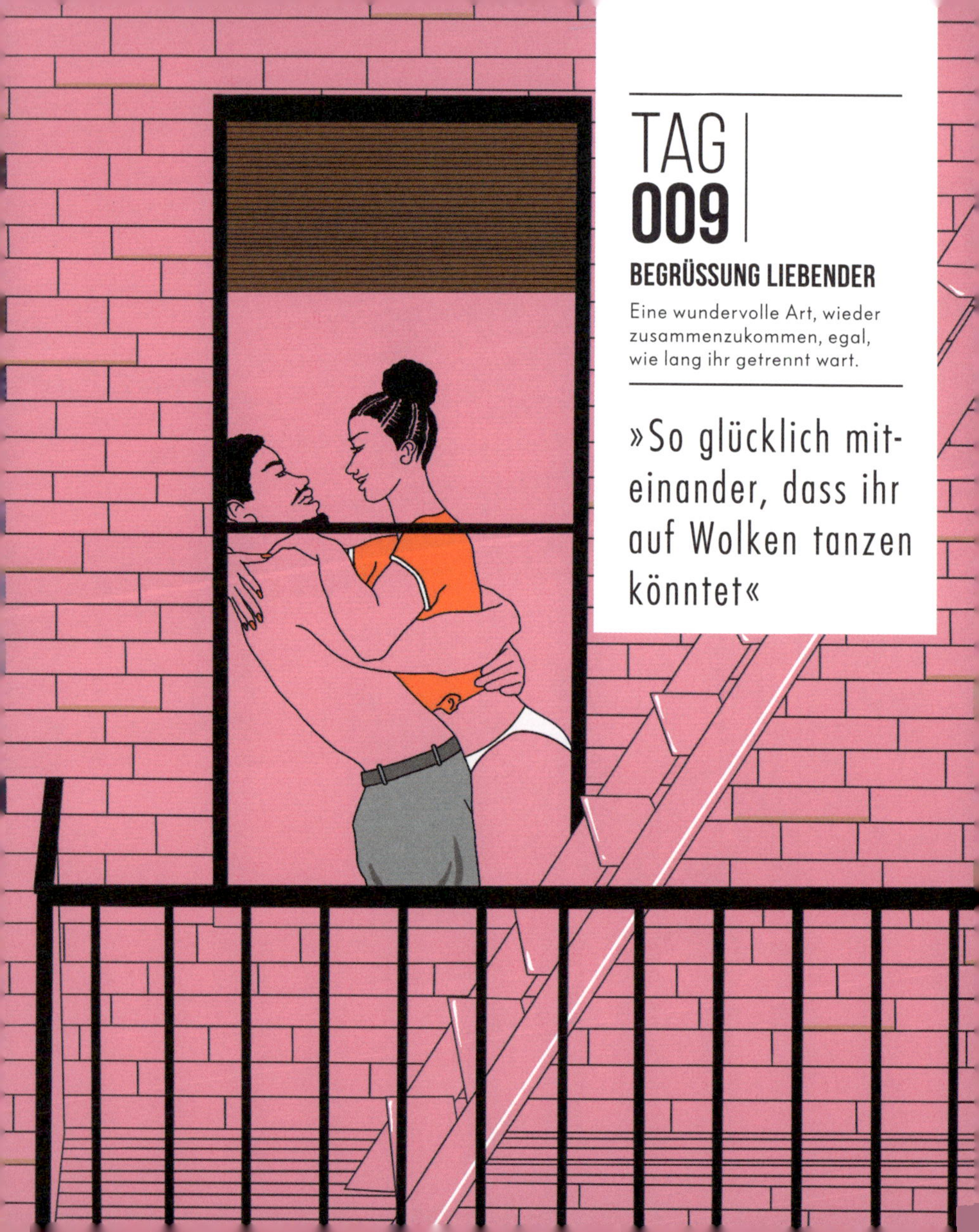

TAG 009

BEGRÜSSUNG LIEBENDER

Eine wundervolle Art, wieder zusammenzukommen, egal, wie lang ihr getrennt wart.

»So glücklich miteinander, dass ihr auf Wolken tanzen könntet«

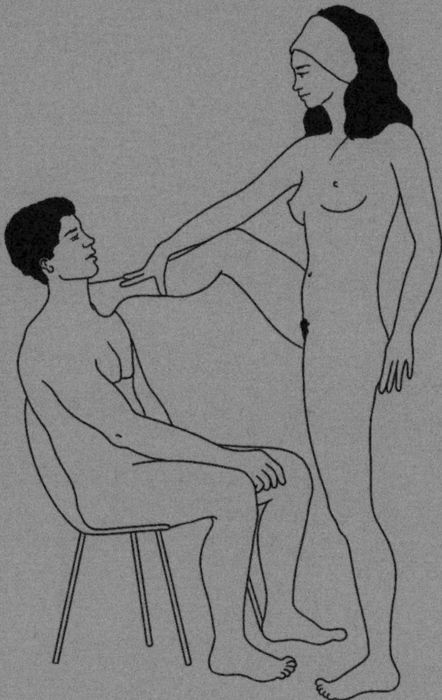

TAG 010

DIE PRÄMIE ZUR SCHAU STELLEN

Die Stellung für alle, die gern protzen.

»Schau, begehre ... warte auf ihr Wort.«

TAG 011

DIE VERFLOCHTENEN SCHILFROHRE

Eine verträumte, sinnliche Umarmung für Liebende, die sich erst kurz kennen.

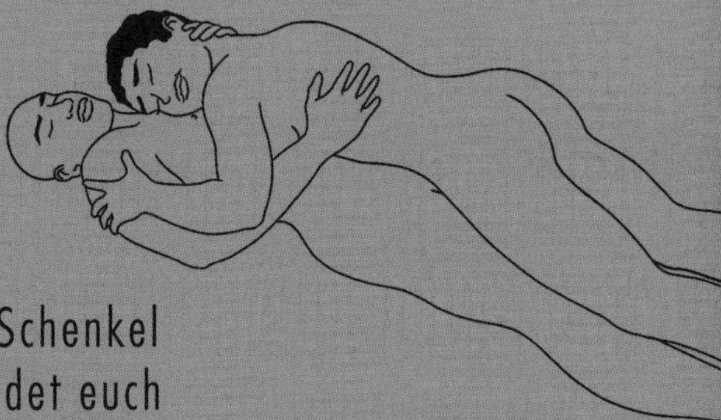

»Umschlingt euch, Schenkel an Genital, und windet euch zu beiderseitiger Lust.«

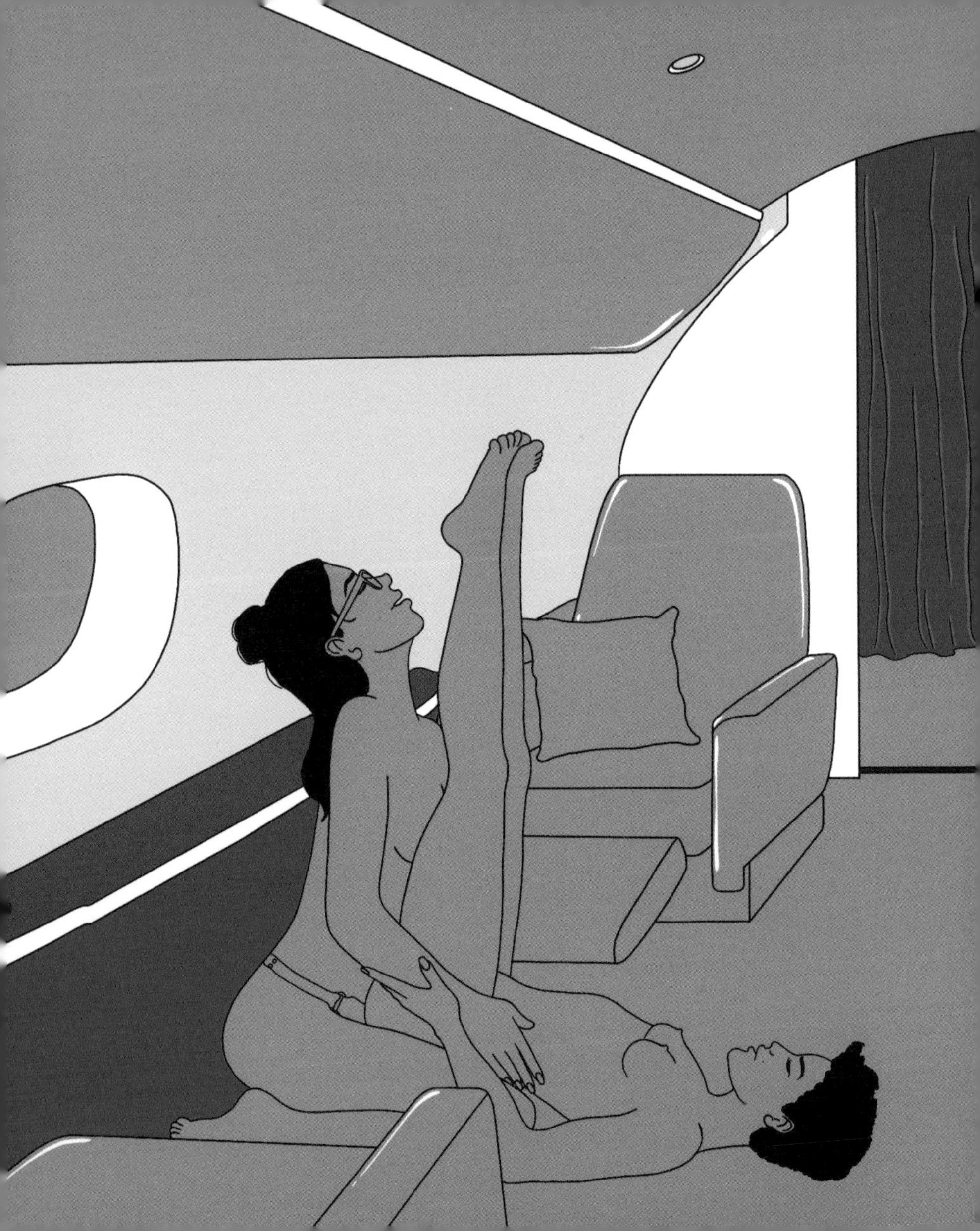

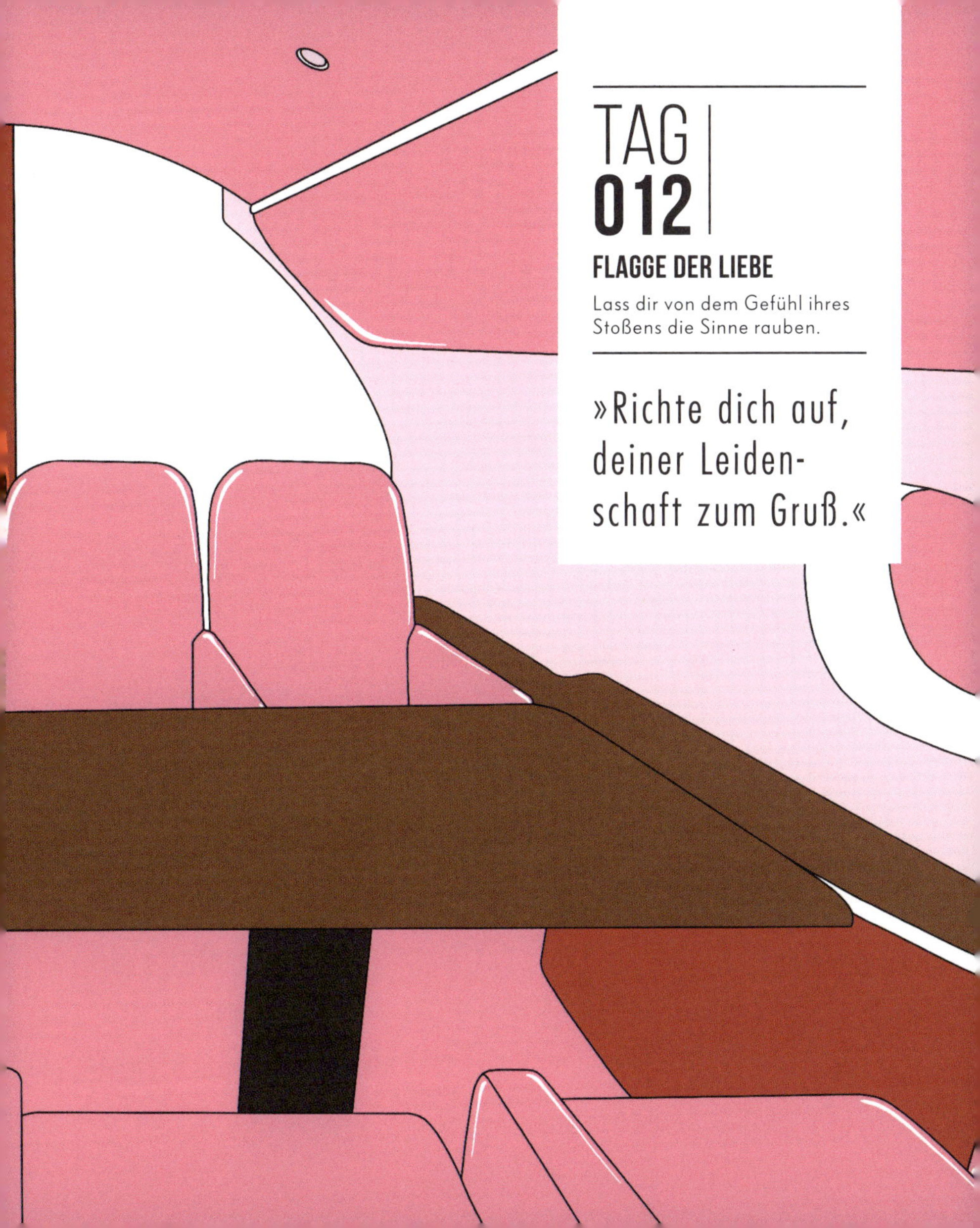

TAG 012

FLAGGE DER LIEBE

Lass dir von dem Gefühl ihres Stoßens die Sinne rauben.

»Richte dich auf, deiner Leidenschaft zum Gruß.«

TAG 013 | DER STÖSSEL

Eine vorzügliche Möglichkeit, die Konversation den Hüften zu überlassen.

»Liege still, während dein Liebhaber dich zur Ekstase stößt.«

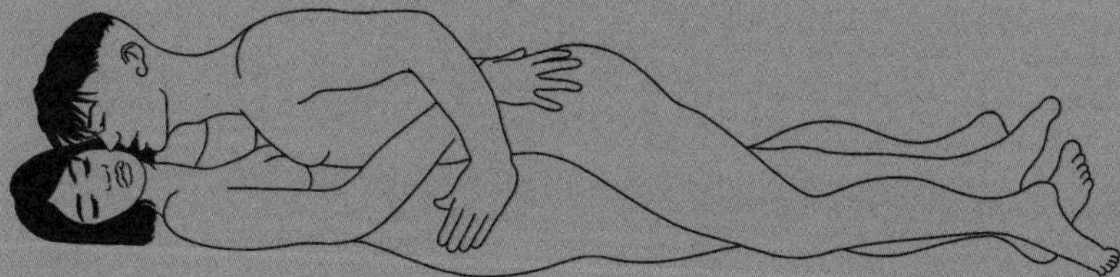

TAG 014 | DAS SICH HEBENDE GEFÄSS

Eine dynamische Position für die oben Liegende, die sie von Scheu befreit.

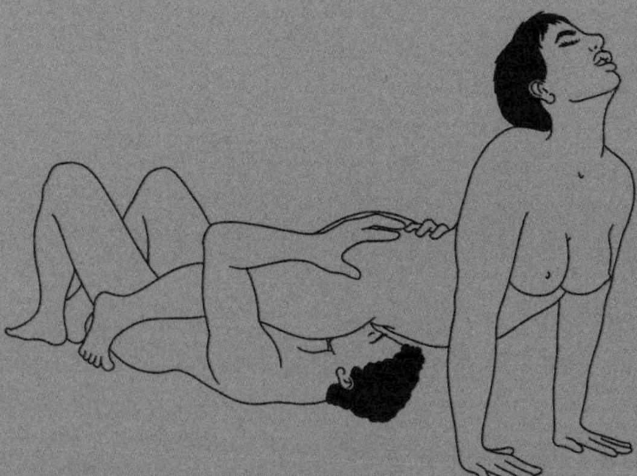

»Während der eine am Delta der Partnerin trinkt, labt diese sich an der reinen Luft.«

TAG
015

DIE DUNKELHEIT DURCHDRINGEN

Nur keine Scheu: Sag, wie sehr dir dies gefällt.

»Ein Auflodern von Erregung, das unweigerlich überwältigt«

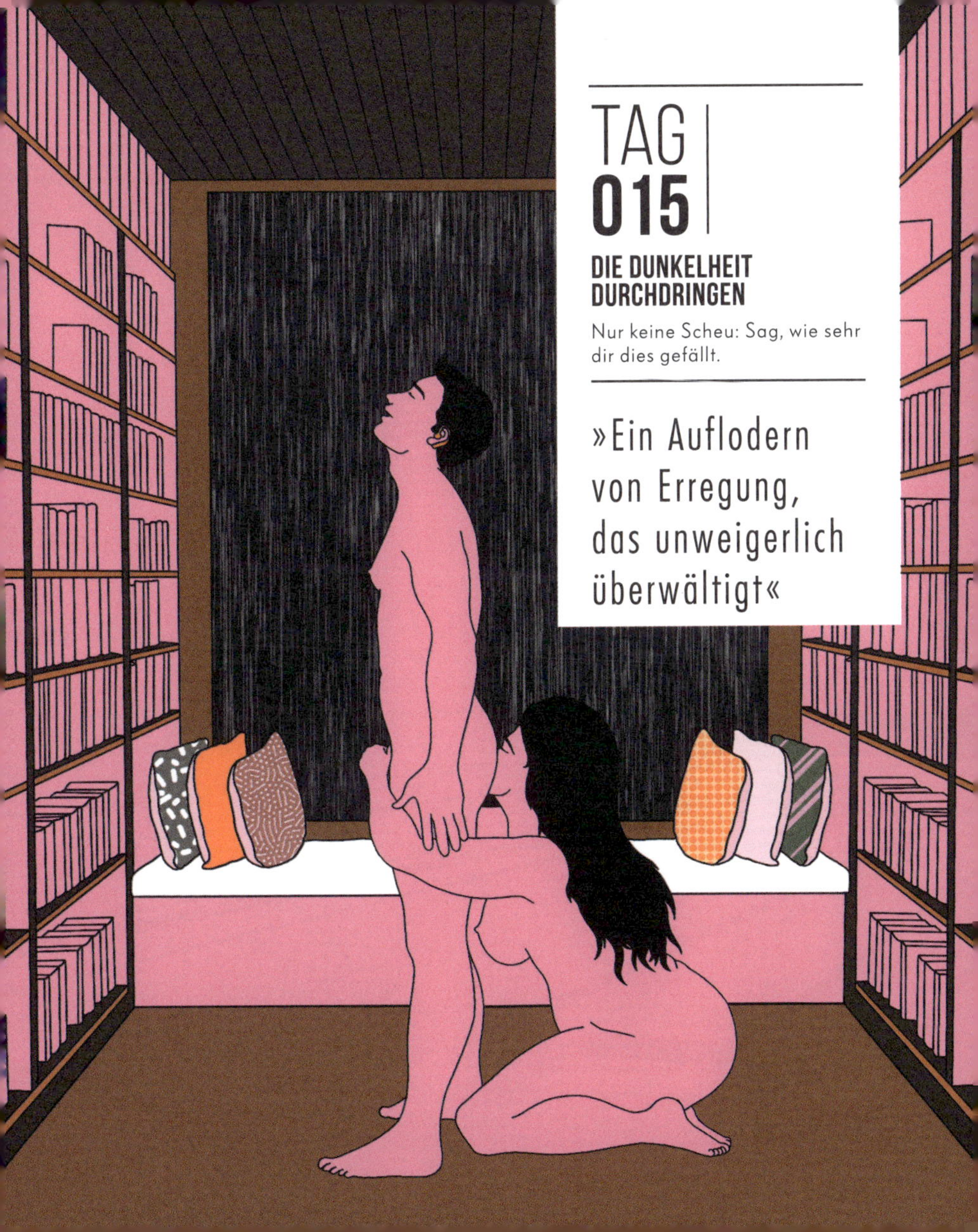

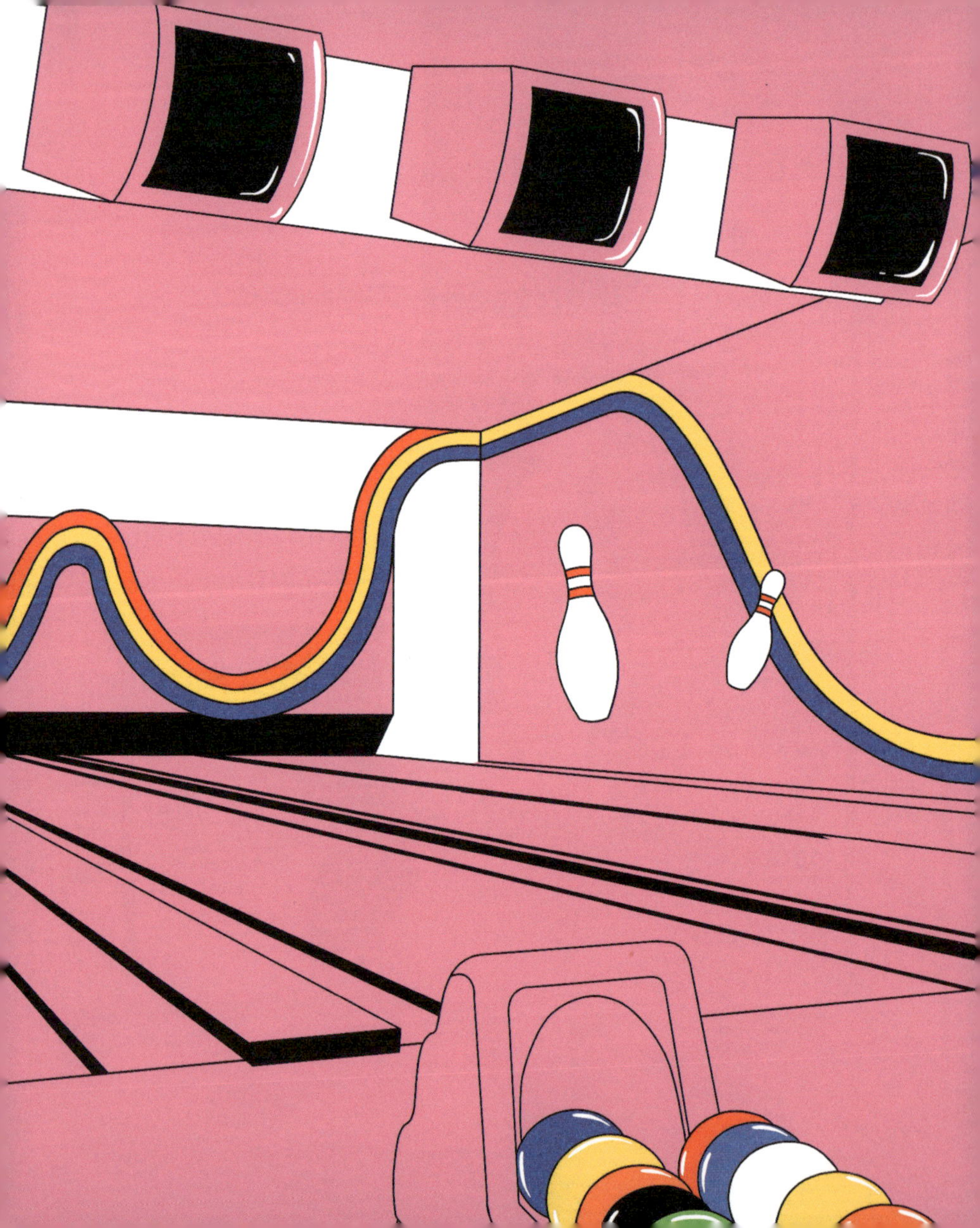

TAG
016

DIE WOGENDE VERNEIGUNG

Diese Position ist verspielt und erregend, eine charmante Art, den Geliebten zu verführen.

»Mach ihn mit dem Kitzeln deiner Haarspitzen rasend.«

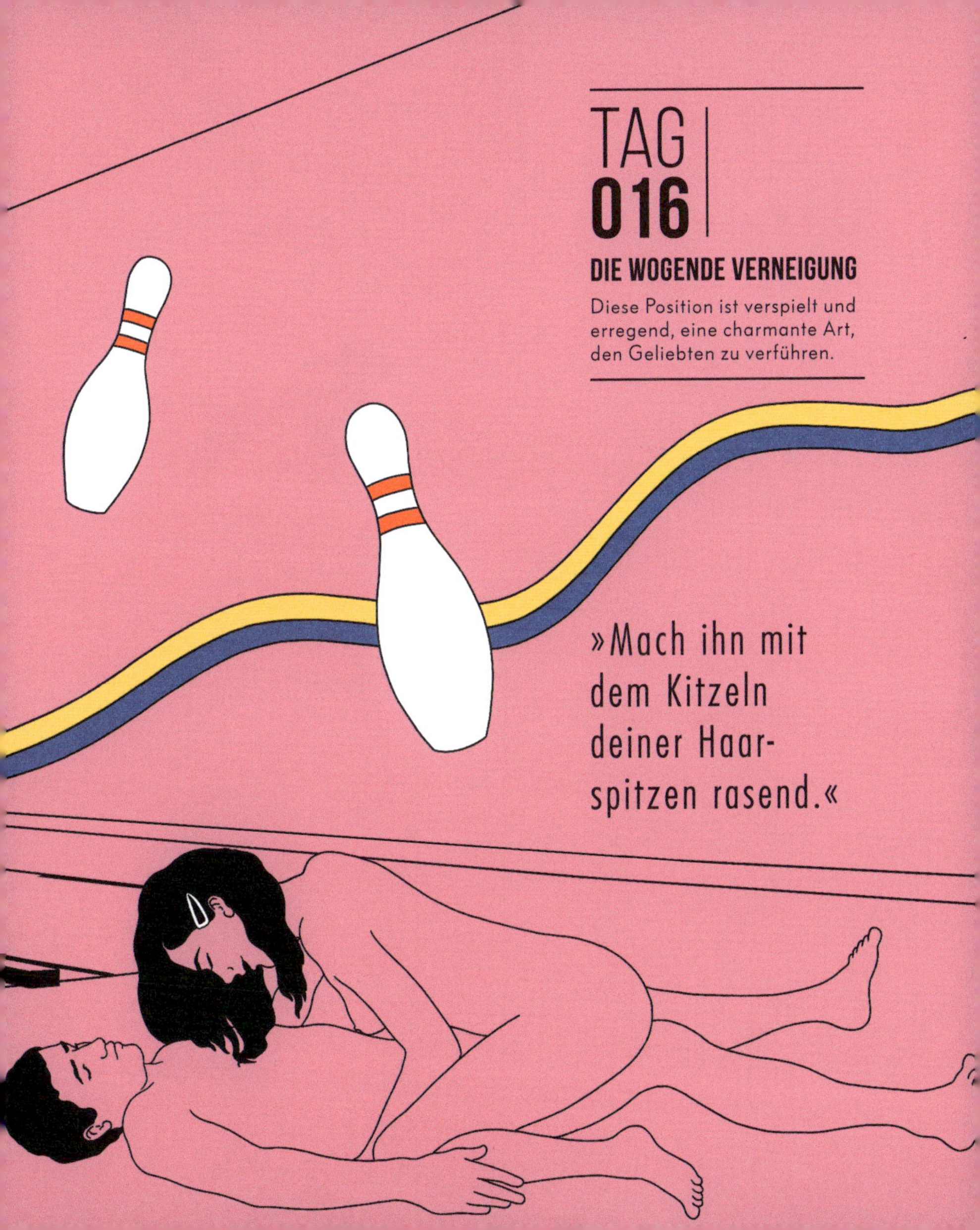

TAG
017

STIRNKUSS

Um euch versonnen zu erregen, konzentriert euch nur auf die Stellen, an denen ihr euch berührt.

»Streichelt euch, Geist-an-Geist, in sanfter Umarmung.«

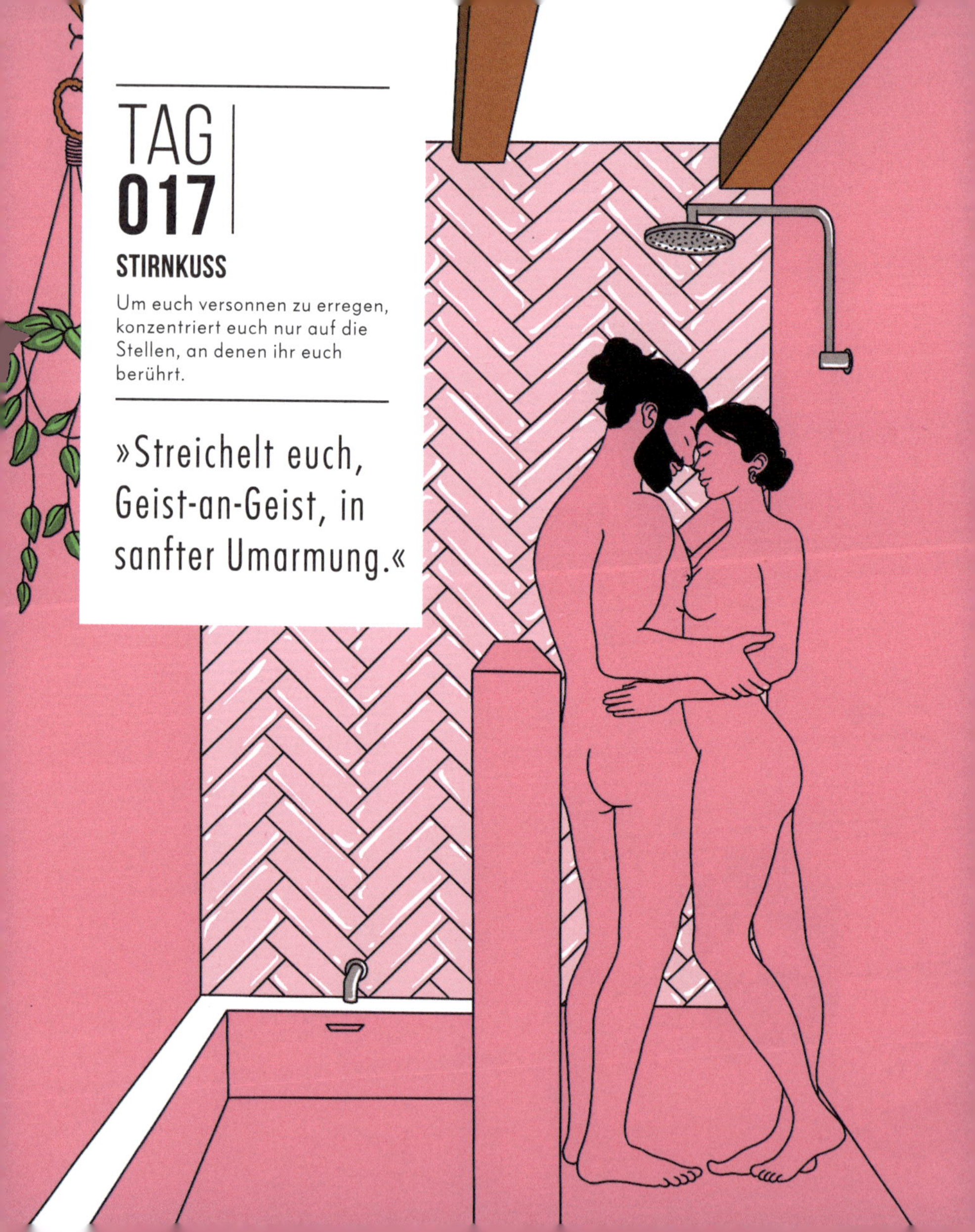

TAG **018**

MILCH UND WASSER

Eine Stellung, bei der man ohne Vorwarnung im Liebesakt verschmelzen kann.

»Presst euch aneinander, sodass eure Körper sich fast zu durchdringen scheinen.«

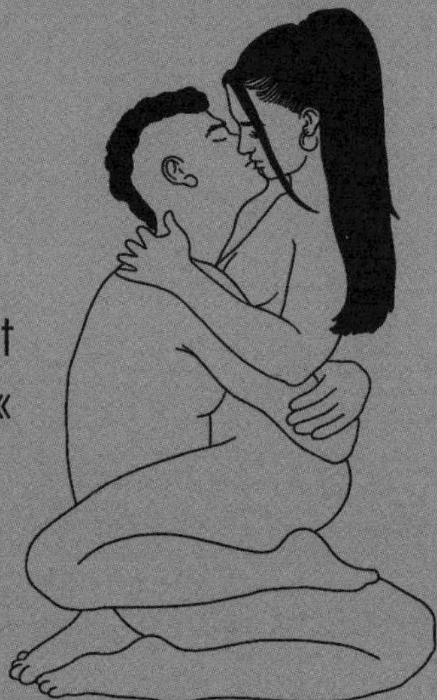

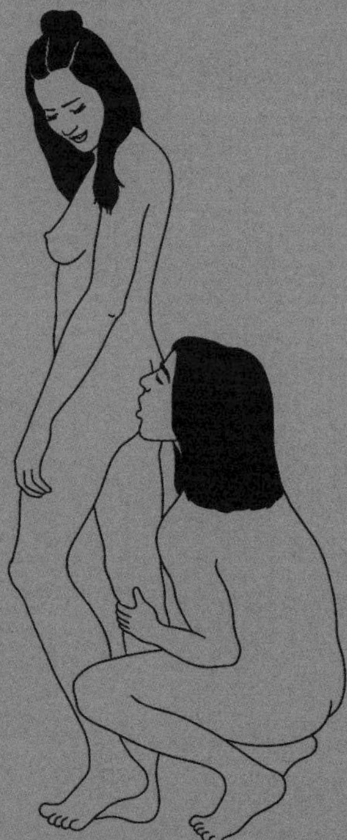

TAG **019**

DER TRICK DES STREUNENDEN HUNDES

Ein ungezogenes Zwicken veranlasst sie, dich zu bestrafen.

»Um den Spaß noch zu steigern, kommt auf Hände und Knie und starrt euch provozierend an.«

TAG 020

DER WILDE EBER

Kleine Warnung: Dem Kamasutra zufolge sollte man sich dies für Momente intensiver Leidenschaft aufbewahren.

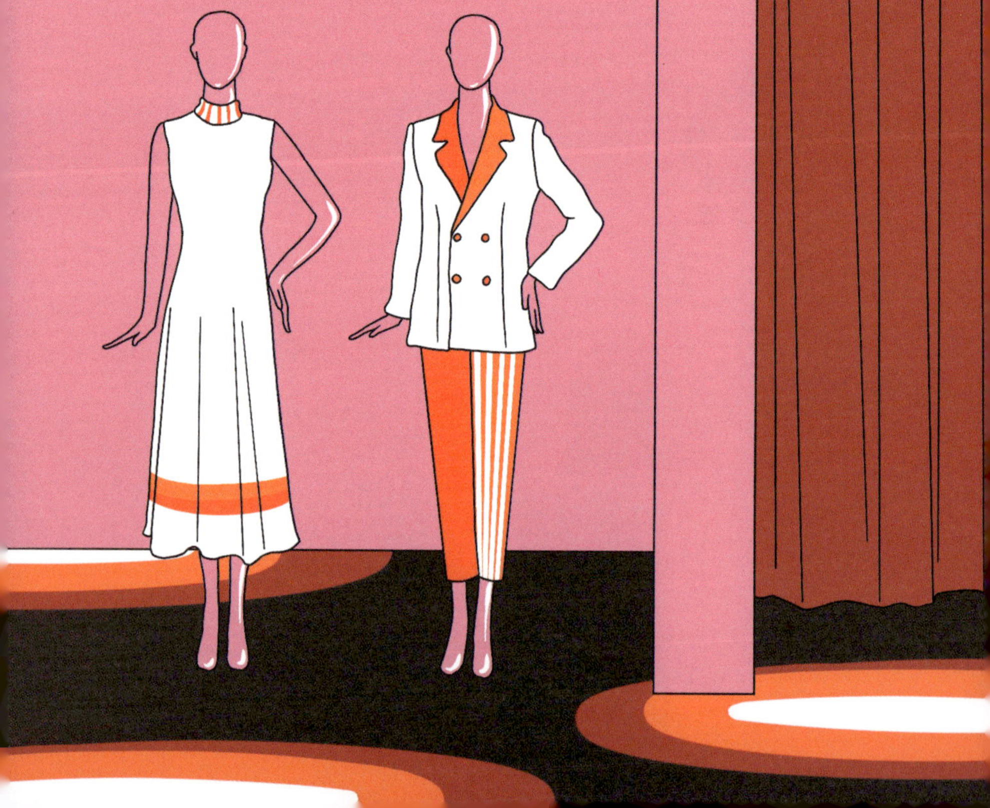

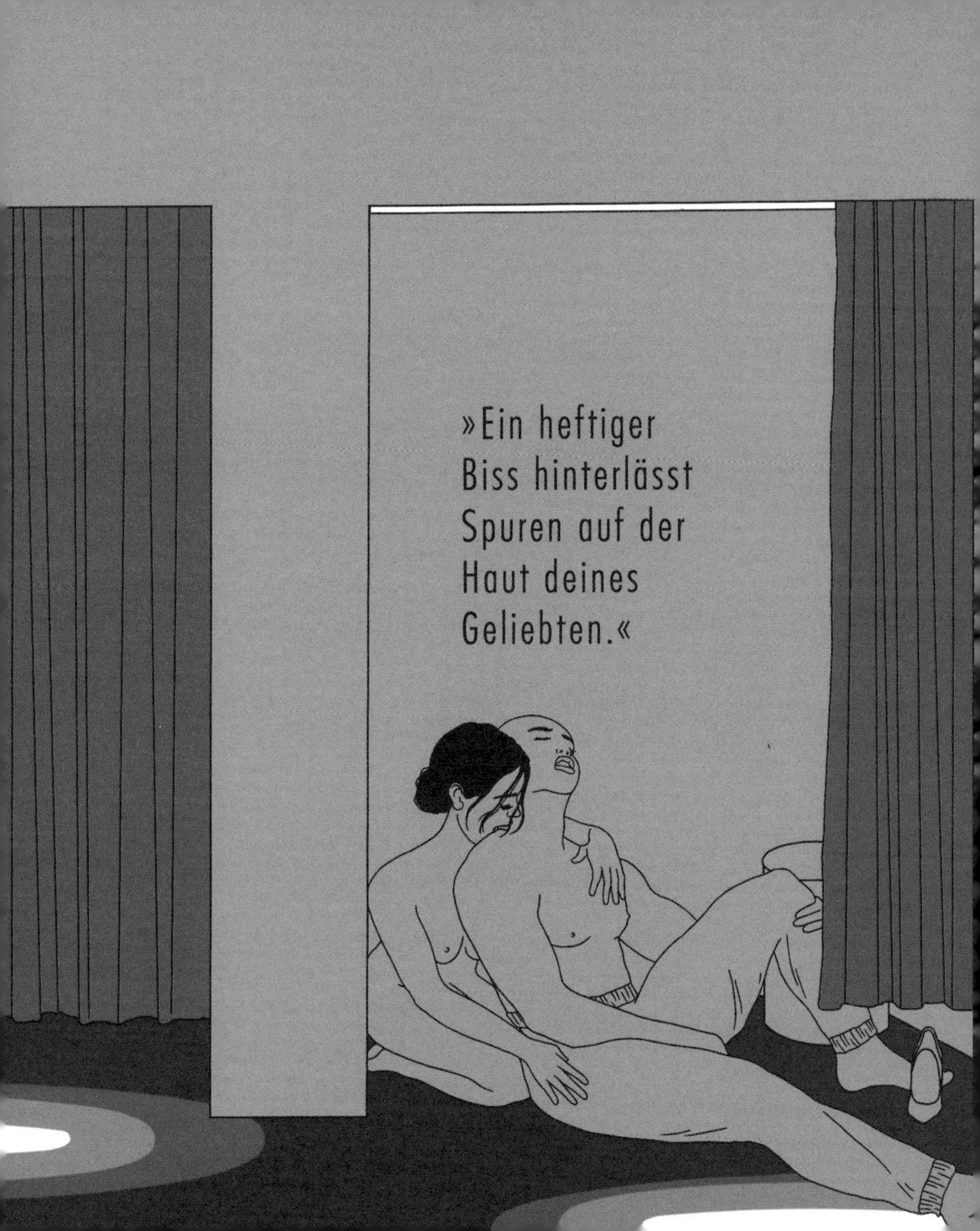
»Ein heftiger Biss hinterlässt Spuren auf der Haut deines Geliebten.«

TAG 021

DIE KREISENDE ZUNGE

Das Kamasutra rät, das Kreisen mit Nase, Kinn und Mund auszuprobieren.

»Kreise und kreise, bis ihr die Sinne vergehen.«

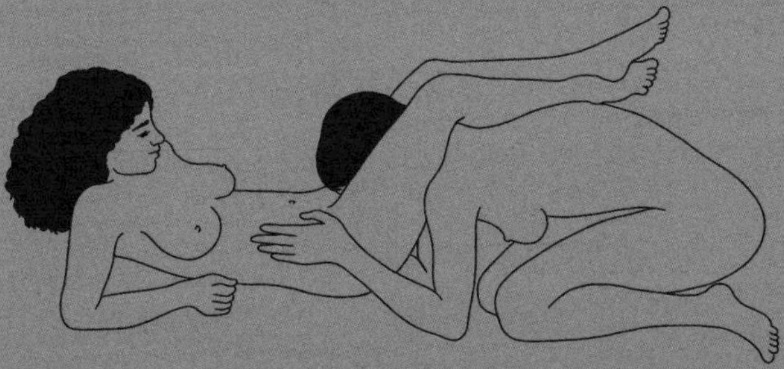

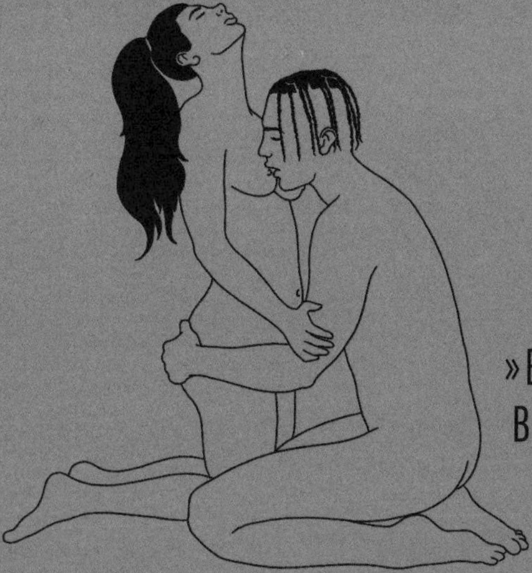

TAG 022

DIE STURMWOLKE

Sanft, aber fest – dieses Necken steigert Leidenschaft zu rauschhafter Raserei.

»Ein Kreis aus leichten Berührungen auf einer schönen Brust«

»Spielt miteinander in unschuldigem Vergnügen.«

TAG 023

DER SPORTSITZ

Eine lustvolle Stellung, empfohlen im Smaradipika.

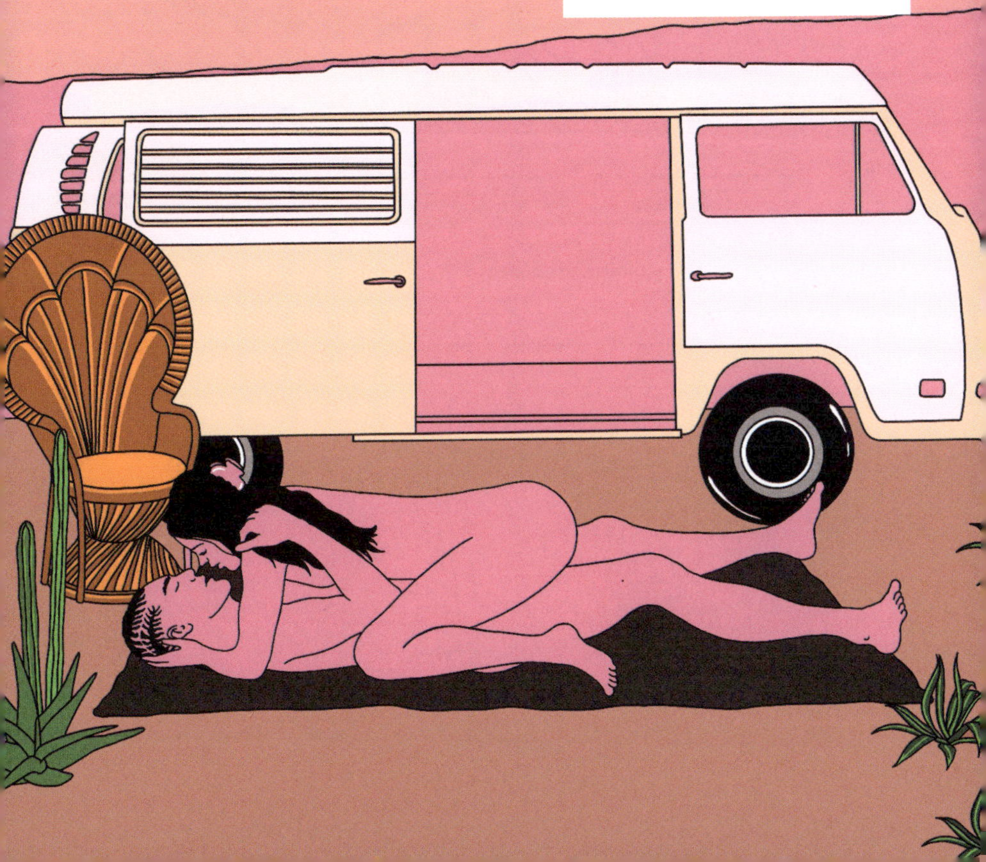

TAG 024

DIE GETEILTEN WELLEN

Eine komfortable Stellung für einfaches Eindringen.

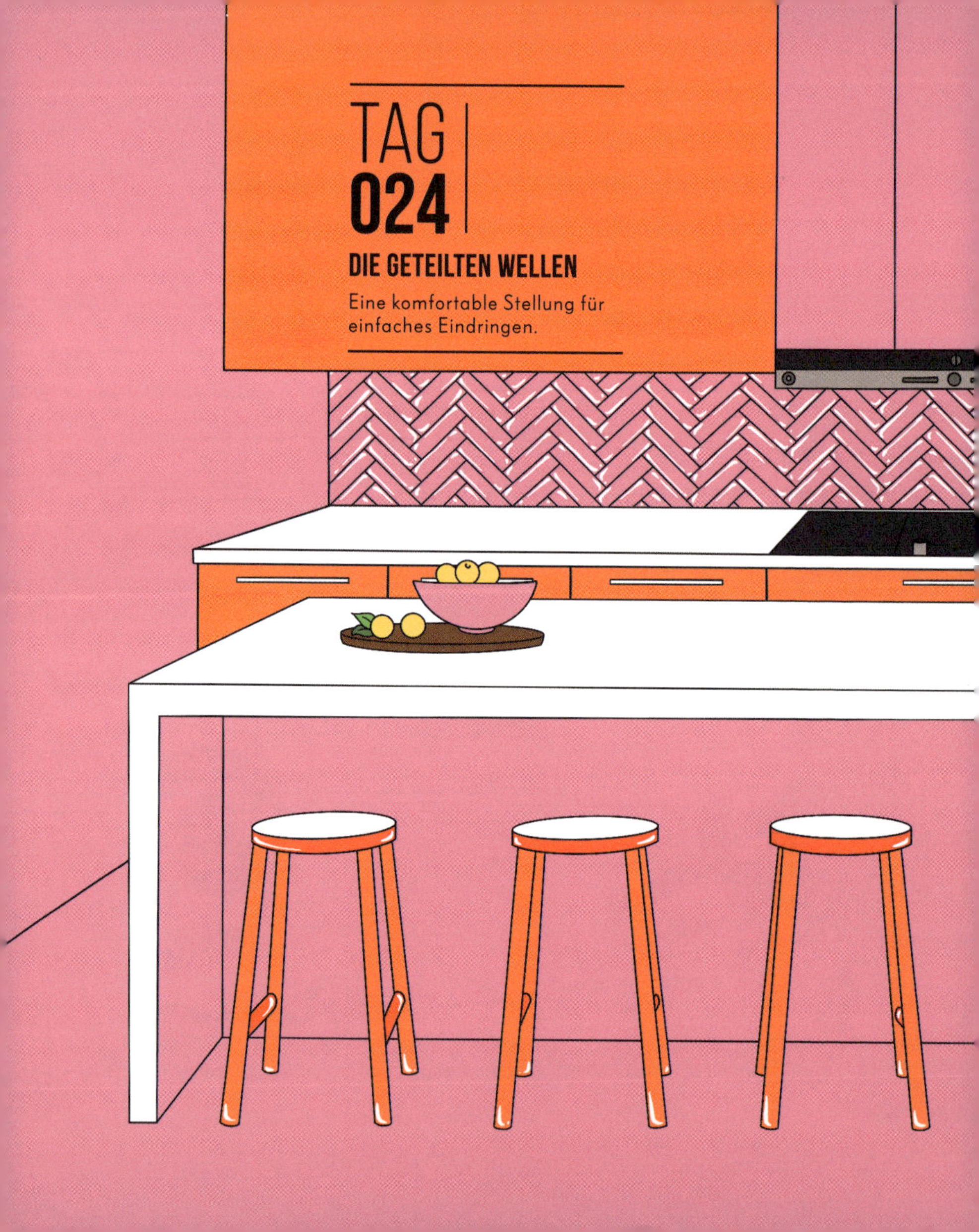

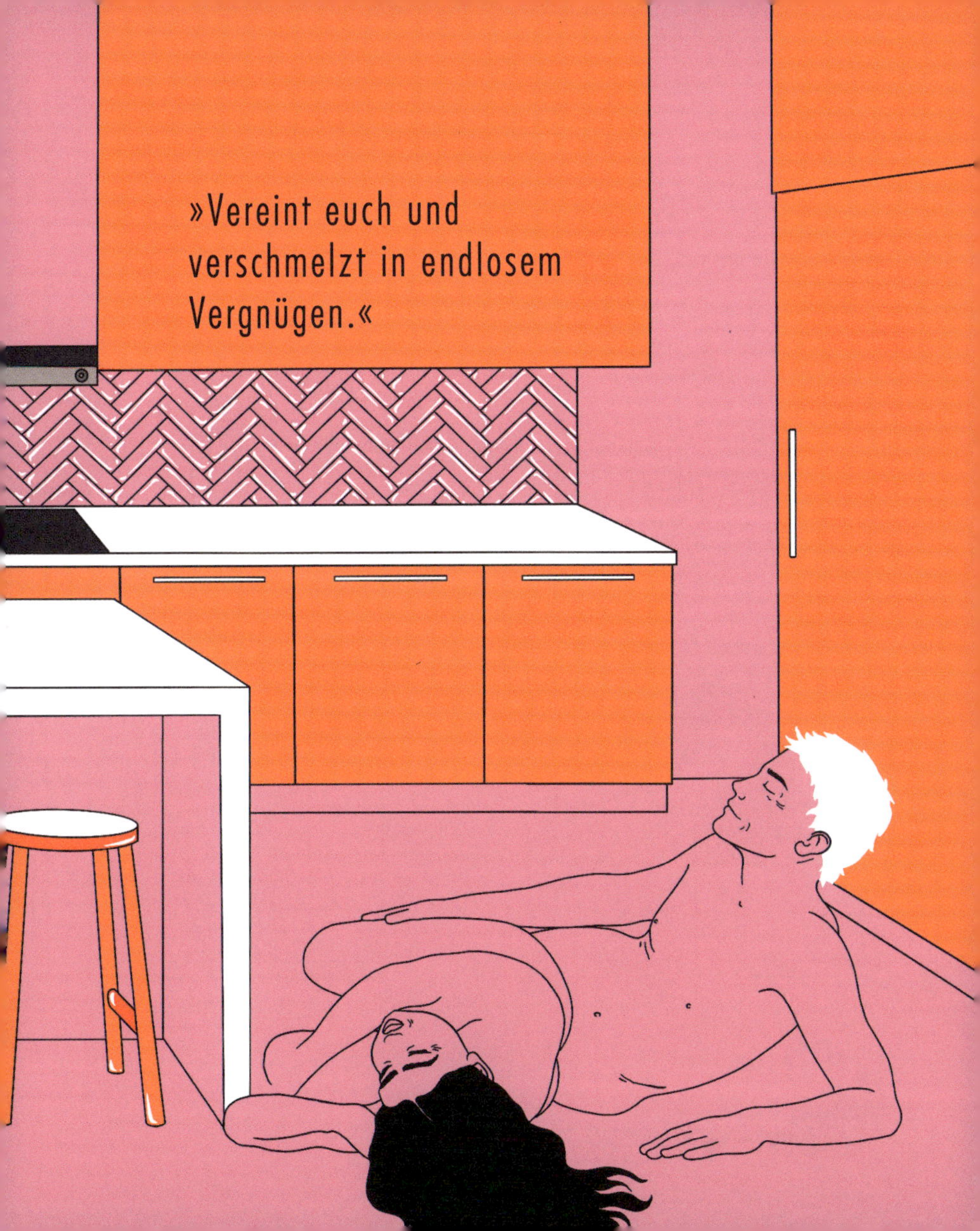
»Vereint euch und verschmelzt in endlosem Vergnügen.«

TAG 025

DEN STRANG WINDEN

Drehe deine Hand beim Abwärtsstreichen leicht über seine empfindlichste Stelle.

»Ein Drehen der Hand umschlingt das Herz.«

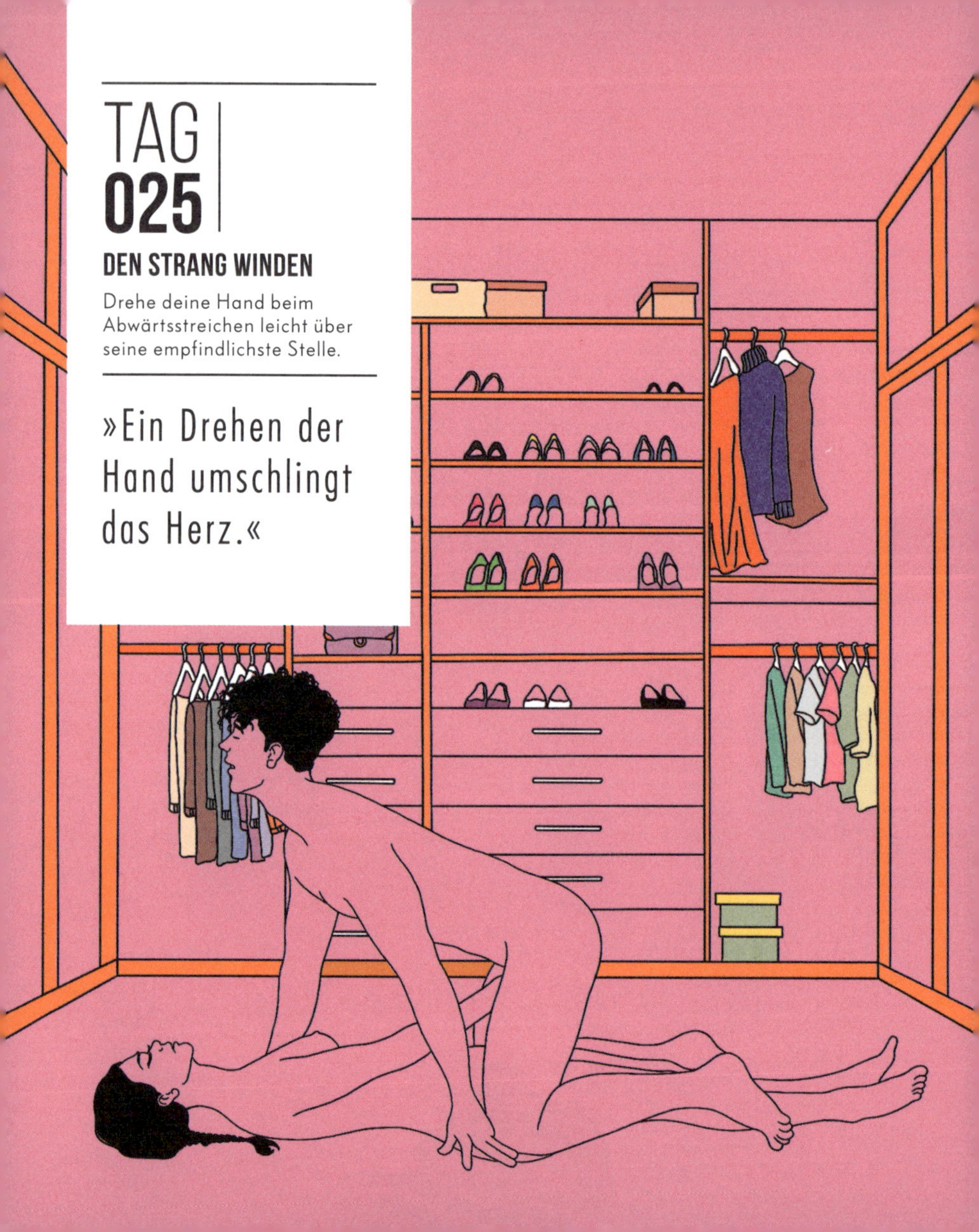

TAG 026 | **DIE GESCHLOSSENE LILIE**

Bequem, aber kraftvoll – eine der bevorzugten Stellungen für Liebespaare.

»Bereite deiner Partnerin Lust, bis sie in Ekstase erblüht.«

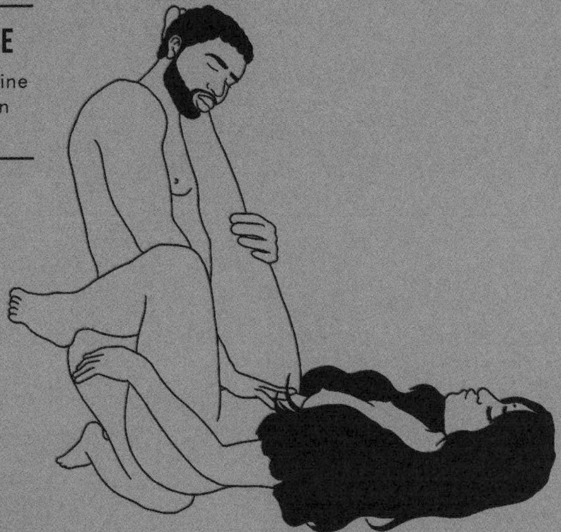

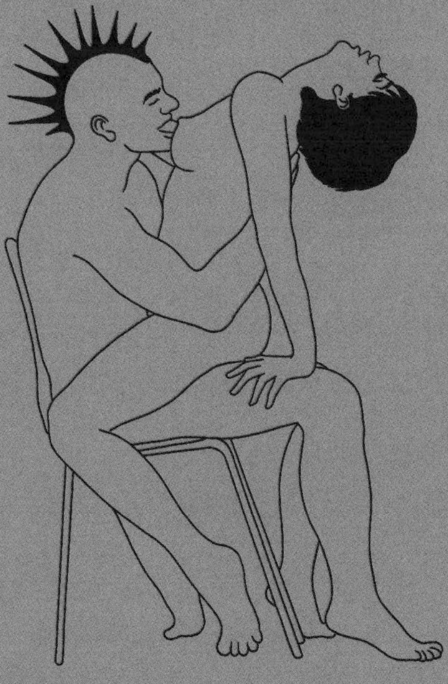

TAG 027 | **DEN TAUTROPFEN TRINKEN**

Ein leichtes Lecken und Saugen, das selbst die scheueste Geliebte wild macht.

»Erwecke in deiner Geliebten den Durst nach mehr.«

TAG 028

DER GESCHLAGENE KRIEGER

Das Vatsyayana rät der Person oben, trunken vor Eroberung zu lachen.

»Triumphiere über deinen gefallenen Helden.«

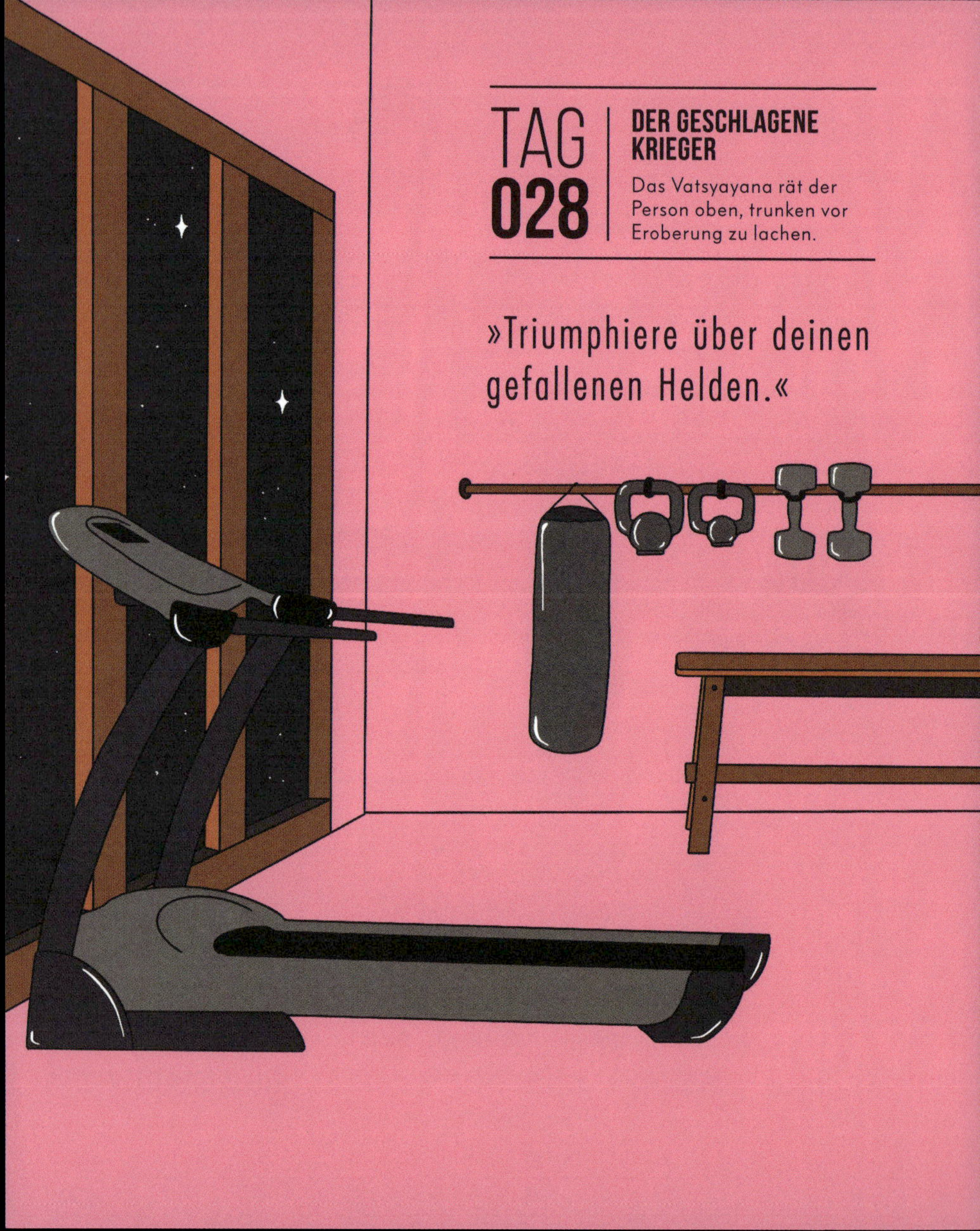

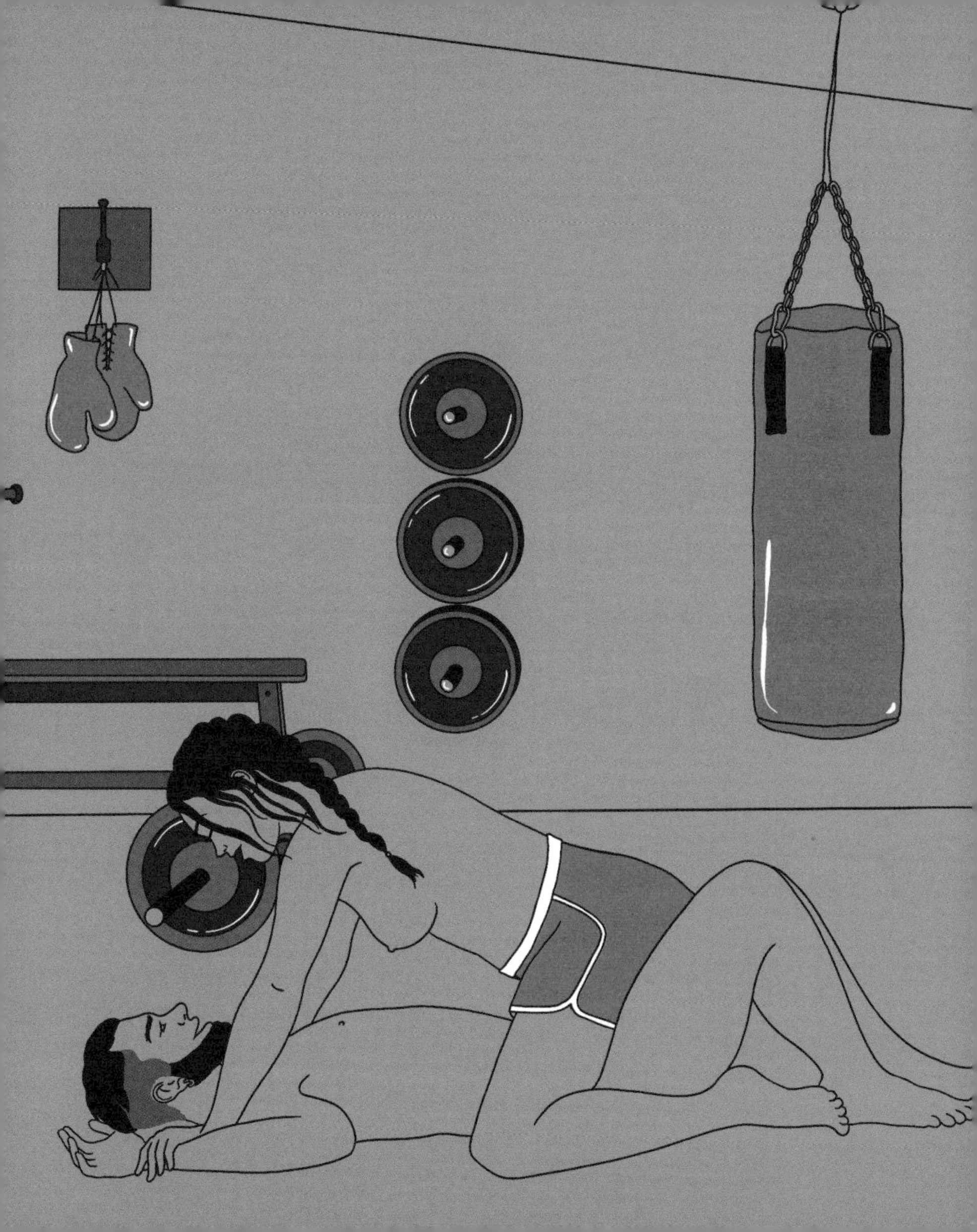

TAG 029 DER TRICK DER STUTE

Das Kamasutra sagt, dass es hierfür langer Übung bedarf; und auch dem Beckenboden kommt die Übung zugute.

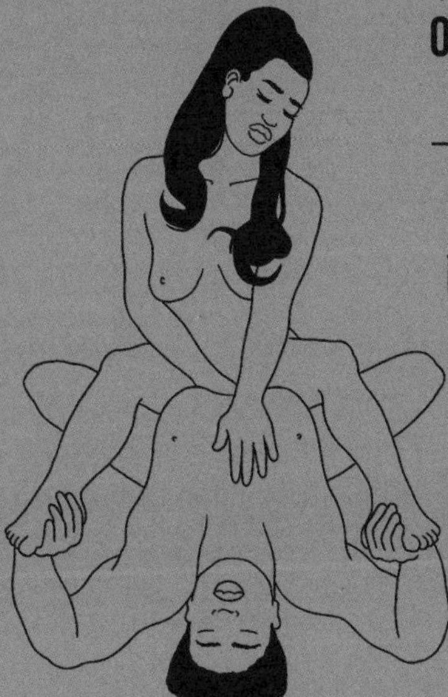

»Drücke und streichle ihn im Inneren deines Geschlechts.«

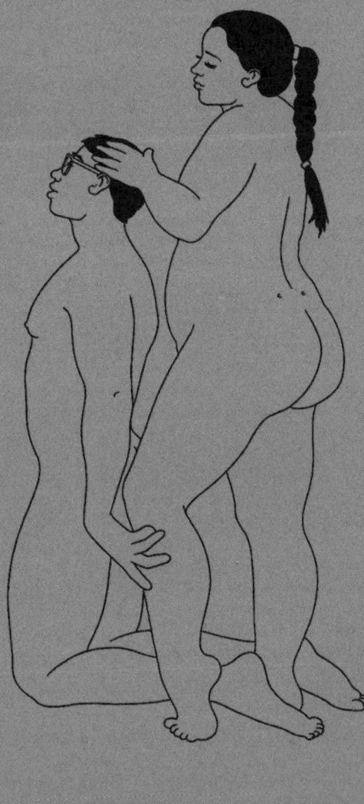

TAG 030 DIE DIENERIN

Genieße vollkommen ungezwungen die Berührung und die bezaubernden Beine deiner Partnerin.

»Formt mit euren Liebkosungen von Kopf bis Fuß einen Kreis.«

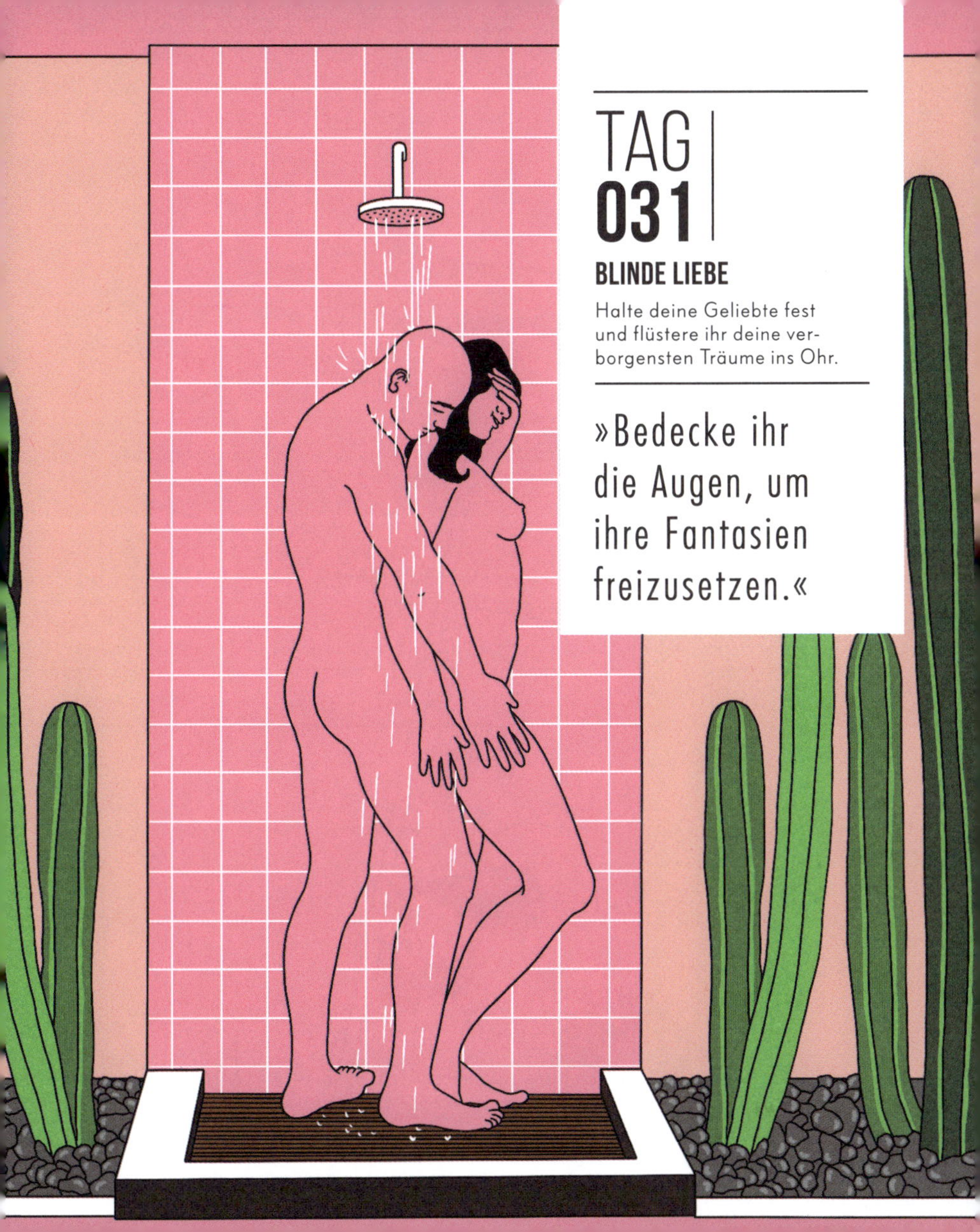

TAG 031

BLINDE LIEBE

Halte deine Geliebte fest und flüstere ihr deine verborgensten Träume ins Ohr.

»Bedecke ihr die Augen, um ihre Fantasien freizusetzen.«

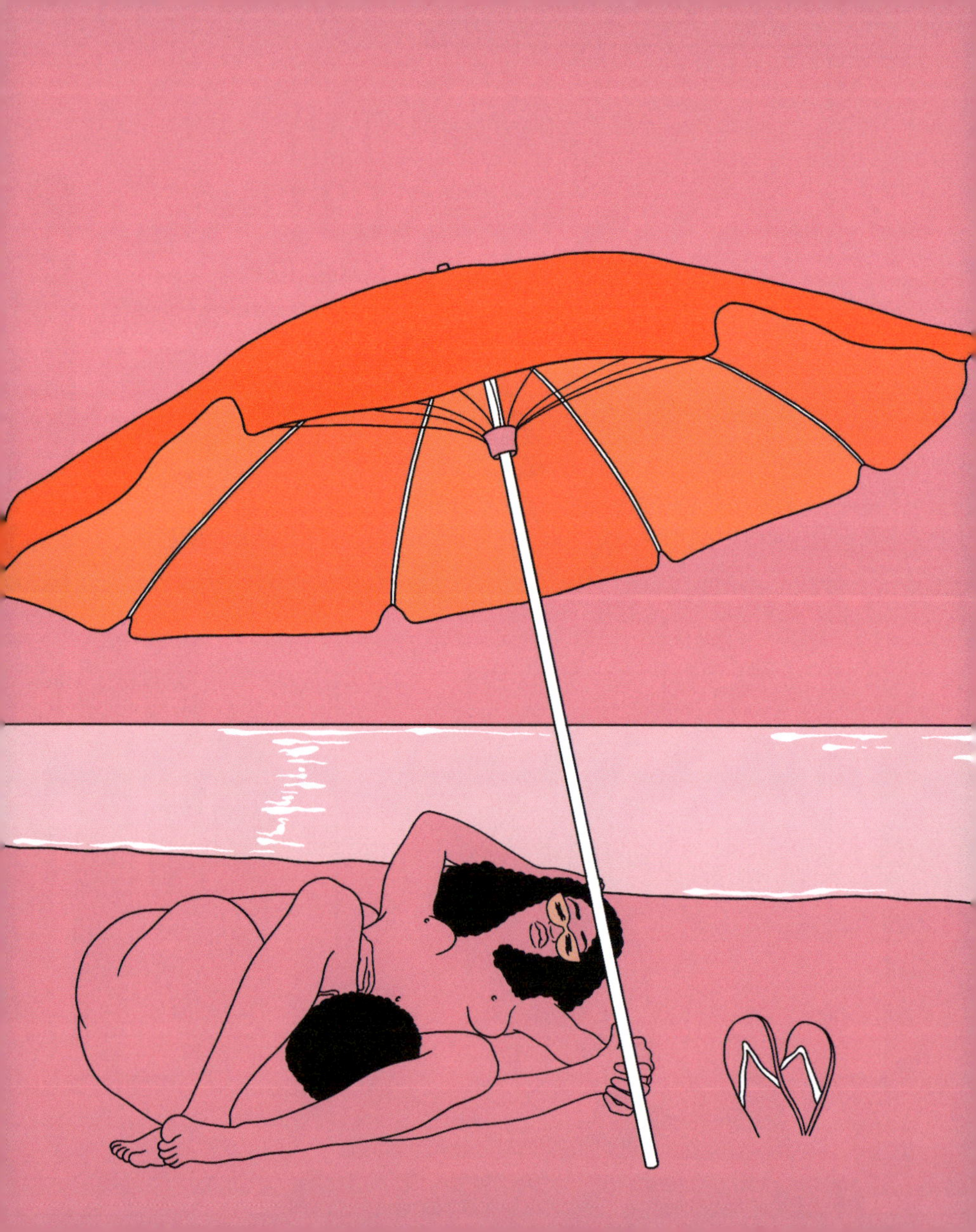

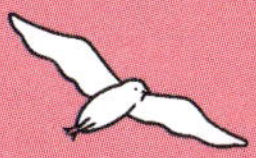

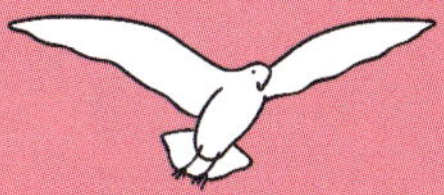

TAG 032

CHUSHITA (GESAUGT)

Das Kamasutra regt an, zusätzlich ein wenig zu knabbern.

»Ziehe tiefe Küsse aus ihrem Brunnen der Wollust.«

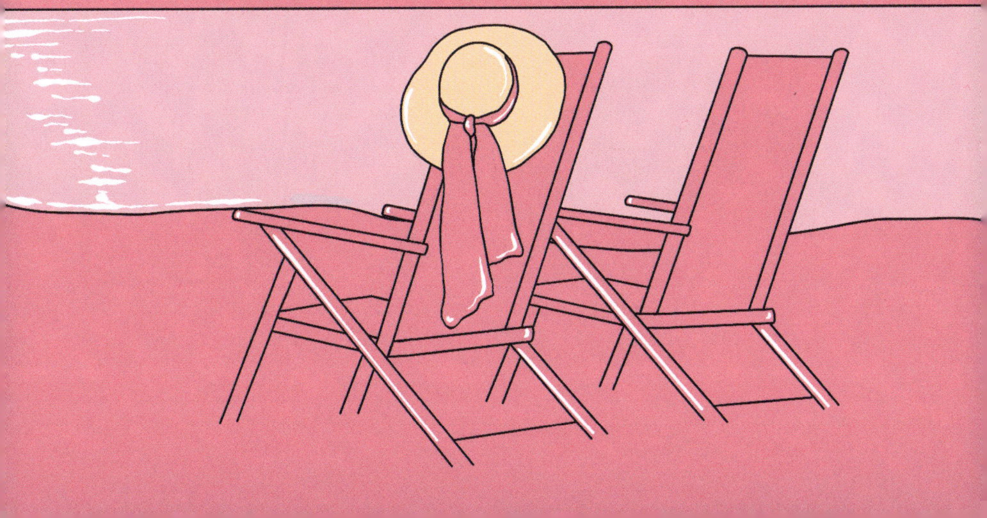

TAG 033

DER KLAPS MIT DER FLACHEN HAND

Ein leichter Schlag auf das Brustbein weckt die Leidenschaft.

»Wandle atemlos auf der Grenze zwischen Schmerz und Lust.«

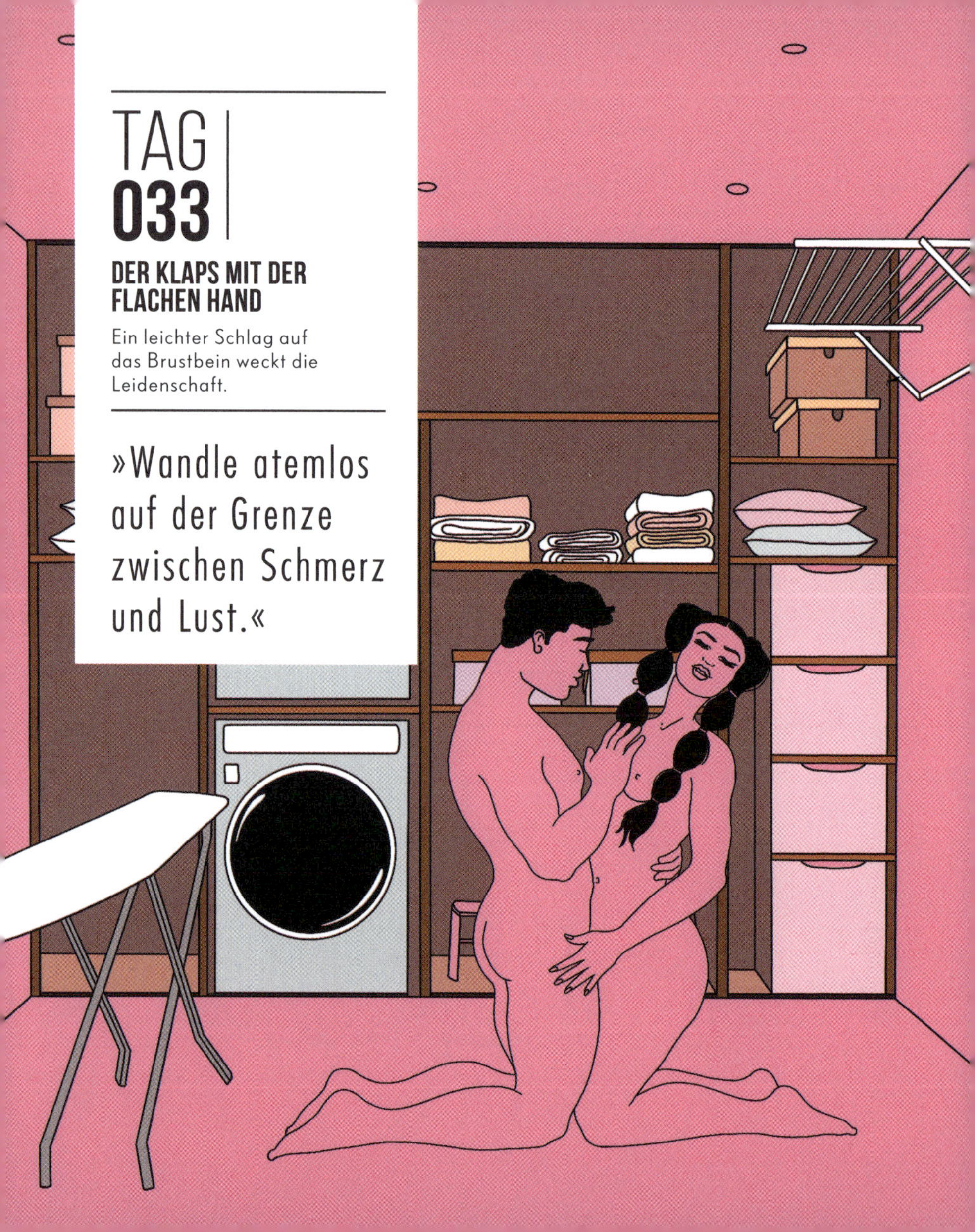

TAG
034

DIE GEPUNKTETE LINIE

Beiße sie sanft, aber fest genug, dass eine Spur zurückbleibt, die sie in Ehren halten kann.

»Schmücke sie mit einem geheimen Andenken.«

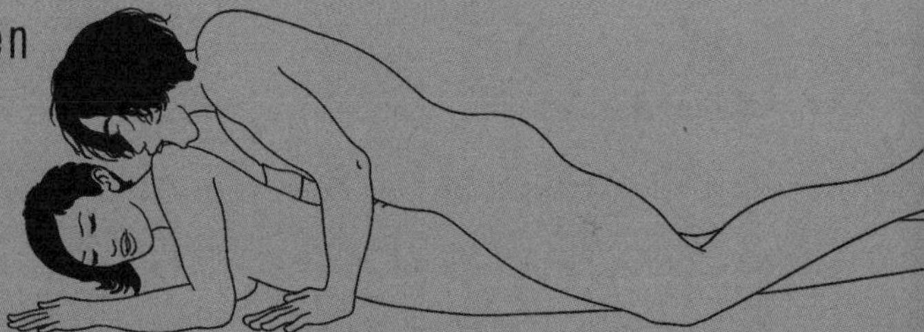

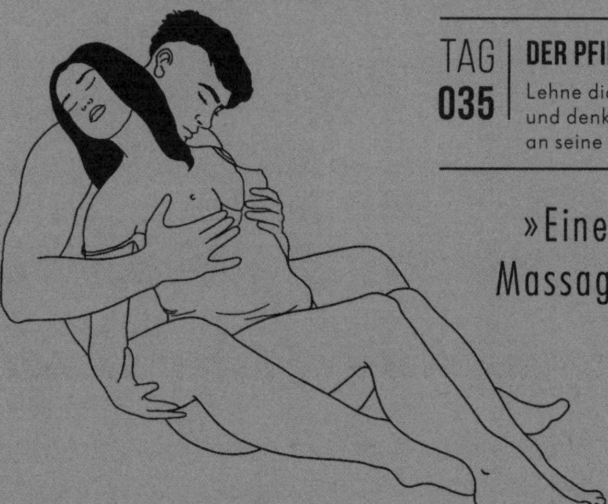

TAG
035

DER PFIRSICHGRIFF

Lehne dich an den Geliebten und denke an nichts weiter als an seine kreisenden Hände.

»Eine genussvolle Massage für üppige Brüste.«

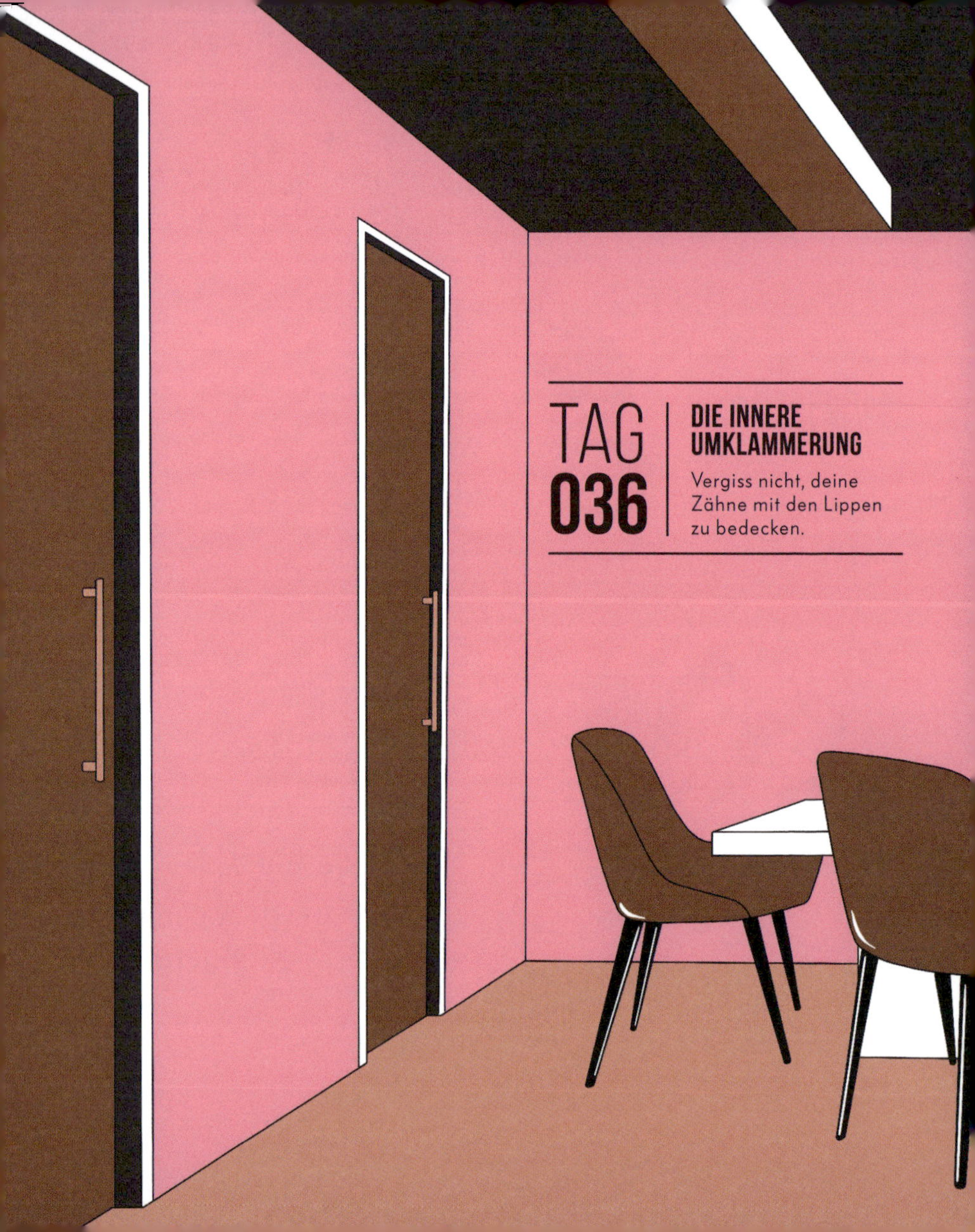

TAG 036

DIE INNERE UMKLAMMERUNG

Vergiss nicht, deine Zähne mit den Lippen zu bedecken.

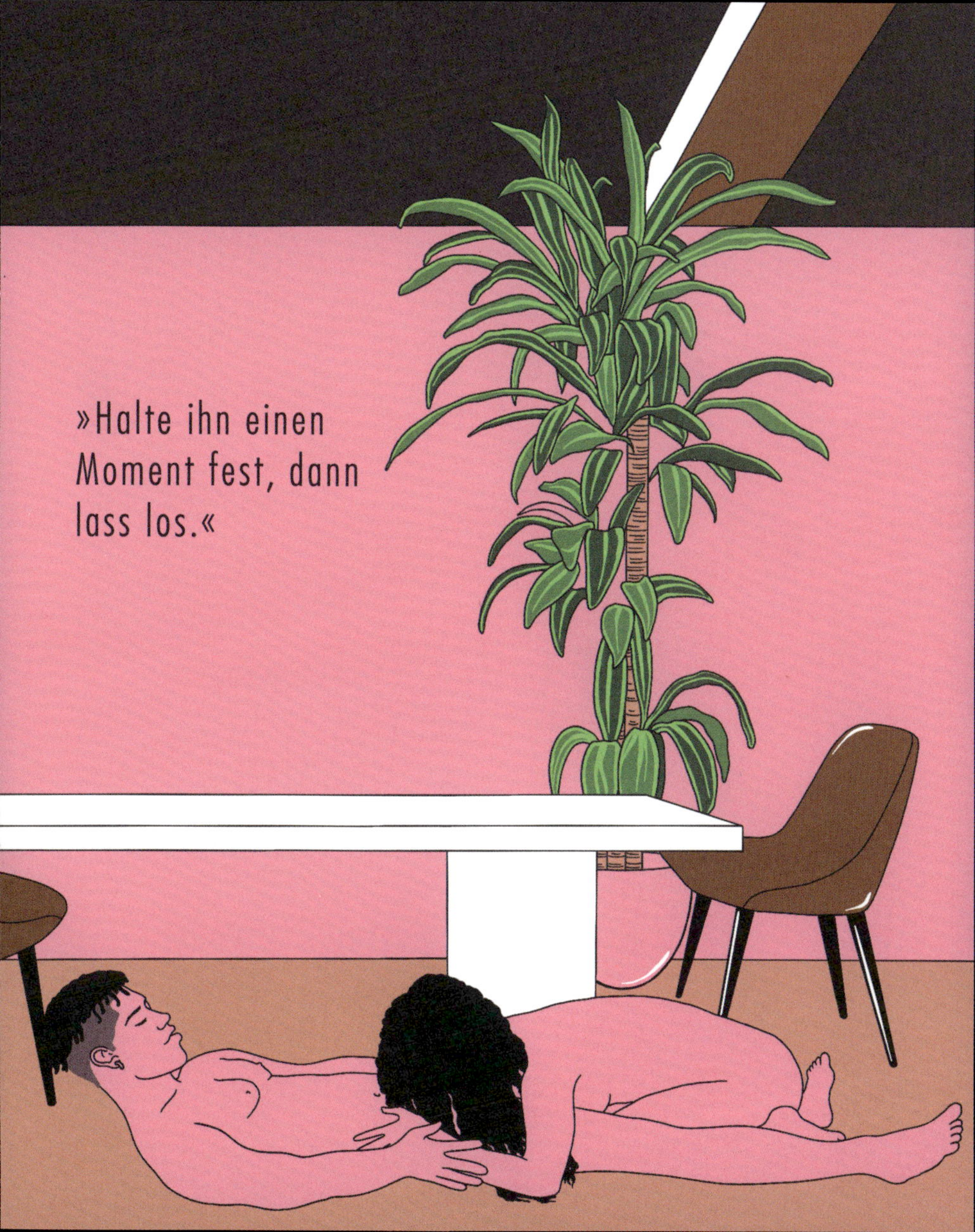
»Halte ihn einen Moment fest, dann lass los.«

TAG 037 | DAS RUDERBOOT

Eine Stellung, die Spaß macht und zugleich zärtlich ist.

»Schaukelt, ihr Liebenden, vor und zurück, vor und zurück.«

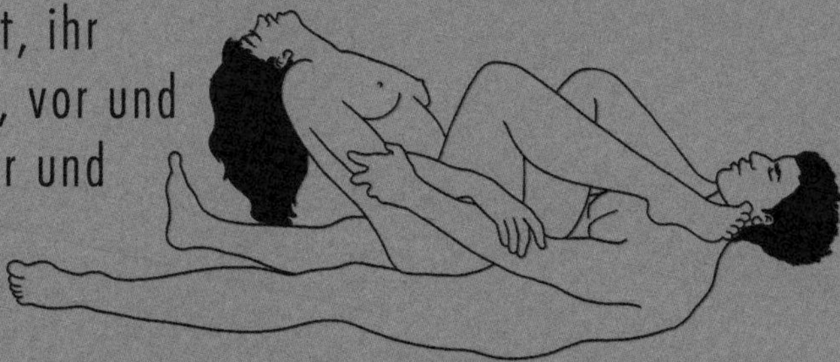

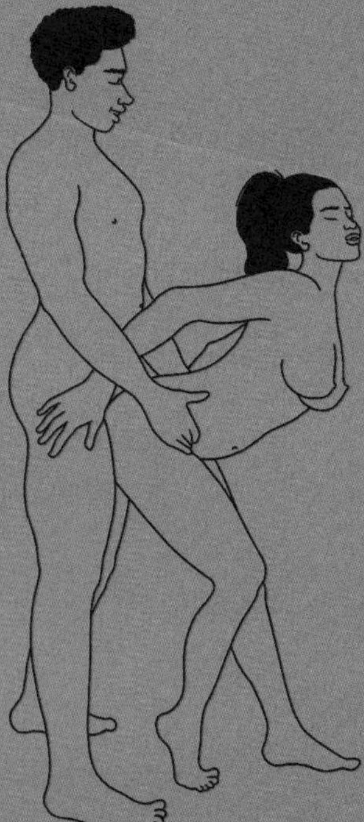

TAG 038 | DIE WILDPFERDE

Stellt einen Fuß nur locker auf und stabilisiert euch mit einem festen Griff um die Hüften des Partners, sodass ihr euch frei bewegen könnt.

»Eine kraftvolle Stellung, die deinen Körper in ekstatisches Beben versetzt.«

TAG 039

DAS KORN STREUEN

Die gebeugten Beine ermöglichen dir, unerwartet kraftvoll zuzustoßen.

»Bocke unter dem Partner, um ihn des Verstandes zu berauben.«

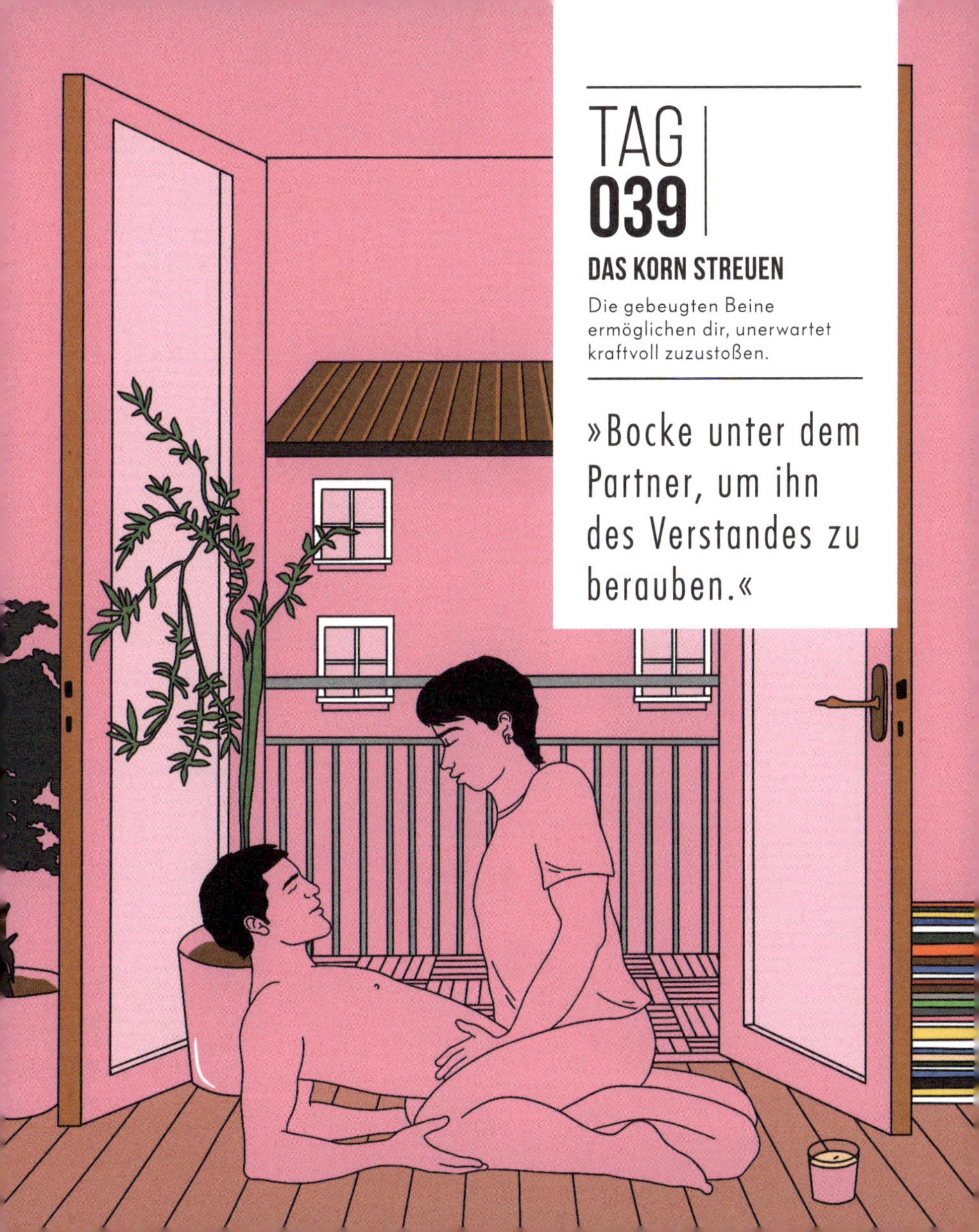

TAG
040

DER PFAUENSCHWEIF

Wer diese Stellung zuwege bringt, wird durch ein Gefühl von Weite und Ausdehnung belohnt.

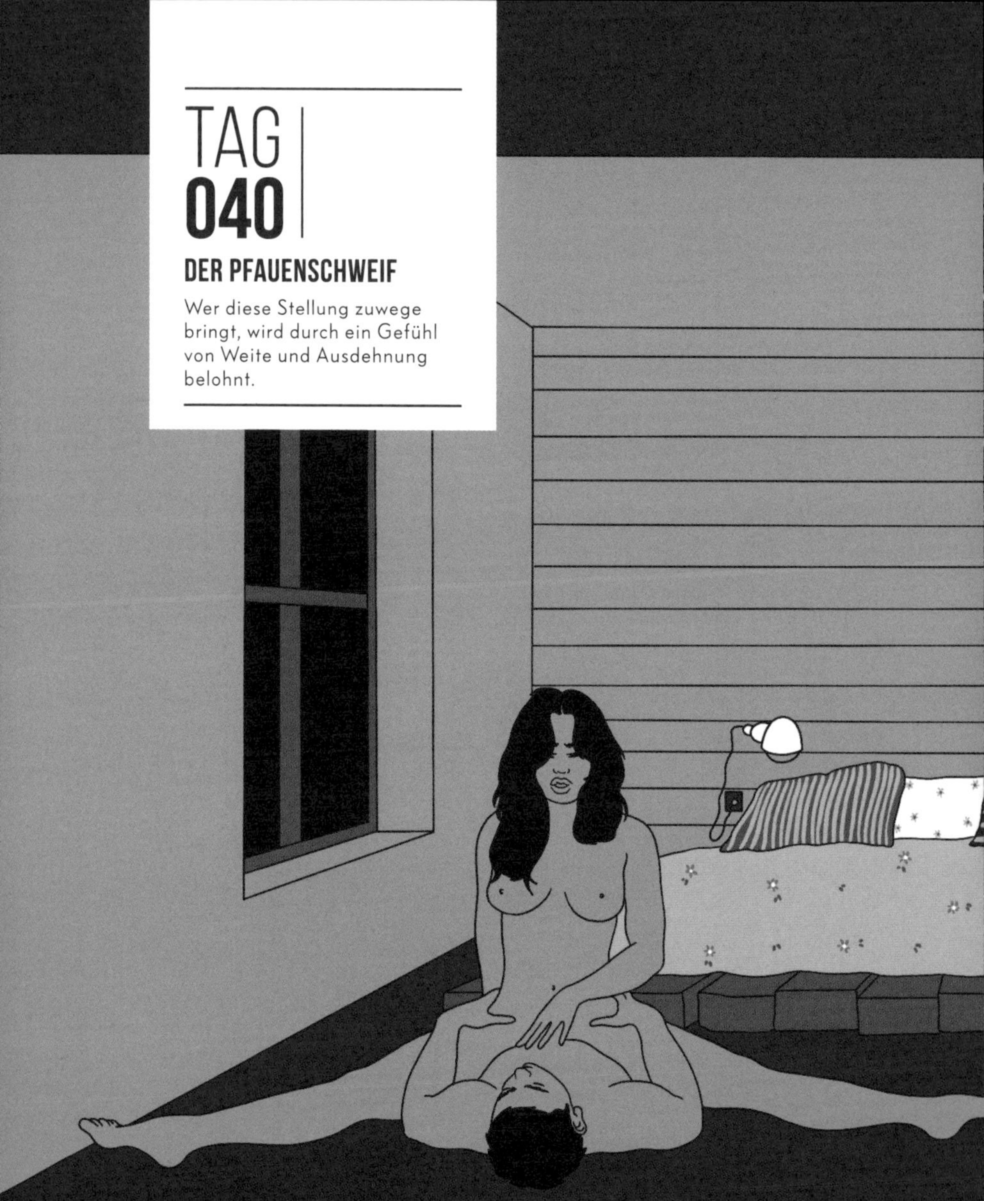

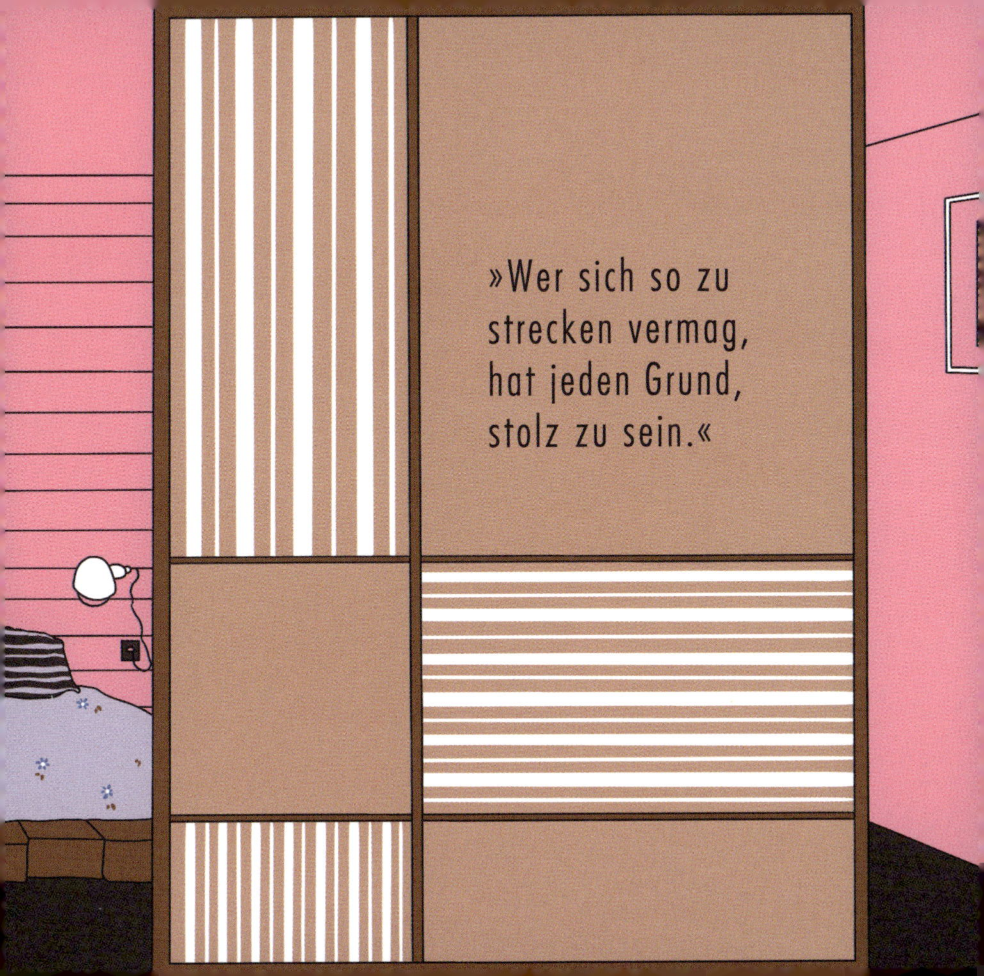
»Wer sich so zu
strecken vermag,
hat jeden Grund,
stolz zu sein.«

TAG 041

NACH DER REISE

Denkt daran: Das Leben ist eine gemeinsame Reise. Macht dies daher oft.

»Für diese Wonne wird sie weit reisen.«

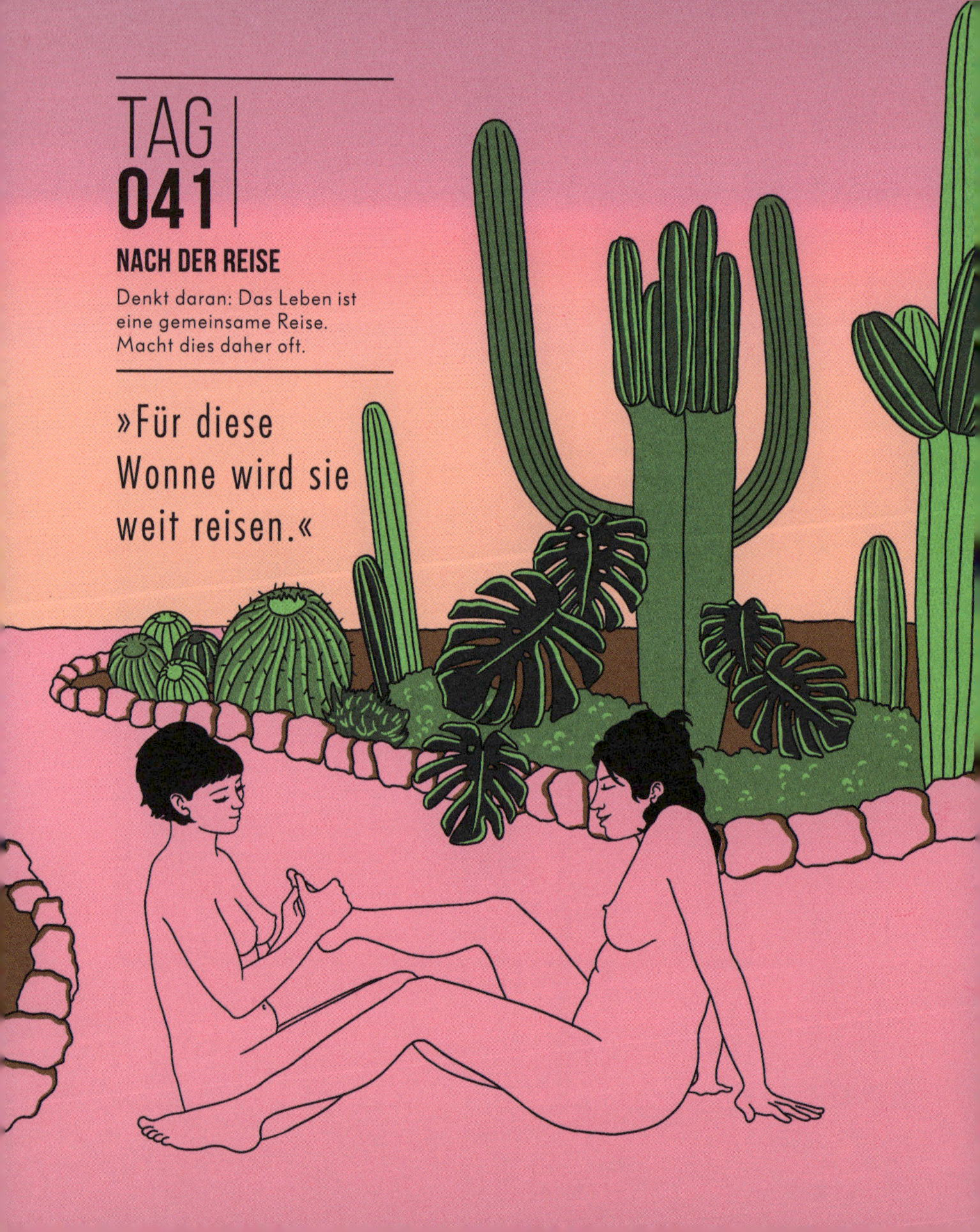

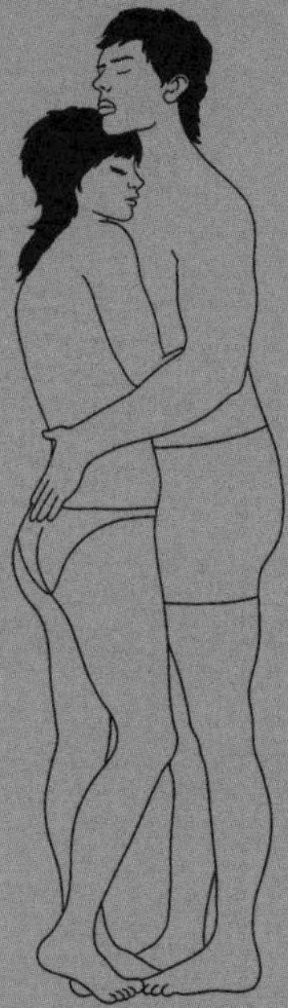

TAG **042**

DAS DRÜCKEN

Eine schnelle, aber zärtliche Liebkosung für Liebende, die sich erst kurz kennen und einander näherkommen möchten.

»Presst euch plötzlich aneinander, sodass ihr einander den Atem nehmt.«

TAG **043**

DIE TIGERKLAUE

Dem Kamasutra nach ist ein Spiel mit den Fingernägeln vor und nach einer langen Trennung besonders erregend.

»Hinterlasse Kratzspuren auf der Flanke deiner Beute.«

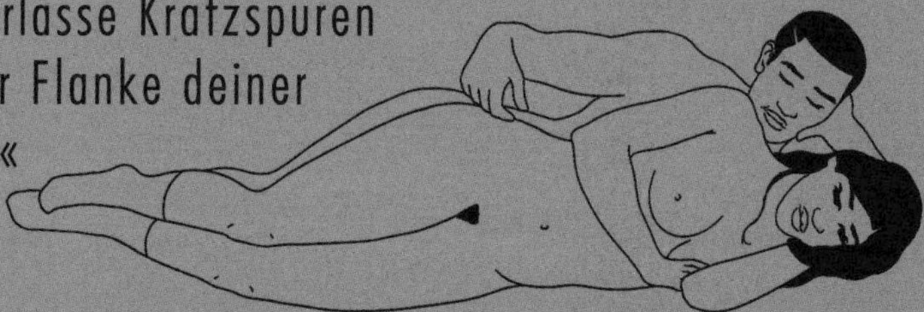

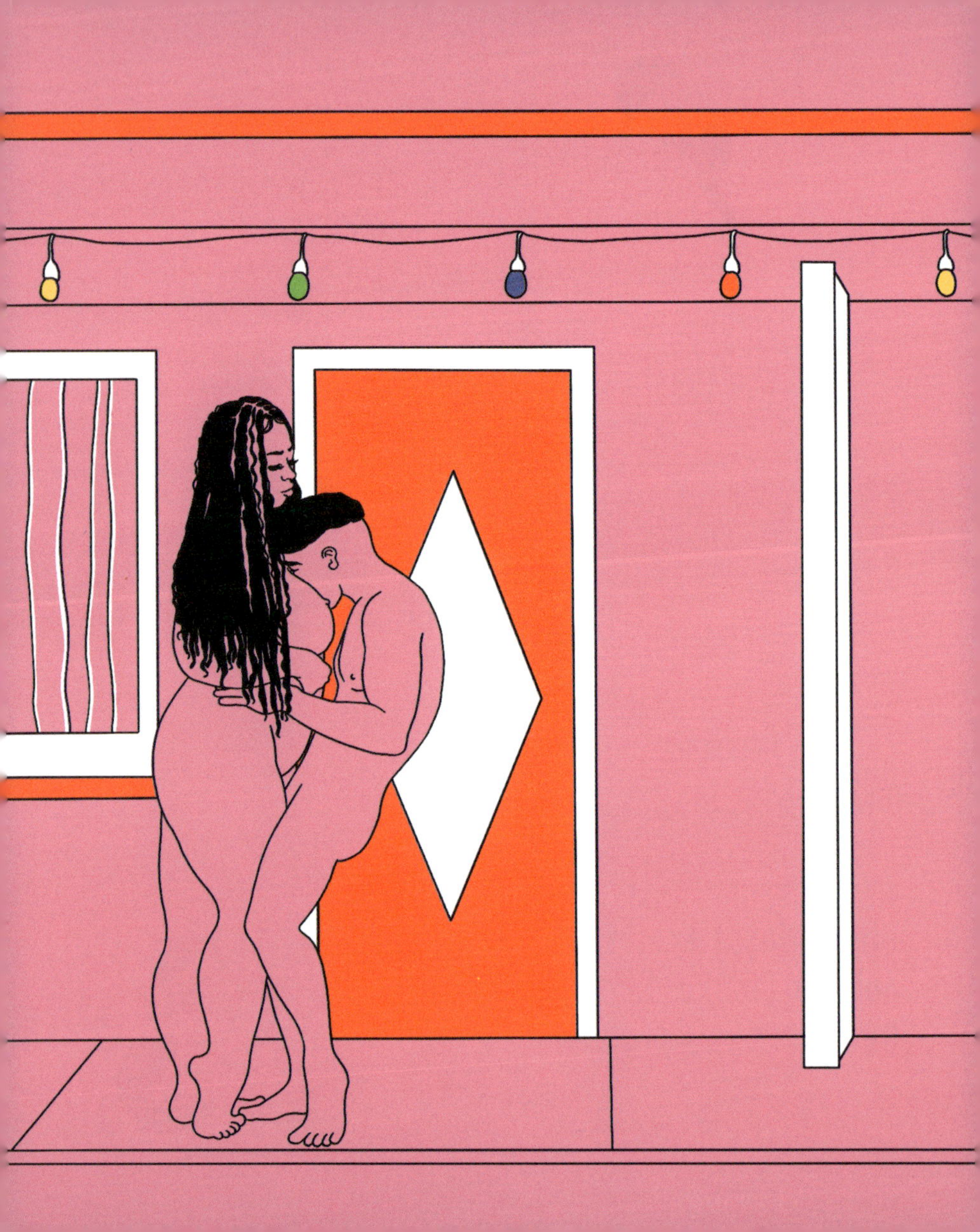

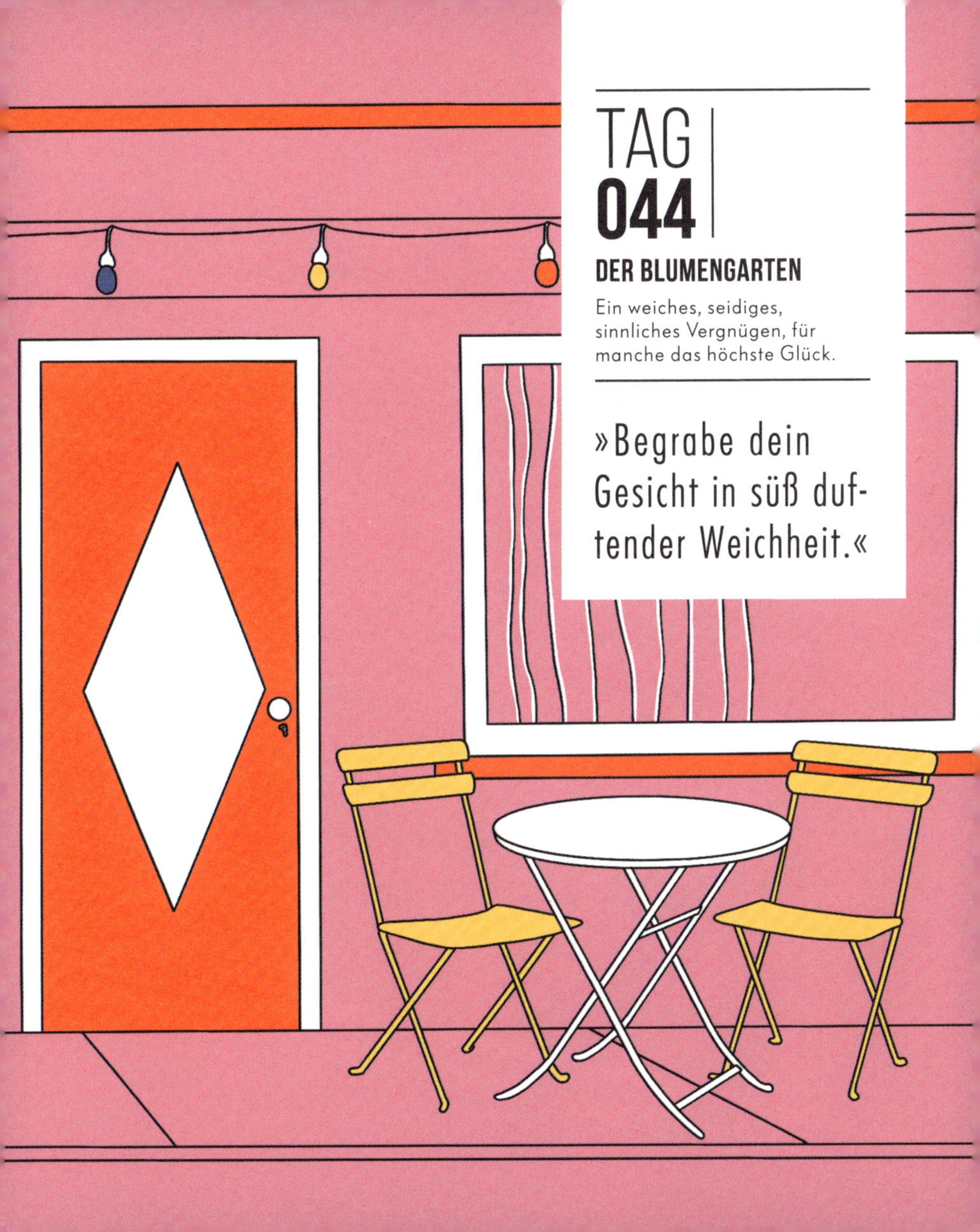

TAG 044

DER BLUMENGARTEN

Ein weiches, seidiges, sinnliches Vergnügen, für manche das höchste Glück.

»Begrabe dein Gesicht in süß duftender Weichheit.«

TAG 045 KUSS DER LEOPARDIN

Um ein Spiel daraus zu machen, beiße zärtlich zu, wenn er sich windet.

»Knete und putze deine Beute.«

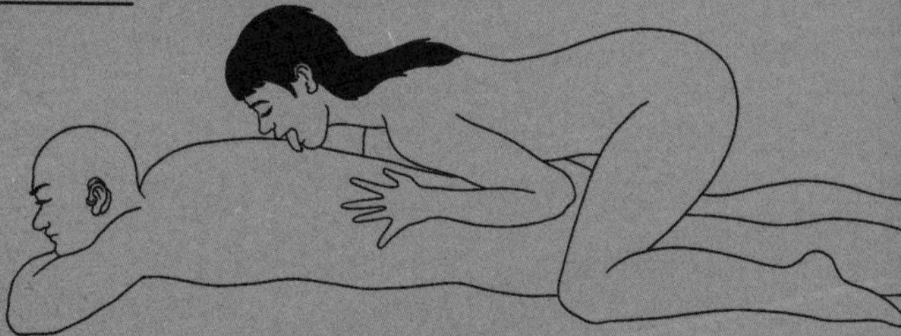

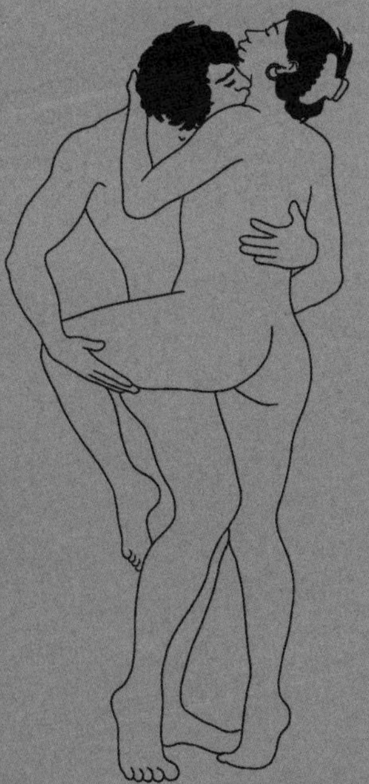

TAG 046 UMGARNUNG DER SCHLINGPFLANZE

Eine Umarmung für die zärtliche wie für die leidenschaftliche Stimmung.

»Umschlingt euch und windet euch ineinander im freien Stand, wie Tänzer.«

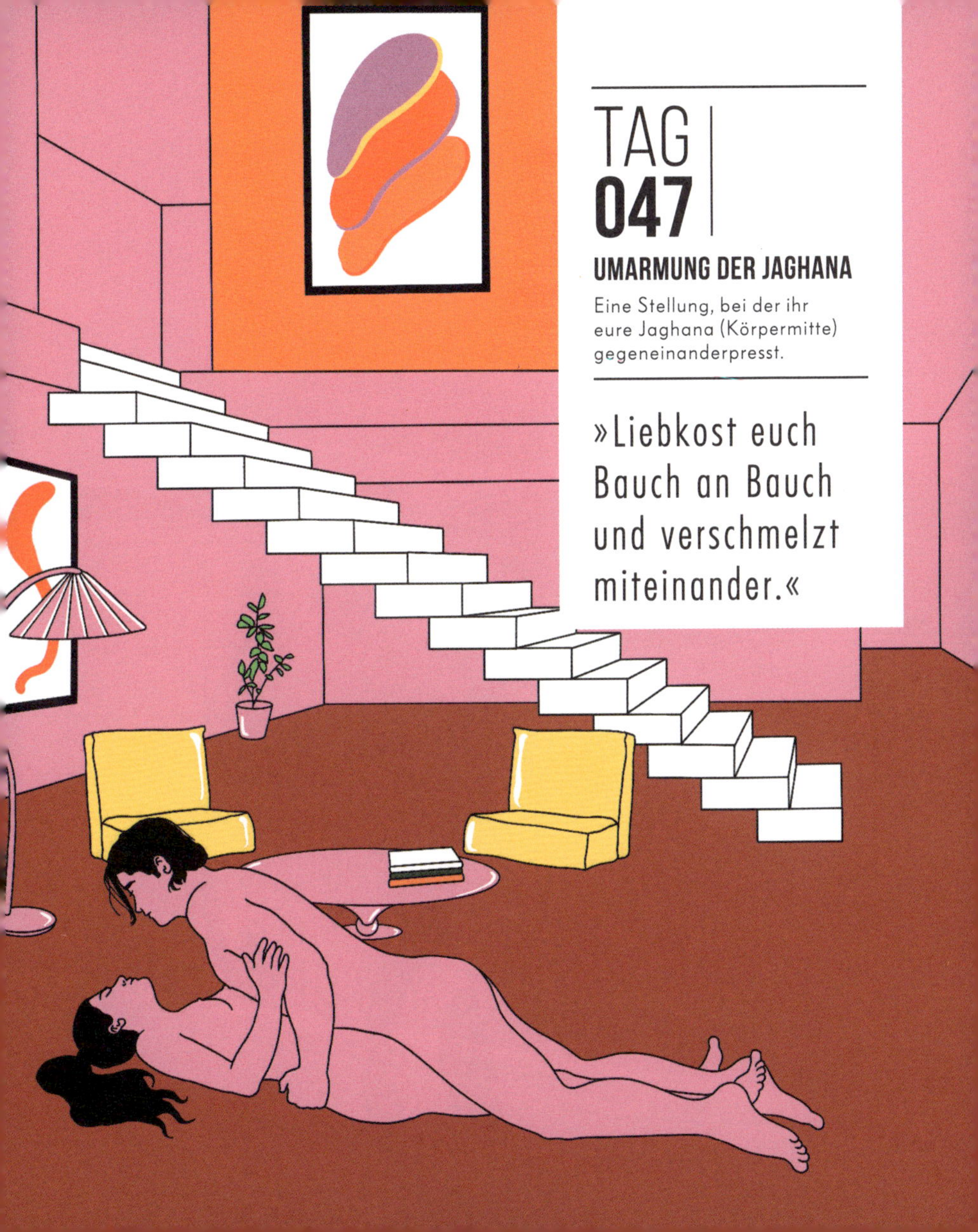

TAG
047

UMARMUNG DER JAGHANA

Eine Stellung, bei der ihr eure Jaghana (Körpermitte) gegeneinanderpresst.

»Liebkost euch Bauch an Bauch und verschmelzt miteinander.«

TAG 048

PRASRITAKA (LIEBESSCHLAG)

Die hohle Hand federt den Schlag ab – großartig für spielerische Klapse.

»Wölbe deine Hand schlangenkopfartig für sanfte Schläge.«

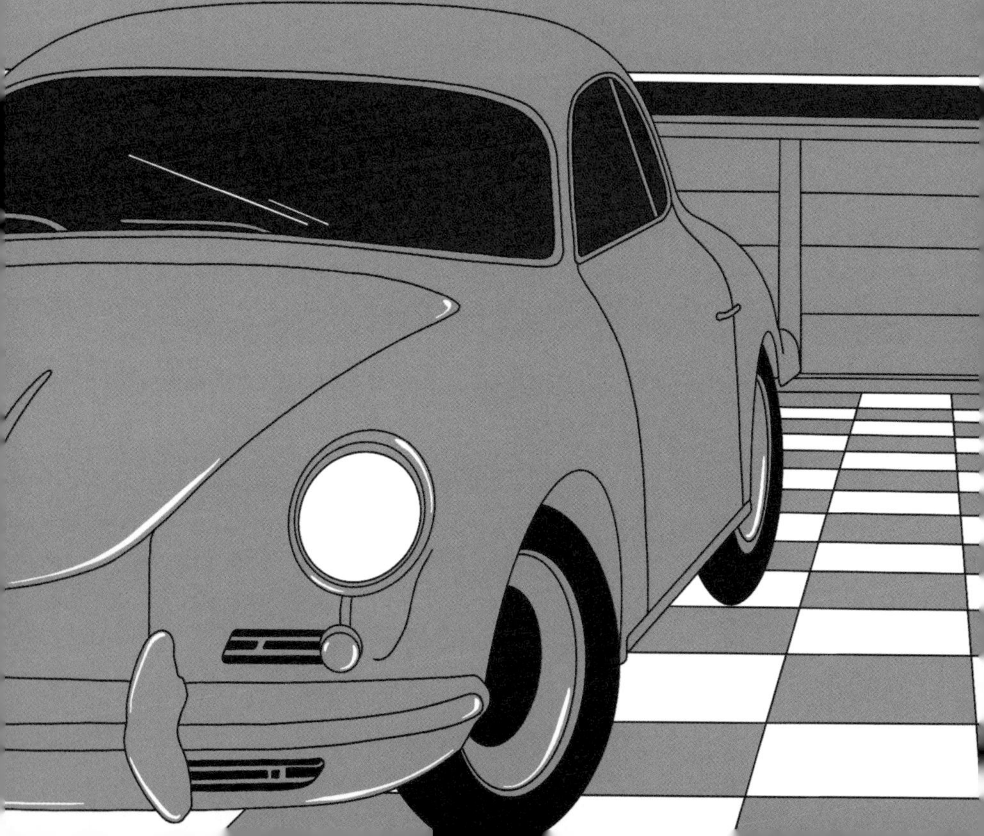

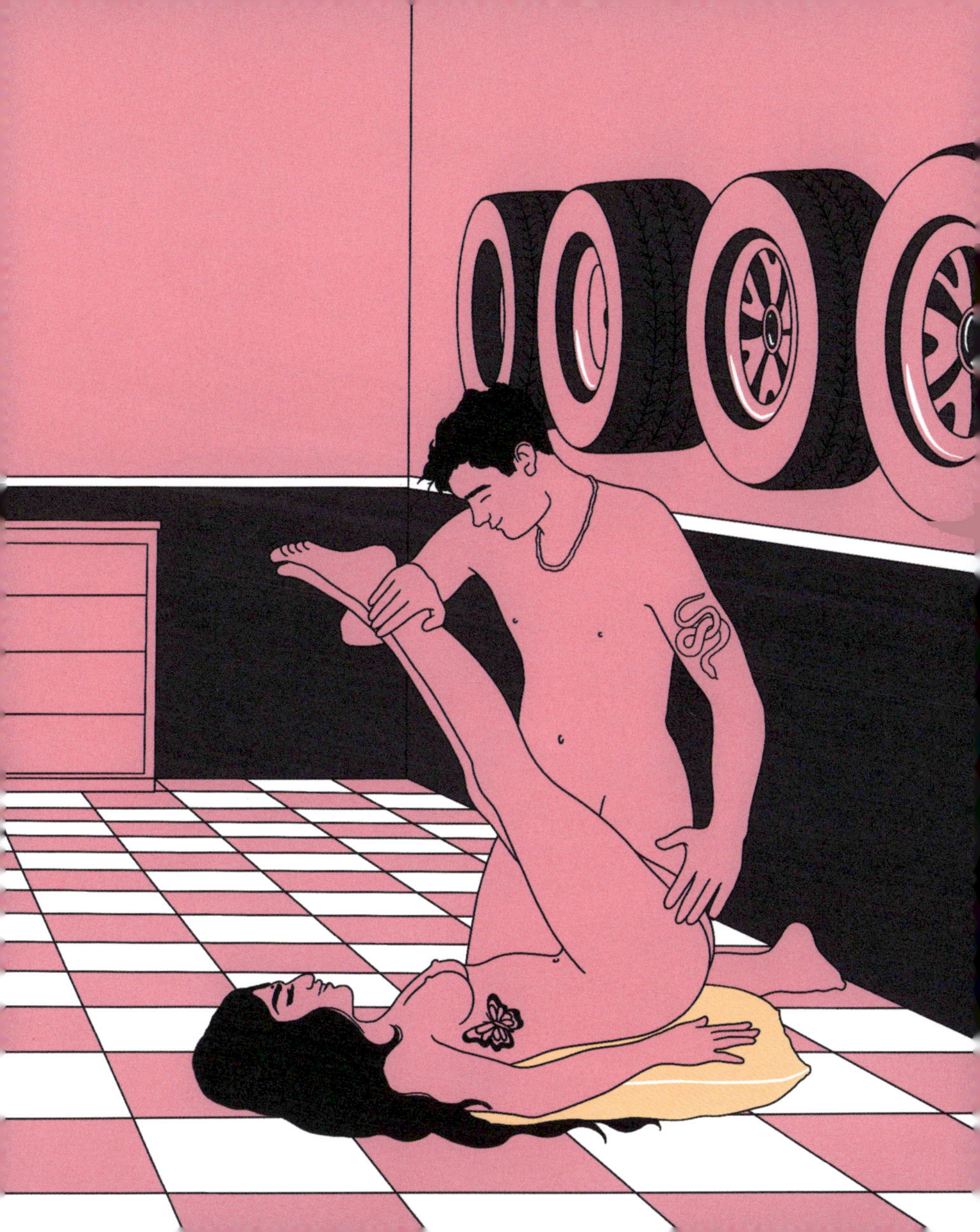

TAG
049

DER SIEG

Haltet euch an den Beinen des Partners fest, um euch in dieser Stellung sicher zu fühlen.

»Kostet eure Leidenschaft bei diesem Ritt voll aus.«

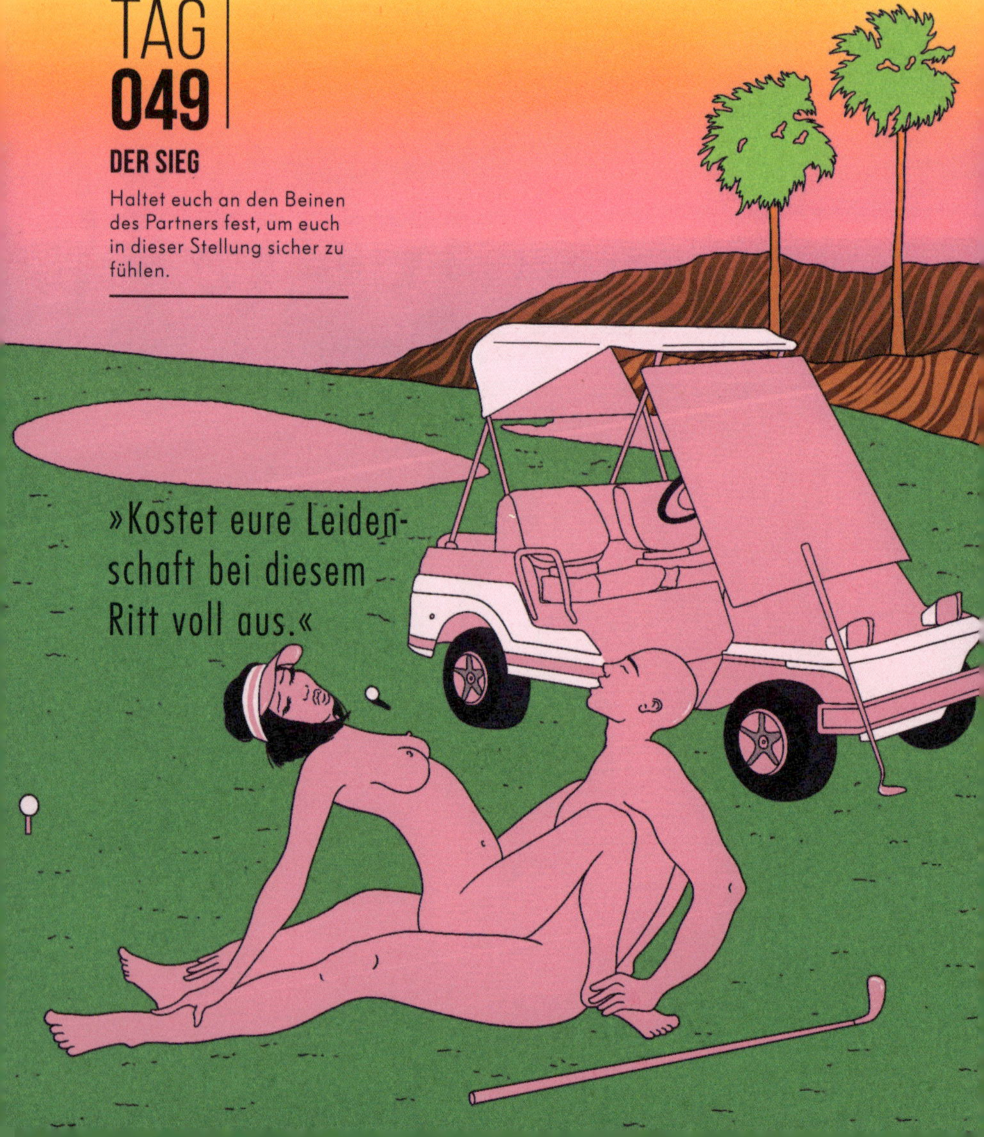

TAG 050

DIE ZUNGE REITEN

Überlasse der Reiterin die Führung und huldige ihr mit deiner Zunge.

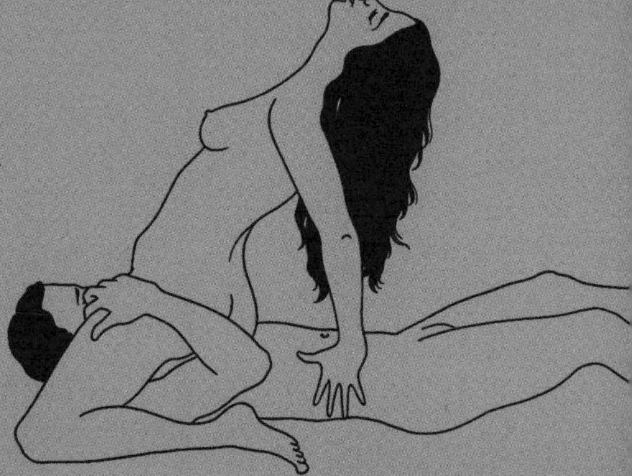

»Winde dich und tanze auf dem bewegten Mund des Geliebten.«

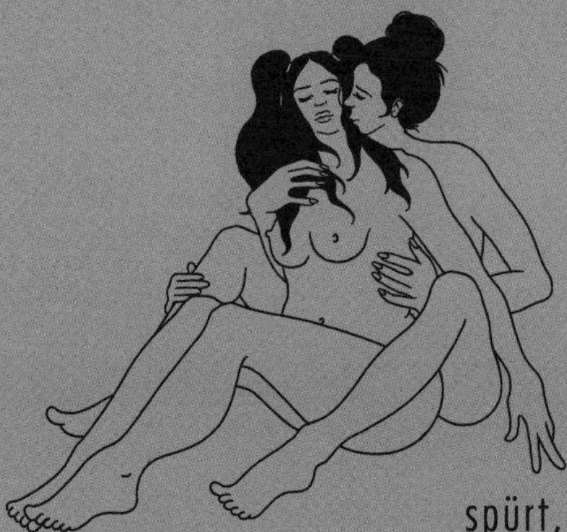

TAG 051

DER HERZSCHLAG DER GELIEBTEN

Eine sinnliche Meditation für echte Romantiker.

»Wippt im Rhythmus eurer Herzen und spürt, wie die Grenzen zwischen euch verschwinden.«

TAG 052

DAS JOCH DER FÜSSE

Den Partner auf dem Höhepunkt der Lust festzuhalten, kann die Leidenschaft noch steigern.

»Umfasse deine Fußgelenke und schließe sie zur Klammer.«

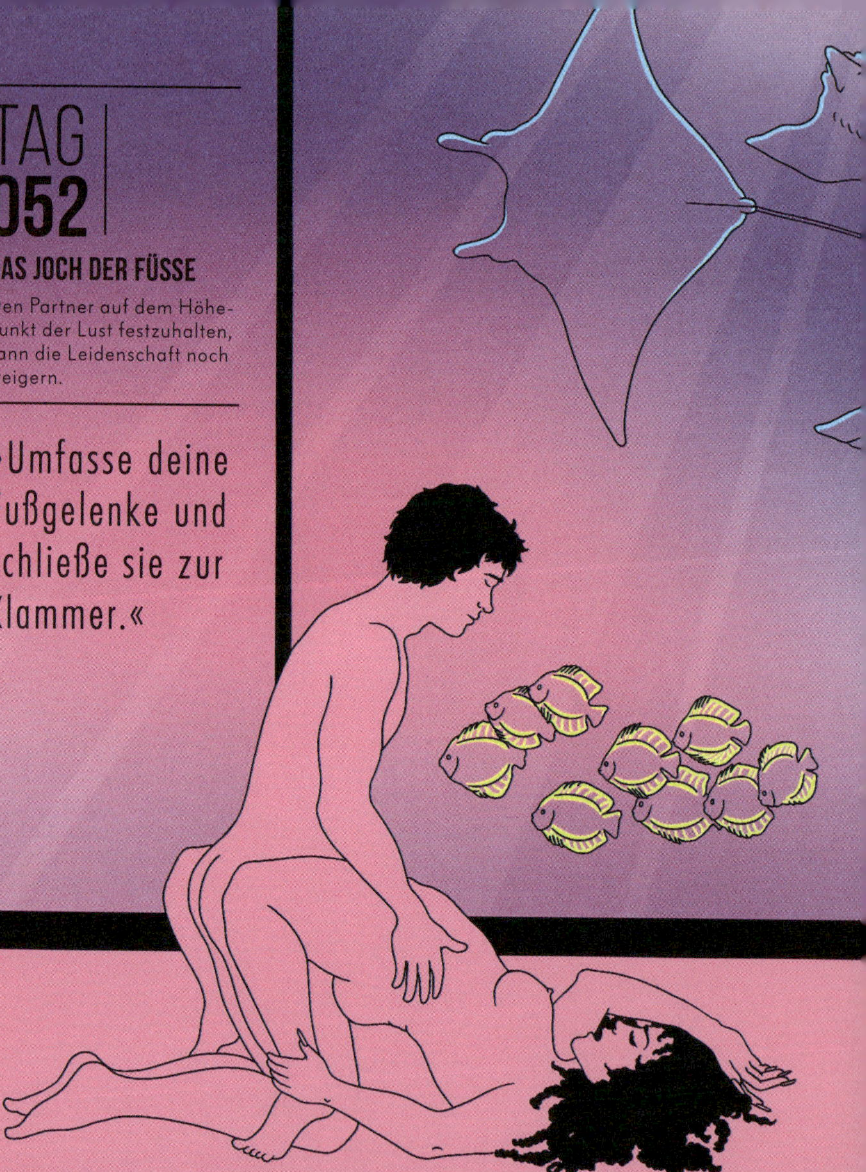

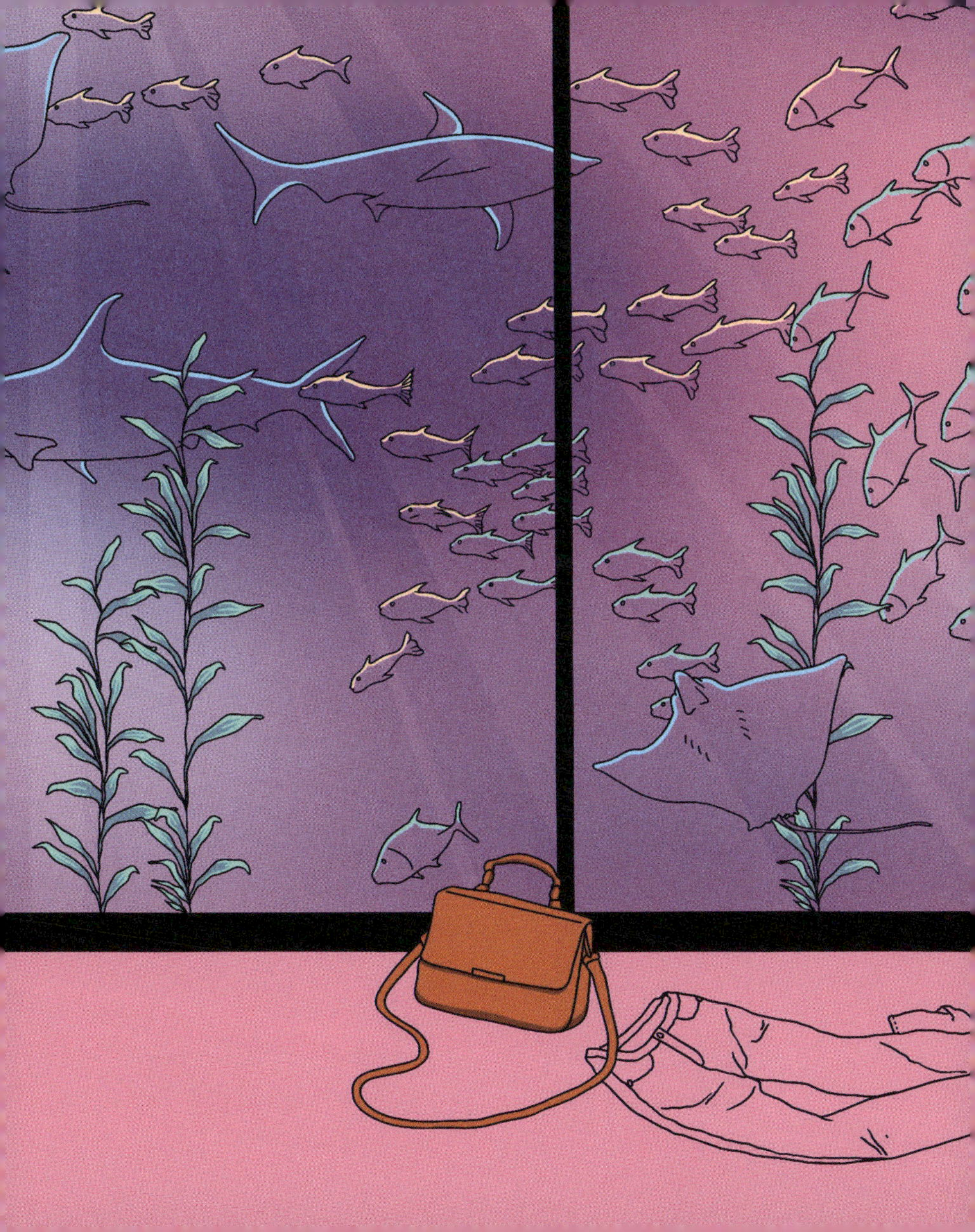

TAG
053

DIE BLÜTENBLÄTTER PFLÜCKEN

Dies kann man mit oder ohne Gleitmittel ausprobieren.

»Ziehe sanft an ihren Lippen, damit sie ihren Nektar freisetzen.«

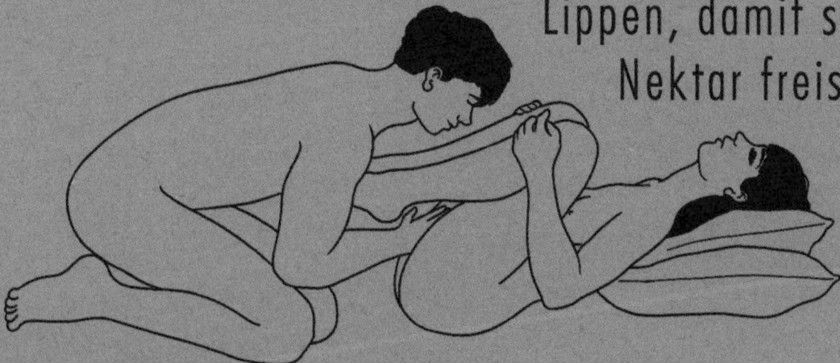

TAG
054

DIE LANGE LIEBKOSUNG

Halte das Bein still, während der liebkosende Partner so weit streicht, wie seine Finger reichen.

»Genieße die zarte Haut der Geliebten, vom Schenkel bis zur Brust.«

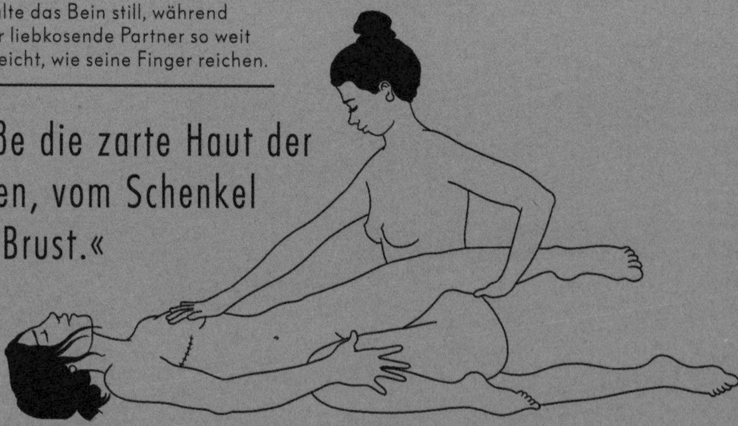

TAG 055

DIE ANNÄHERUNG

Eine Liebkosung, die schnell große Lust bereiten kann, wenn die Hände der Liebenden auf Wanderschaft gehen.

»Gleitet in eine sinnliche Umarmung.«

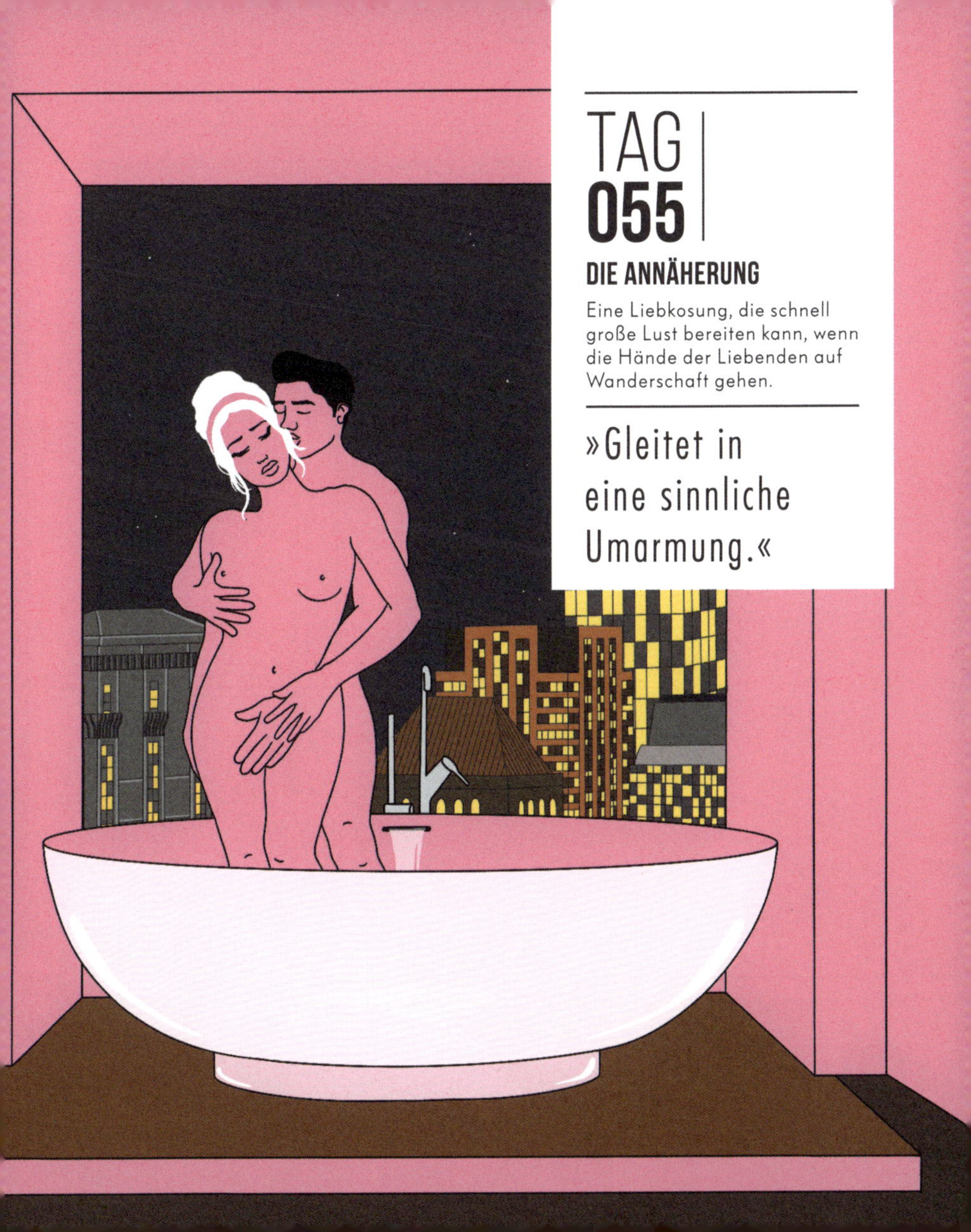

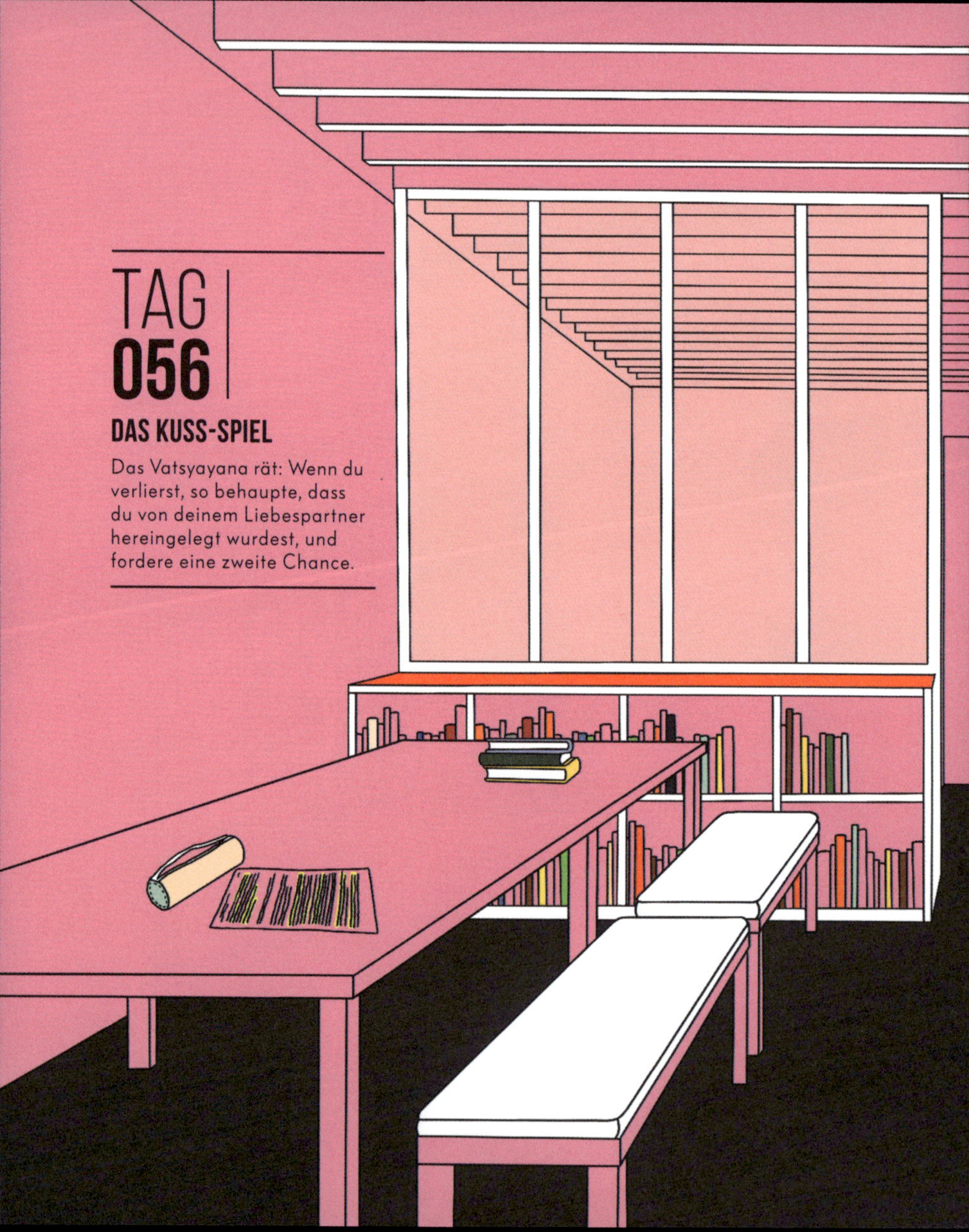

TAG 056

DAS KUSS-SPIEL

Das Vatsyayana rät: Wenn du verlierst, so behaupte, dass du von deinem Liebespartner hereingelegt wurdest, und fordere eine zweite Chance.

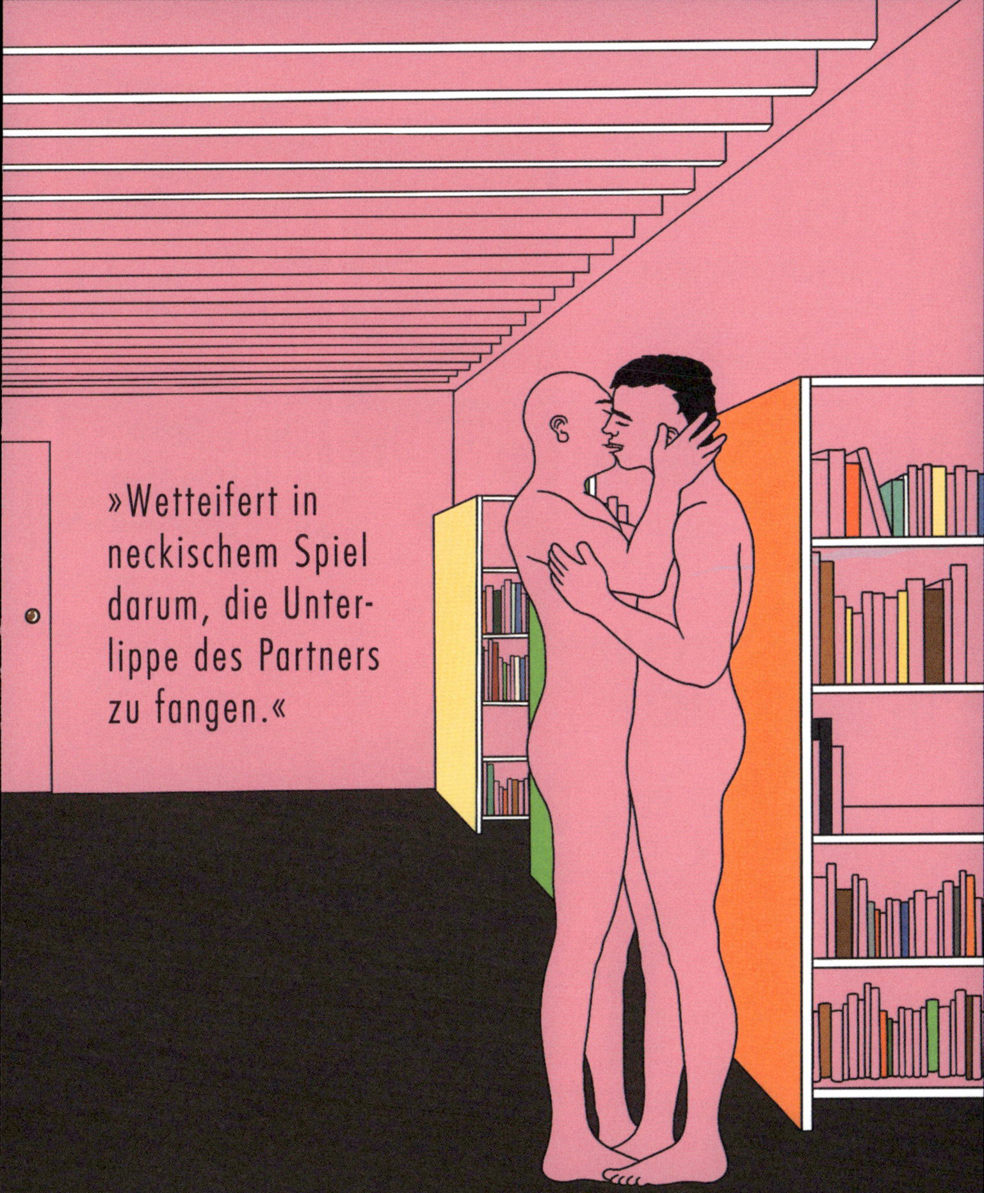
»Wetteifert in
neckischem Spiel
darum, die Unter-
lippe des Partners
zu fangen.«

TAG 057

DER FÜTTERNDE VOGEL

Ein kitzliges Vergnügen für Sinnliche.

»Pflücke kleine Küsse von ihren Handflächen und Sohlen.«

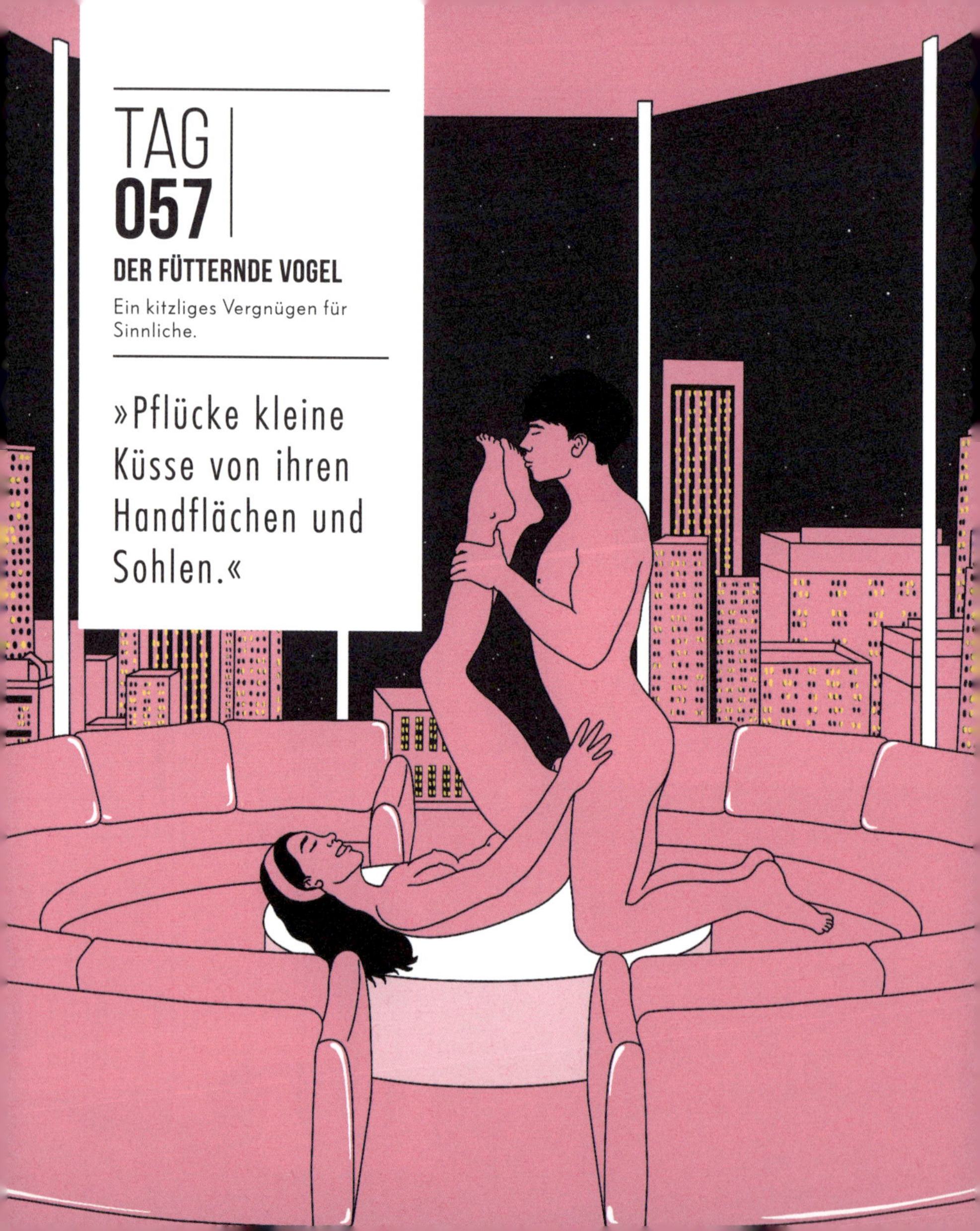

TAG 058 | DIE GEDULD DER MILCHMAGD

Pausiere nach jedem Streicheln ein wenig, sodass sich dein Partner ständig an der Grenze zum Höhepunkt befindet.

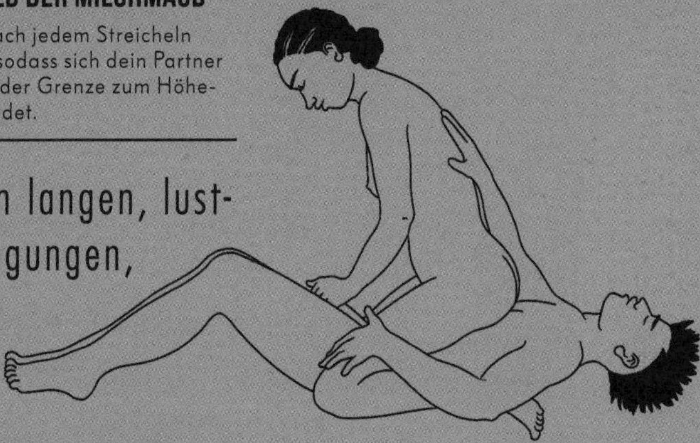

»Streichle in langen, lustvollen Bewegungen, bis er um Erlösung bettelt.«

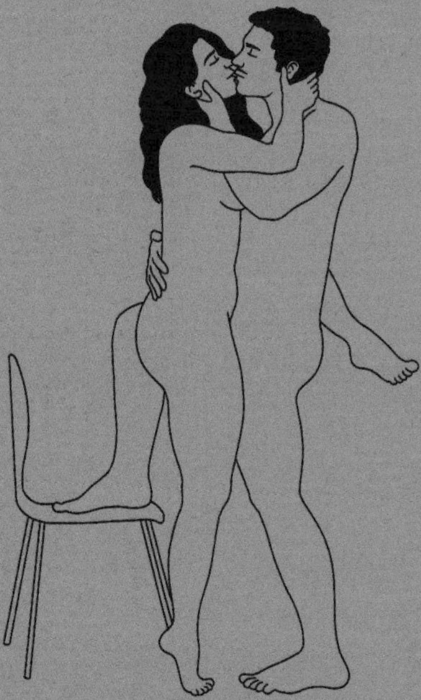

TAG 059 | DER DOPPELTE HAKEN

Ein Stuhl kann euch stabilisieren, wenn ihr zu erregt sein, um ins Bett zu finden.

»Erwischt einander in einem impulsiven Moment.«

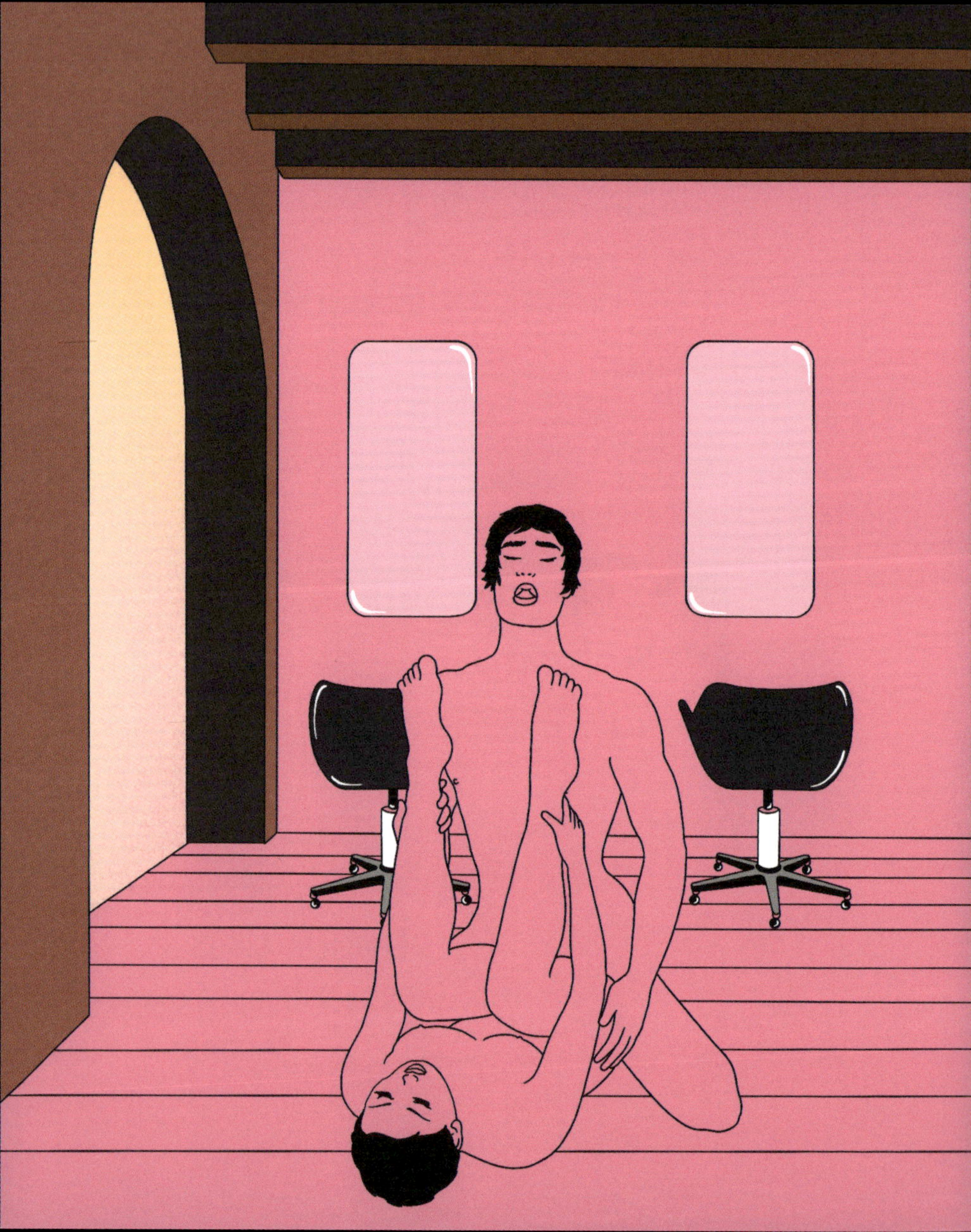

TAG 060

DER BAMBUSHAIN

Exzellent für tiefe, oder, falls ihr es bevorzugt, anale Penetration.

»Dringe ein zwischen wollüstigen, weichen Gliedmaßen.«

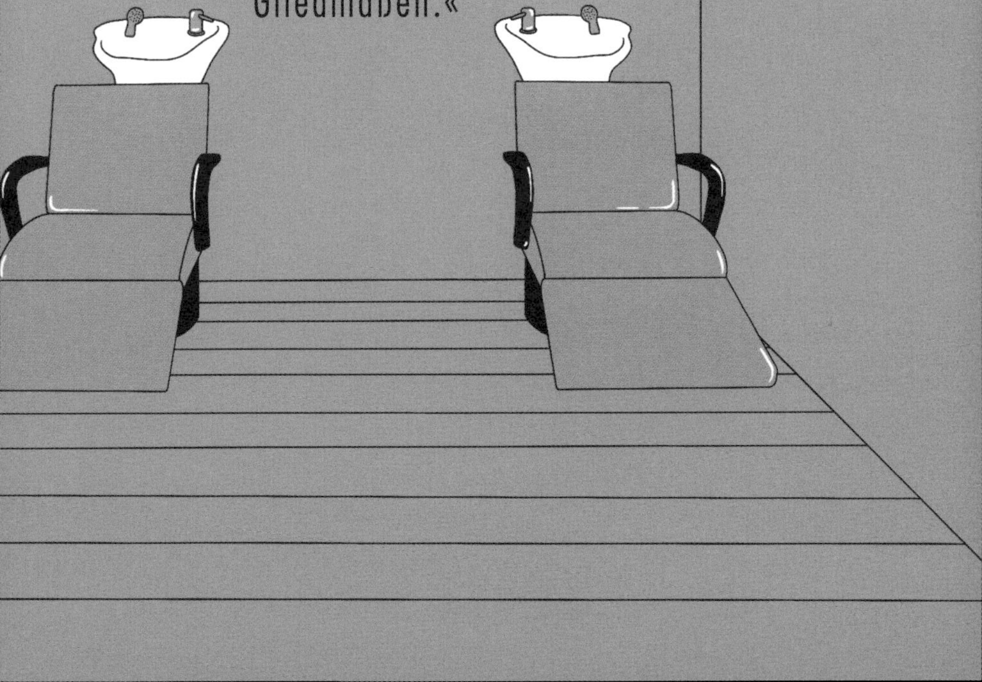

TAG 061 | VEREINIGUNG DES ELEFANTEN

Diese Stellung stellt die Kraft des Partners, der sich oben befindet, auf die Probe.

»Zustoßen mit Urkraft für tiefe Penetration«

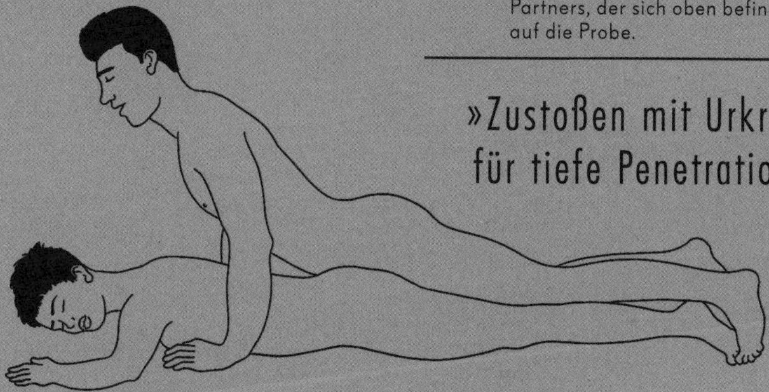

TAG 062 | DIE HOCHGEDRÜCKTE STELLUNG

Eine wilde Position für energiegeladene Liebende.

»Werft alle Hemmungen ab und lasst euch vom Verlangen überwältigen.«

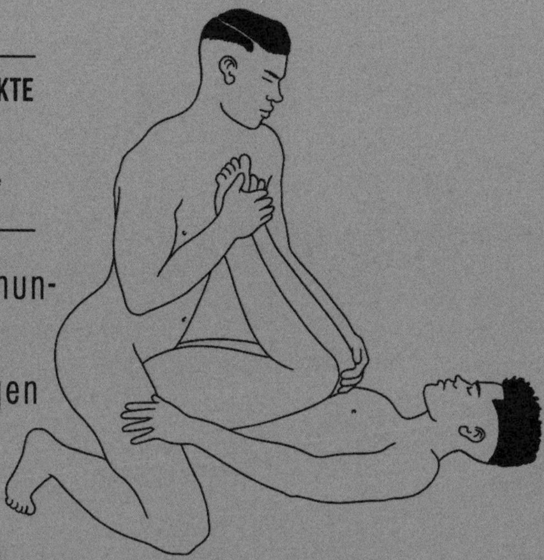

TAG 063

BAHUCHUSHITA (STARKES SAUGEN)

Sie kann schnell entfliehen, wenn ihr das Saugen zu viel wird – mach dich also mit Feuereifer daran.

»Widme dich der Geliebten mit der ganzen Kraft deiner Lippen, um ihr Lust zu bereiten.«

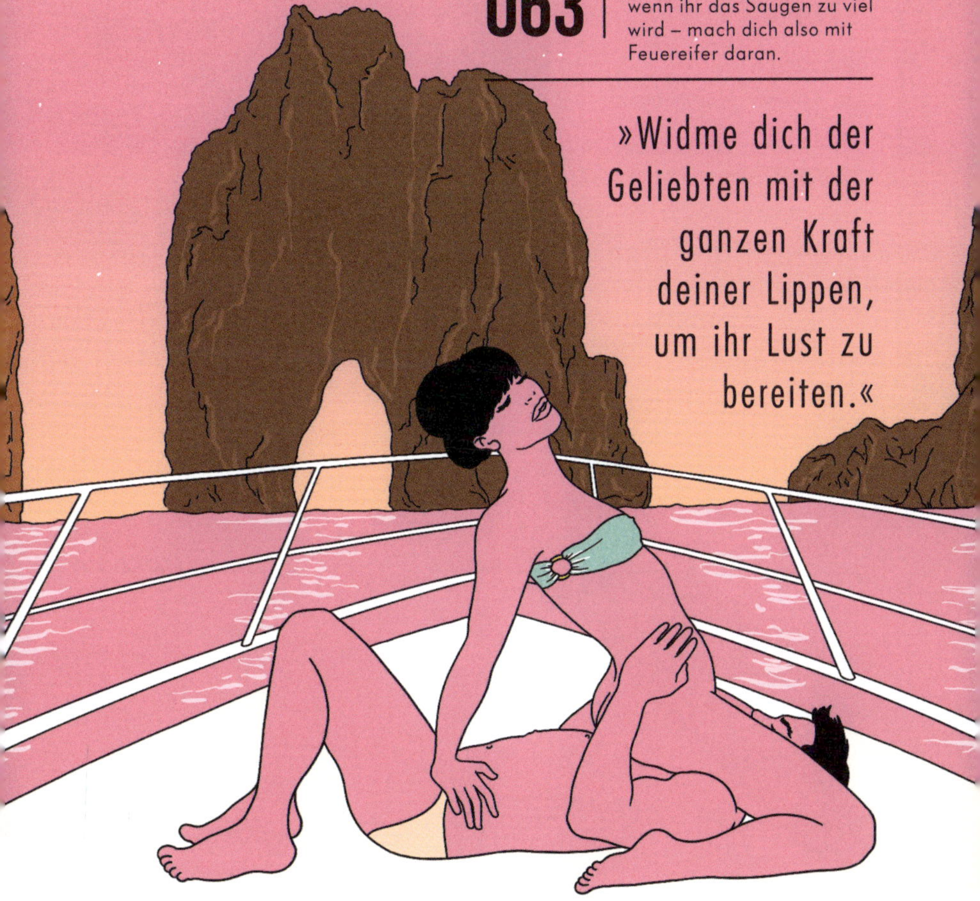

TAG 064

DAS RUDER

Der penetrierende Partner bekommt die Gelegenheit, seine Kraft und Biegsamkeit unter Beweis zu stellen.

»Halte die Beine deines Partners und steuere dich zum Höhepunkt.«

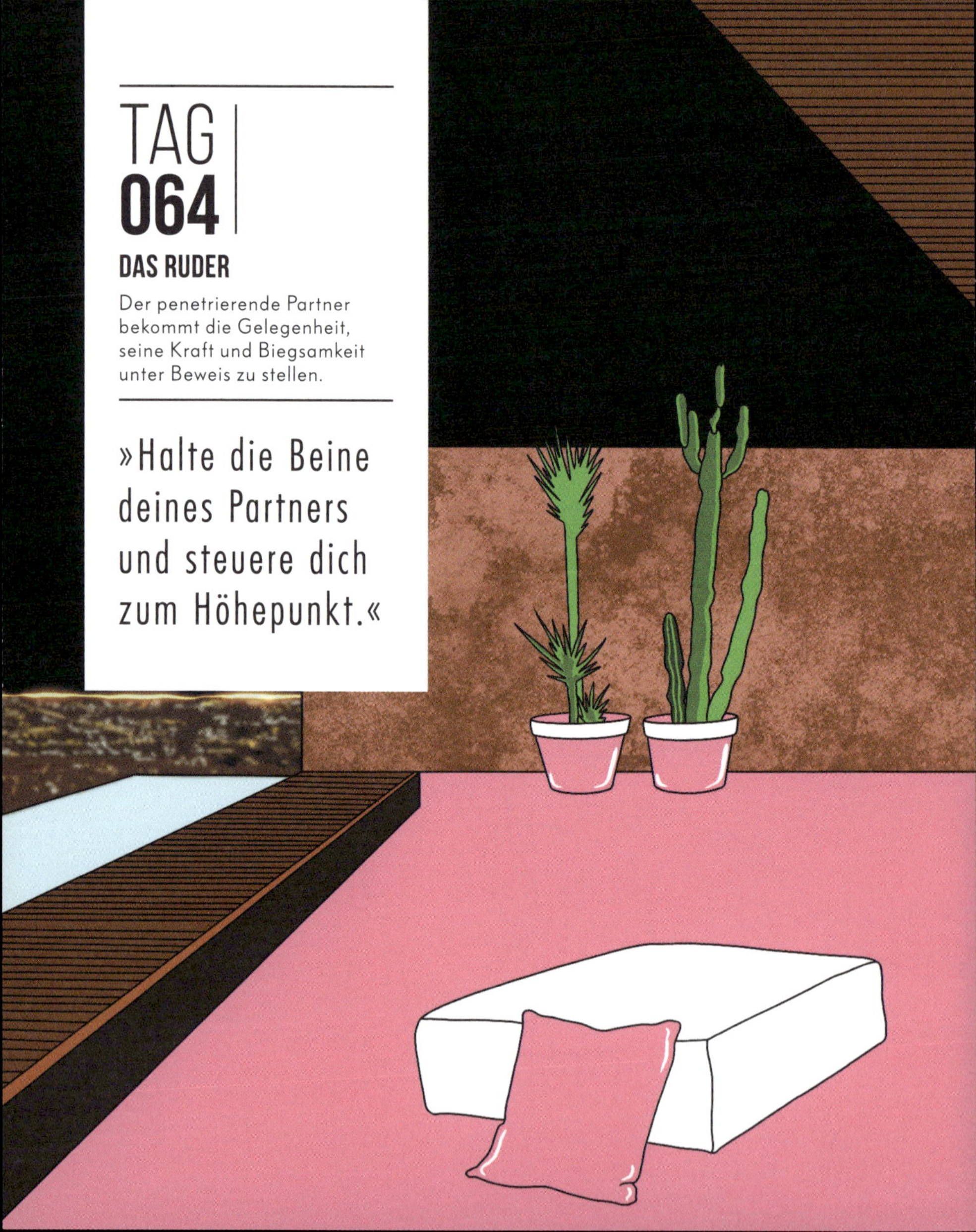

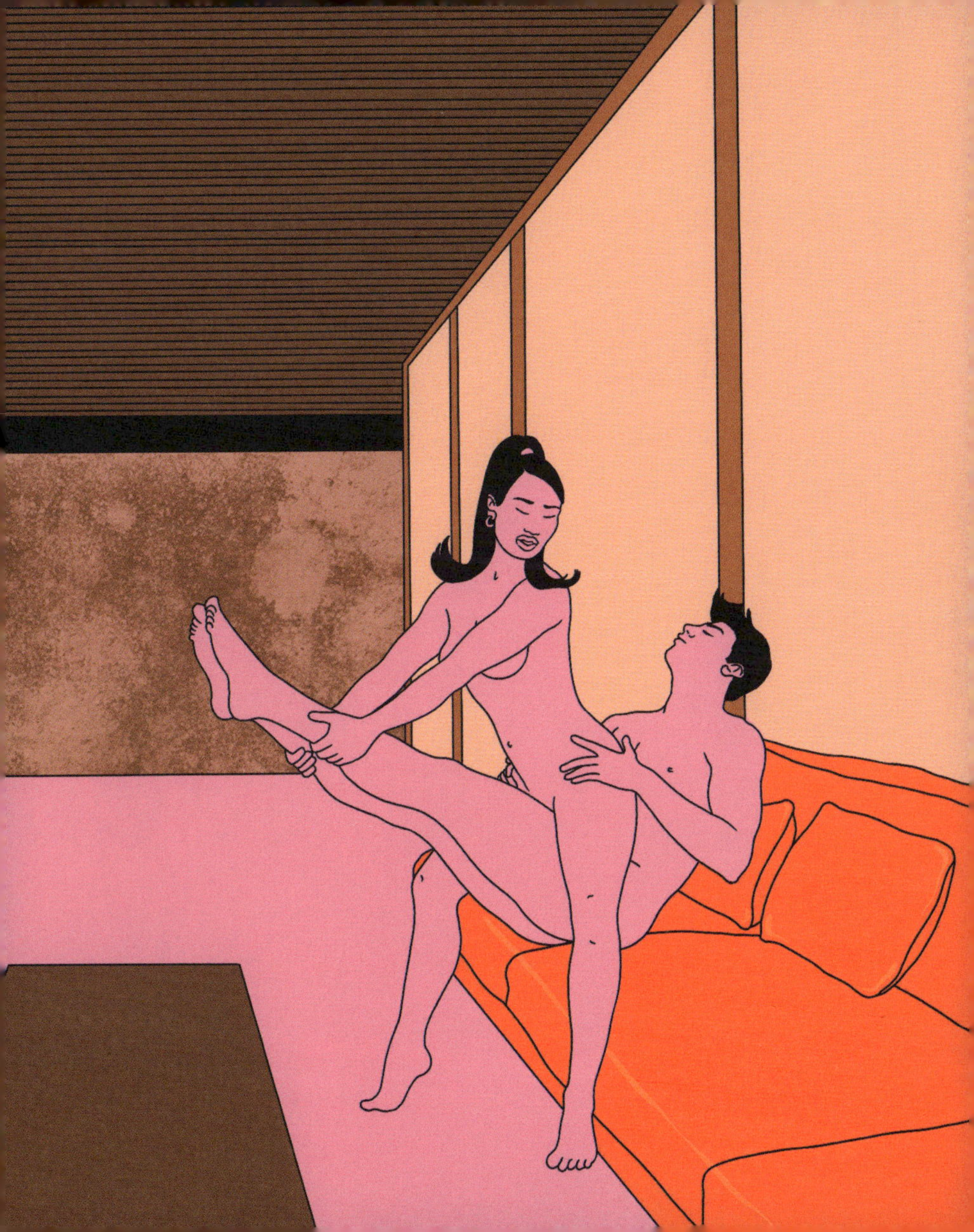

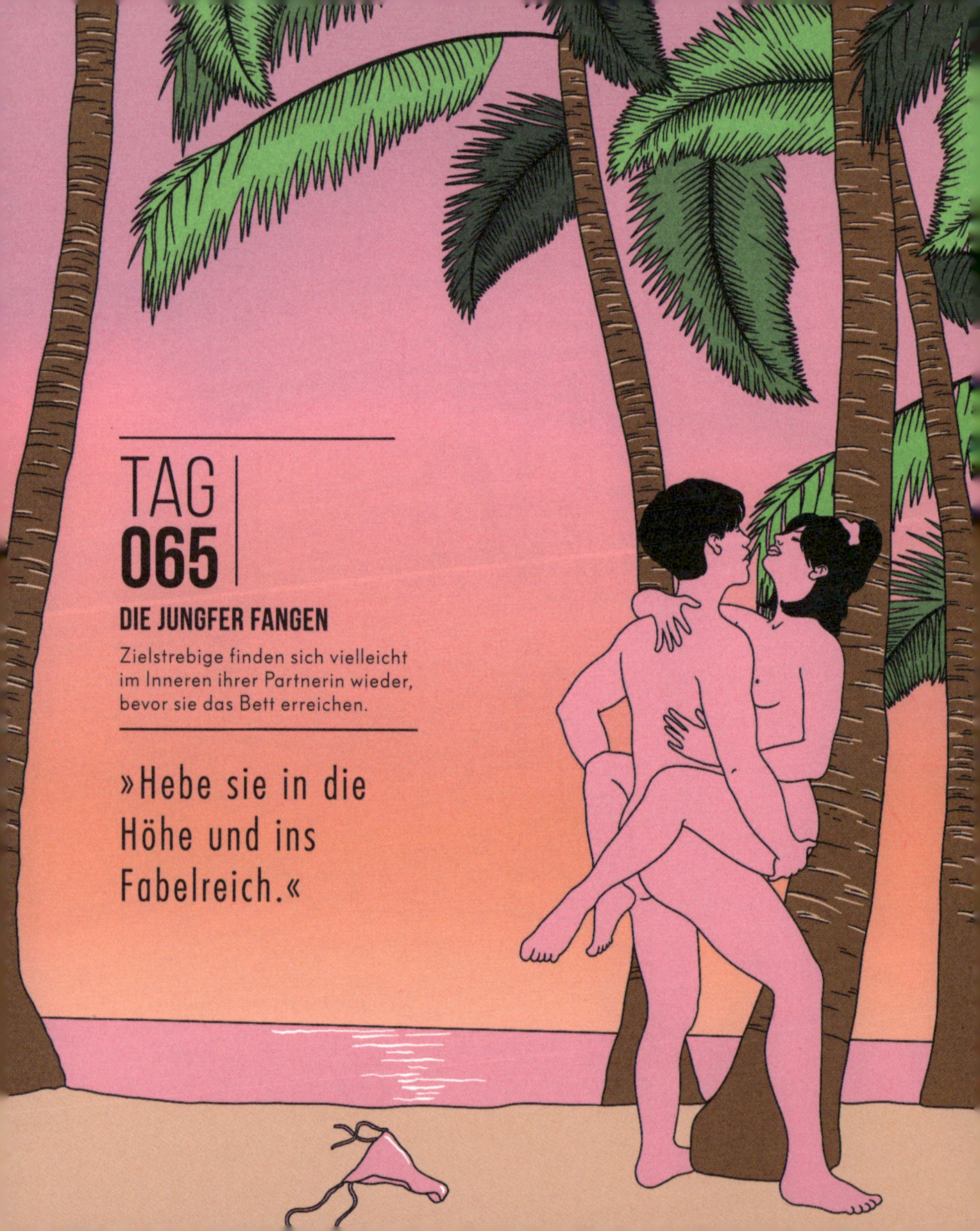

TAG 065

DIE JUNGFER FANGEN

Zielstrebige finden sich vielleicht im Inneren ihrer Partnerin wieder, bevor sie das Bett erreichen.

»Hebe sie in die Höhe und ins Fabelreich.«

TAG 066

DAS BREITE GÄHNEN

Das Kamasutra rät, in dieser Stellung sanft in die Partnerin einzudringen.

»Öffnet euch für ungestüme Erregung.«

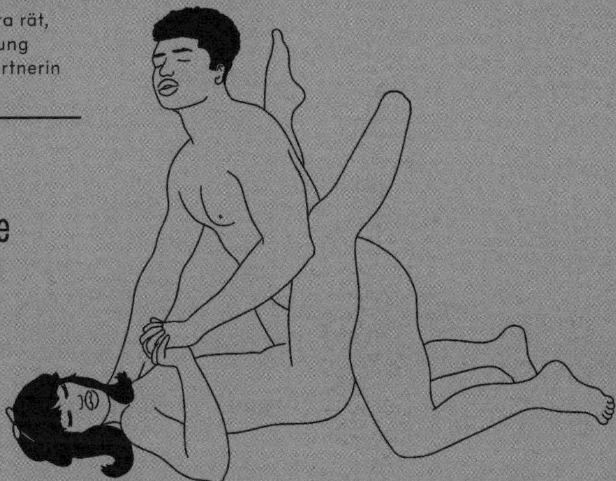

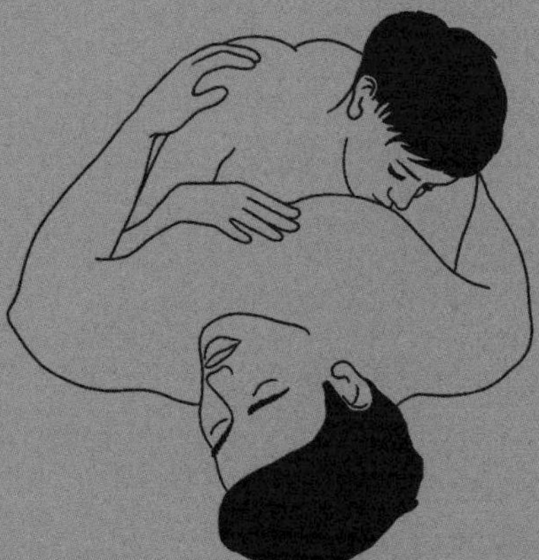

TAG 067

DER KUSS, DER ERWECKT

Lege dich leicht auf ihn, sodass er dich erst spürt, wenn deine Lippen seine Haut berühren.

»Locke den Geliebten aus tiefem Schlaf in die Höhen der Lust.«

TAG
068

DEN BAMBUS SPALTEN

Der Penetrierende kniet rittlings auf einem Bein der Partnerin und hält ihr anderes Bein.

»Umschlingt euch und rast der Lust entgegen.«

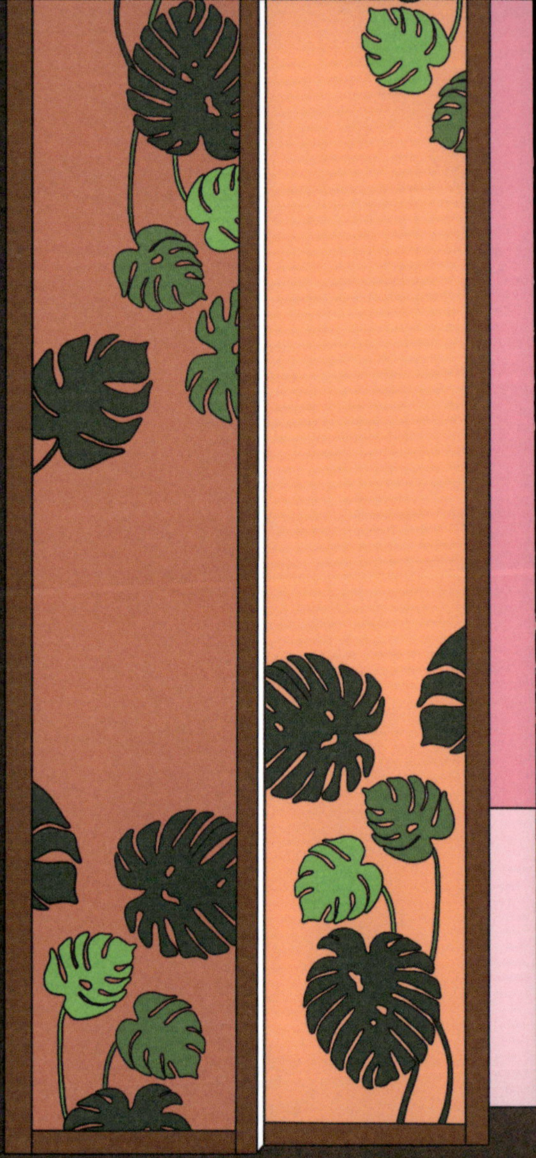

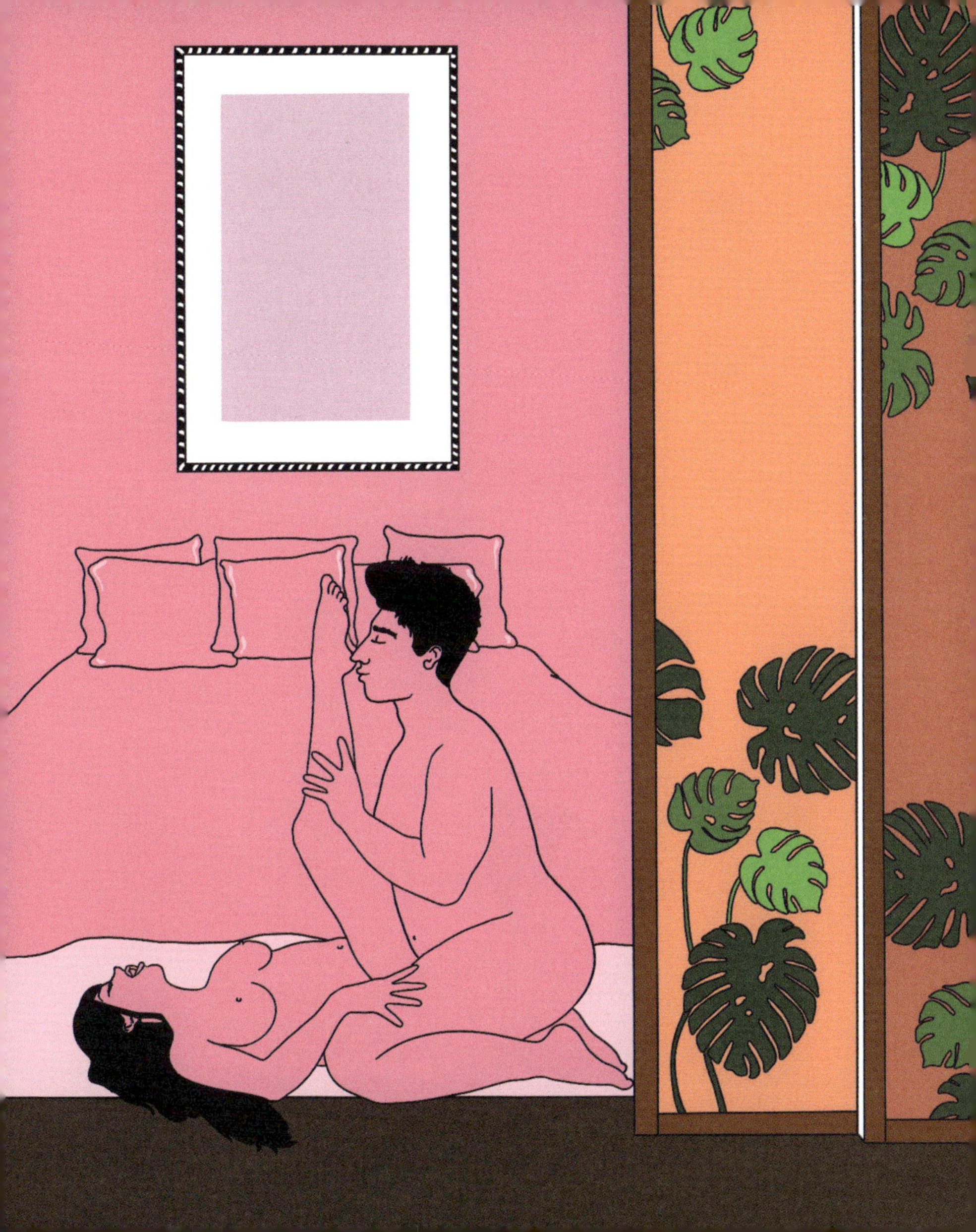

TAG 069 | SCHLIESSENDE FLÜGEL

Eine liebevolle Geste nach einer ermüdenden Stellung.

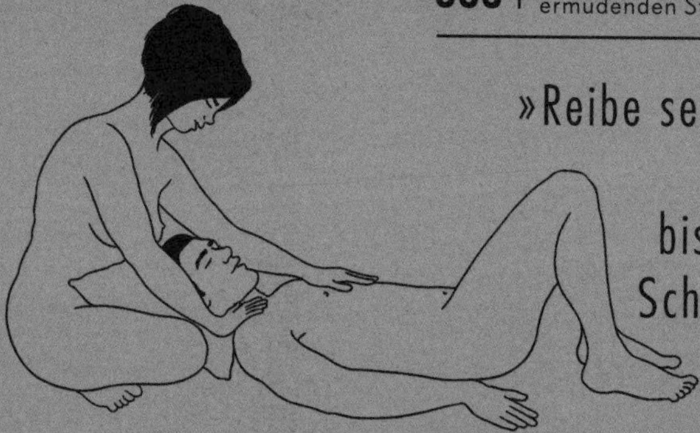

»Reibe seine müden Schultern, bis er in den Schlaf sinkt.«

TAG 070 | DIE VERDREHTE KATZE

Eine Variante des Standard-Vierfüßlers, die dem Penetrierenden interessante Möglichkeiten bietet, Druck aufzubauen – nur für Gelenkige.

»Recke ein Bein nach oben, um die Lust zu steigern.«

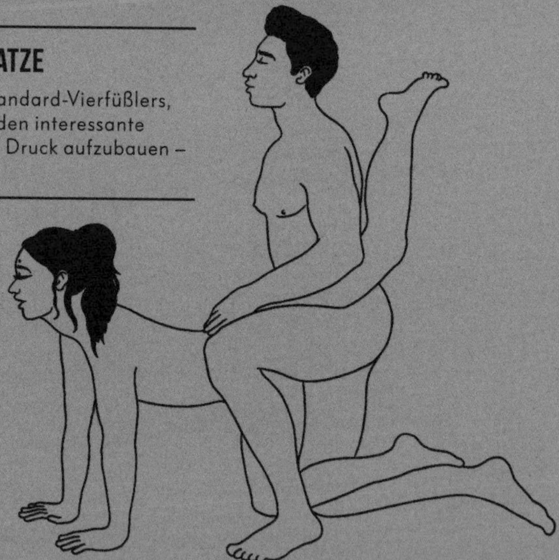

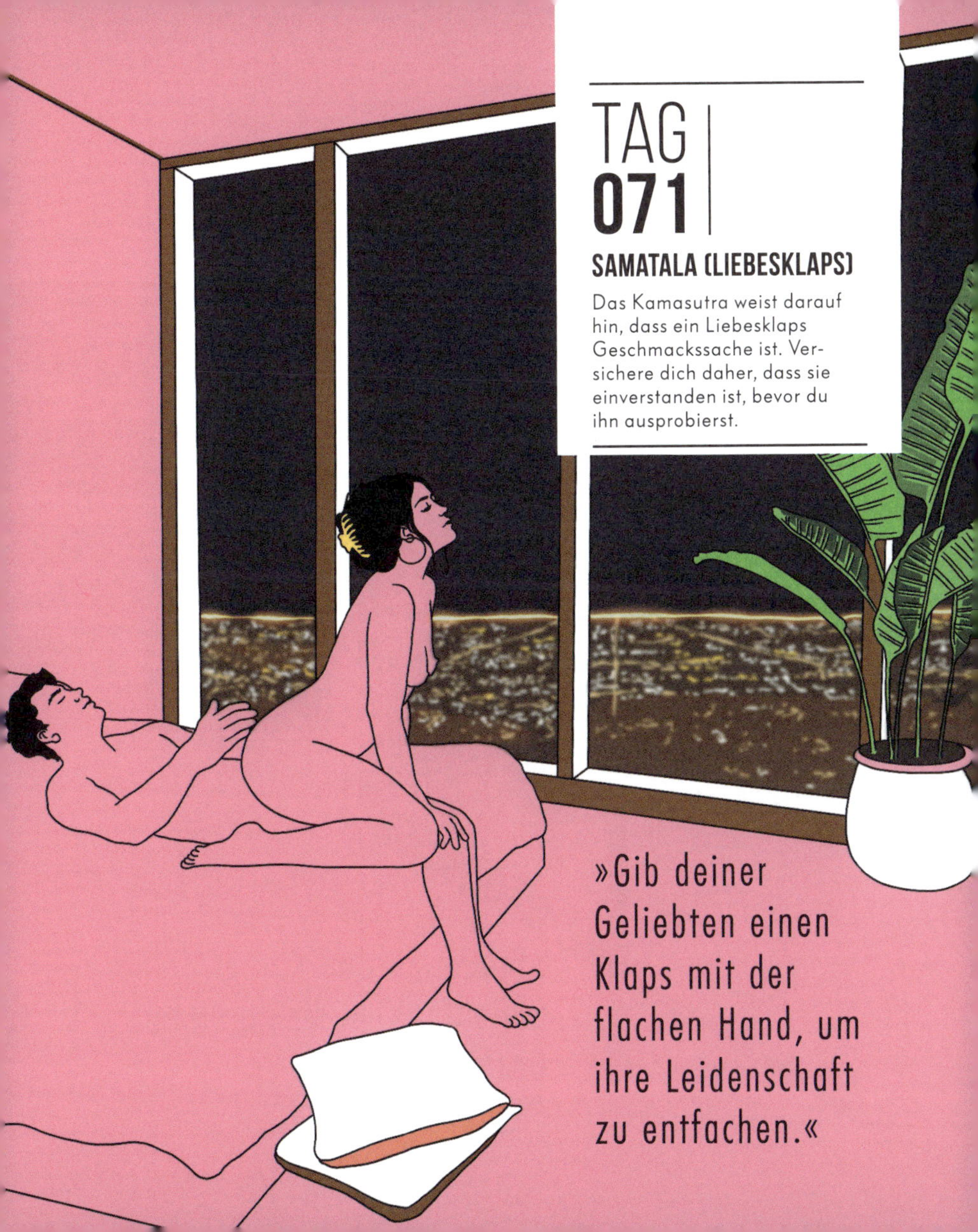

TAG 071

SAMATALA (LIEBESKLAPS)

Das Kamasutra weist darauf hin, dass ein Liebesklaps Geschmackssache ist. Versichere dich daher, dass sie einverstanden ist, bevor du ihn ausprobierst.

»Gib deiner Geliebten einen Klaps mit der flachen Hand, um ihre Leidenschaft zu entfachen.«

TAG 072

DEN PASS ERKLIMMEN

Die Penetration kann schwierig sein. Reibe dich dann mit etwas Massageöl lustvoll an ihrer Bauchdecke.

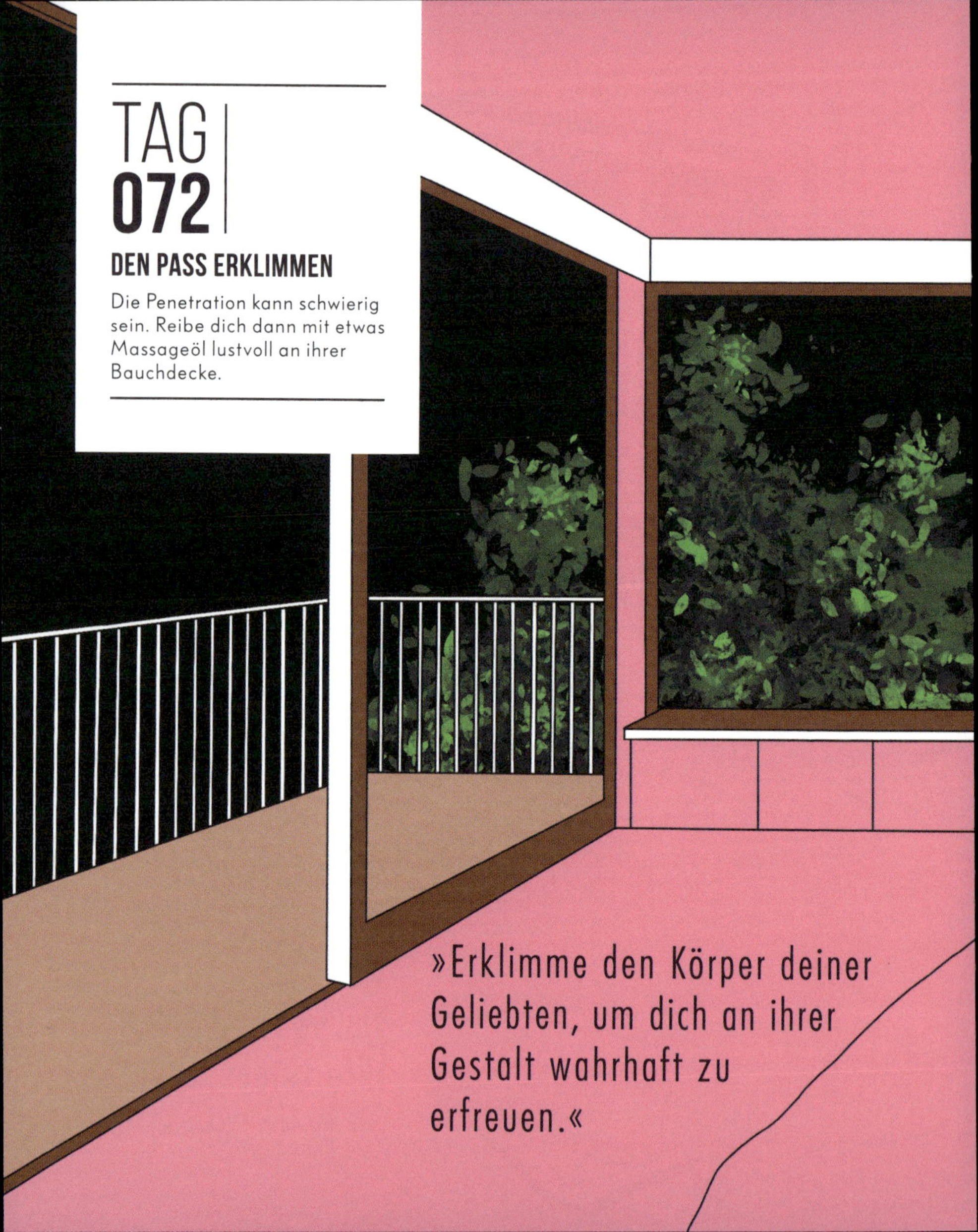

»Erklimme den Körper deiner Geliebten, um dich an ihrer Gestalt wahrhaft zu erfreuen.«

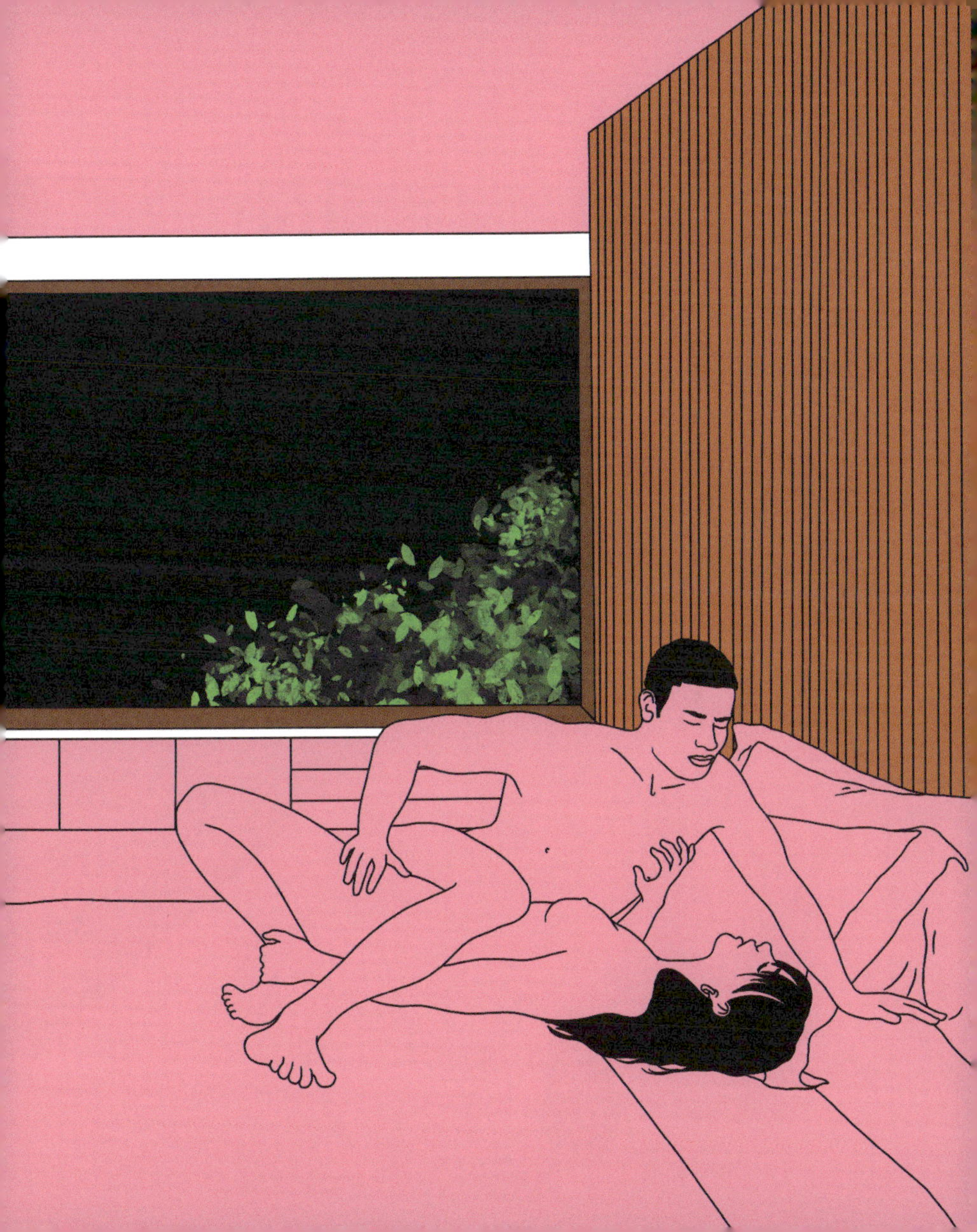

TAG 073

ZURÜCKGENEIGT SCHLUCKEN

Bedecke die Zähne gut mit der Unterlippe, um dem Empfänger keinen Schmerz zuzufügen.

»Bewundere deine schöne Geliebte, während sie dir große Lust bereitet.«

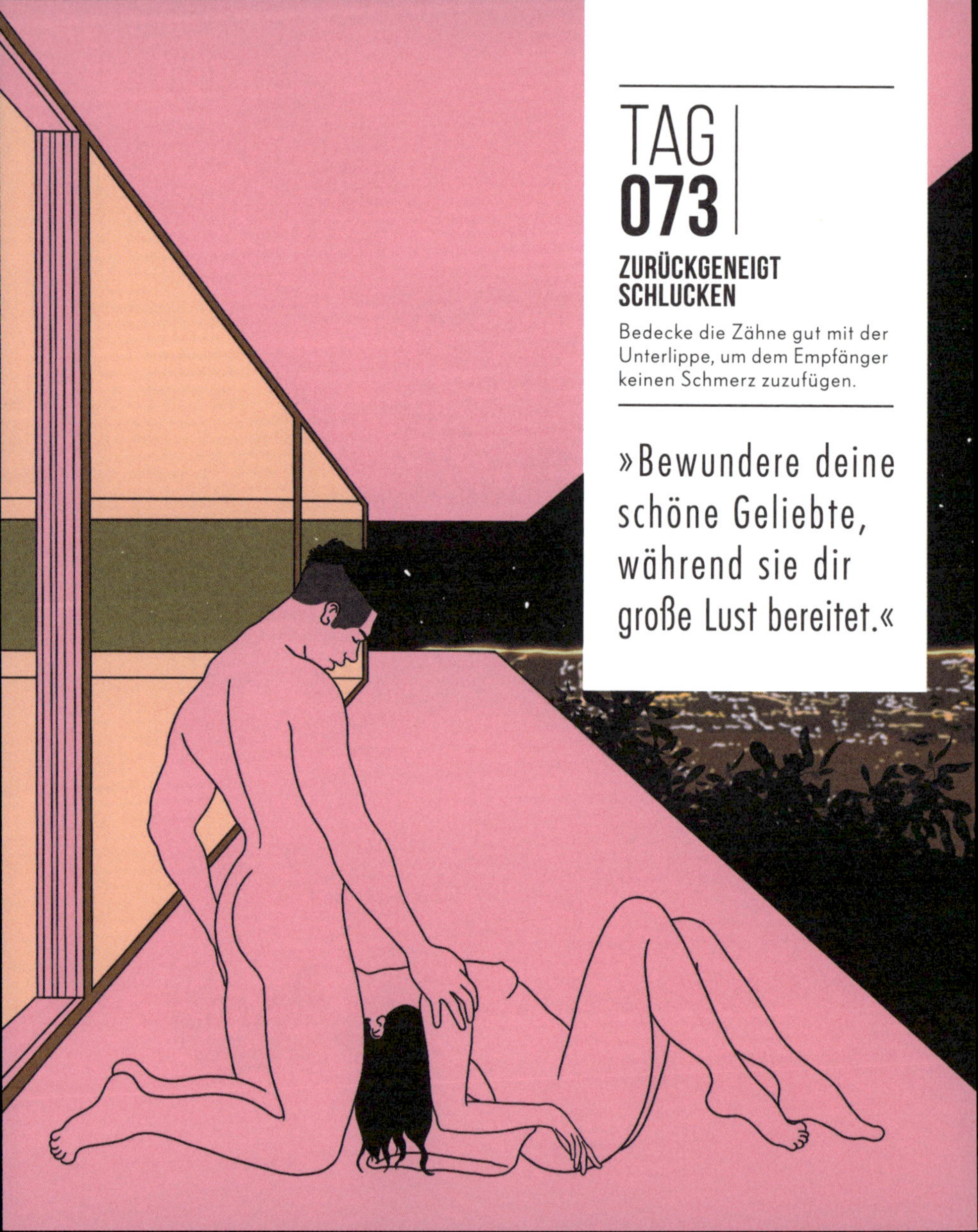

TAG
074

DIE FURCHE

Das Kamasutra bezeichnet es als unritterlich, auf eine Reise zu gehen, ohne zumindest einige wenige Kratzspuren als Andenken zurückzulassen.

»Zieh kleine Kratzer in ihre wartende Haut.«

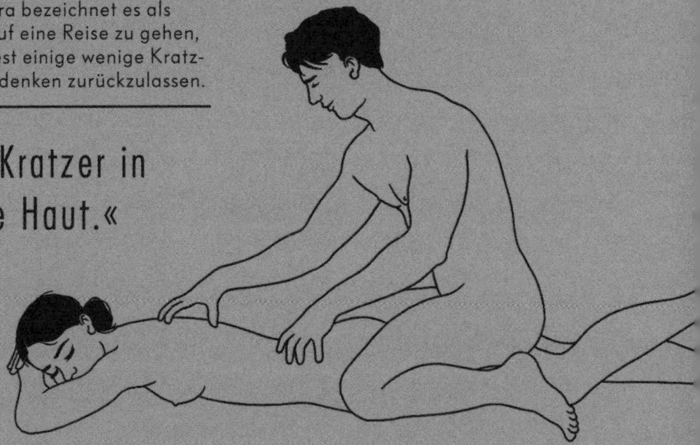

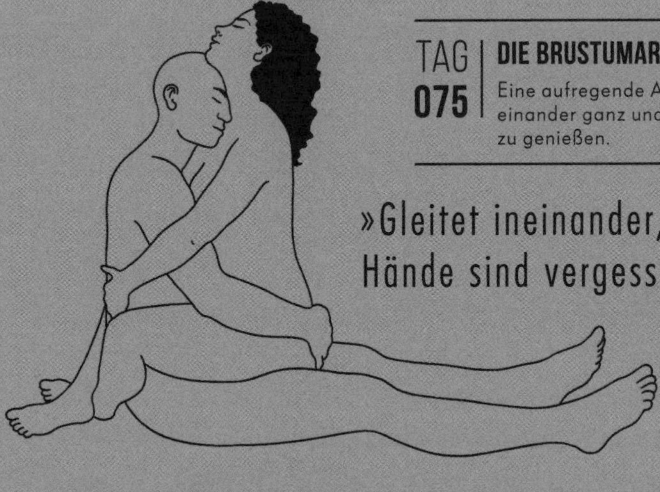

TAG
075

DIE BRUSTUMARMUNG

Eine aufregende Art, einander ganz und gar zu genießen.

»Gleitet ineinander, die Hände sind vergessen.«

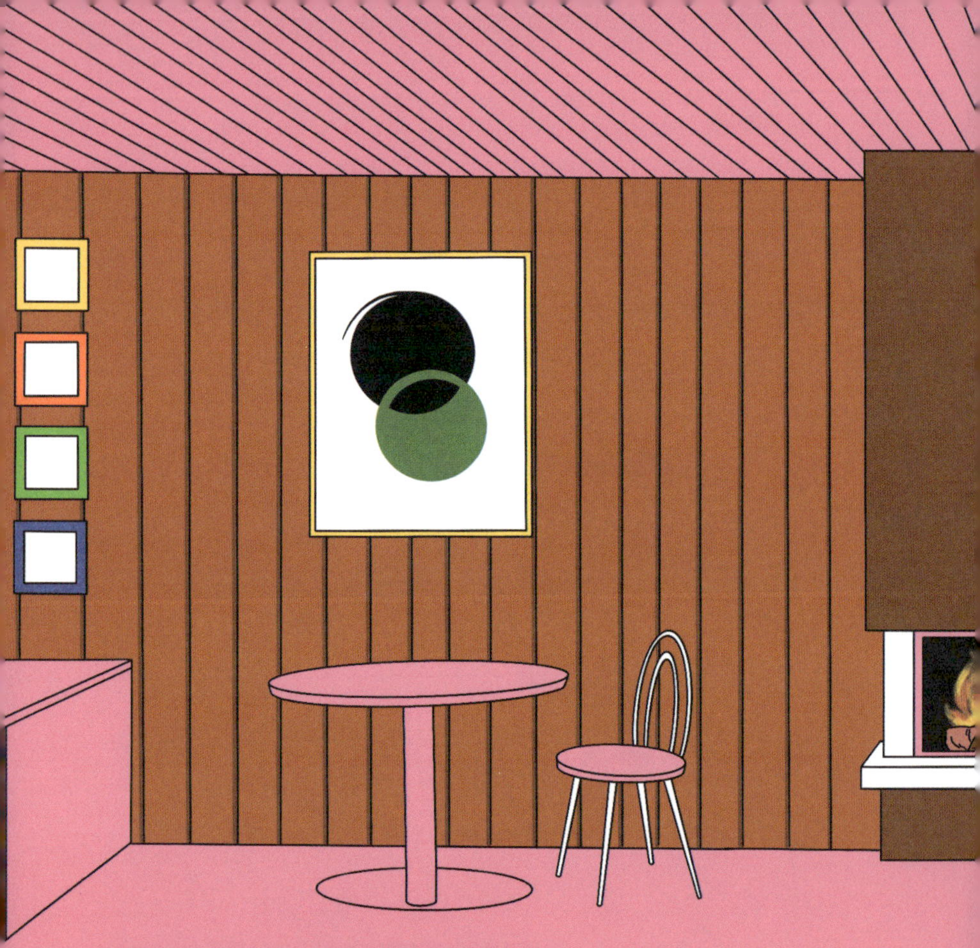

TAG
076

HULDIGENDE LIEBKOSUNG

Drücke deinen Körper an seinen und verbinde streichelnd Fleisch und Geist zu einer zärtlichen Einheit.

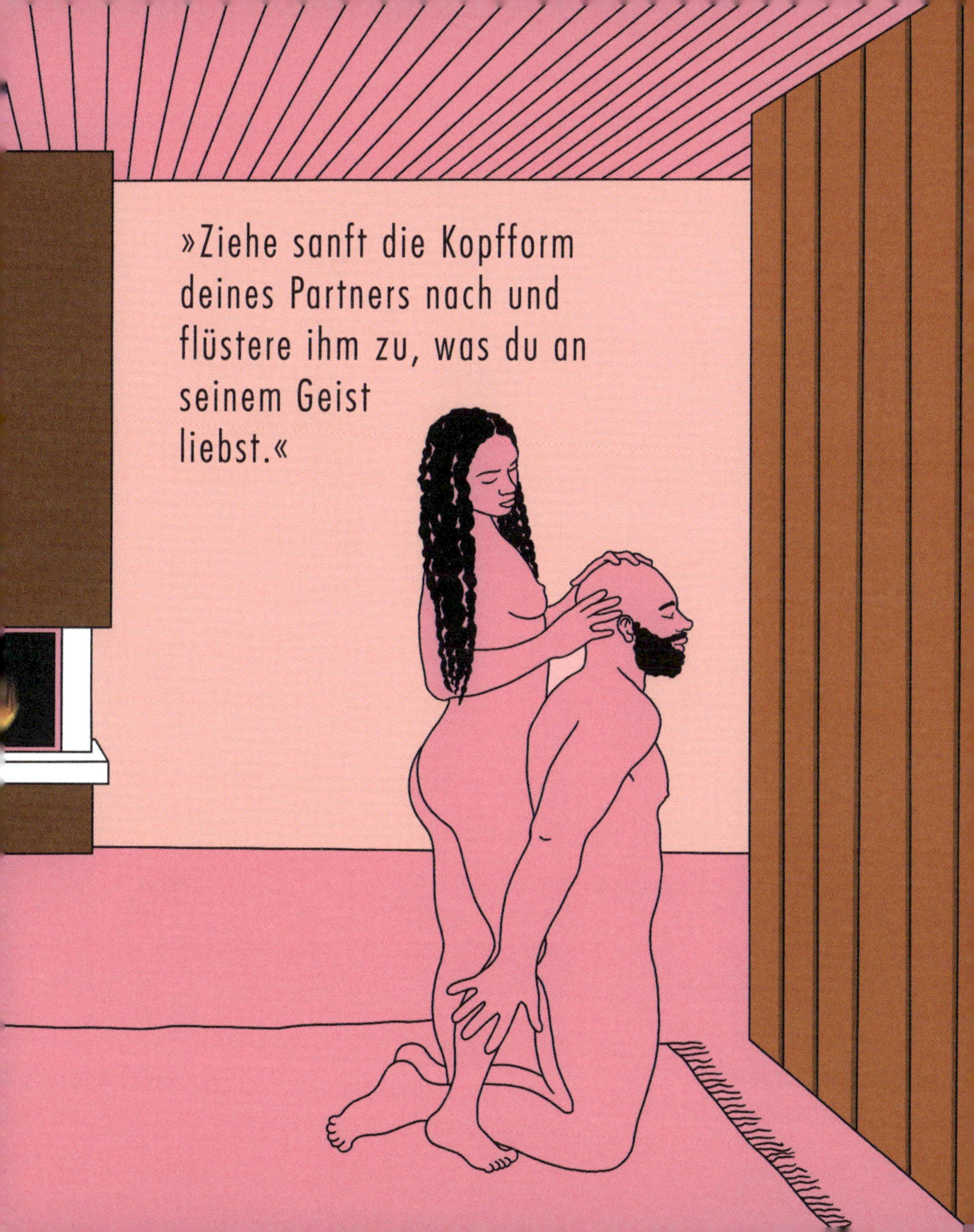
»Ziehe sanft die Kopfform
deines Partners nach und
flüstere ihm zu, was du an
seinem Geist
liebst.«

TAG 077

DIE FEIGEN KOSTEN

Ein irdisches Vergnügen für die Unbefangenen.

»Lass deine Zunge frei über das dir Dargebotene wandern.«

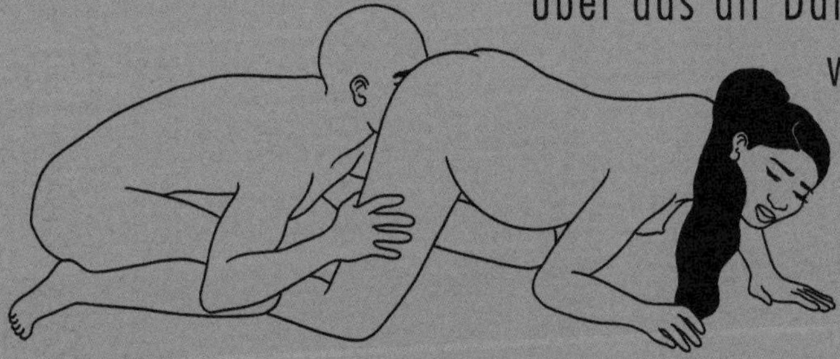

TAG 078

DAS BUCH DER LIEBE ÖFFNEN

Eine zärtliche Pose, die dem Geliebten erlaubt, sich zu entspannen und sich erkunden zu lassen.

»Studiere mit deinen kundigen Fingern sein Geheimnis.«

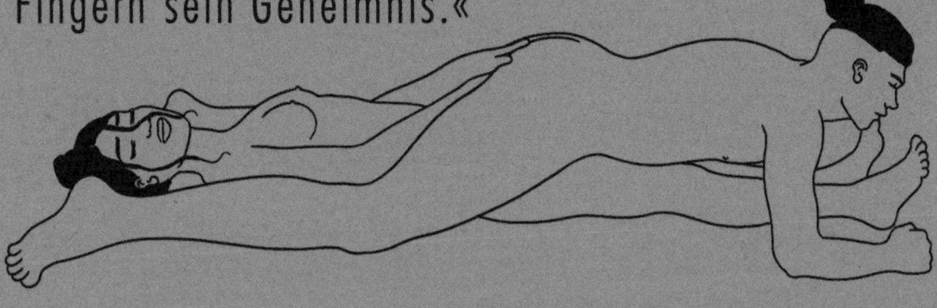

TAG 079

DIE KLAMMER

Eine anstrengende Stellung. Genießt sie und verausgabt euch, solange ihr sie halten könnt.

»Halte sie hart und fest und stoße schnell.«

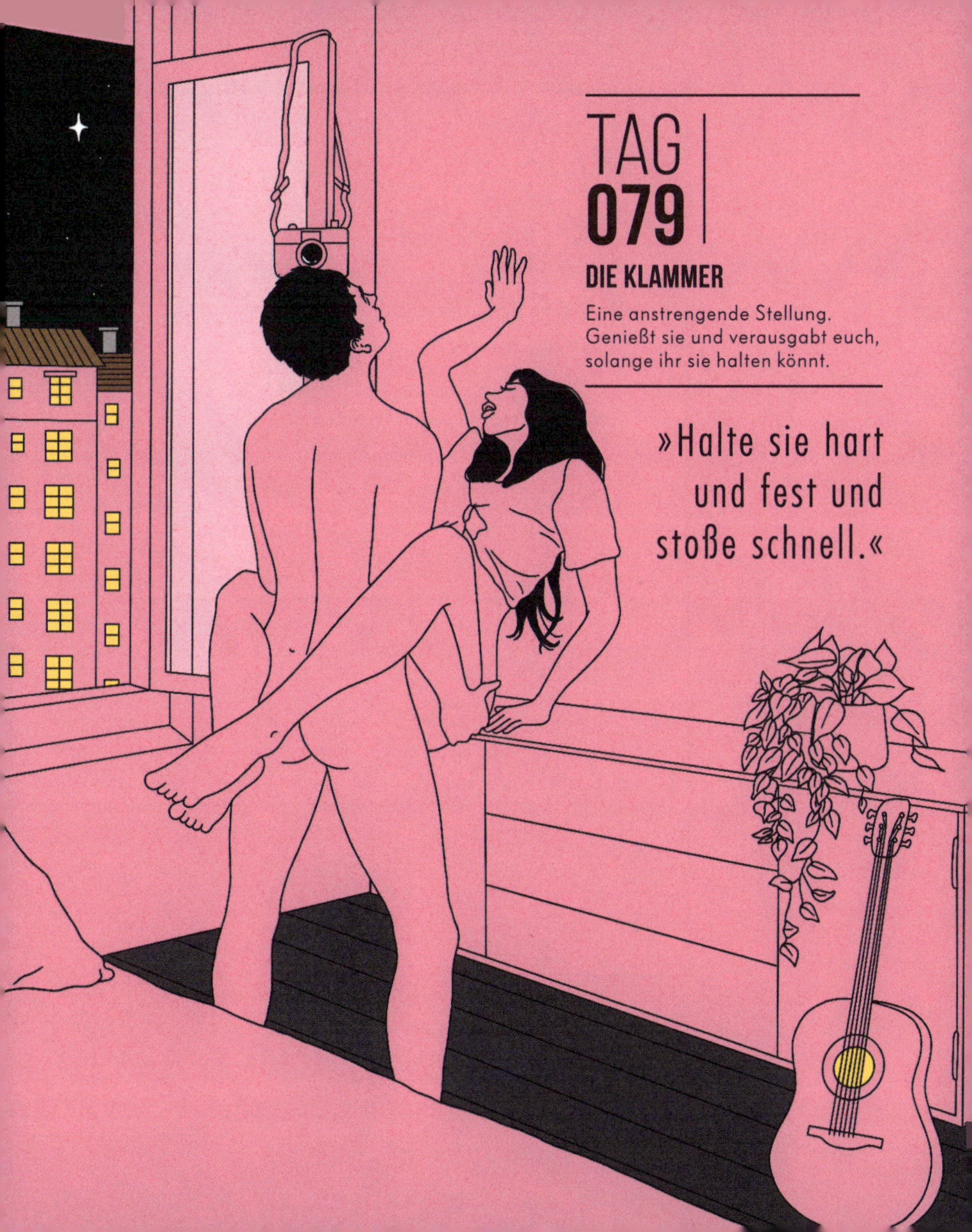

TAG 080

DER AUFSTIEG DER KÖNIGIN

Eine ungewöhnliche Stellung für den Penetrierenden: Er soll sich fügen und das Neue genießen.

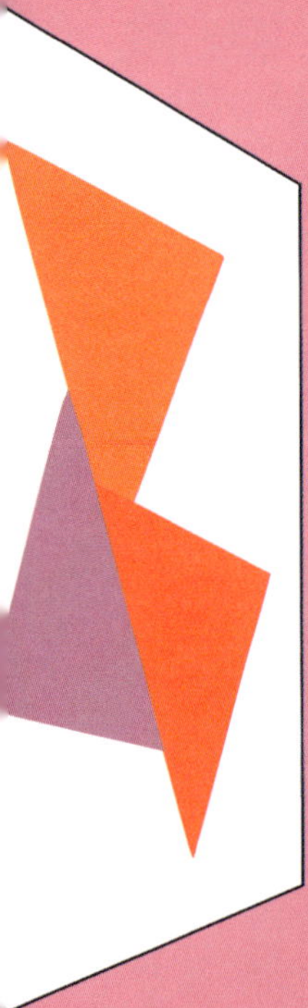

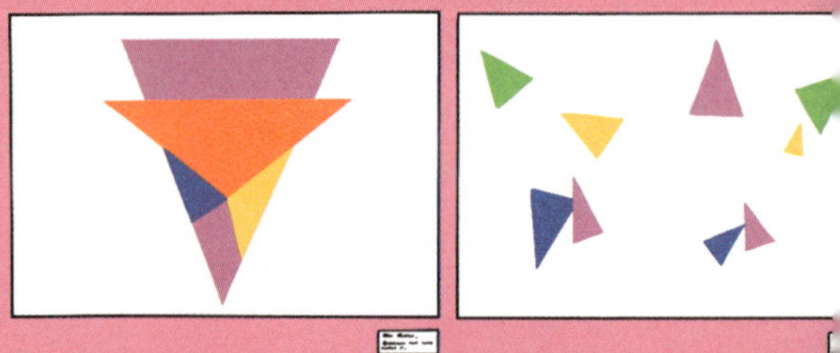

»Mach deinen Partner zu deinem Thron und blicke hochmütig auf ihn herab.«

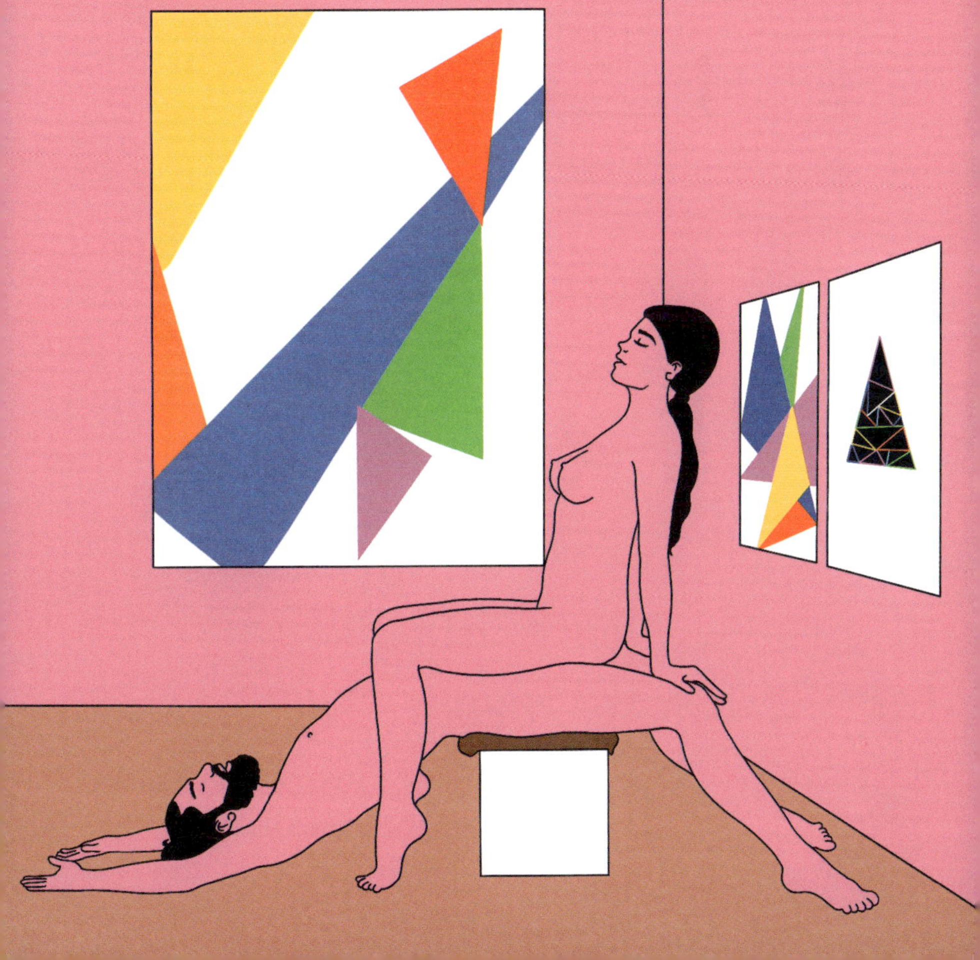

TAG 081

SESAM UND REIS

Eine intime Umarmung, die zu Sex führen kann – oder einfach zu Liebe.

»Umschlingt euch, bis ihr eins seid.«

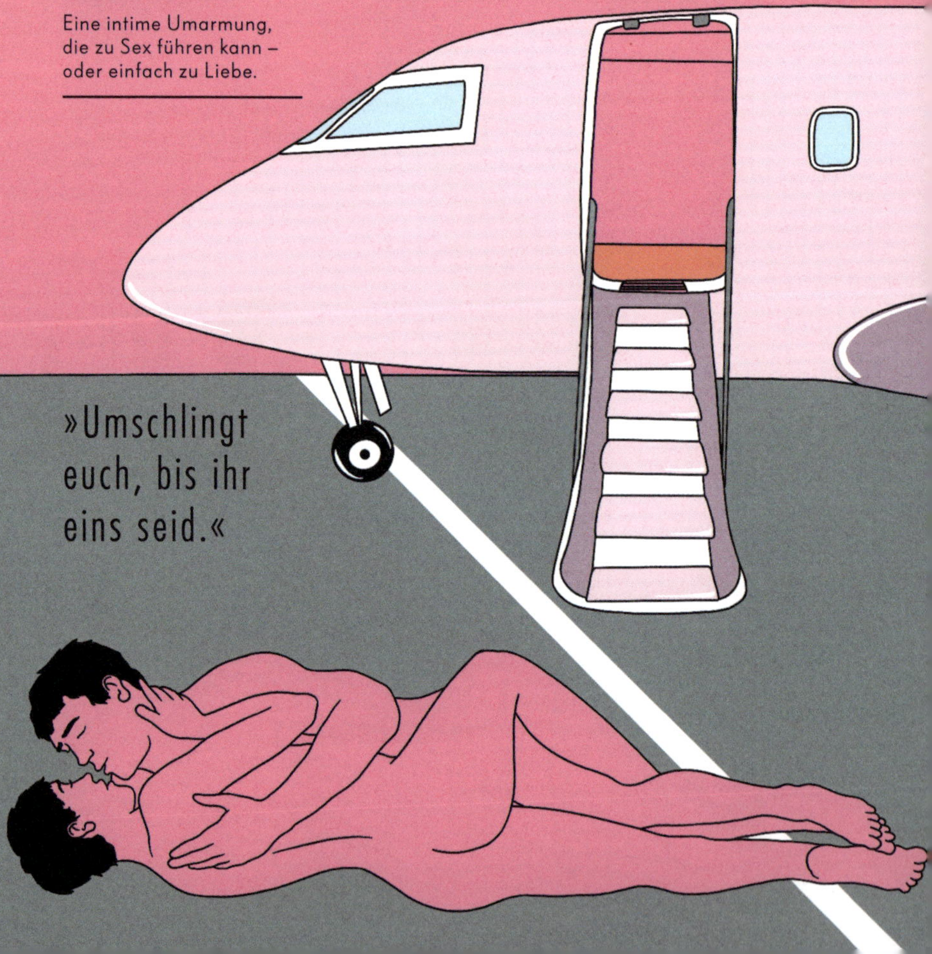

TAG 082 | DIE ZWEITE TASSE

Eine praktische Position, um ihre sensible Anusregion zu lecken.

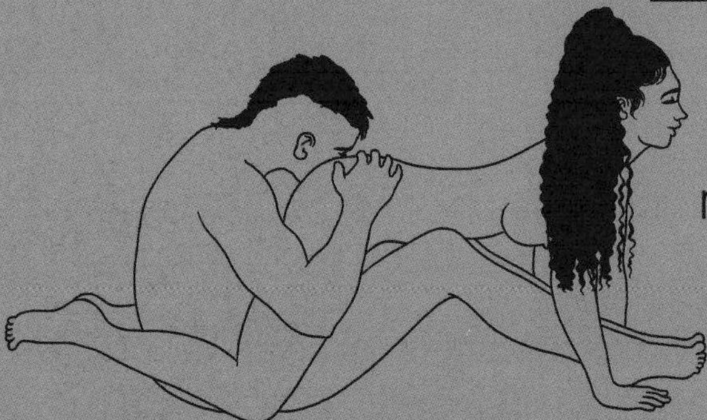

»Mach die geheimen Orte mit deiner Zunge trunken.«

TAG 083 | DIE ERHOBENE FLAMME

Ein gut platziertes Kissen kann genau das Richtige sein, um den perfekten Winkel zu erreichen.

»Schüre dein Feuer mit etwas Unterstützung von unten.«

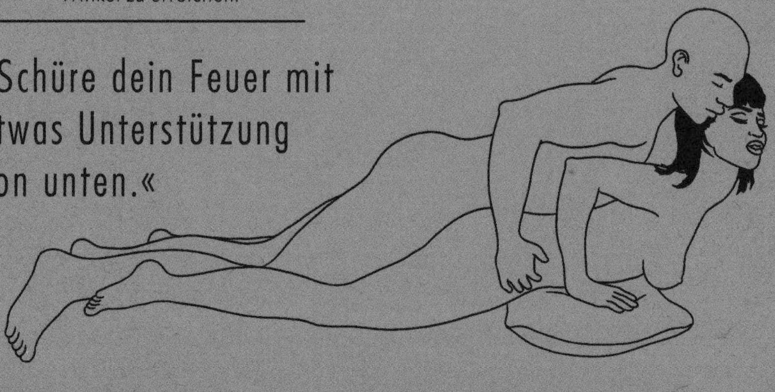

TAG
084

DIE LITSCHIS KNABBERN

Knabbere leicht an seinen Hoden, bis dein Liebhaber vor Erwartung ganz von Sinnen ist.

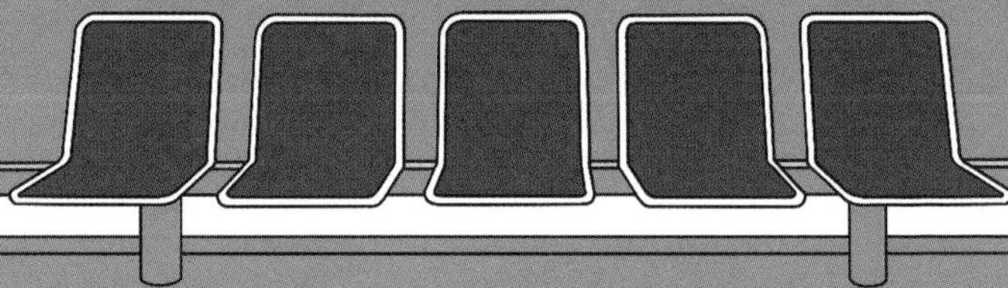

»Lustvoll suchende Lippen sind immer erregend.«

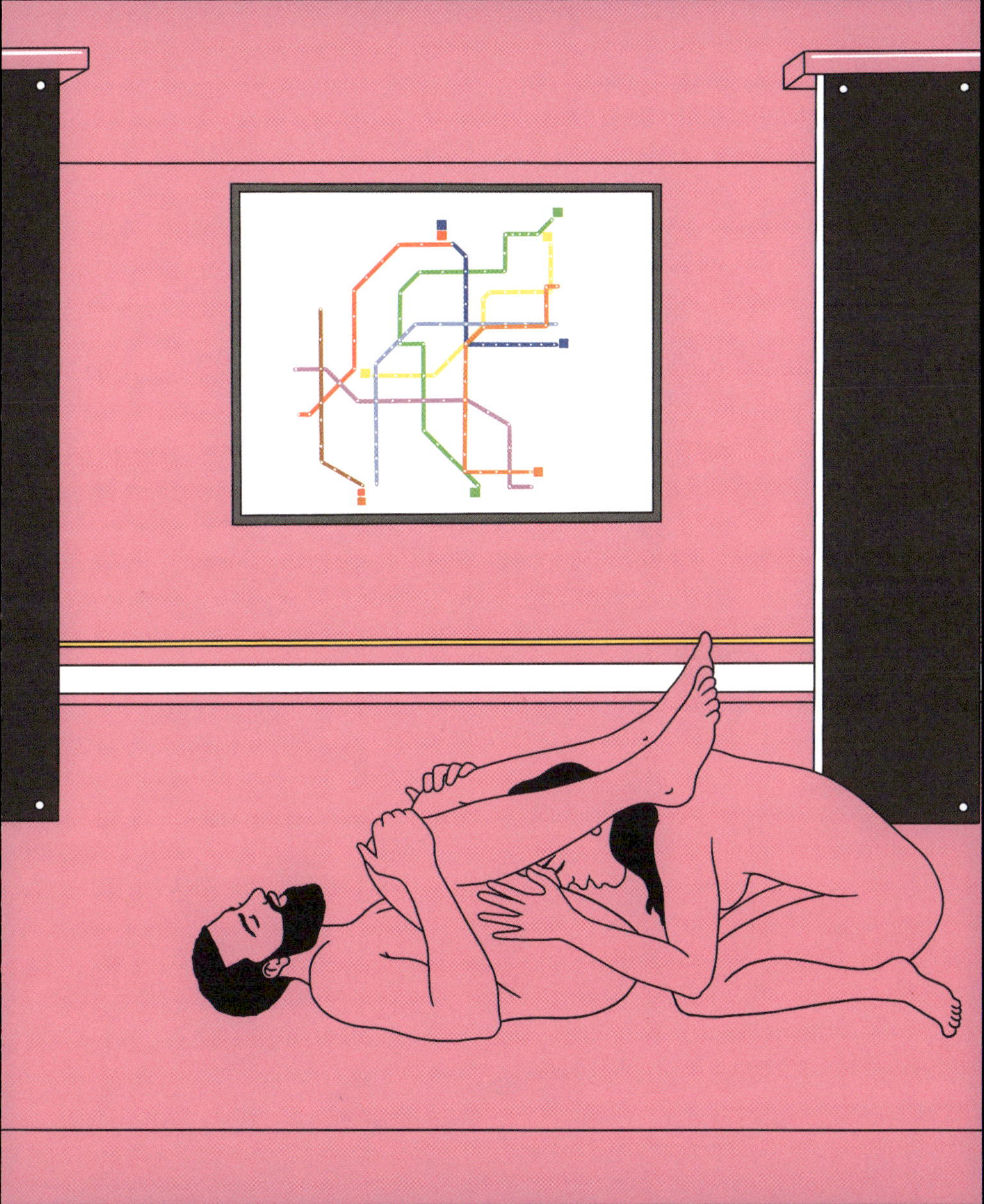

TAG 085

DIE BLINDE JUNGFER

Schließe deine Augen und erkunde die Muskeln und Knochen deines Geliebten allein durch Berühren.

»Erspürt in blinder Wonne die Wärme und Gestalt des anderen.«

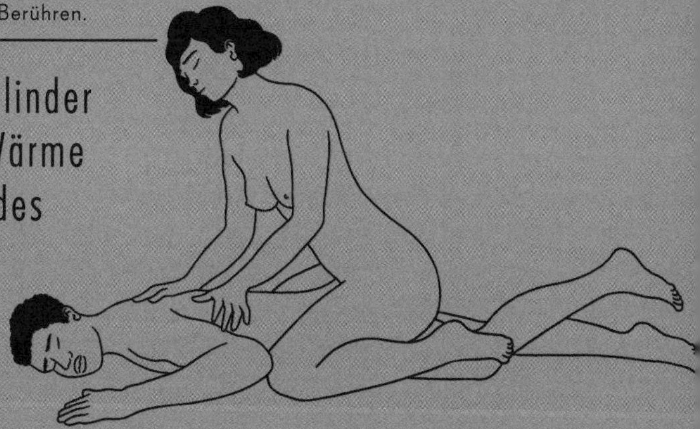

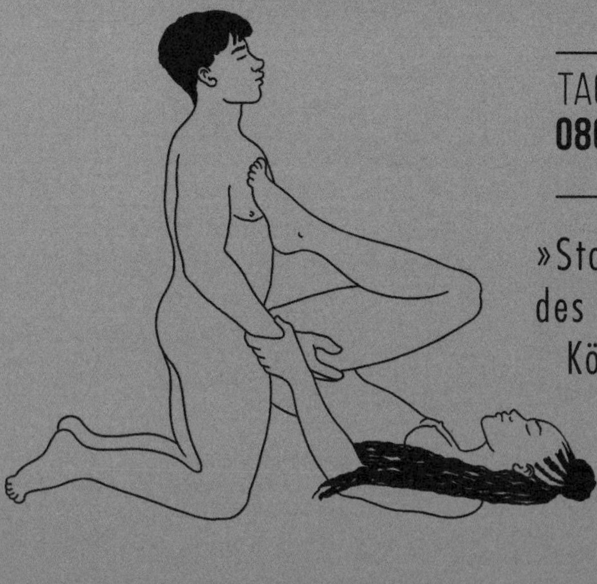

TAG 086

DIE MUSCHEL

Eine gestützte und stützende Stellung, die tiefe Penetration ermöglicht.

»Stoße im Rhythmus des Ozeans, bis eure Körper widerhallen vor Lust.«

TAG
087

GLEICHGÜLTIGKEIT VORTÄUSCHEN

Ein besonders geeignetes Spiel für Sex nach einem Streit.

»Der eine stößt, der andere schaut weg und gibt vor, den Partner zu ignorieren.«

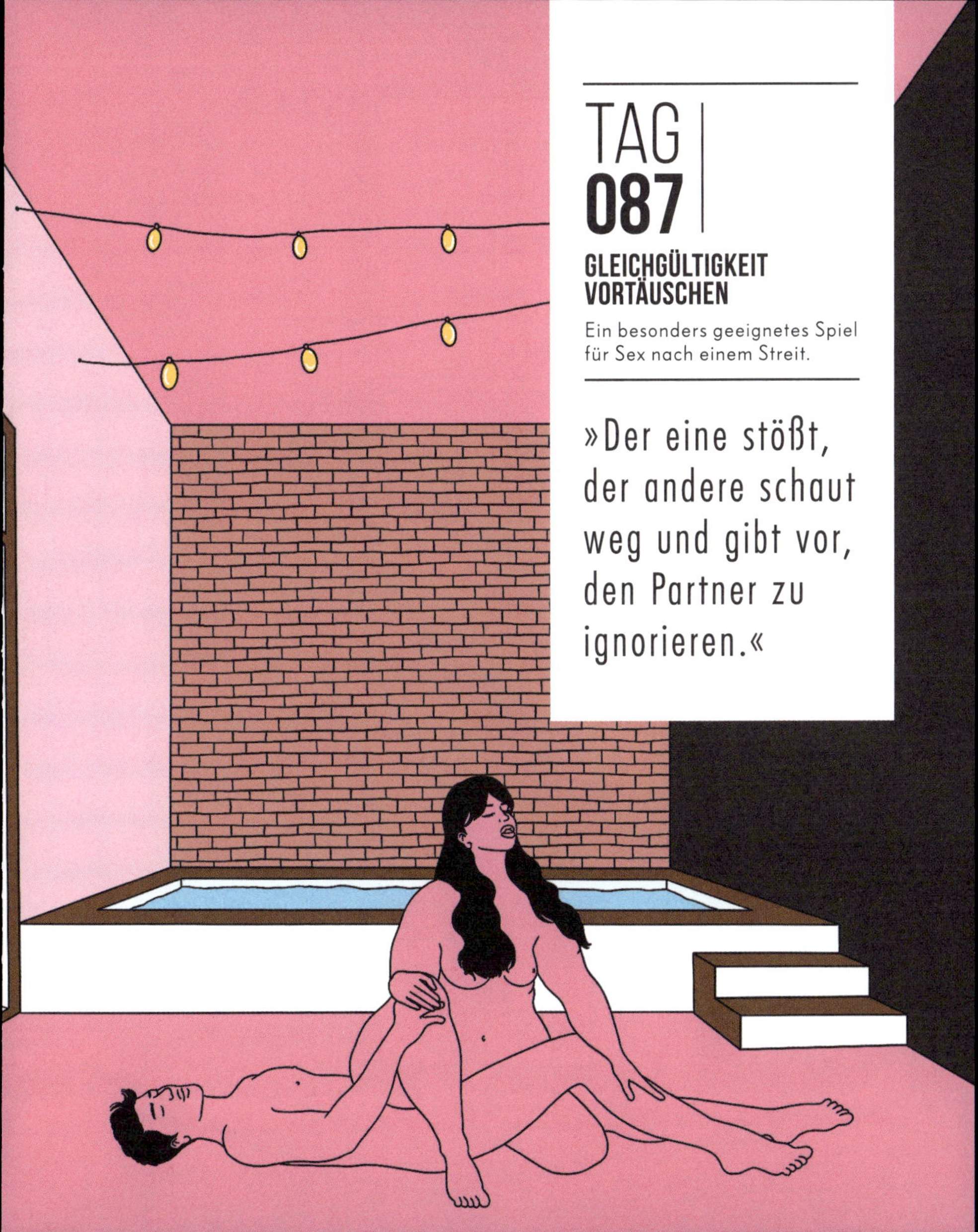

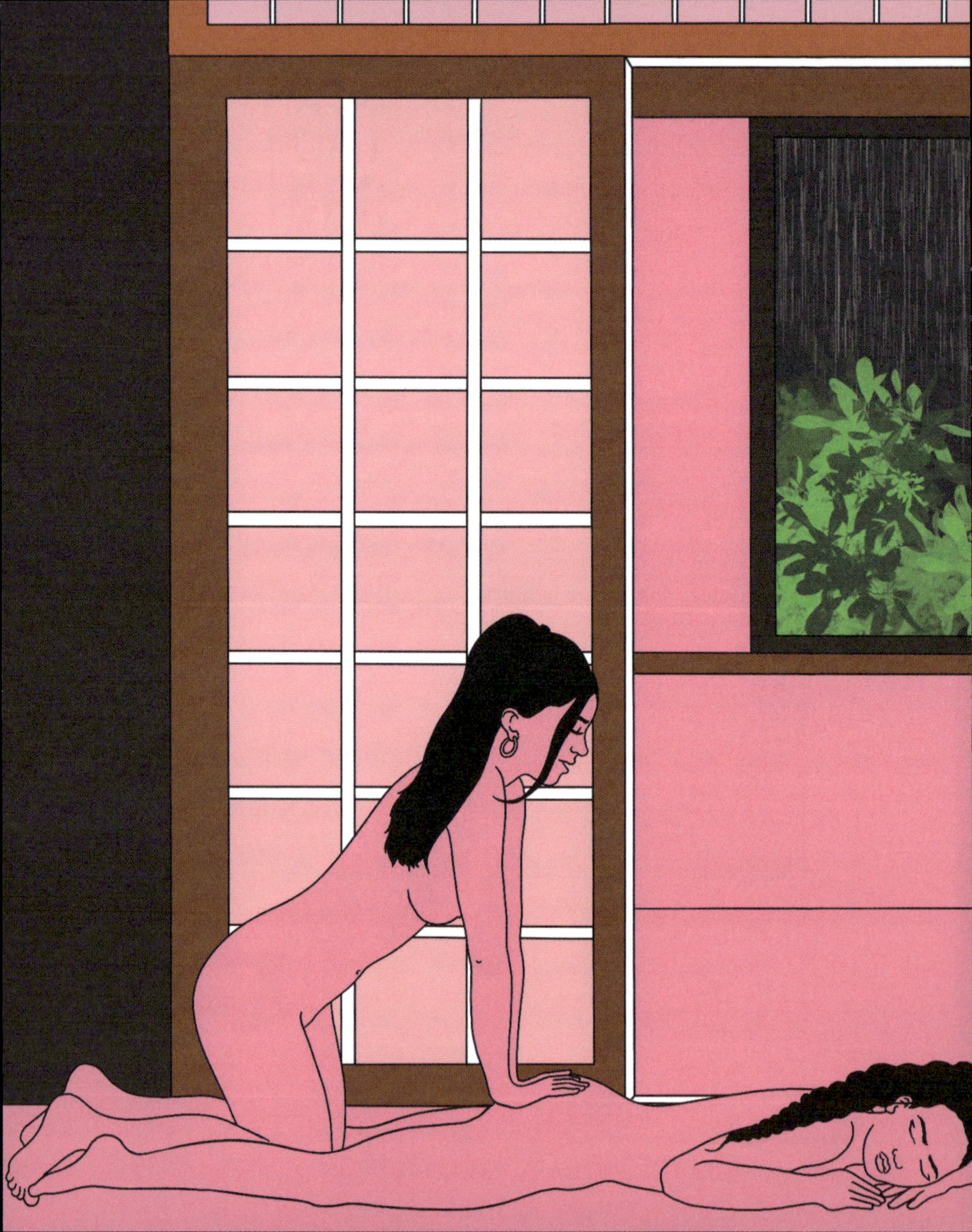

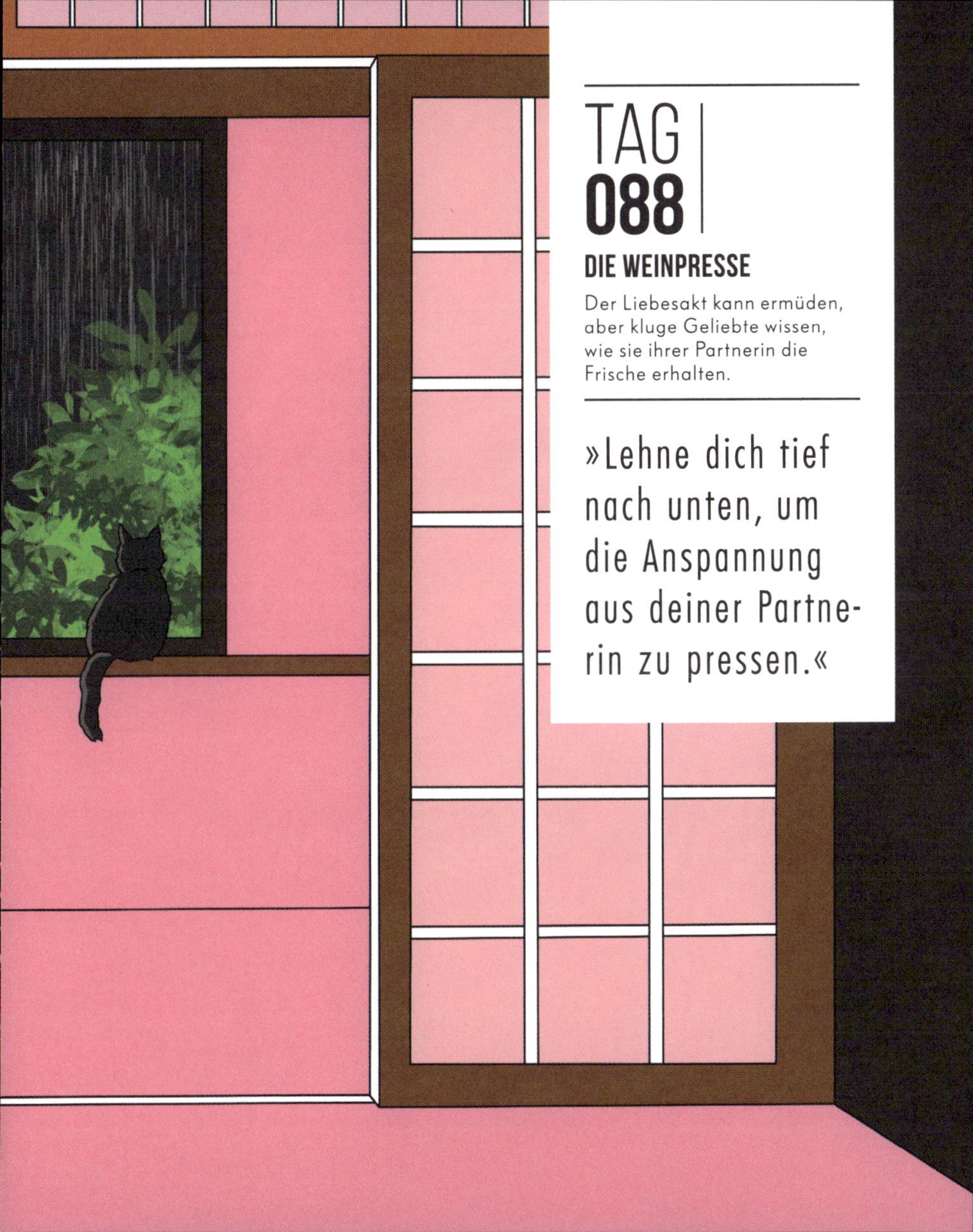

TAG 088

DIE WEINPRESSE

Der Liebesakt kann ermüden, aber kluge Geliebte wissen, wie sie ihrer Partnerin die Frische erhalten.

»Lehne dich tief nach unten, um die Anspannung aus deiner Partnerin zu pressen.«

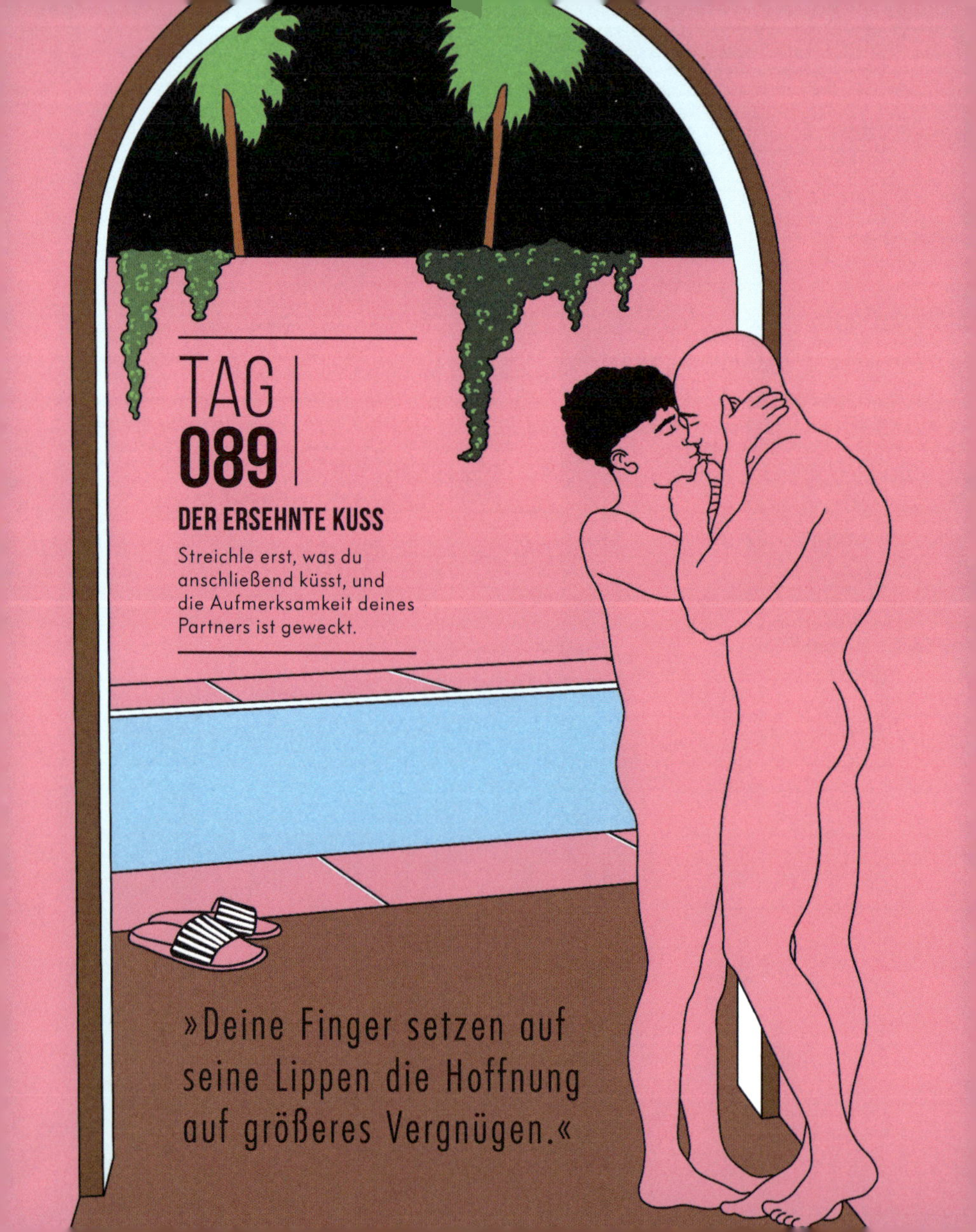

TAG 089

DER ERSEHNTE KUSS

Streichle erst, was du anschließend küsst, und die Aufmerksamkeit deines Partners ist geweckt.

»Deine Finger setzen auf seine Lippen die Hoffnung auf größeres Vergnügen.«

TAG 090 DIE SITAR SPIELEN

Zärtlich und romantisch, aber auch sexy und aufregend: der Favorit wirklich Liebender.

»Halte deine anmutige Geliebte und zupfe mit den Fingern.«

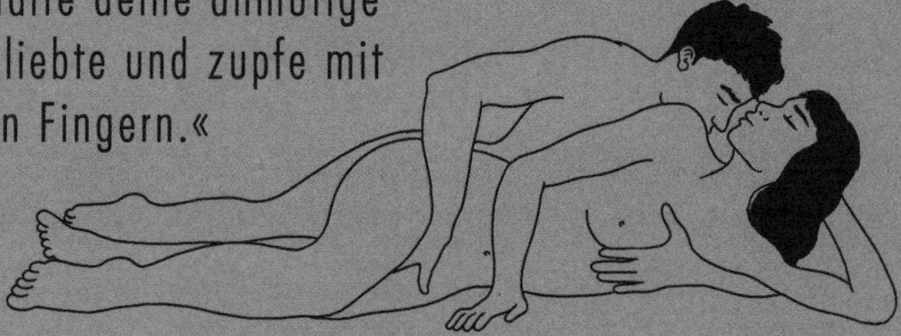

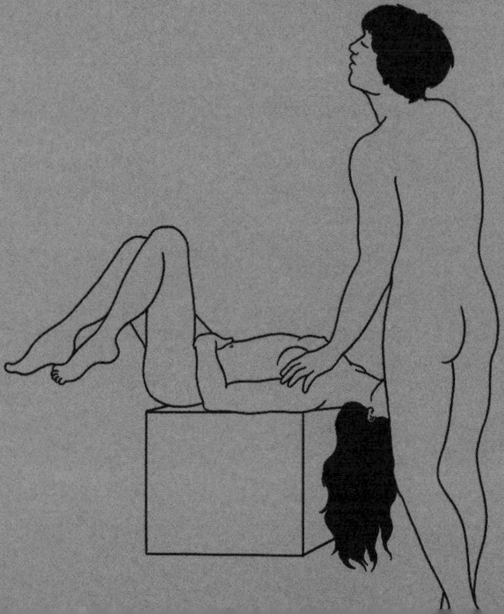

TAG 091 DEN STÄNGEL SCHLUCKEN

Eine Kunst, die die meisten üben müssen. Aber wer sie meistert, ist unvergesslich.

»Öffne deinen Rachen und nimm den Geliebten auf.«

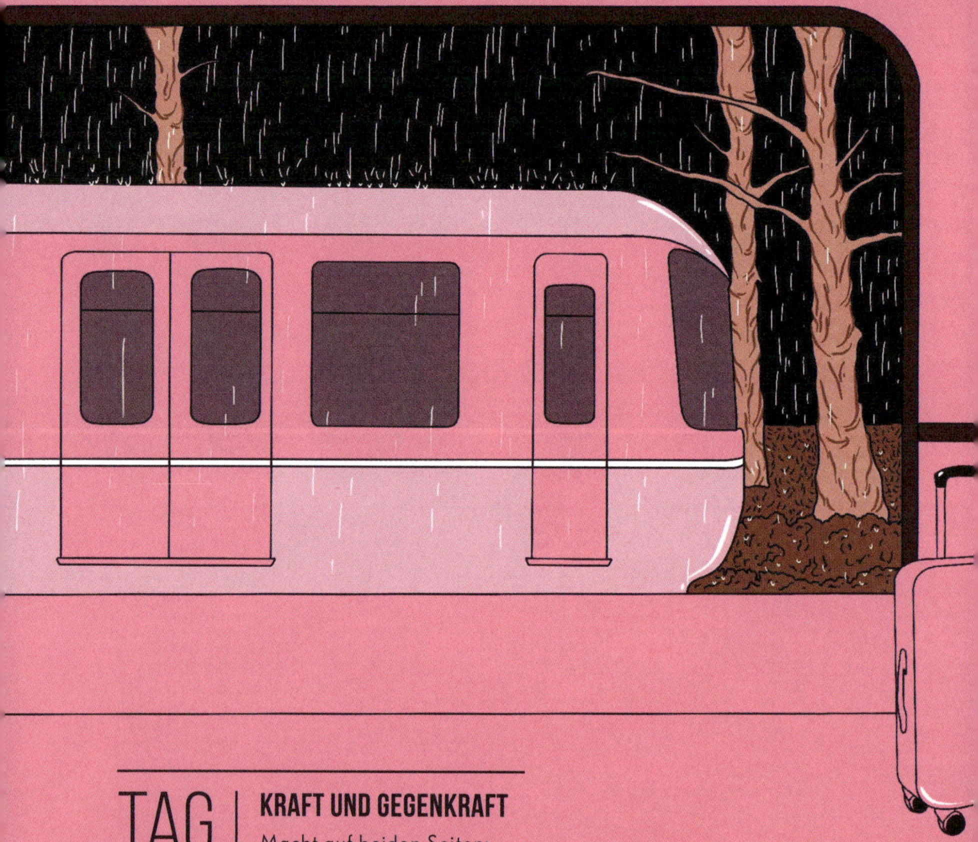

TAG
092

KRAFT UND GEGENKRAFT

Macht auf beiden Seiten: Der eine stößt und der andere hat den Abstand zwischen euch unter Kontrolle.

»Führt einander mit Druck
und Gegendruck durch einen
Tanz im Liegen.«

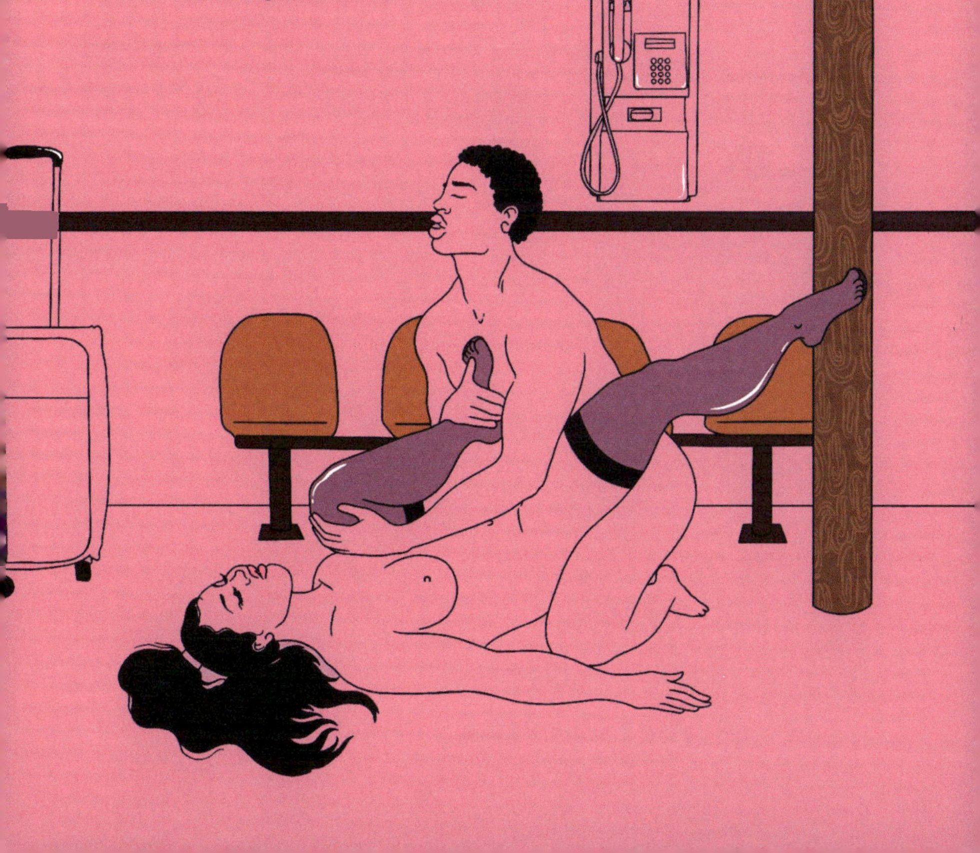

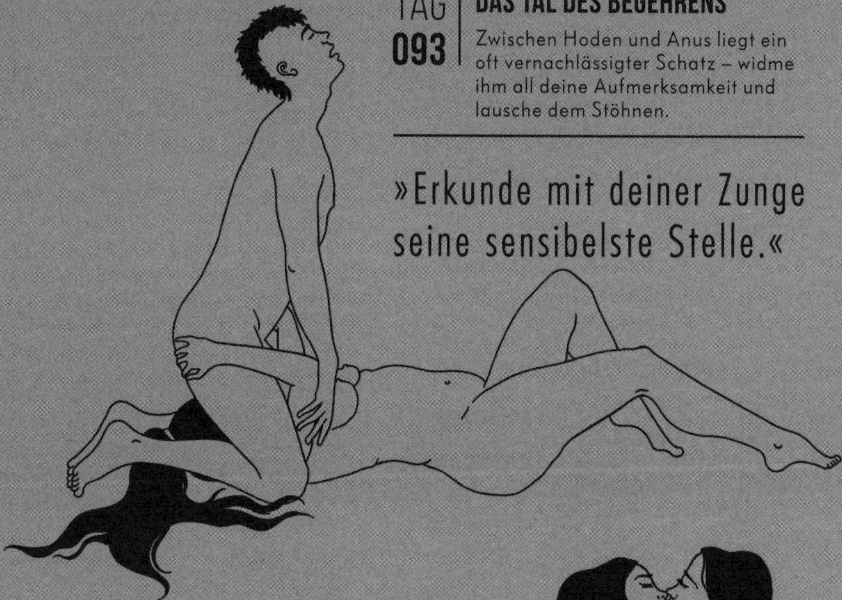

TAG 093

DAS TAL DES BEGEHRENS

Zwischen Hoden und Anus liegt ein oft vernachlässigter Schatz – widme ihm all deine Aufmerksamkeit und lausche dem Stöhnen.

»Erkunde mit deiner Zunge seine sensibelste Stelle.«

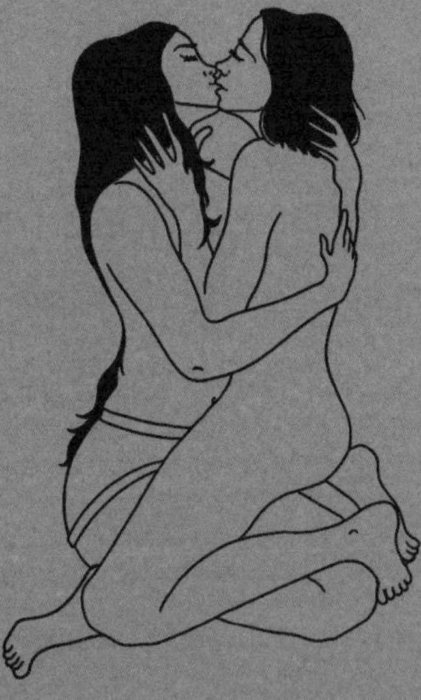

TAG 094

DER FLIEGENDE FISCH

Das Stoßen bleibt der Penetrierenden überlassen; sie darf die Kontrolle genießen.

»Ein prickelndes, schwebendes Ablösen von der Schwerkraft«

TAG 095

ÖFFNEN DES HIMMELSTORS

Für jene, die sich gern an den Zehen knabbern lassen, ist diese Position eine Entdeckung.

»Tiefe Penetration und seidenweiche Küsse bilden einen göttlichen Kontrapunkt.«

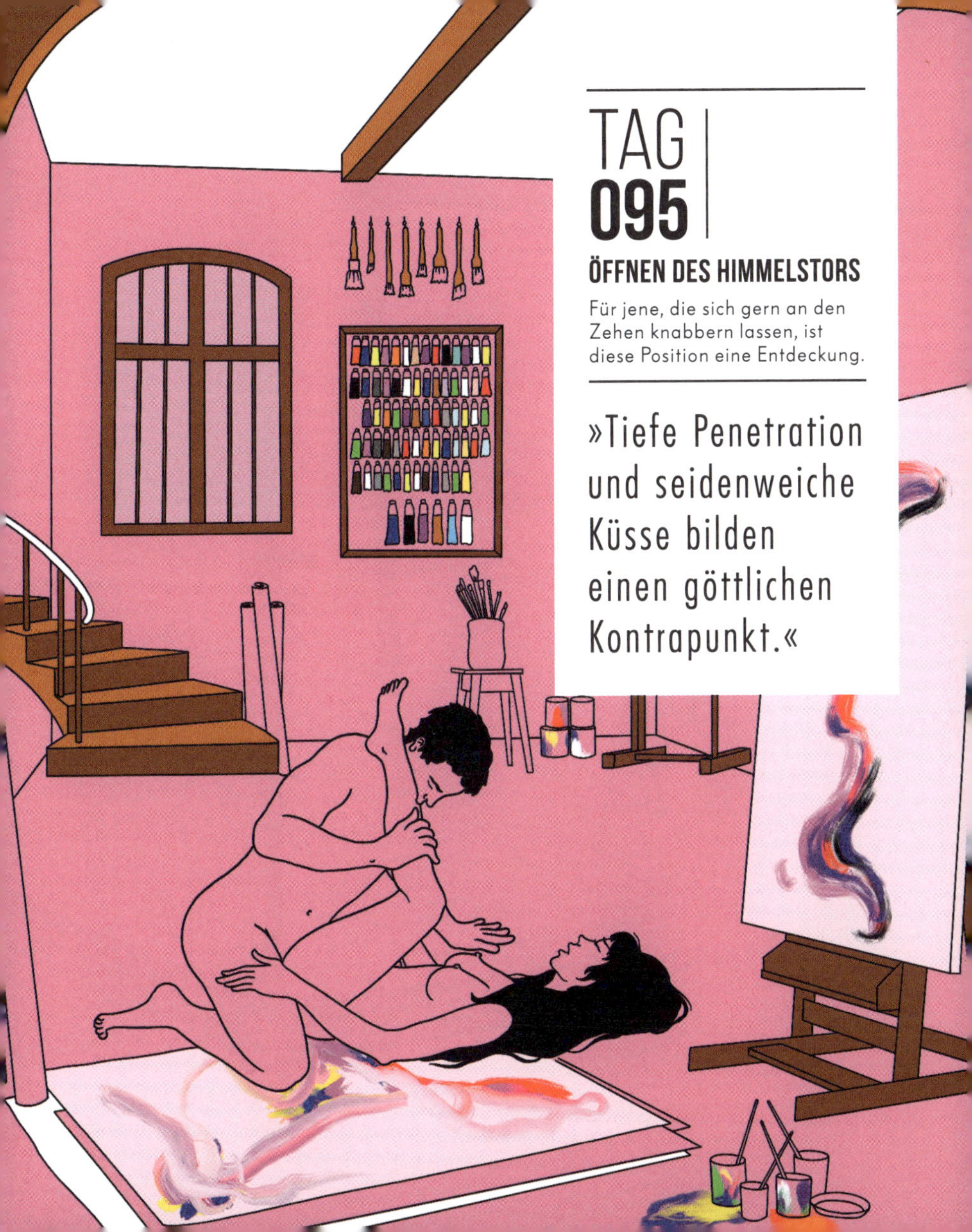

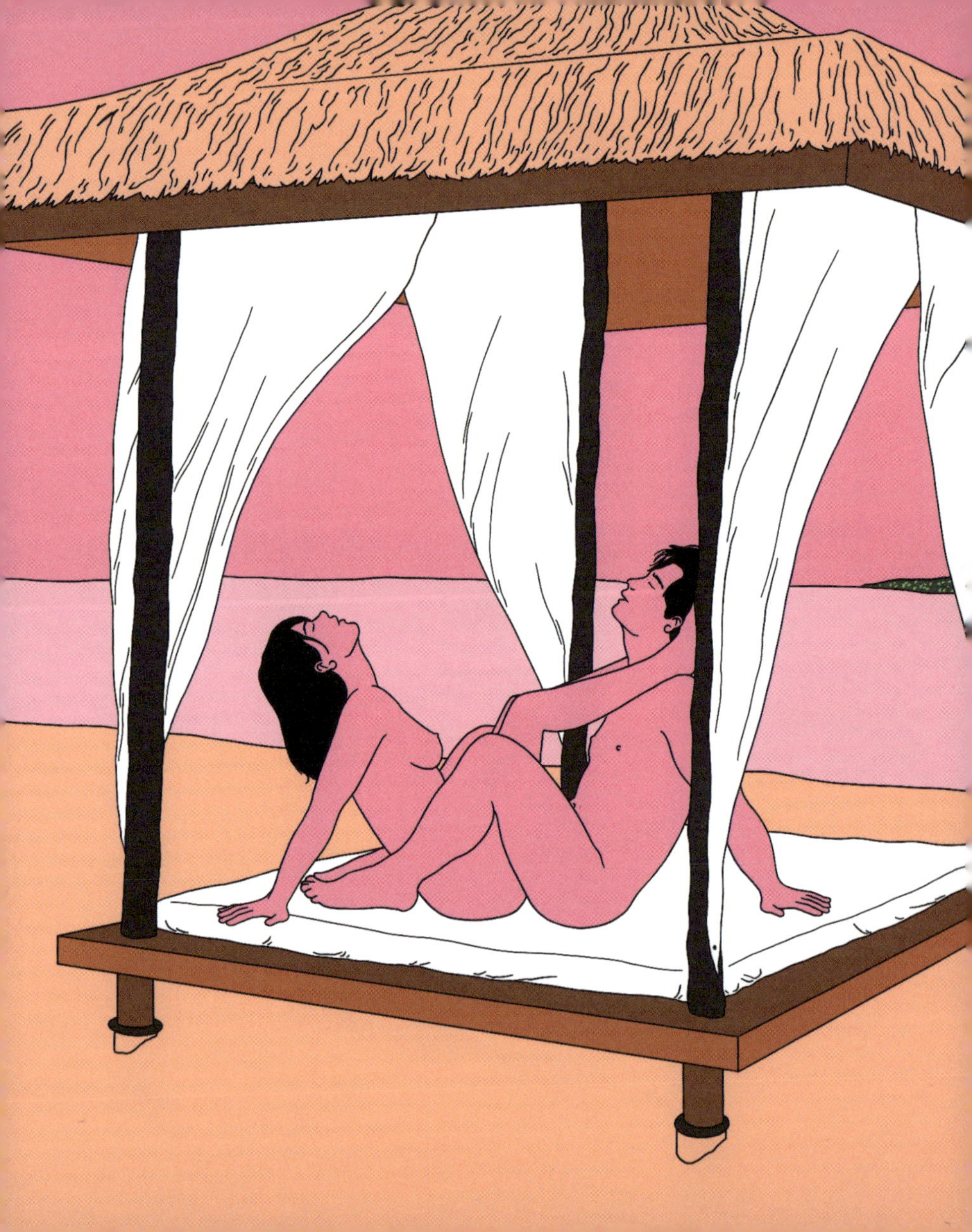

TAG 096

DIE ORCHIDEE

Eine Stellung, in der man sich sanft wiegt und die Bequemlichkeit des anderen im Auge behält.

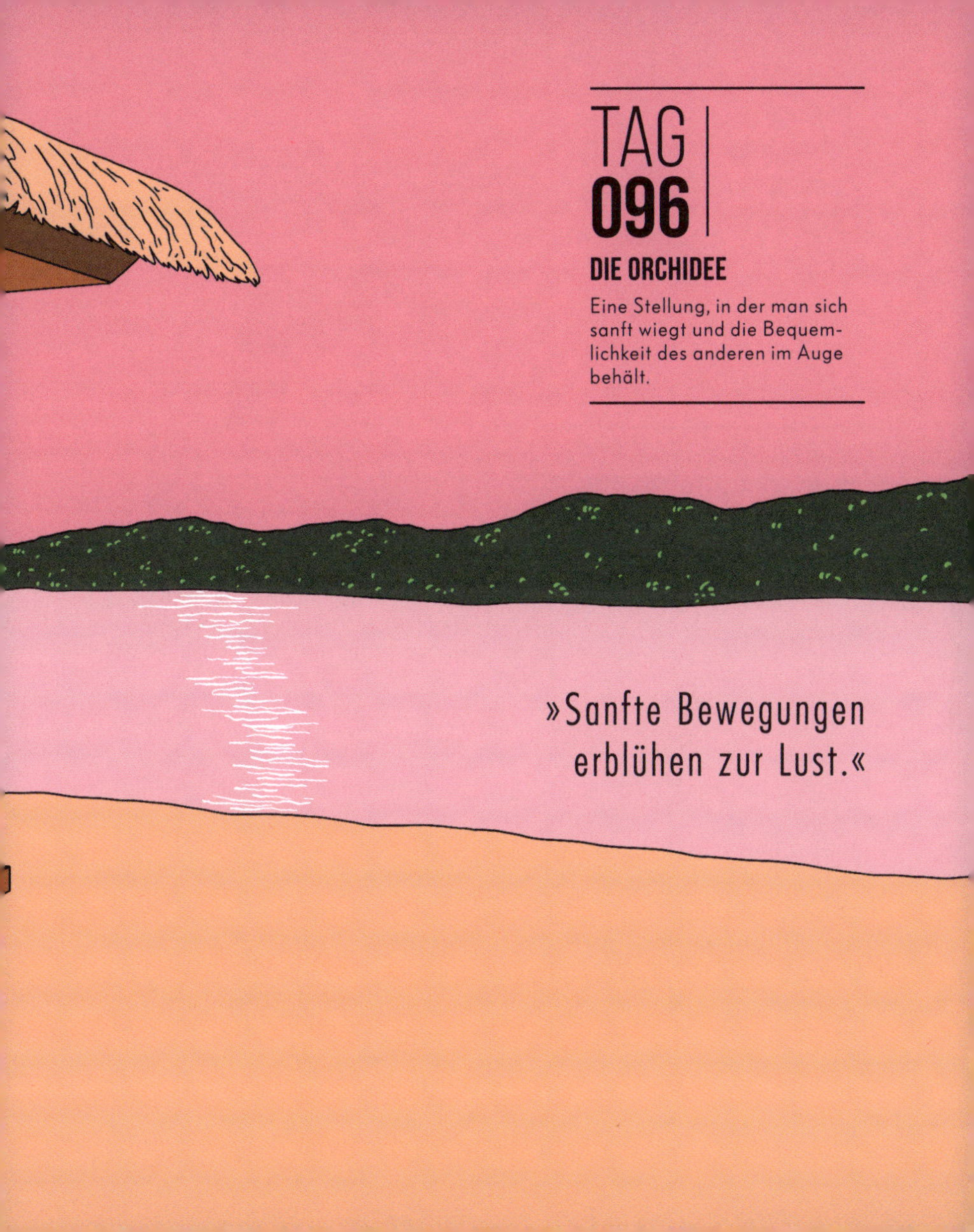

»Sanfte Bewegungen erblühen zur Lust.«

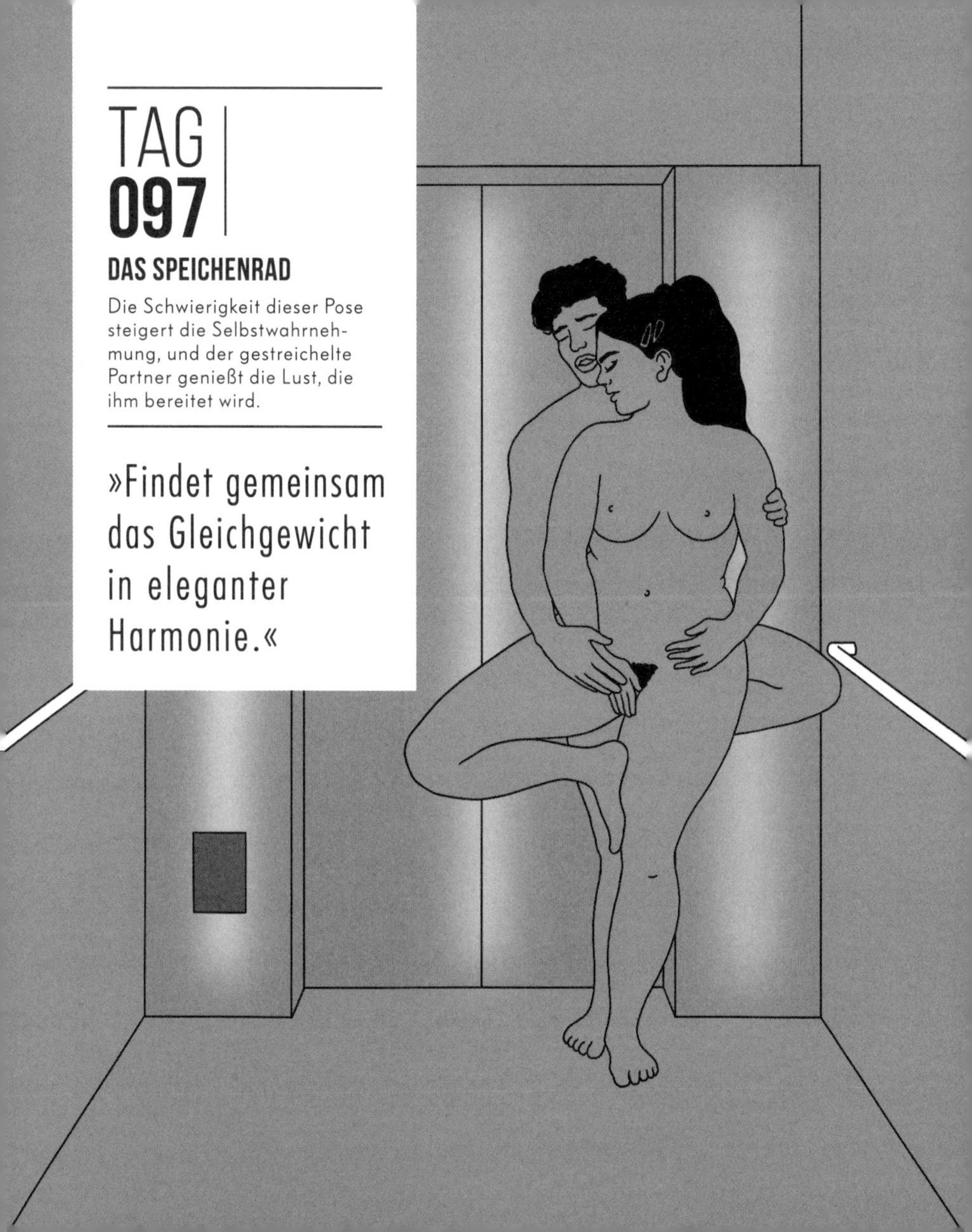

TAG 097

DAS SPEICHENRAD

Die Schwierigkeit dieser Pose steigert die Selbstwahrnehmung, und der gestreichelte Partner genießt die Lust, die ihm bereitet wird.

»Findet gemeinsam das Gleichgewicht in eleganter Harmonie.«

TAG 098 INS TINTENFASS TAUCHEN

Wenn sie sich nicht gern im Bauchnabel kitzeln lässt, brauchst du es nur anzudrohen und zu schauen, wie sie sich allein bei der Vorstellung windet.

»Ein gebildeter Liebender kennt den richtigen Moment für Spielereien.«

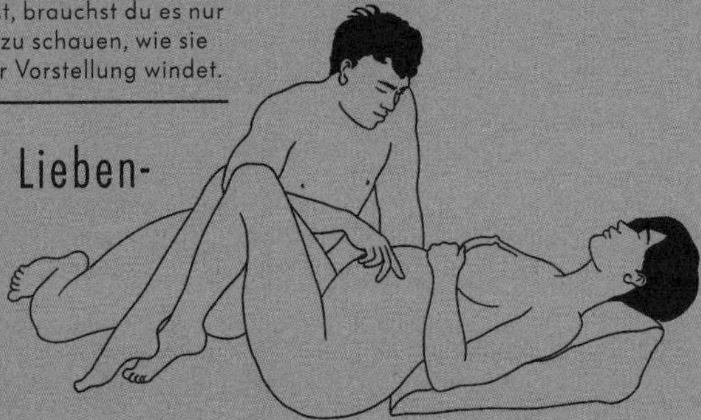

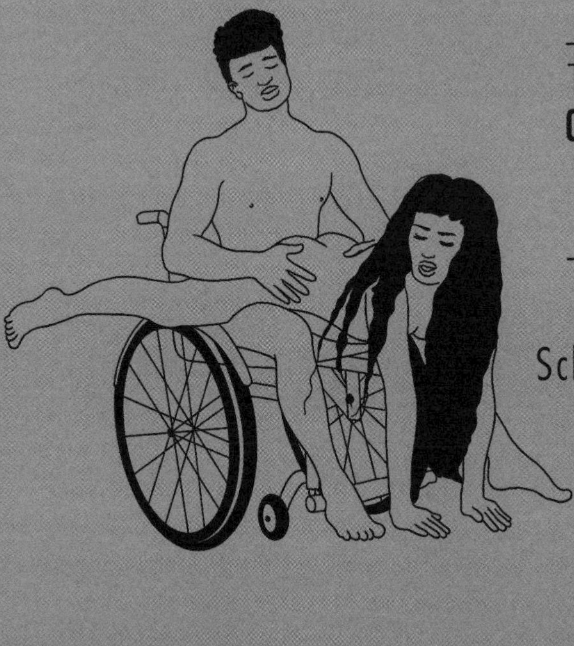

TAG 099 DAS FLOSS

Für den Penetrierten ist dies eine angenehm stabile und einfache Variante der Stellungen mit angehobenen Füßen.

»Drifte auf dem Schoß des Geliebten ins sinnliche Vergnügen.«

TAG
100

DIE LUST DES BÄCKERS

Wer sich um die Schultern seiner Geliebten kümmert, wird in ihrem Bett immer willkommen sein.

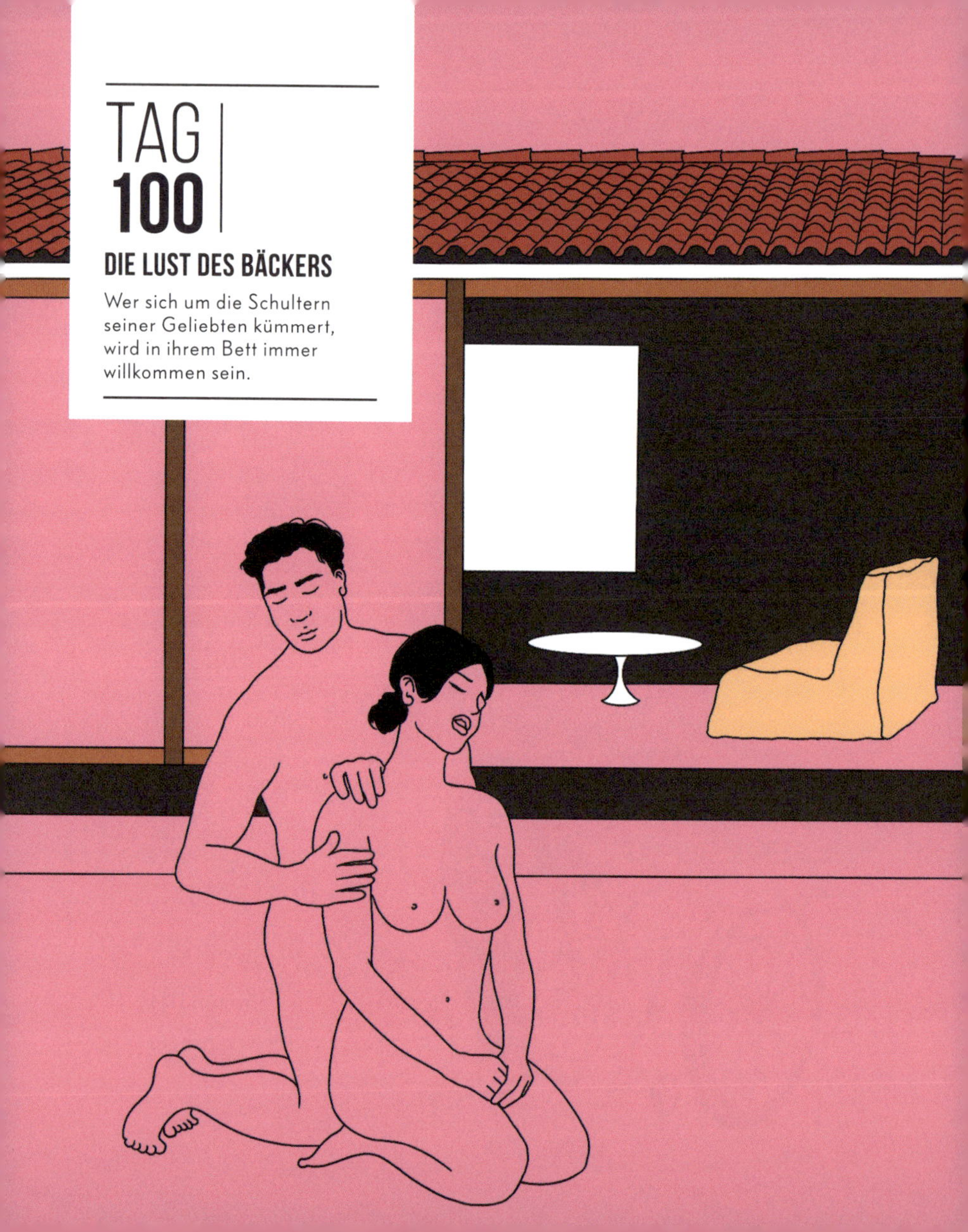

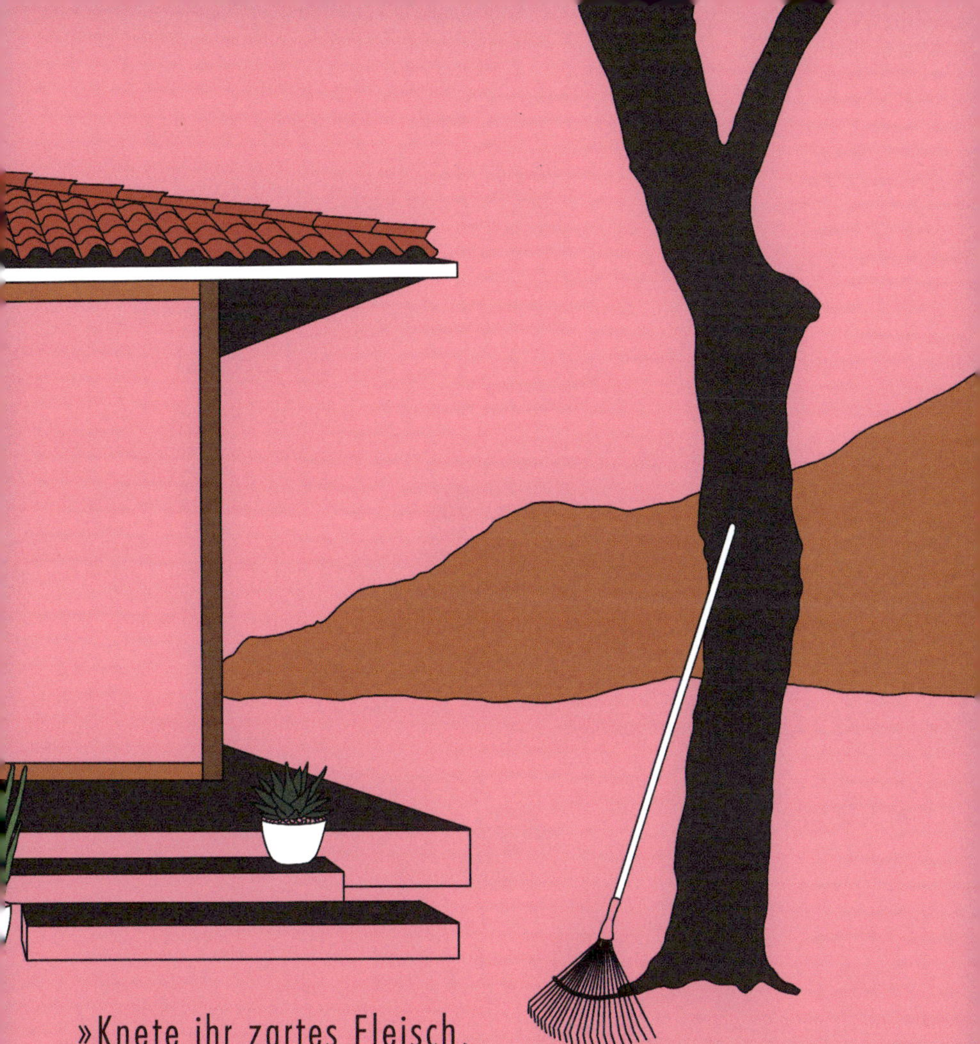

»Knete ihr zartes Fleisch, bis sie sich deiner Berührung hingibt.«

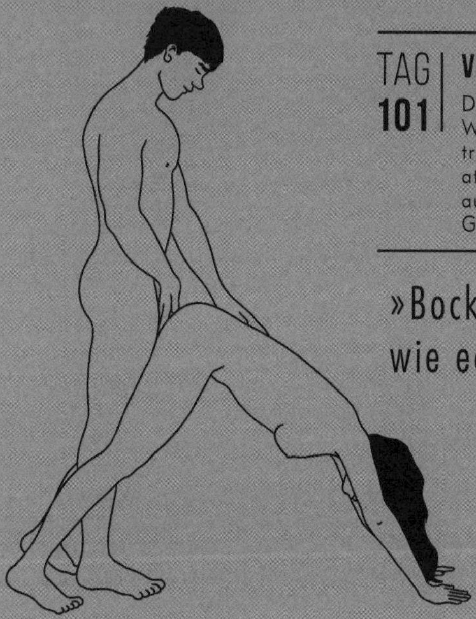

TAG 101

VEREINIGUNG DER ZIEGE

Der aufwärts gerichtete Winkel bietet dem penetrierenden Partner einen atemberaubenden Blick auf Rücken und Po der Geliebten.

»Bockt und buckelt wie echte Satyrn.«

TAG 102

DIE SPRINGENDE HEUSCHRECKE

Eine Stellung für verspielte Liebende, die ihre Körper fordern wollen.

»Springt gemeinsam, bis ihr vor Lust zirpt.«

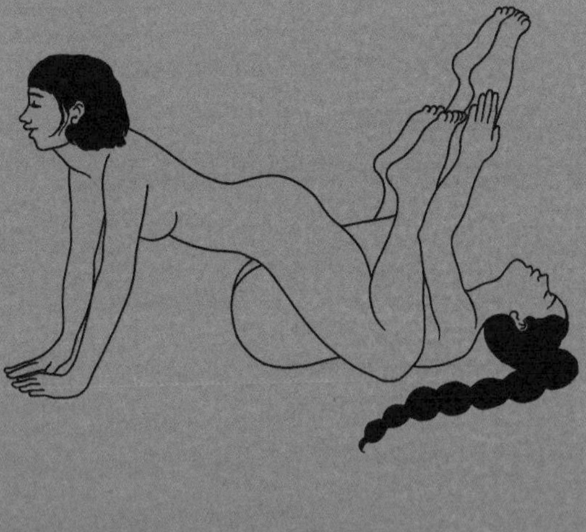

TAG 103

DER HOHE KUSS

Du küsst die Oberlippe deines Partners und er deine Unterlippe.

»Nehmt die Lippe des anderen und saugt wohlig und ungezwungen daran.«

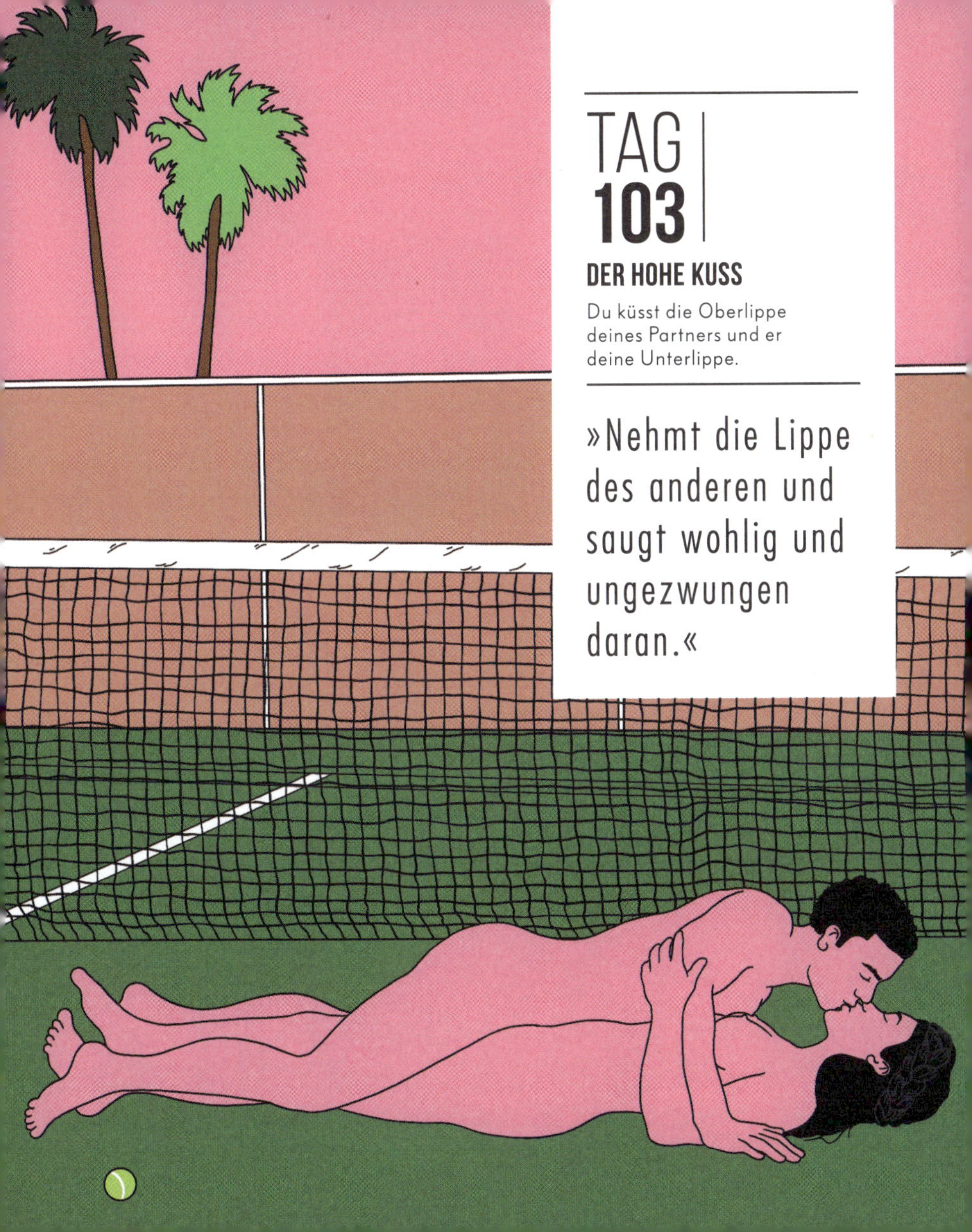

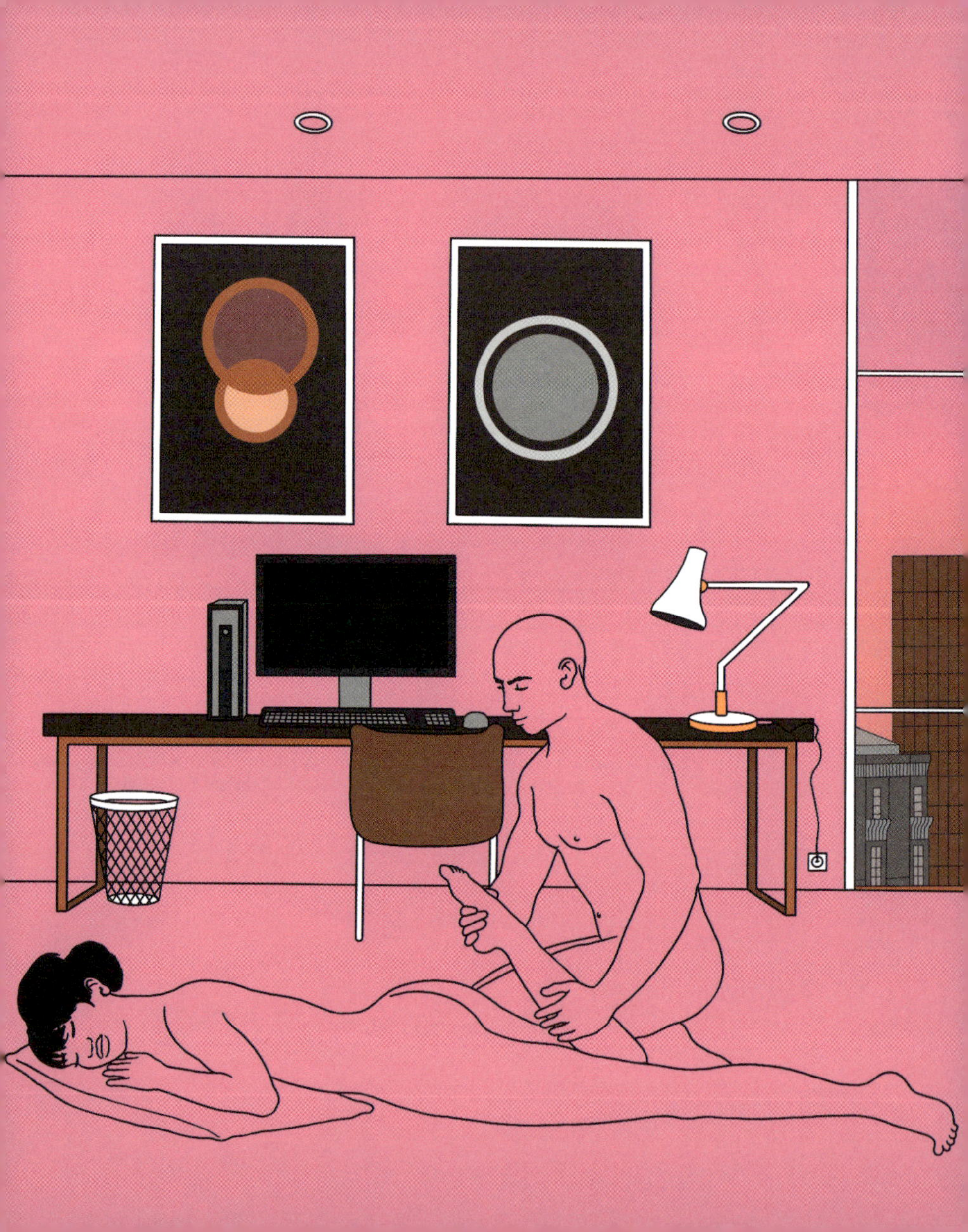

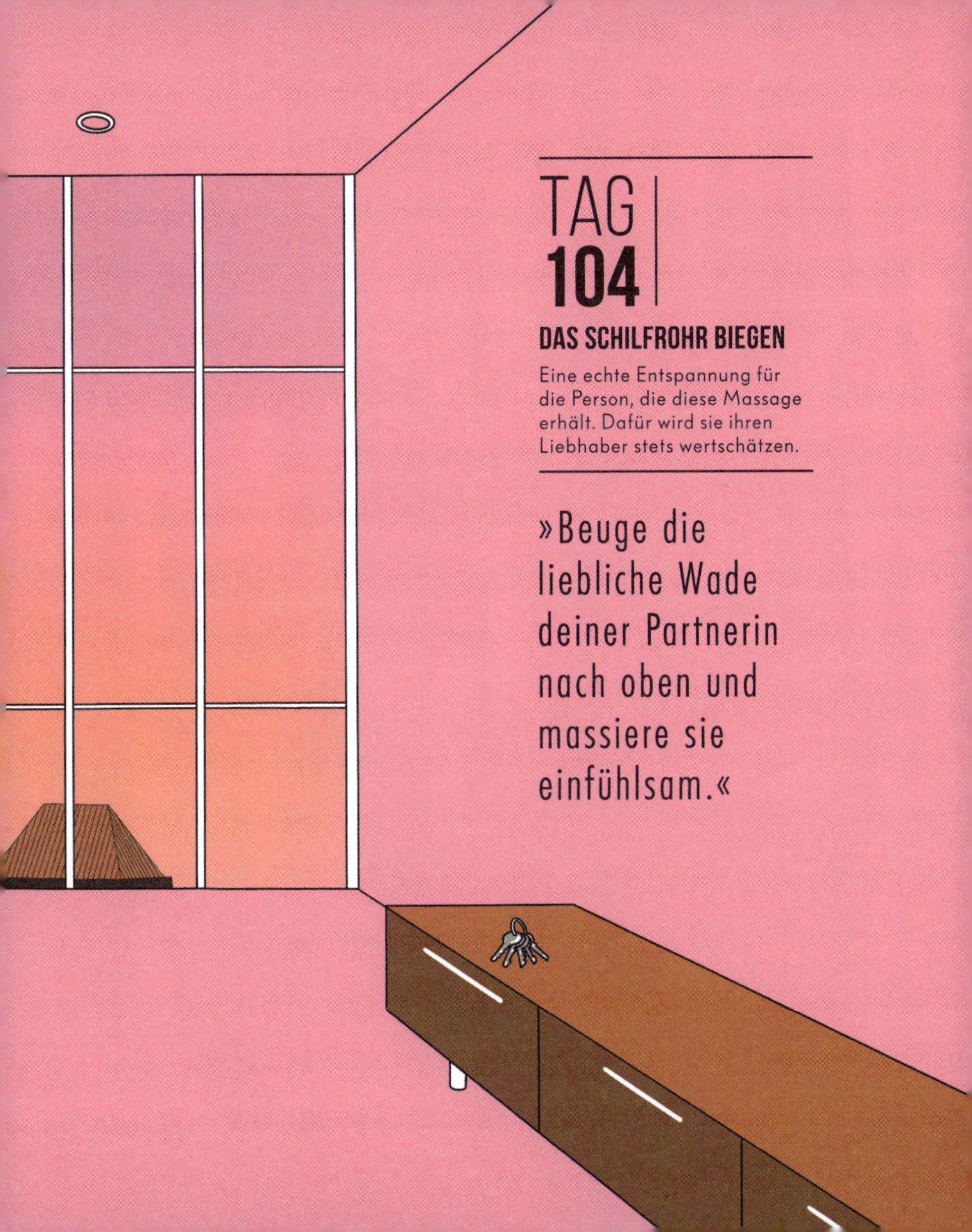

TAG 104

DAS SCHILFROHR BIEGEN

Eine echte Entspannung für die Person, die diese Massage erhält. Dafür wird sie ihren Liebhaber stets wertschätzen.

»Beuge die liebliche Wade deiner Partnerin nach oben und massiere sie einfühlsam.«

TAG 105

DIE KRÄHE

Dem Kamasutra nach ist die Krähe so lustvoll, dass viele Kurtisanen ihre Herren verließen, wenn sie sie nicht praktizieren wollten.

»Nimm dir Zeit zum Lecken und zur Sinnenlust.«

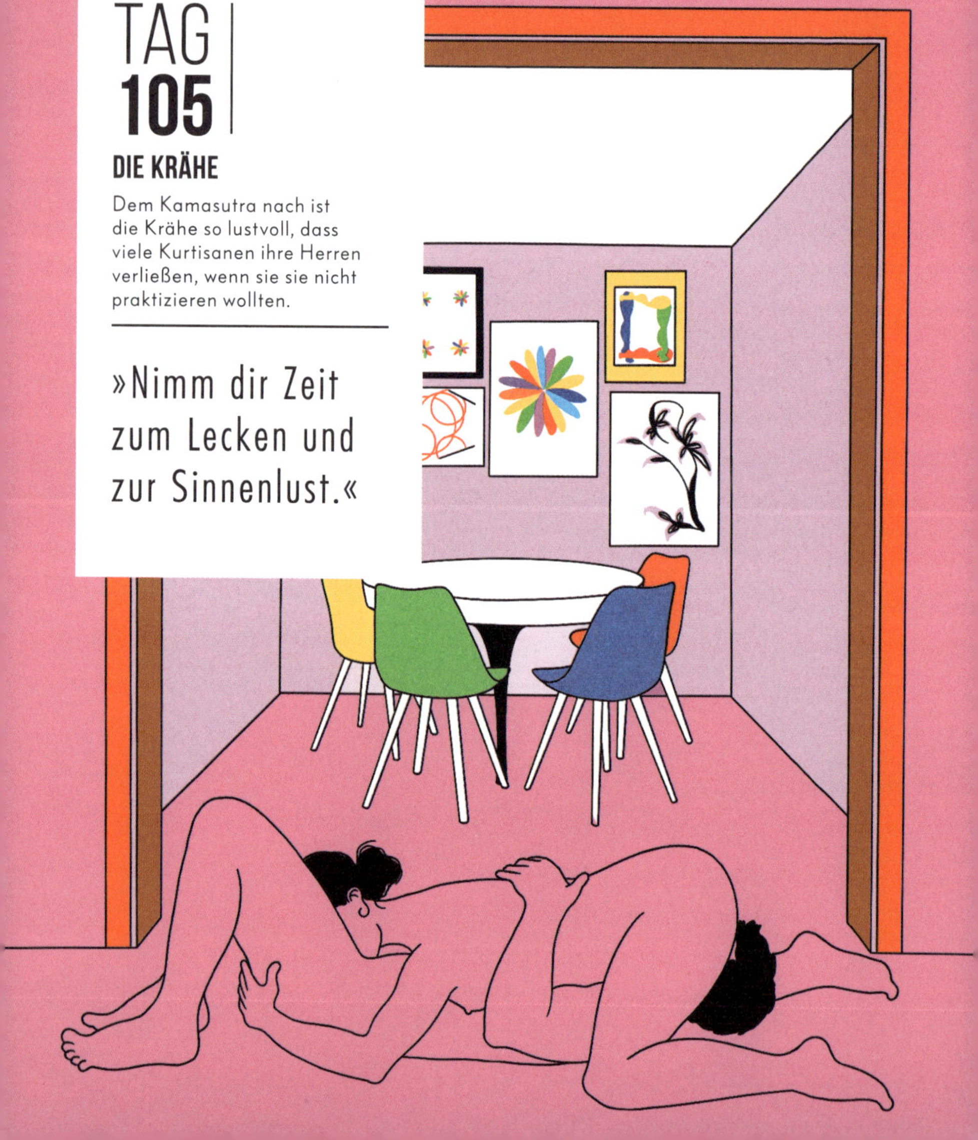

TAG 106 DEN BLICK ZWINGEN

Wendet sie ihre Augen ab, drehe sanft ihr Gesicht zu dir hin und bringe sie zärtlich dazu, dich anzusehen.

»Dringe durch die Scheu zur Liebe vor.«

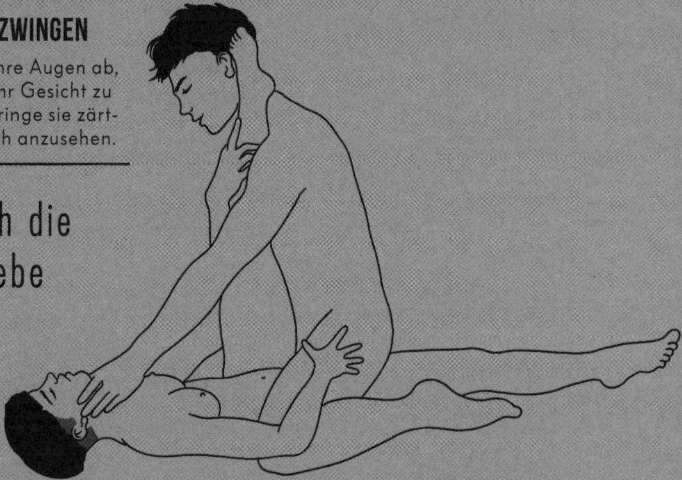

TAG 107 HALBE SCHMUCK-SCHATULLE

Eine elastische Stellung, die tiefe Lust ermöglicht.

»Wer den Körper des Geliebten zur Gänze wertschätzt, besitzt echten Reichtum.«

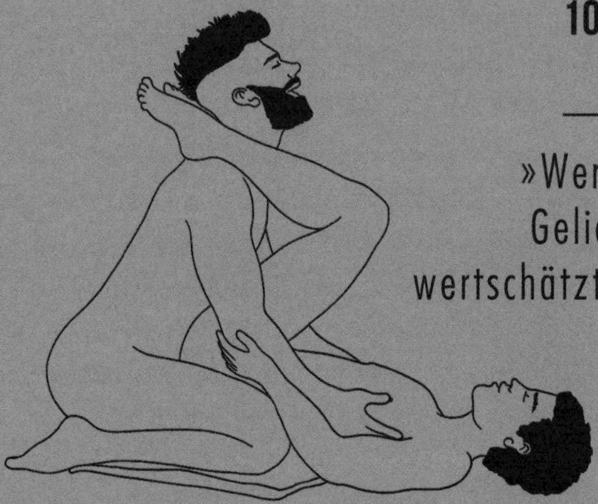

TAG 108

SEITLICHE VEREINIGUNG

Diese Begegnung probiert man am besten auf einem weichen Boden aus, der eine feste Grundlage bietet.

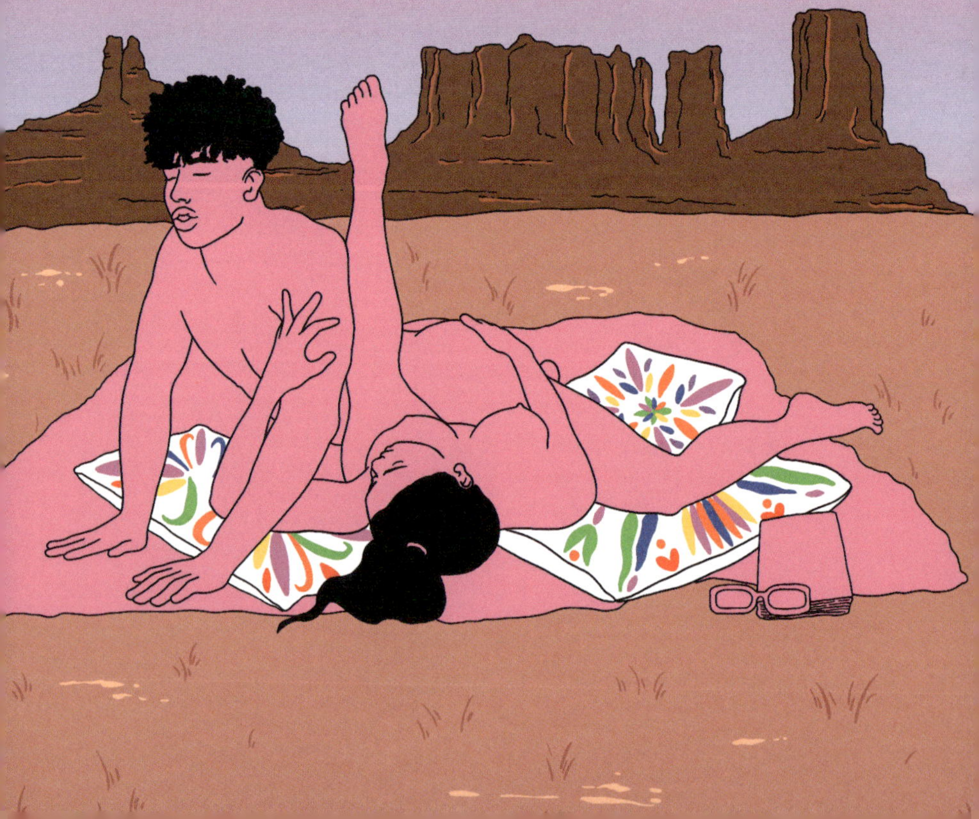

»Dreht euch in einem Winkel voneinander weg, um den Luxus kühler Luft auf eurer Haut zu spüren.«

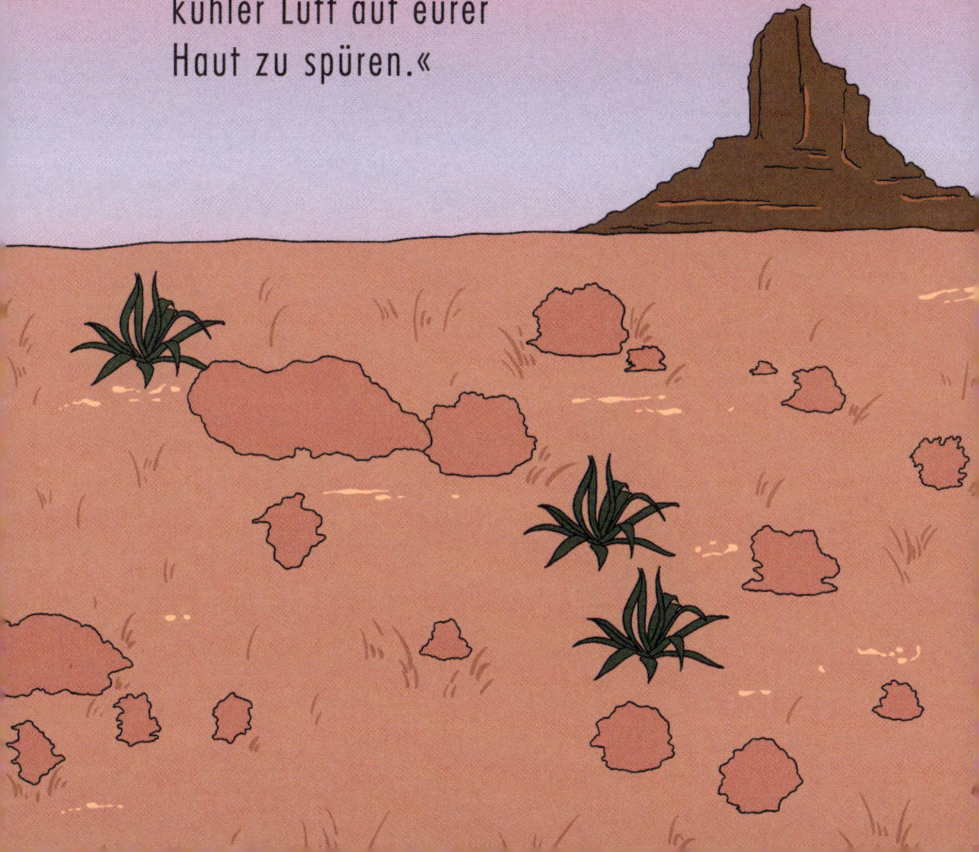

TAG 109

DAS TÖPFERRAD

Während deine Partnerin auf deinen Hüften kreist, kannst du ihre schönen Schenkel liebkosen.

»Kreist zum Gipfel der Erregung.«

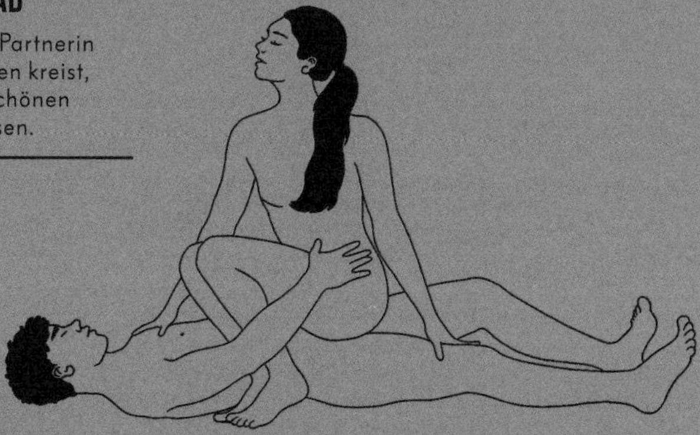

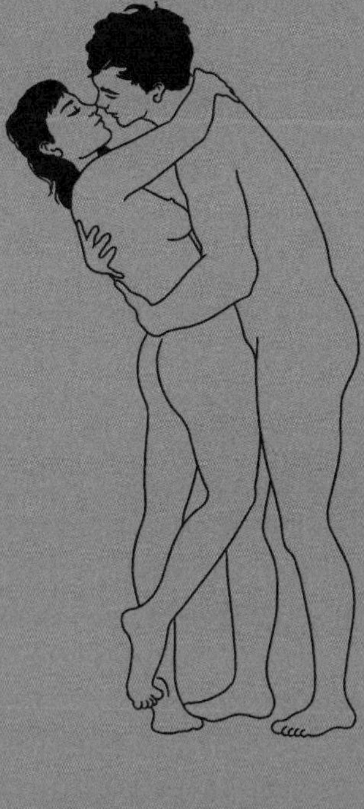

TAG 110

DIE GEBEUGTE UMARMUNG

Wenn dein Halt stark ist, kann diese Stellung sehr leidenschaftlich sein.

»Beuge dich hinab zu deiner Geliebten und überhäufe sie mit Küssen.«

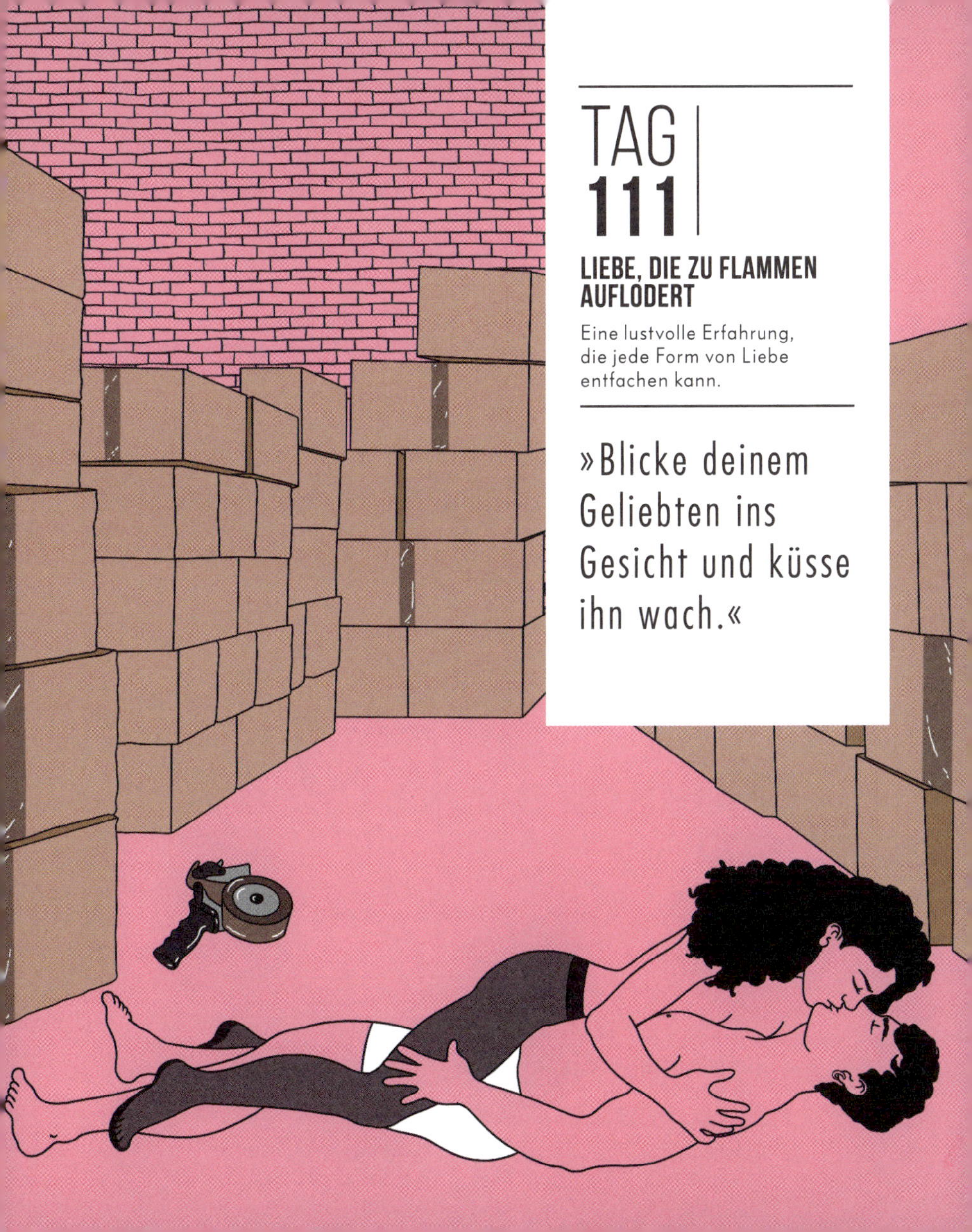

TAG 111

LIEBE, DIE ZU FLAMMEN AUFLODERT

Eine lustvolle Erfahrung, die jede Form von Liebe entfachen kann.

»Blicke deinem Geliebten ins Gesicht und küsse ihn wach.«

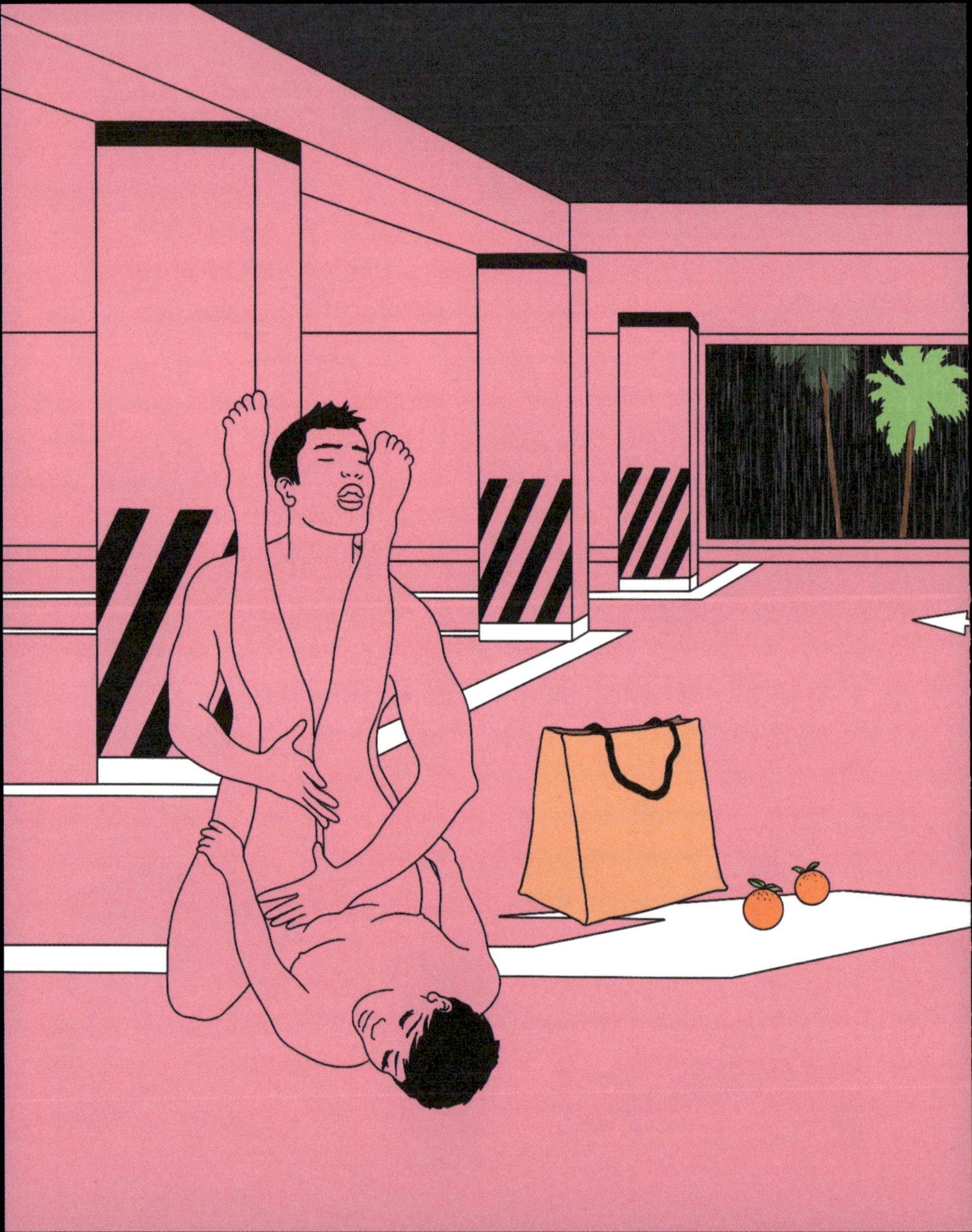

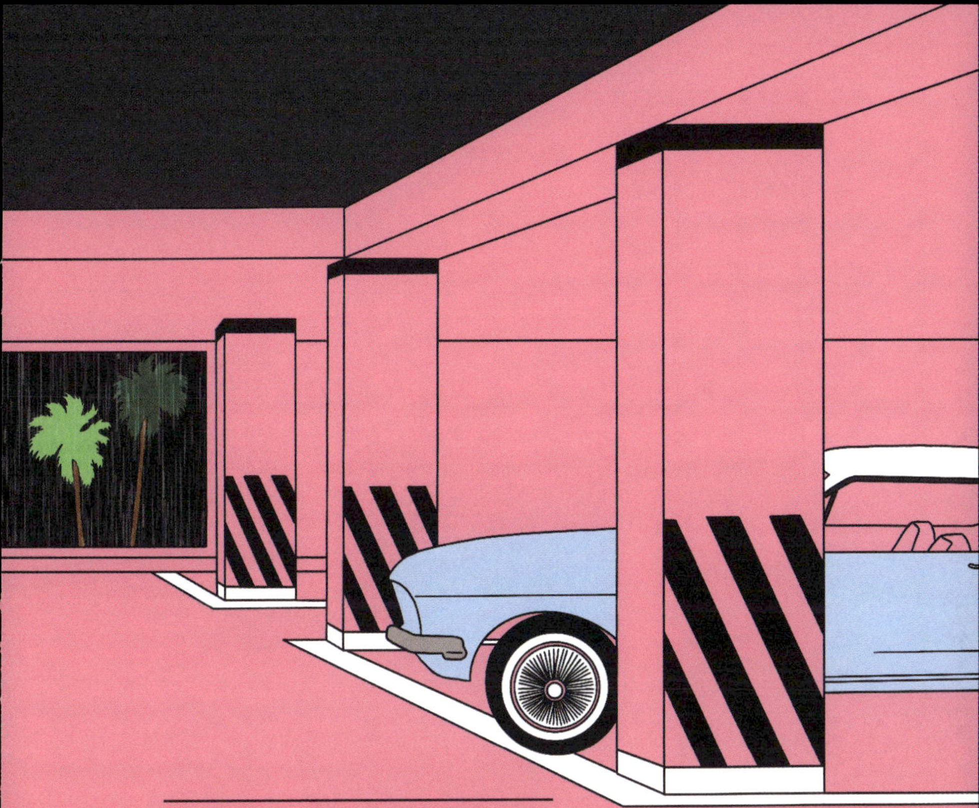

TAG 112

AUFRAGENDE POSITION

Ein erfahrener Geliebter weiß in dieser Stellung die Klitoris seiner Partnerin mit dem Daumen zu erregen.

»Nach oben stoßend treibt das Paar zum Höhepunkt.«

TAG **113**

DIE KREISENDE LIEBKOSUNG

Dieses zarte Streicheln, erregend und entspannend zugleich, stärkt die Liebe.

»Lass sie in einen sinnlichen Traum entschweben.«

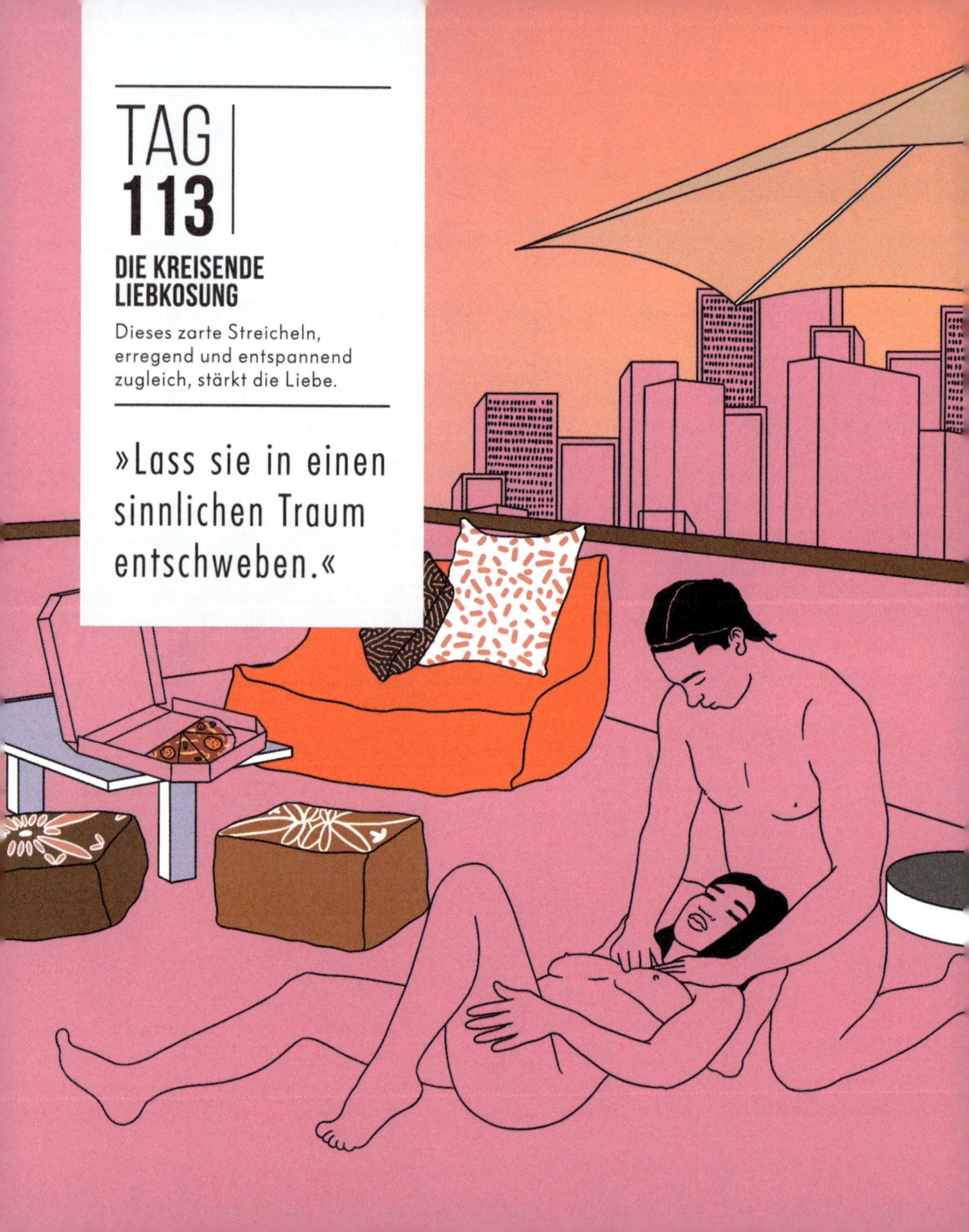

TAG 114 DER GRASHALM

Eine wunderbare Art, ihn in hemmungsloses Lachen zu versetzen.

»Kitzle ihn von unten mit dem weichen Halm deiner Zunge.«

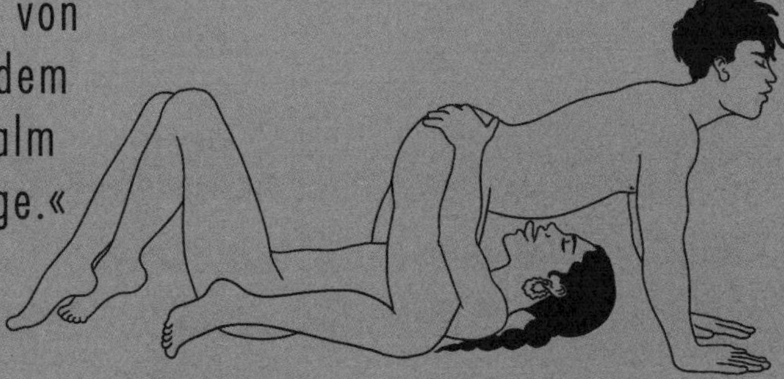

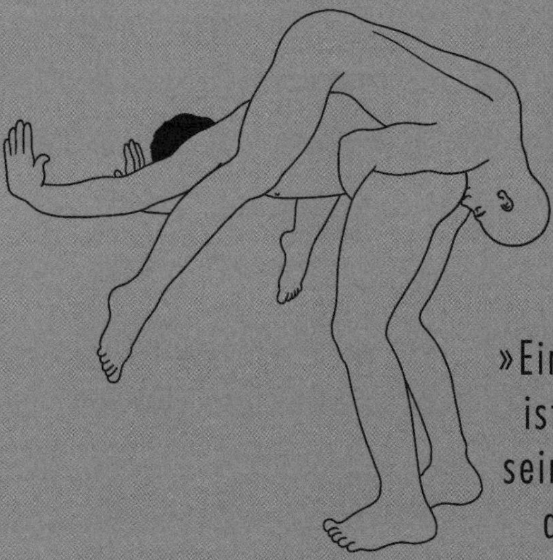

TAG 115 DER SCHILDKRÖTENPANZER

Es ist eine Herausforderung für den Stehenden, auch bei steigender Erregung stabil zu stehen.

»Ein geliebter Partner ist keine Last, wenn seine Hände zu Orten der Lust wandern.«

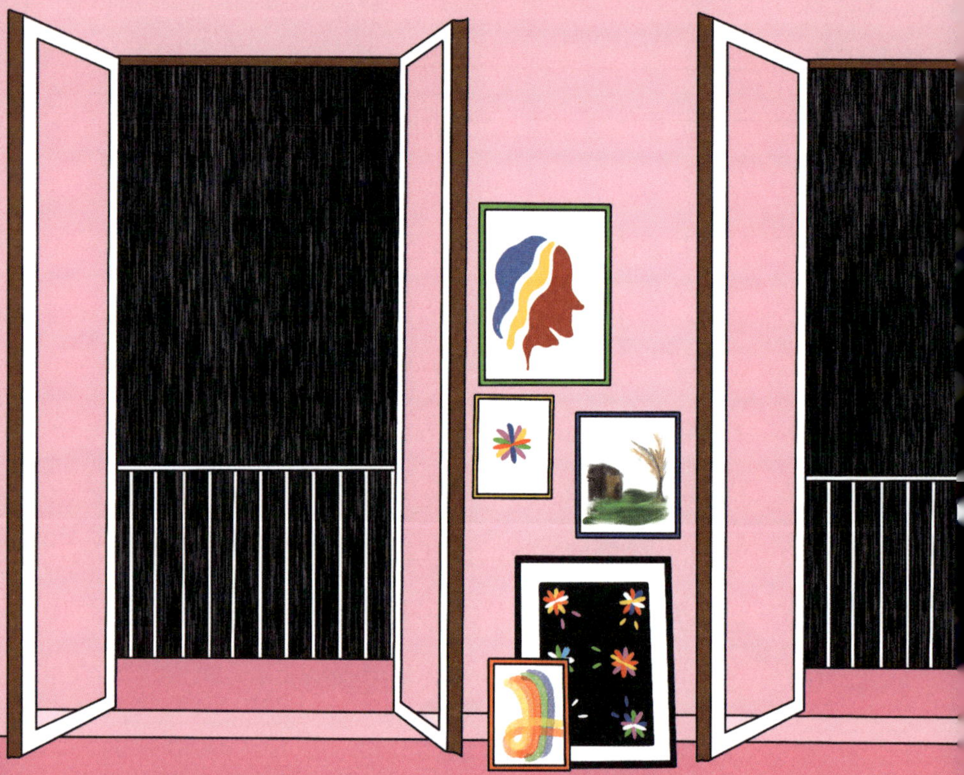

TAG 116

SCHRÄGE VEREINIGUNG

Eine gute Stütze für Ellbogen und Knie erhöht den Komfort für den penetrierten Partner erheblich.

»In der schrägen Haltung wird man leicht überwältigt.«

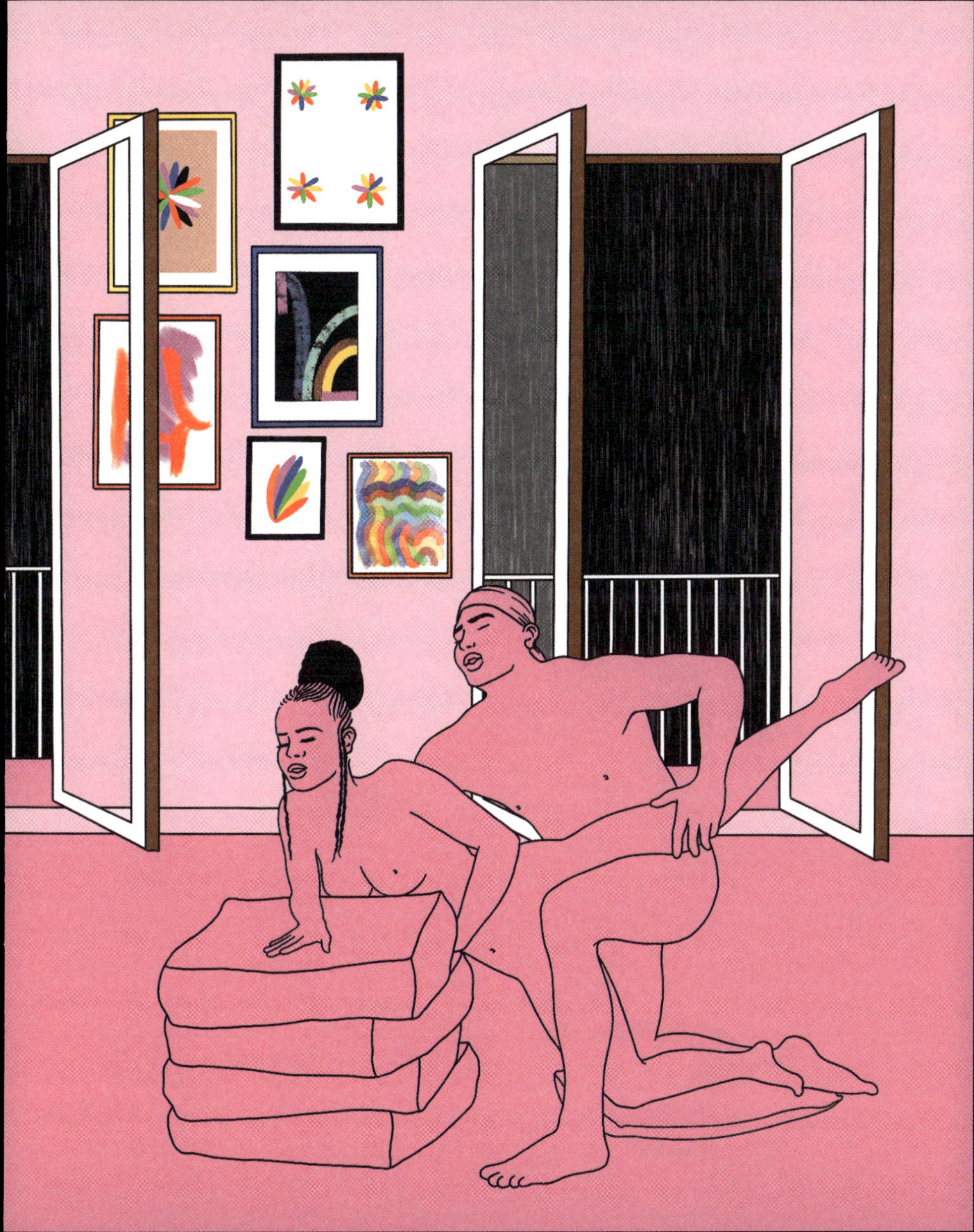

TAG 117 | DIE KOBRA VERLÄSST IHR NEST

Eine schwierige, freche Stellung für Partner, die gern miteinander lachen.

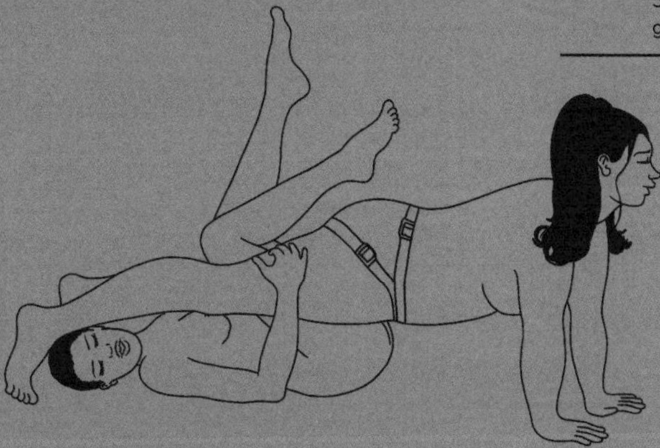

»Gleite nach oben, hinaus – und wieder hinein.«

TAG 118 | DIE STADTSTRASSE

Das Ananga Ranga sagt, diese Stellung bevorzugten Künstler.

»Ein einfacher Lecker-bissen für anspruchsvolle Liebende«

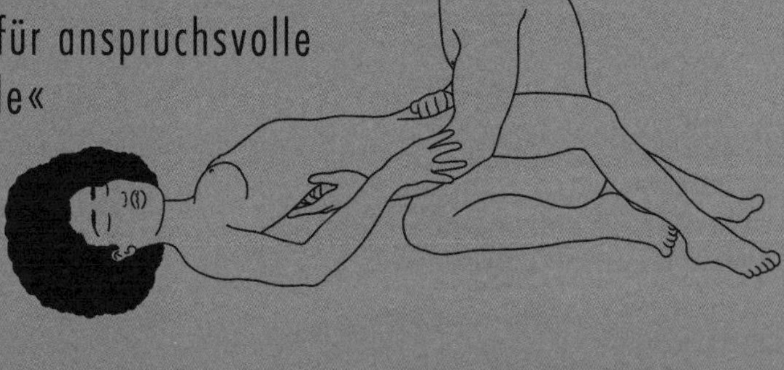

TAG 119

DIE RIKSCHA

Eine Position, die die Muskeln fordert. Sie sollte in einer gemütlichen Atmosphäre ausprobiert werden.

»Wer über Kraft und Vitalität verfügt, kann seine Geliebte auf endlose Pfade der Lust führen.«

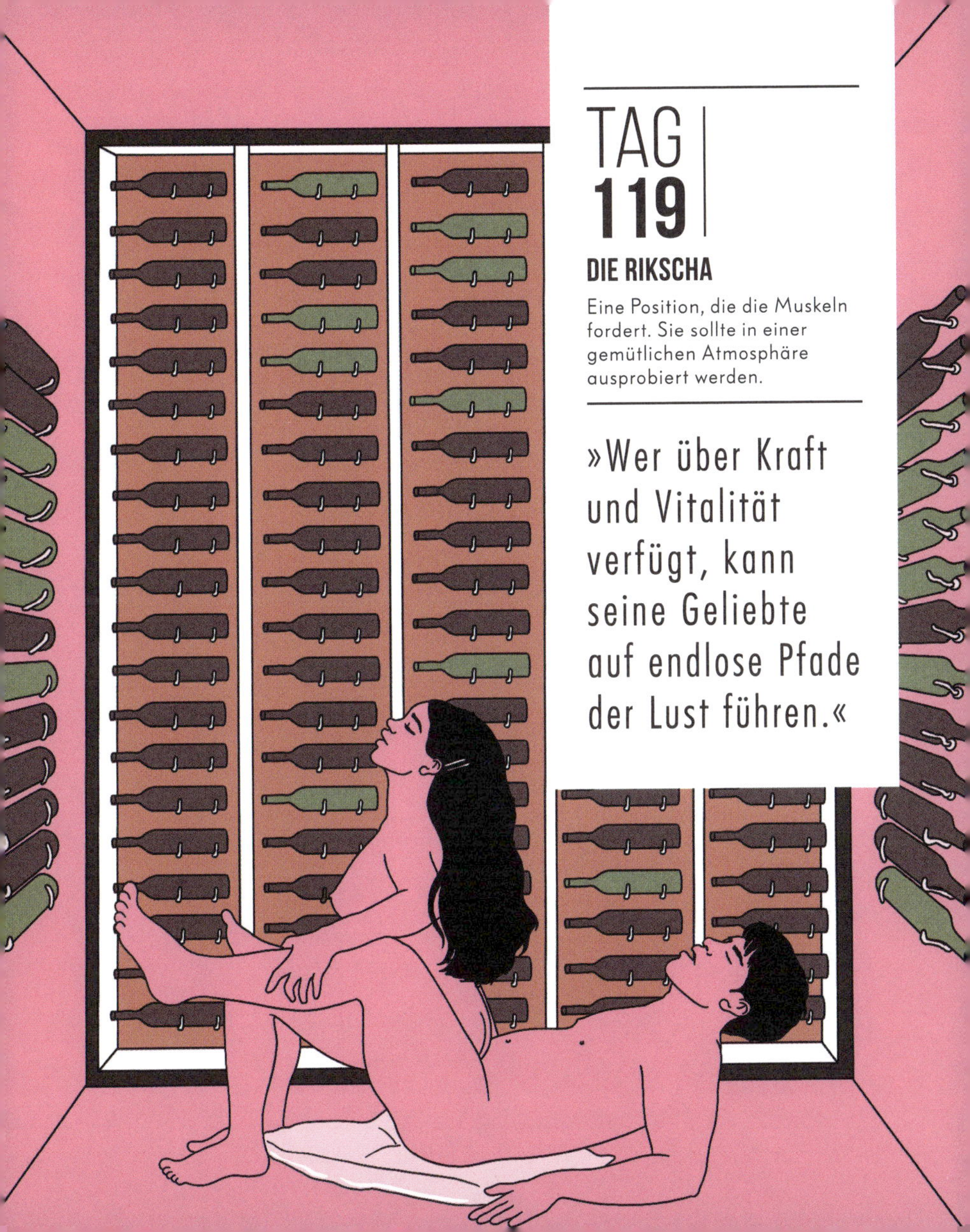

TAG 120

DER STRAMME EMPFÄNGER

Die Anstrengung dieser Stellung kann dem Empfänger der Zärtlichkeiten einen intensiven Orgasmus bereiten.

»Treibe die Muskeln und die Leidenschaft zu Höchstleistungen an.«

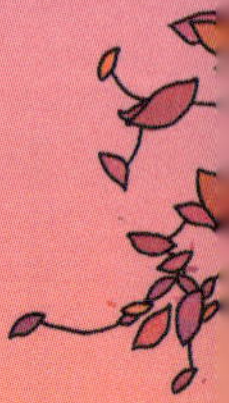

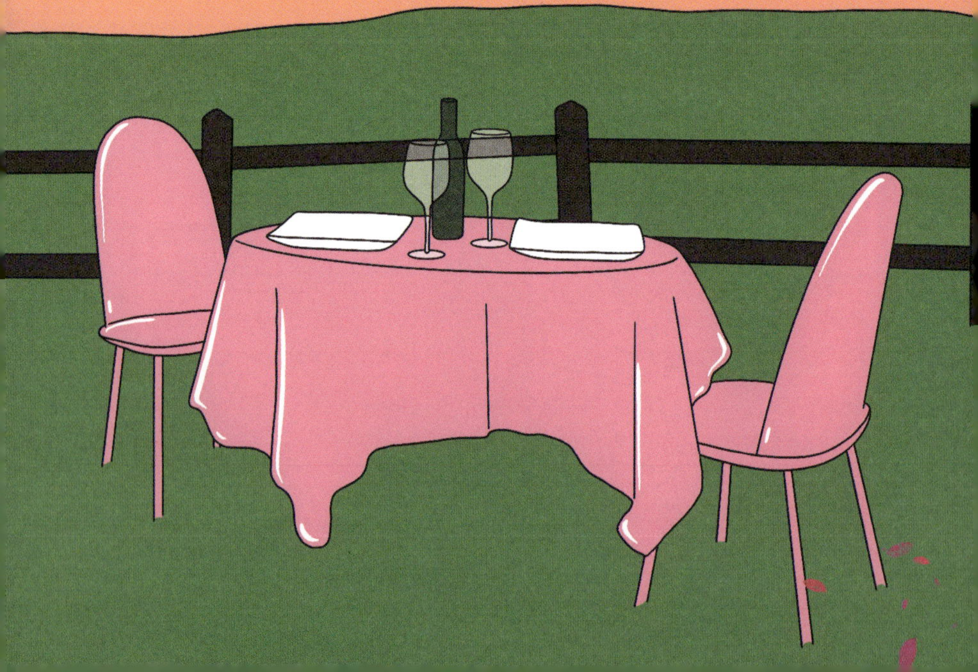

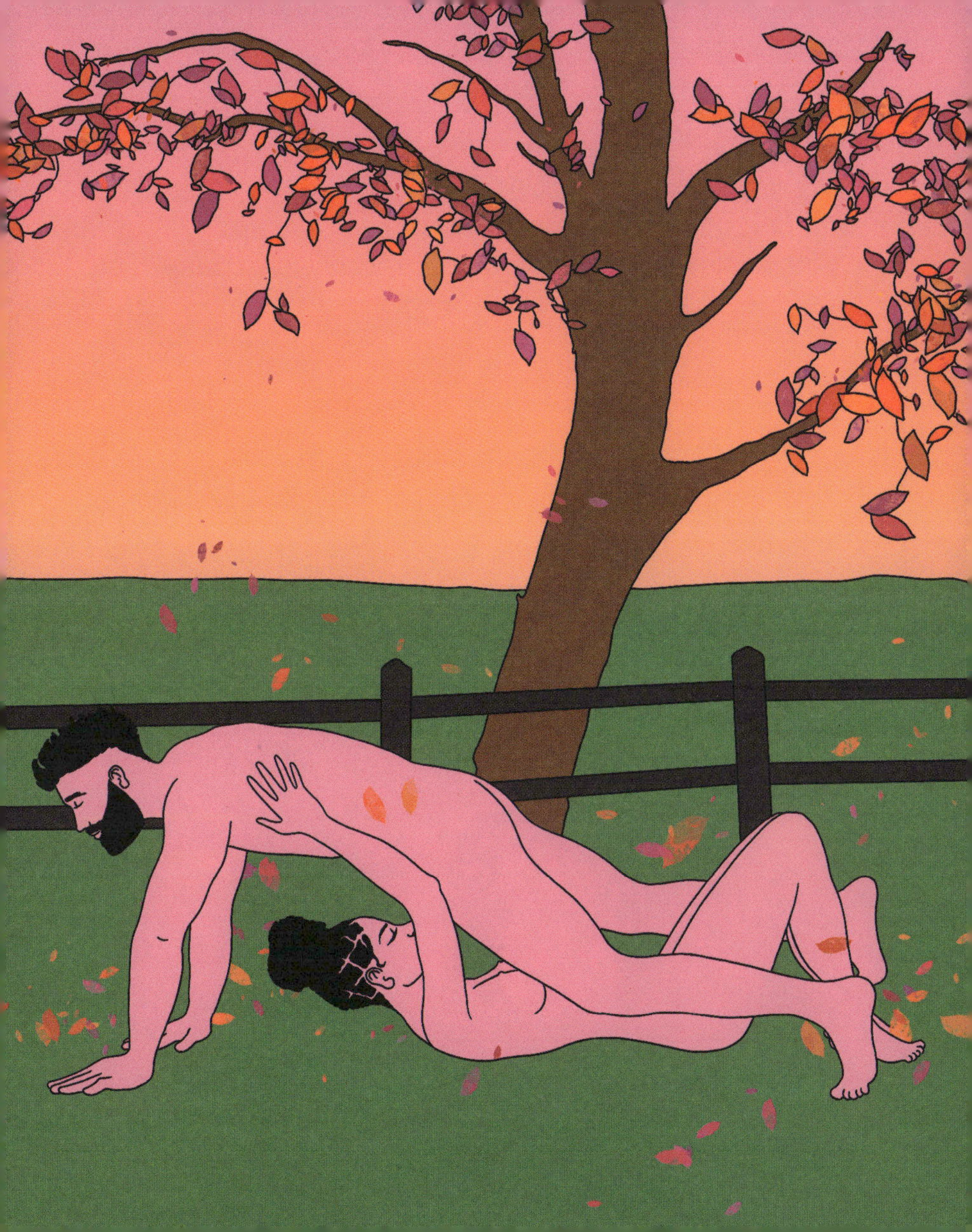

TAG 121

SCHÖNE IM KOPFSTAND

Eine Stellung, in der der penetrierende Partner all seine Kraft demonstrieren kann.

»Zeige schamlose Bewunderung für deine kopfüber stehende Partnerin.«

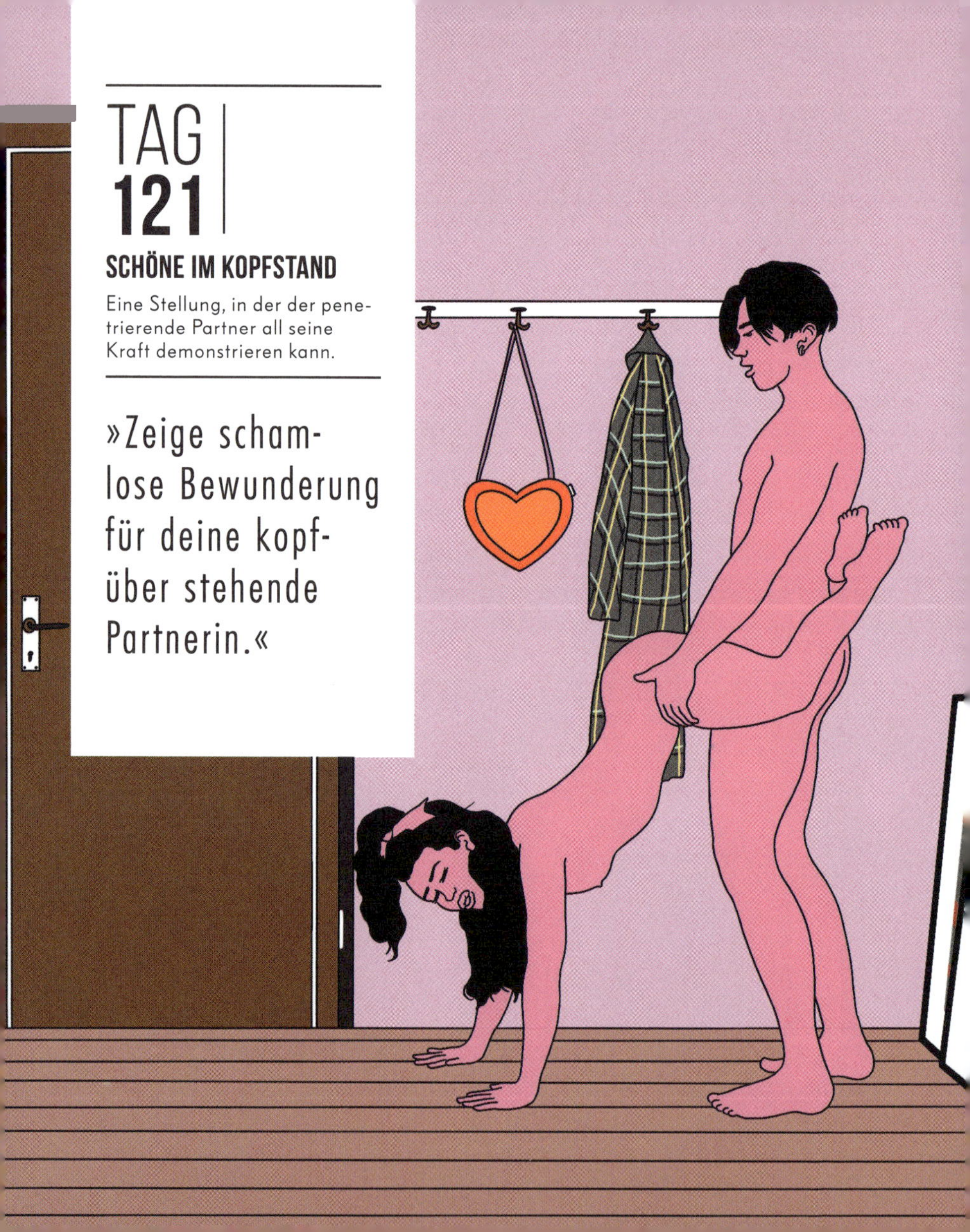

TAG 122

DAS KNETENDE KÄTZCHEN

Wechsle Massage mit leichtem Kratzen ab, um ihn rasend zu machen.

»Reize und necke deinen ruhenden Geliebten mit deinen erregenden Krallen.«

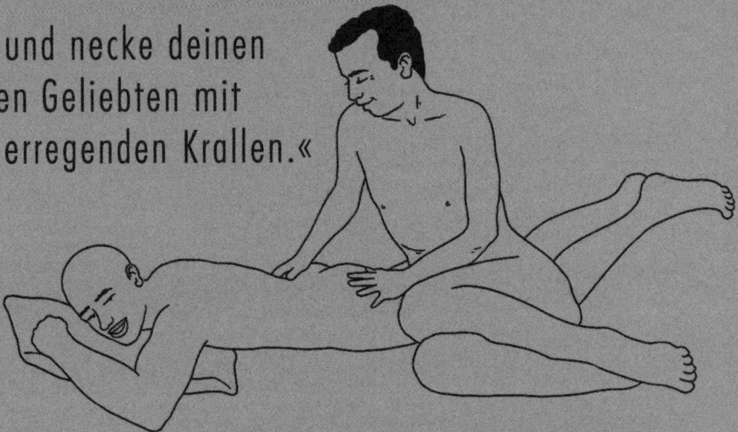

TAG 123

DIE RUHENDE KNOSPE

Eine schöne Position für tiefes Eindringen.

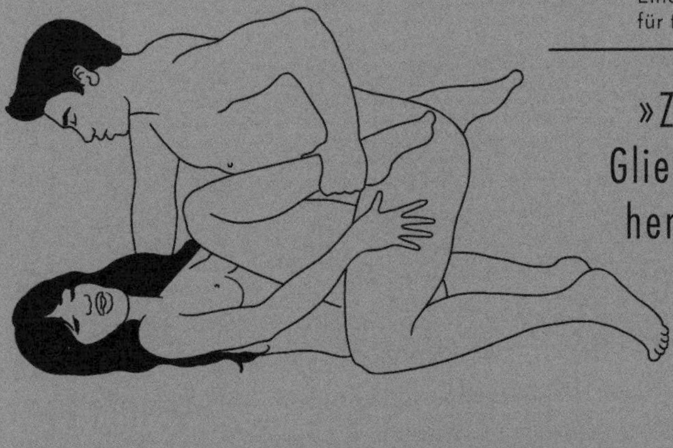

»Ziehe deine Glieder so fest heran wie ein Frühlingstrieb.«

TAG 124

KUSS DER AZALEE

Eine Chance, die zarte Haut des Anus sowie Klitoris und Yoni zu erkunden.

»Erkunde die von der Geliebten dargebotenen Schätze mit Zunge und Lippen.«

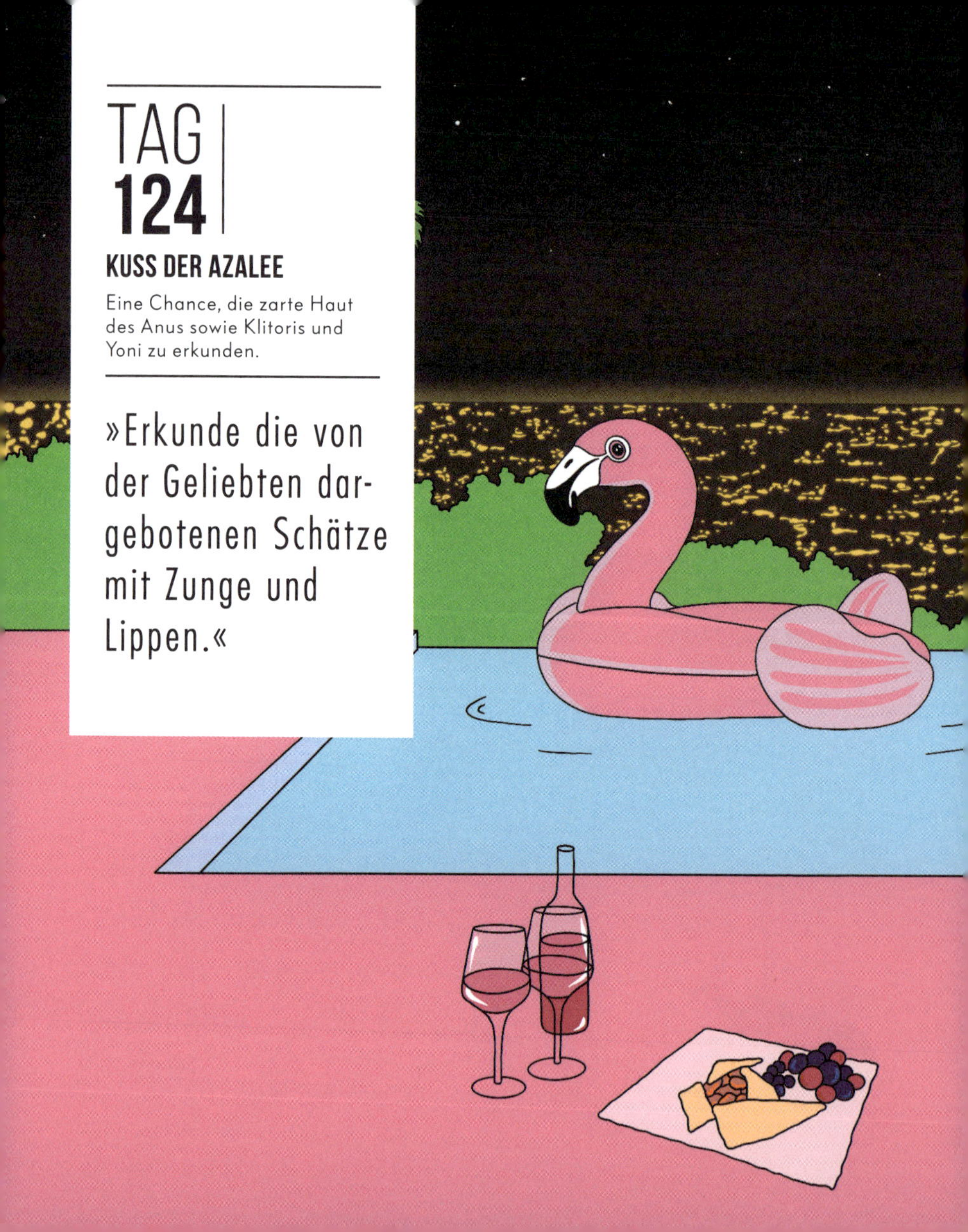

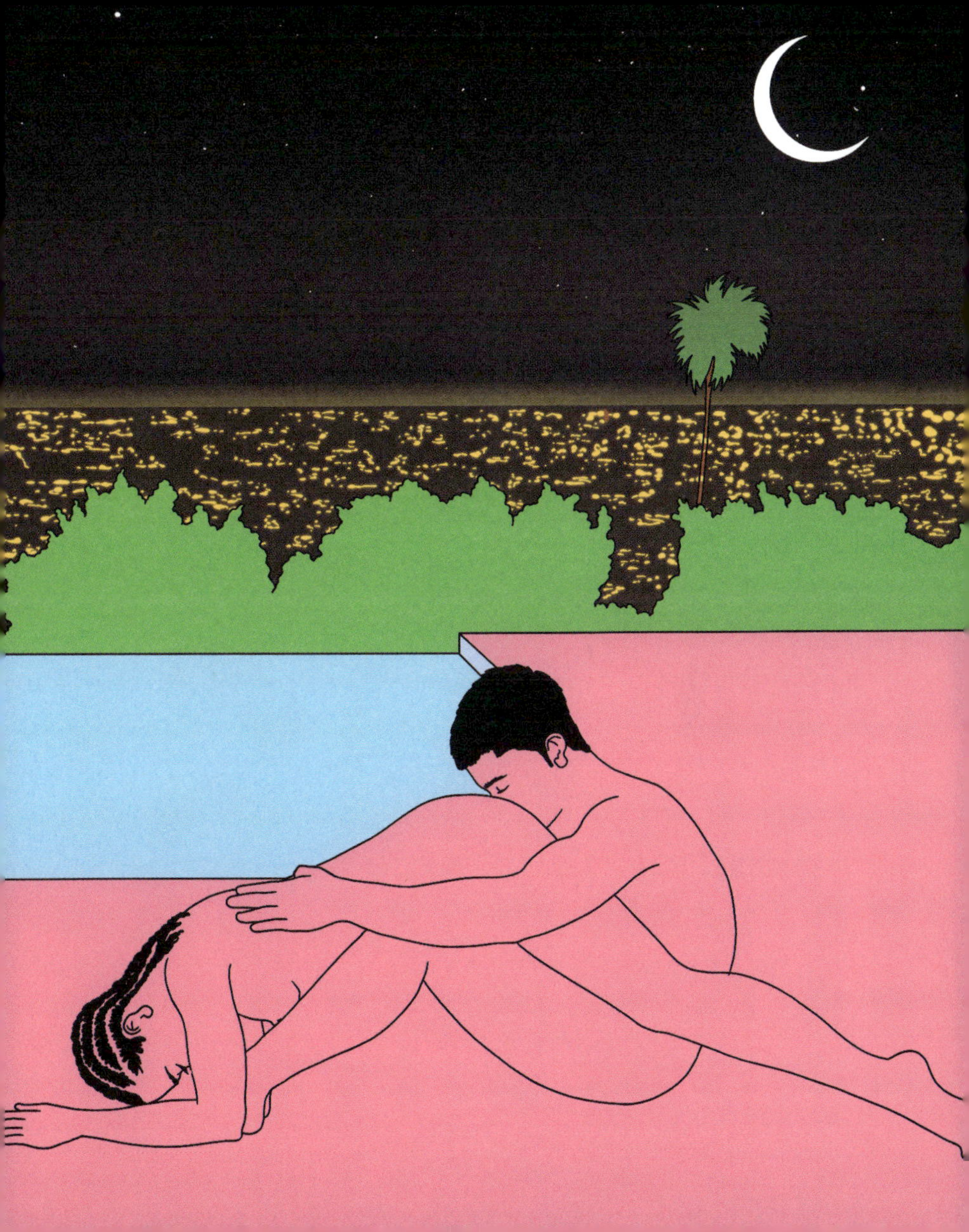

TAG 125 | DAS SCHWALBENNEST

Eine dynamische, aber zärtiche Stellung, in der die Lust Flügel bekommt.

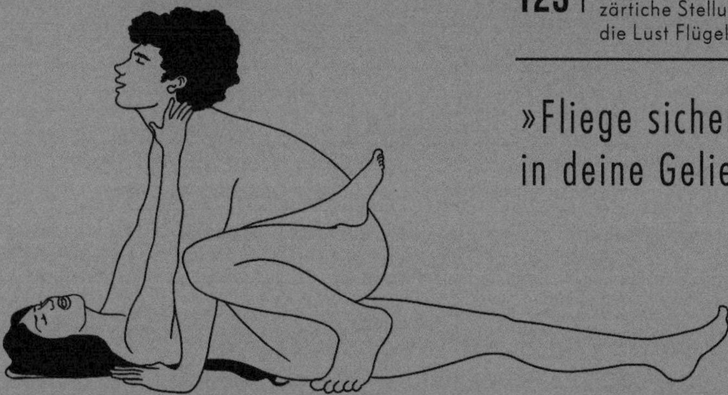

»Fliege sicher heim in deine Geliebte.«

TAG 126 | IN DER WIEGE

Eine sanfte und wundervolle Zärtlichkeit für ruhende Paare.

»Leidenschaft verdichtet sich zu reiner Liebe.«

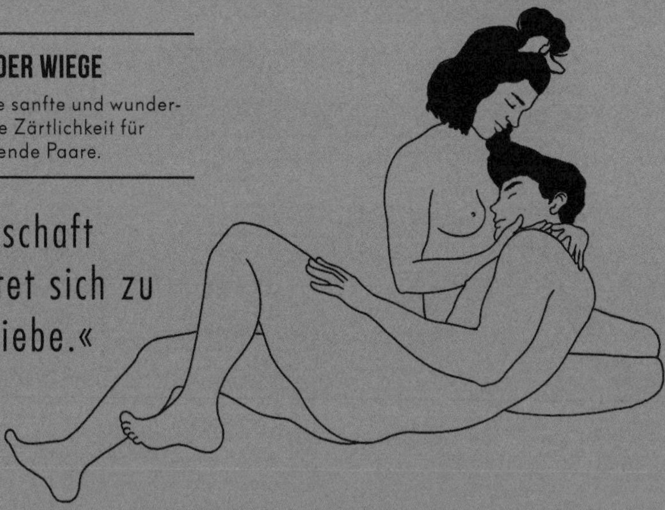

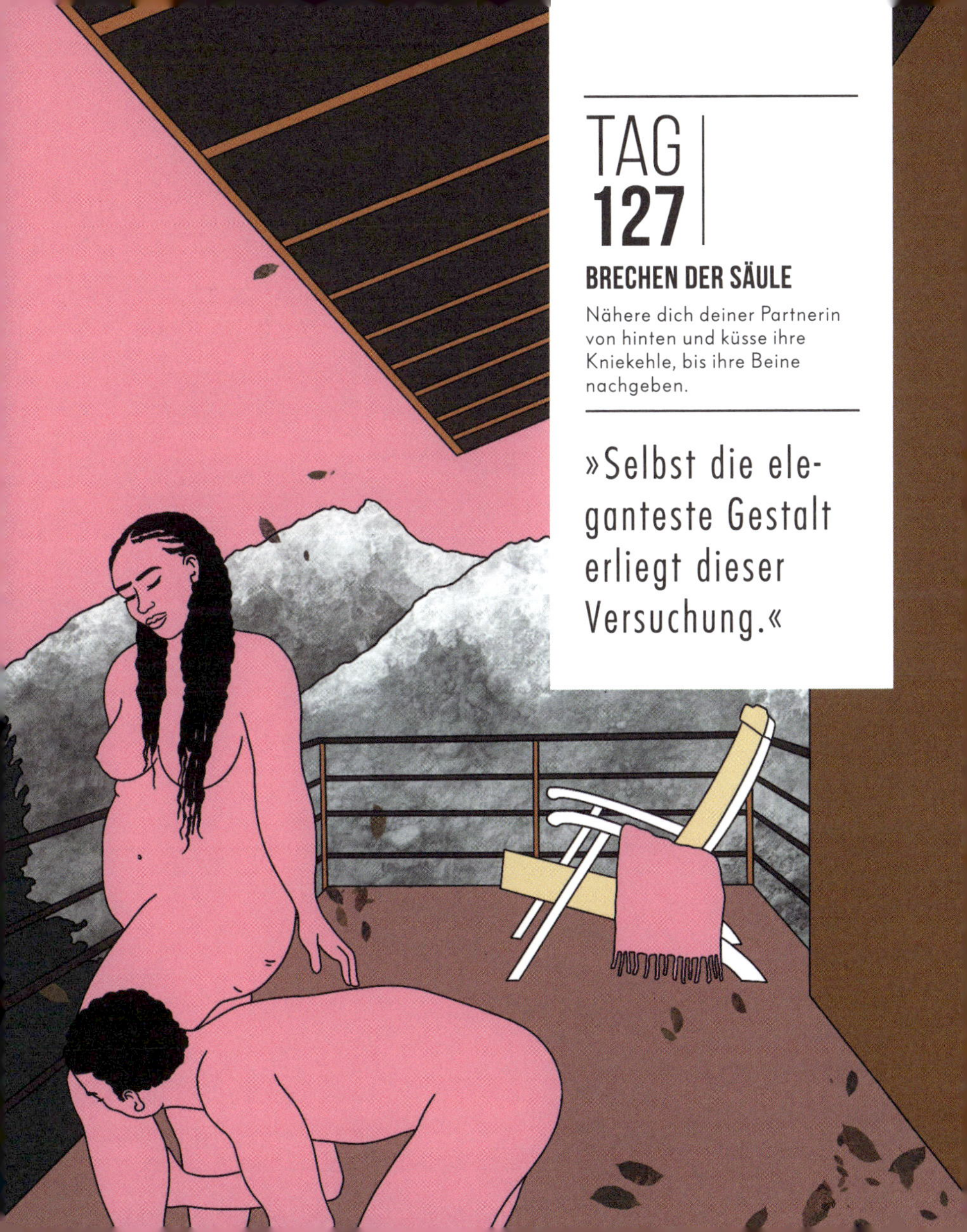

TAG 127

BRECHEN DER SÄULE

Nähere dich deiner Partnerin von hinten und küsse ihre Kniekehle, bis ihre Beine nachgeben.

»Selbst die eleganteste Gestalt erliegt dieser Versuchung.«

TAG 128

DER ERHOBENE PFLUG

Diese Stellung erfordert Kraft vom penetrierten Partner, ermöglicht aber dem Penetrierenden, schnell und hart zuzustoßen.

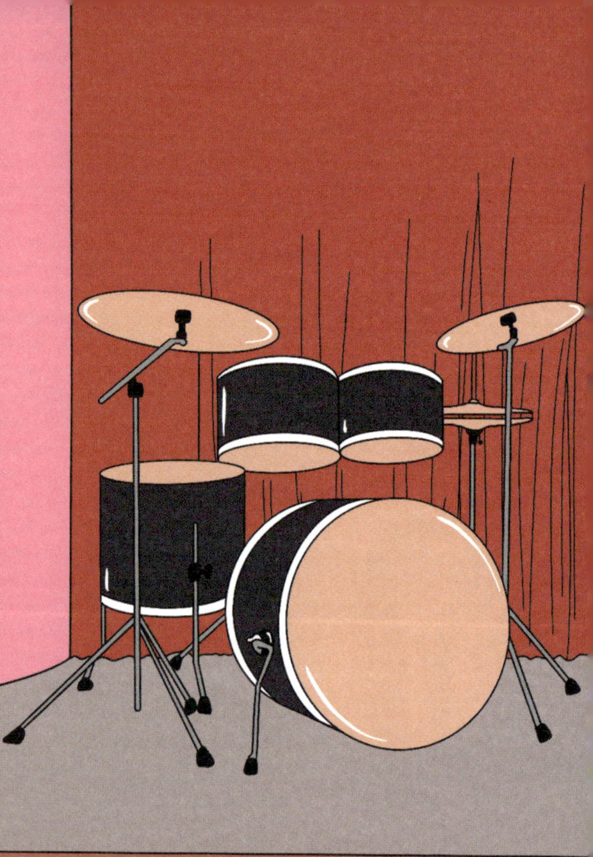

»Stoße vorwärts in leidenschaftliche Tiefen.«

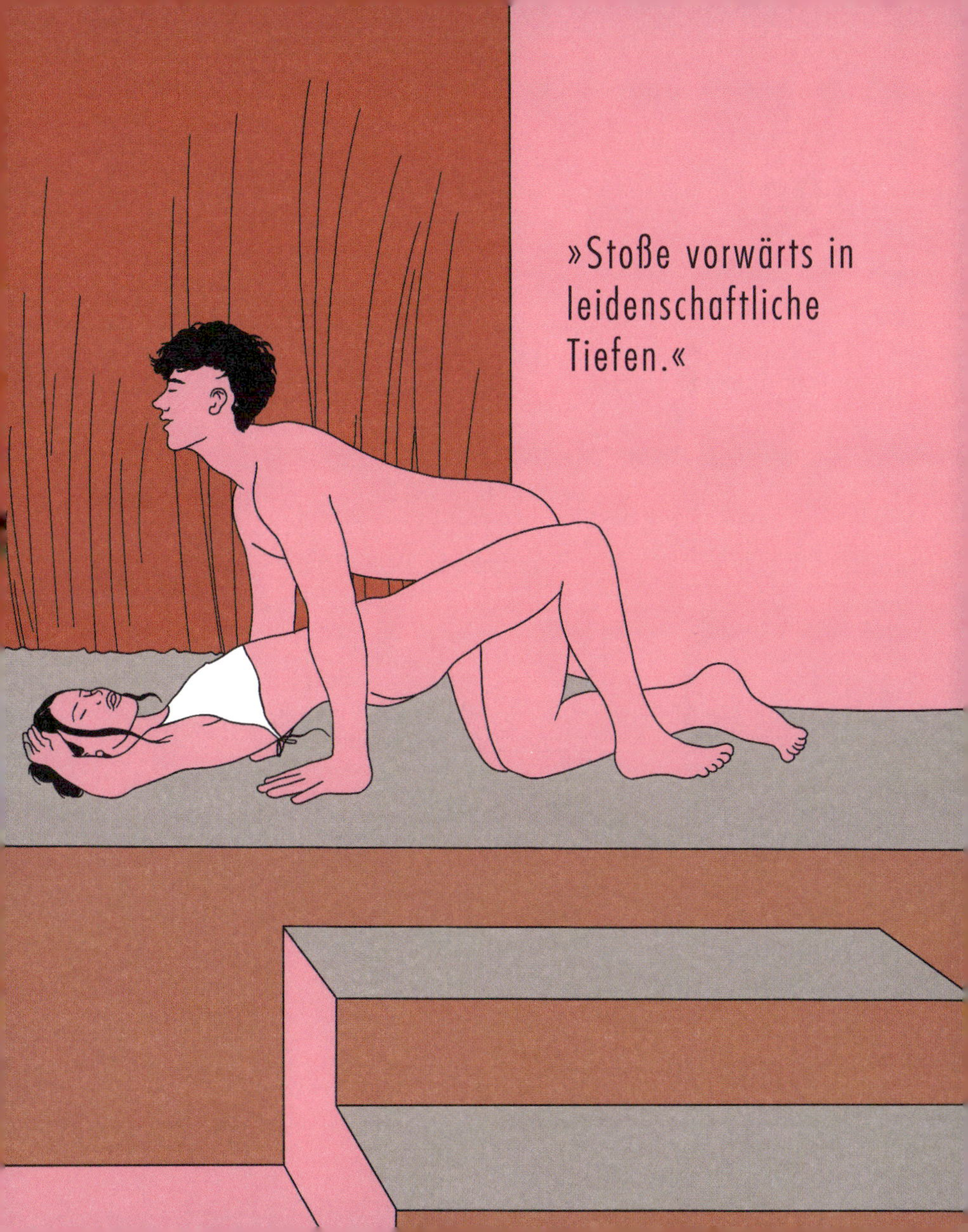

TAG 129

DAS BLÜTENBLATT KÜSSEN

Halte deine Geliebte mit festem Griff, während sie sich in Ekstase windet.

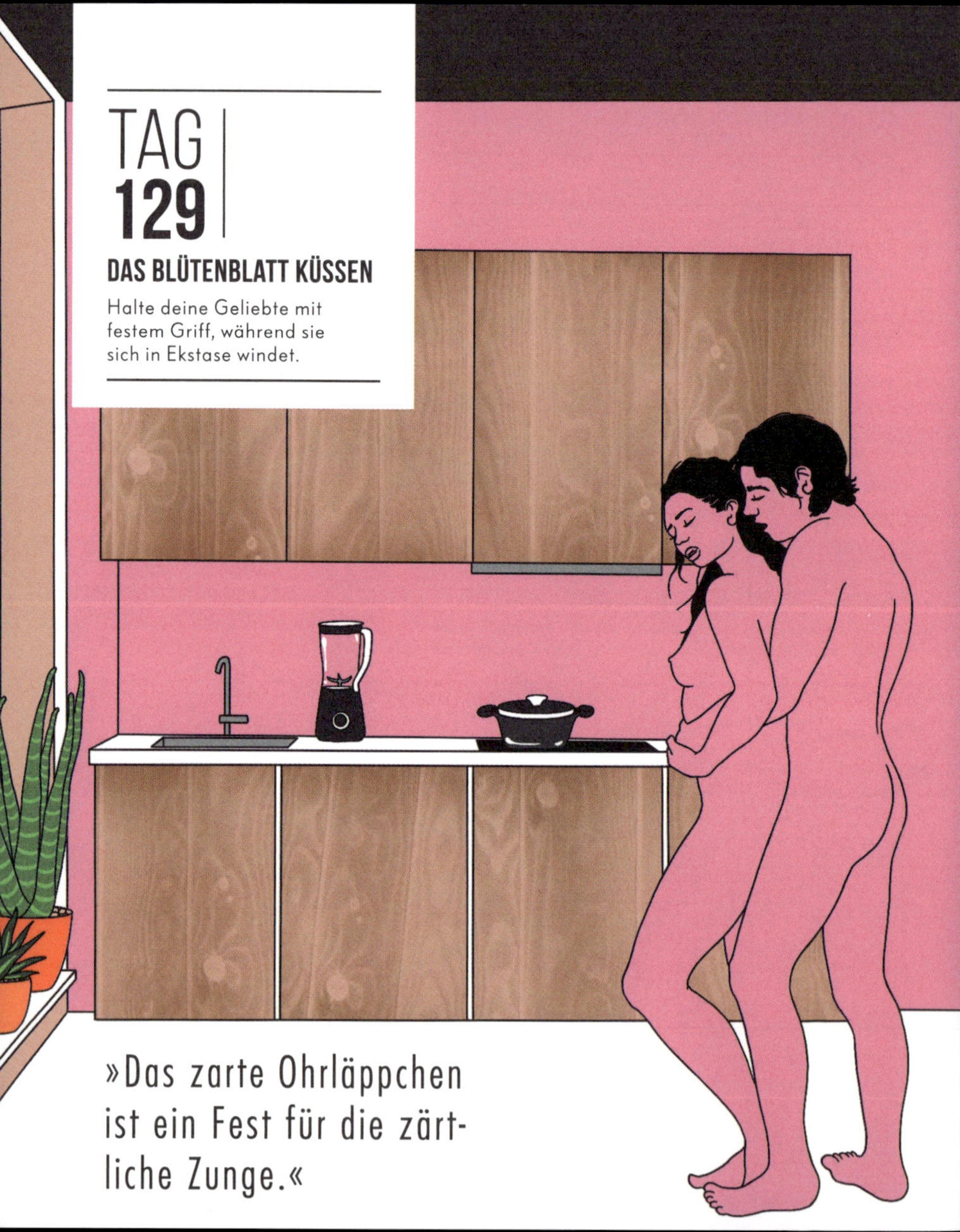

»Das zarte Ohrläppchen ist ein Fest für die zärtliche Zunge.«

TAG 130

DER PLÄTSCHERNDE KUSS

Eine romantische Abfolge von Küssen, die jeden Teil der Geliebten erkunden.

»Lass Gruß um Gruß auf ihre Satinhaut regnen.«

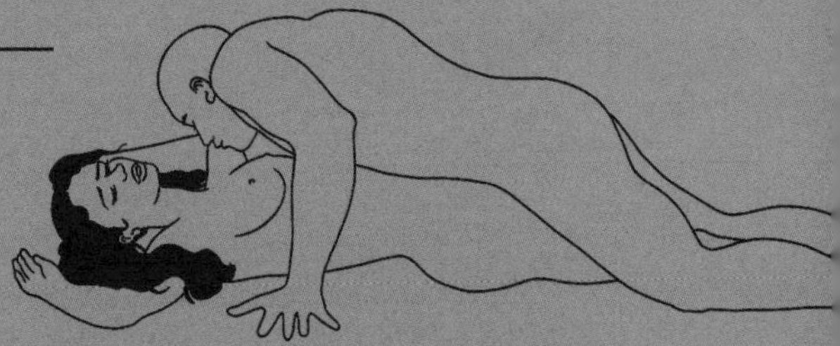

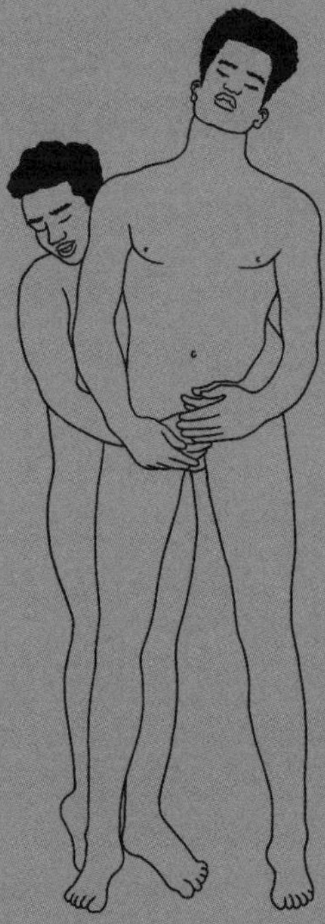

TAG 131

ZWEI HÄNDE AM WERK

Verwendet Gleitmittel für geschmeidiges, ununterbrochenes Gleiten.

»Gleite mit der einen und sogleich mit der anderen Hand nach oben zur pausenlosen Steigerung der Erregung.«

TAG 132

GLEITENDER STOSS

Ein kraftvolles, aber achtsames Stoßen, besonders geeignet, wenn die Partnerin weit geöffnet ist.

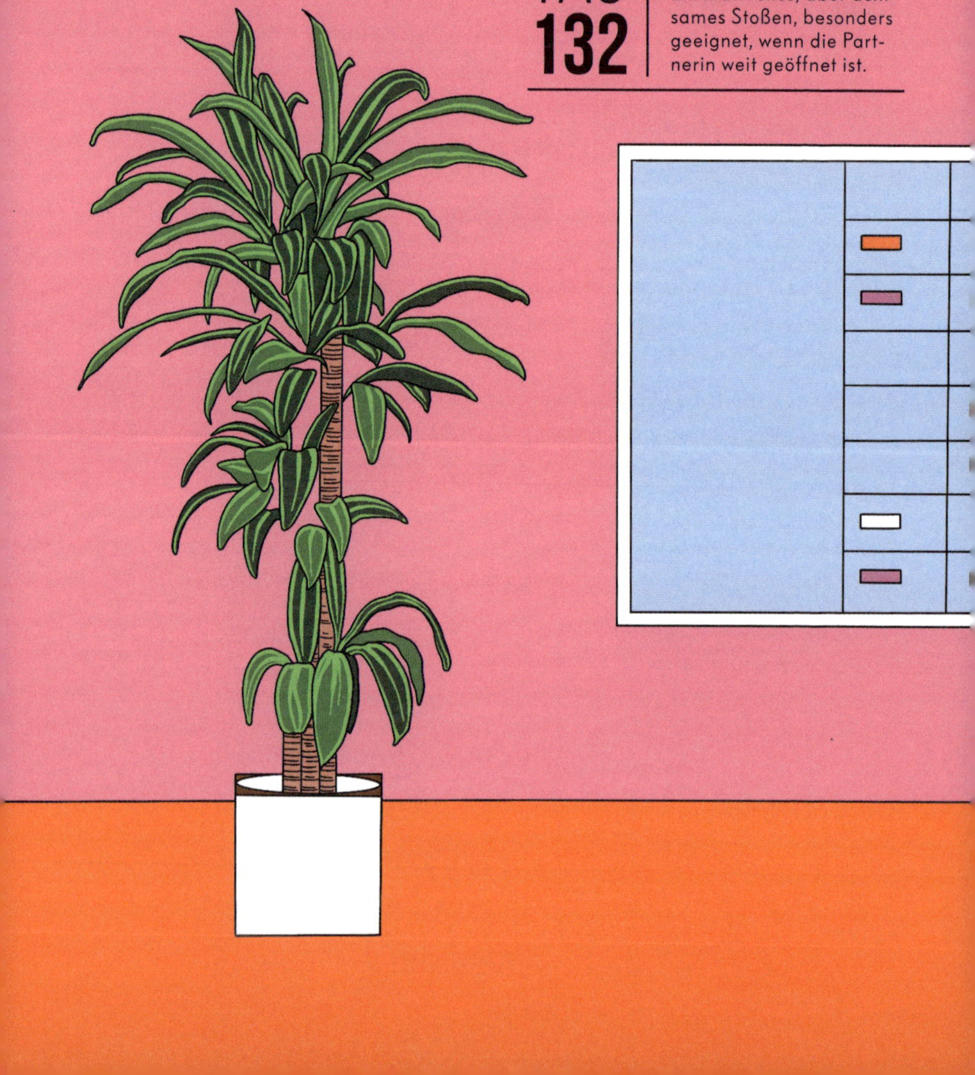

»Gleite in einem zärtlichen, umgekehrten Rhythmus langsam hinein und schnell hinaus.«

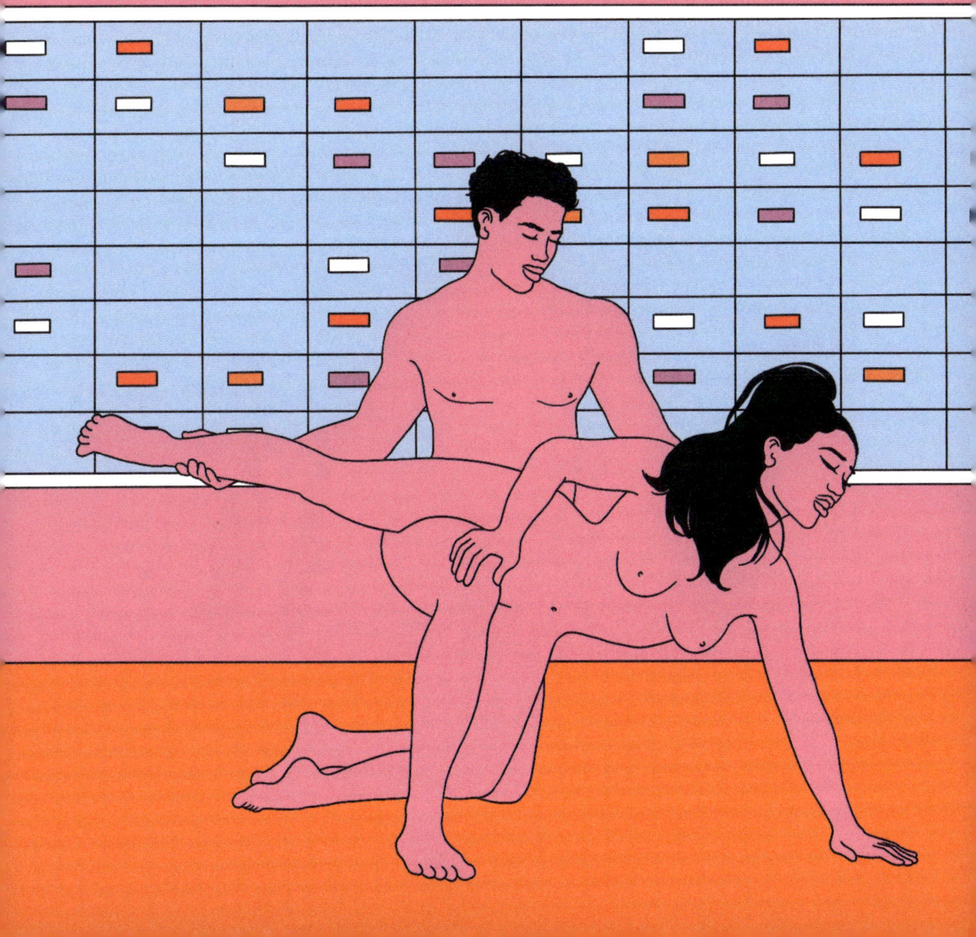

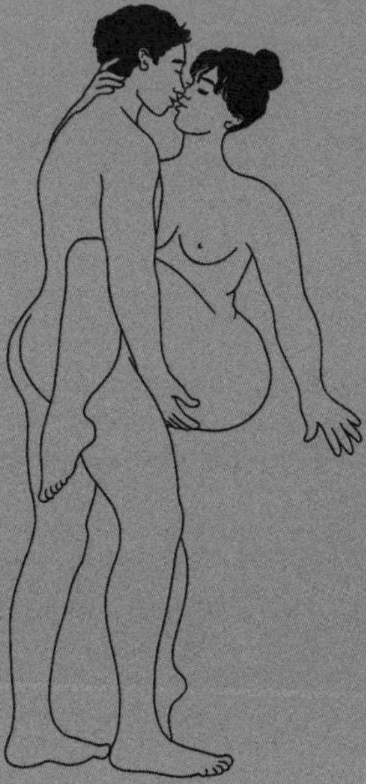

TAG **133**

DAS DREIBEIN

Das Panchasayaka erklärt das Dreibein so, dass der penetrierende Partner ein Knie der Geliebten hält, während er sie zärtlich streichelt.

»Eine provisorische Stellung für langanhaltendes Stoßen.«

TAG **134**

DIE GESPIEGELTE FLAMME

Eine Stellung, die zu Umarmungen einlädt und in der der Partner in ganzer Pracht bewundert werden kann.

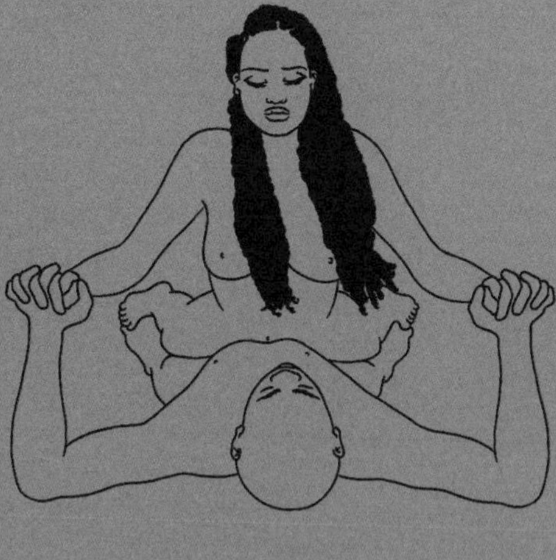

»Legt euch Glieder auf Glieder aufeinander, um eure Zärtlichkeit zu entfachen.«

TAG 135

DER UNGESTÜME GRIFF

Ein ungewöhnlicher Winkel, der Liebende neue Formen der Erregung entdecken lässt.

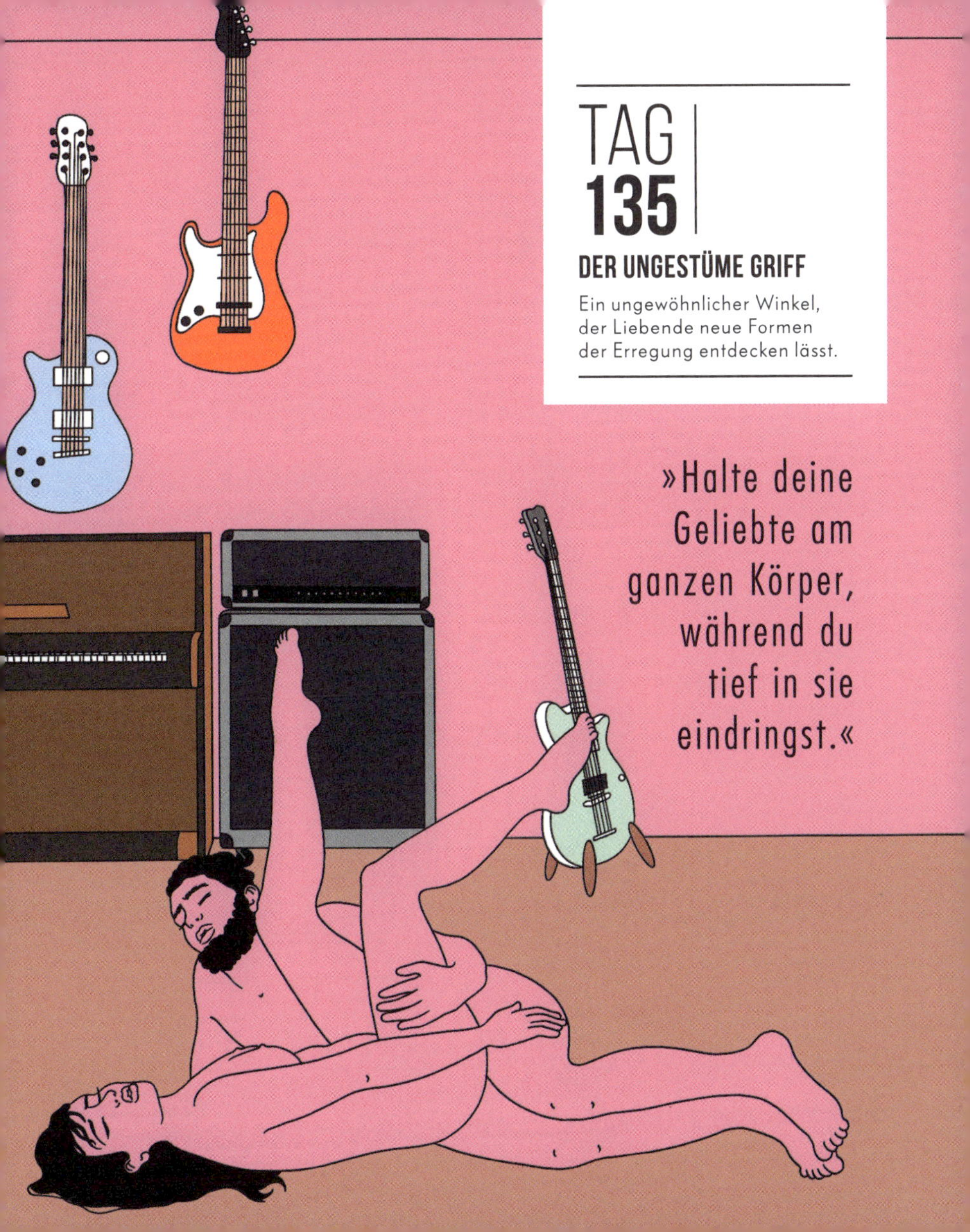

»Halte deine Geliebte am ganzen Körper, während du tief in sie eindringst.«

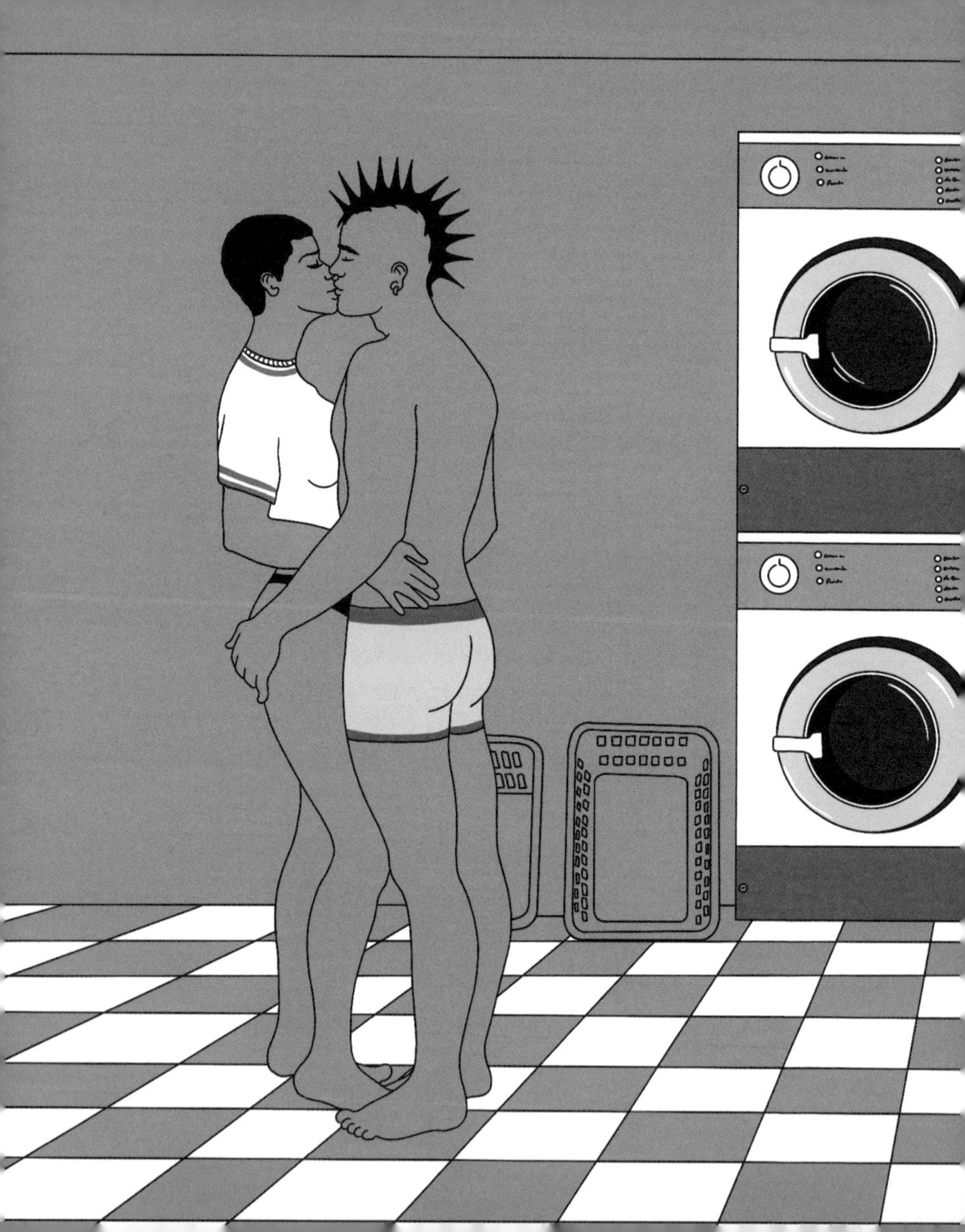

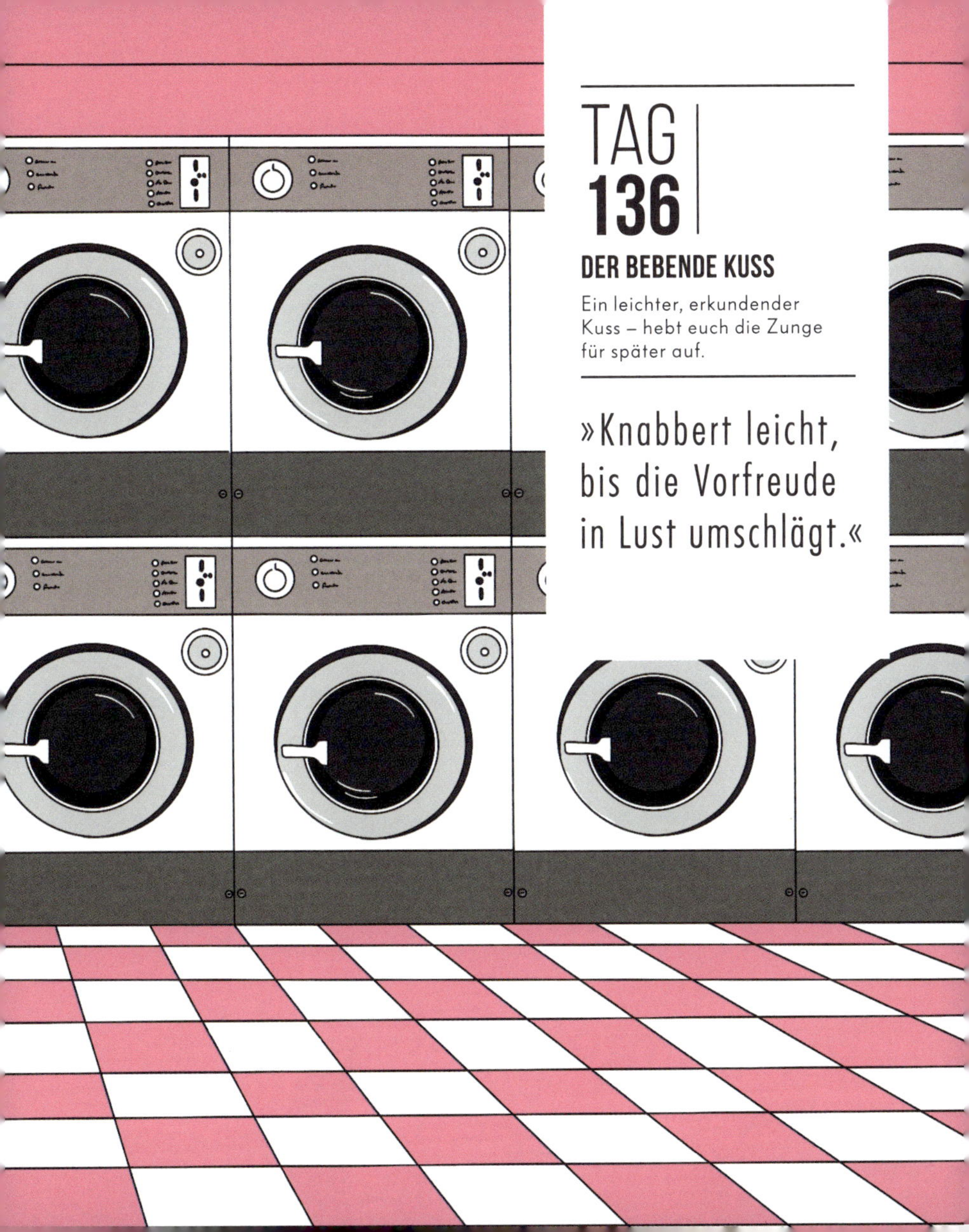

TAG
136

DER BEBENDE KUSS

Ein leichter, erkundender Kuss – hebt euch die Zunge für später auf.

»Knabbert leicht, bis die Vorfreude in Lust umschlägt.«

TAG 137

CHUMBITAKA (KÜSSEN)

Sauge ausgiebig und lenke all deine Aufmerksamkeit auf seine sensible Unterseite.

»Mach deine Lippen rund und küsse leidenschaftlich.«

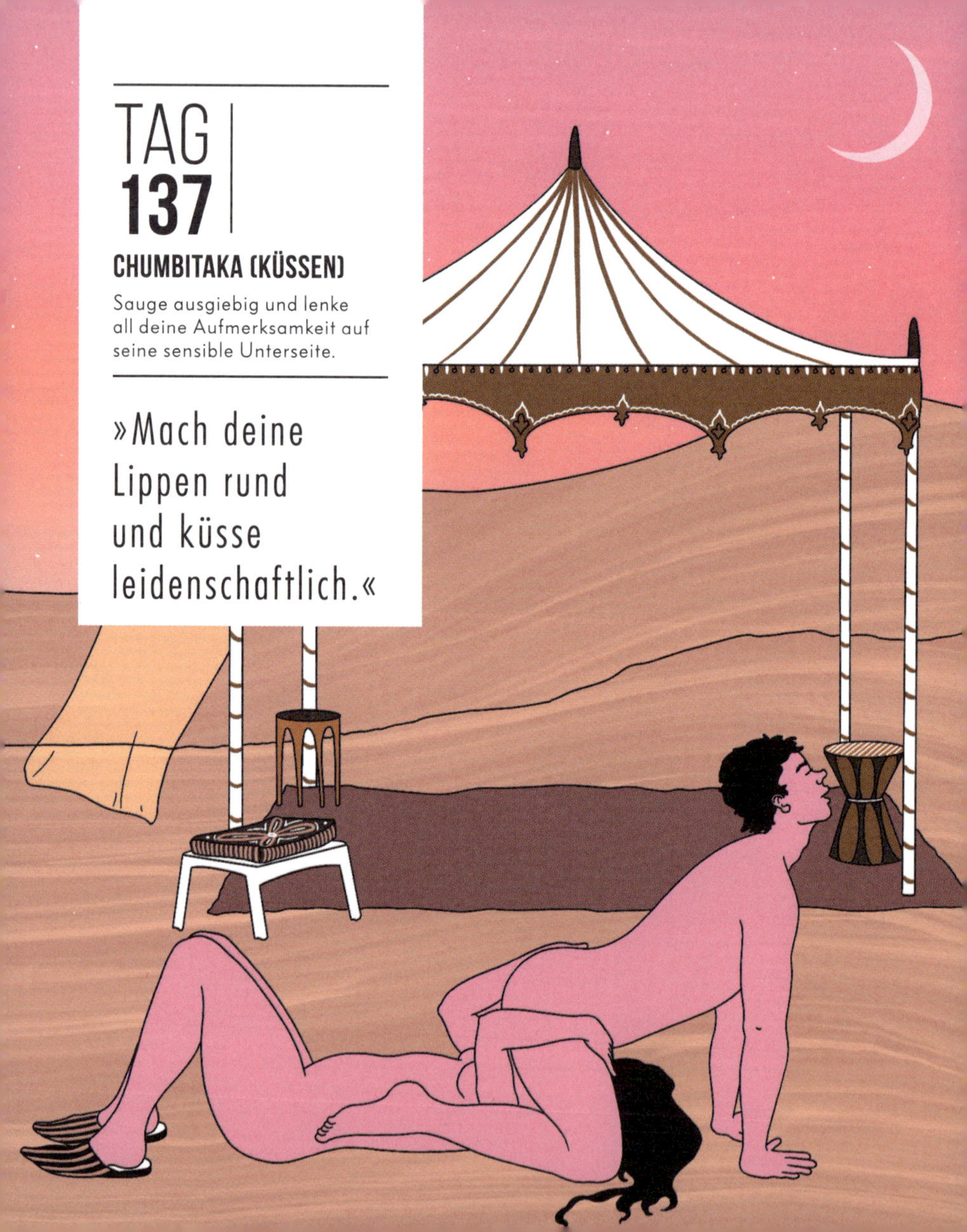

TAG 138

DIE LÖWIN

Das Kamasutra sagt, du kannst dir aussuchen, in die Rolle welchen Tieres du schlüpfen möchtest. Wähle also ein mächtiges.

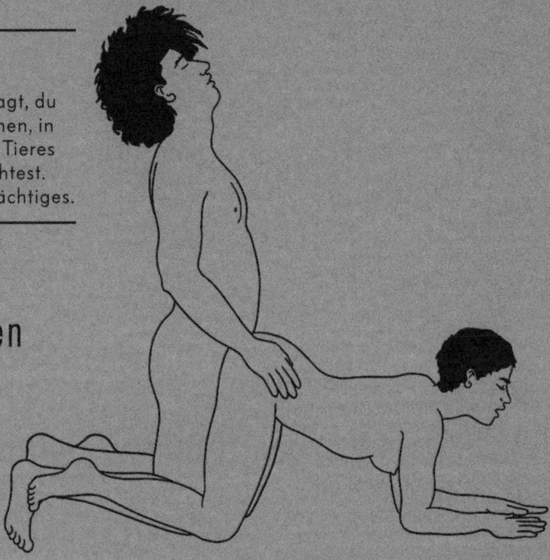

»Dringe tief ein und stoße deinen Urschrei aus.«

TAG 139

DIE AKROBATEN

Wenn ihr euch in dieser Stellung wohlfühlt, ermöglicht sie tiefe Penetration, aber sie lädt auch zum Herumalbern ein.

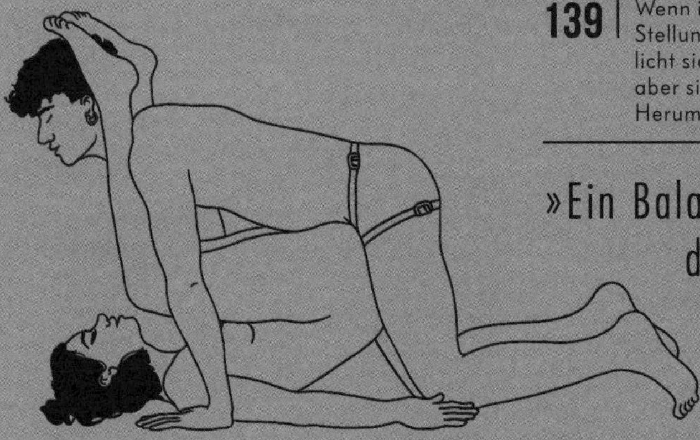

»Ein Balanceakt, um den anderen zu beeindrucken«

TAG 140

DIE GEFANGENEN HUNDE

Eine verspielte Stellung, in der man sich Genital an Genital erkundet.

»Presst euch mit der Neugier von Tieren aneinander.«

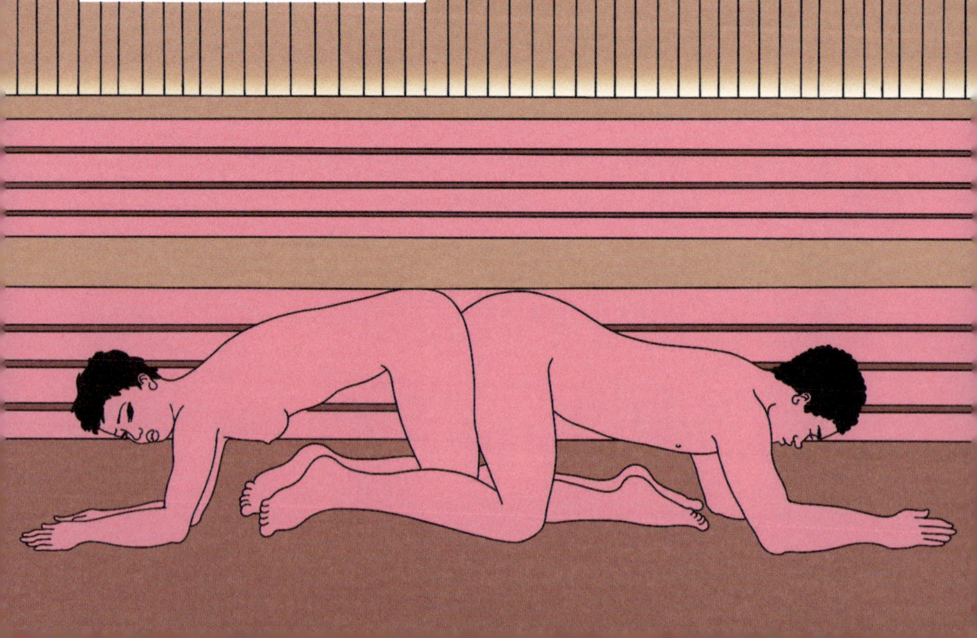

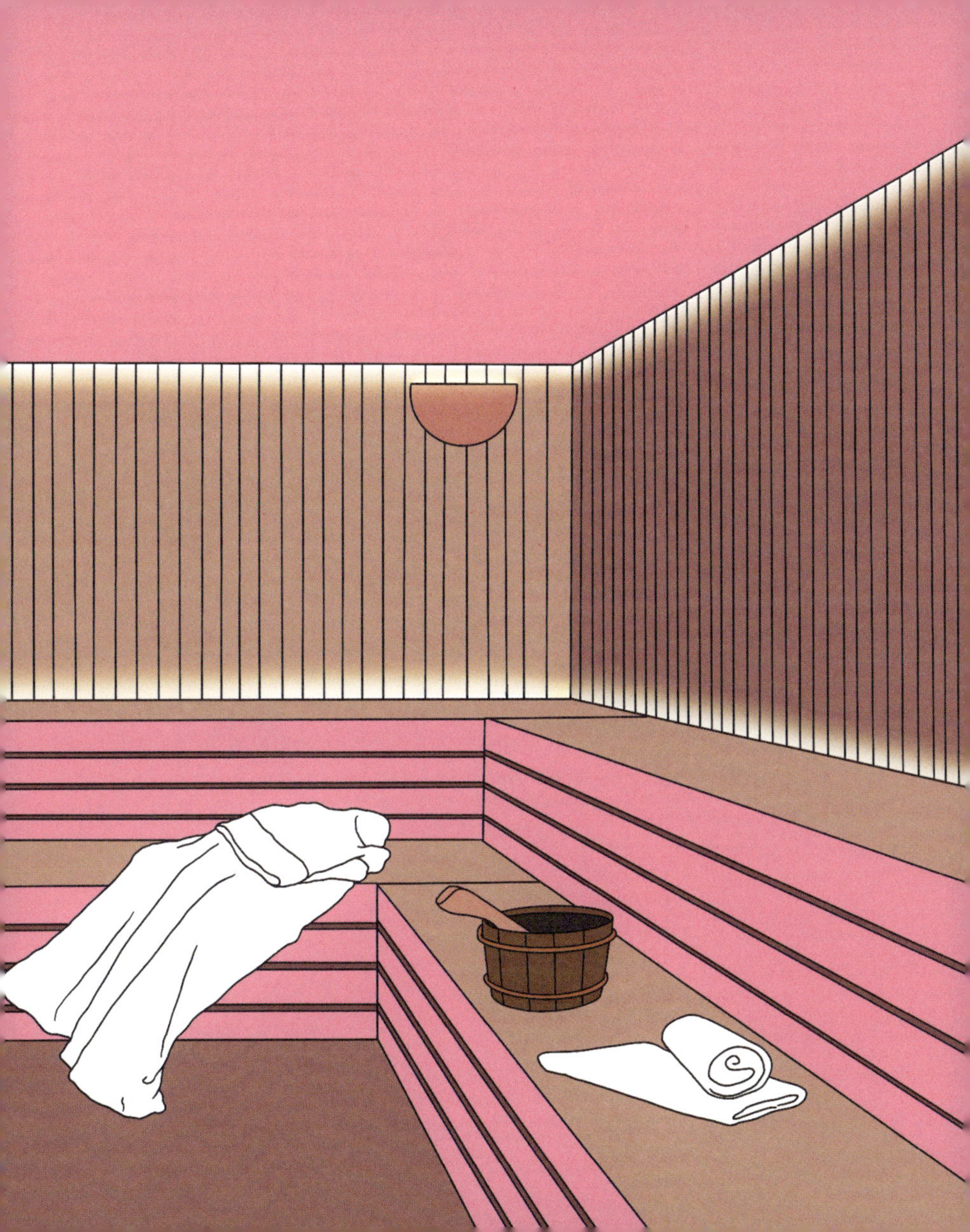

TAG 141

DIE HALBE KLAMMER

Eine bequeme Stellung für eine langsame, liebevolle Vereinigung.

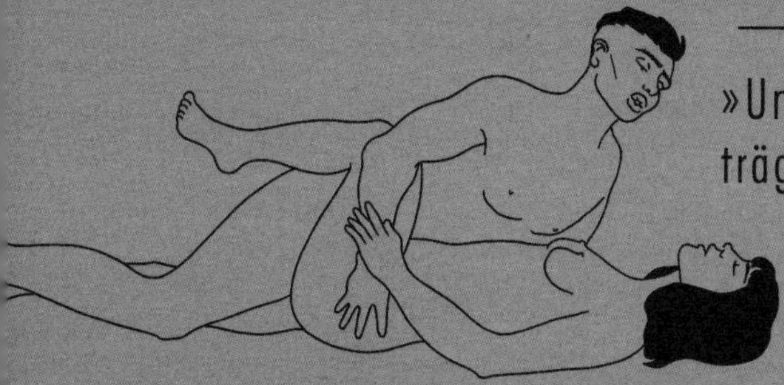

»Umfasst einander in träger Sinnenlust.«

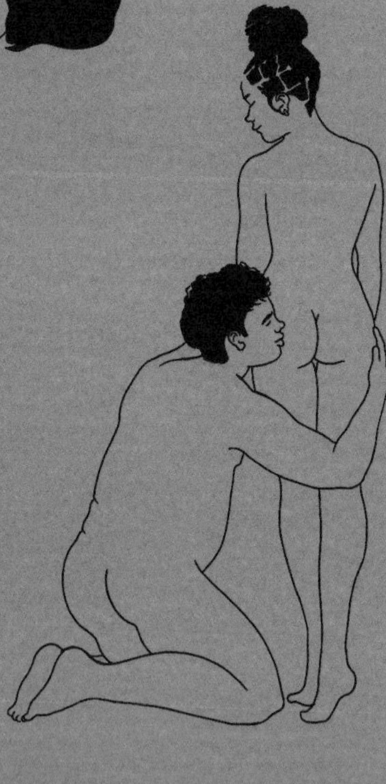

TAG 142

DER FOHLENKUSS

Gewinne auf verspielte Weise die morgendliche Aufmerksamkeit deiner Schönen.

»Kauere dich hinter sie und stupse sie sanft an.«

TAG 143

DAS JUNGE BLATT

So bereichert ihr euer Liebesleben mit Frühlingsfreuden.

»Sich um den Geliebten wickelnd, verwöhnt sie ihn mit Zärtlichkeiten.«

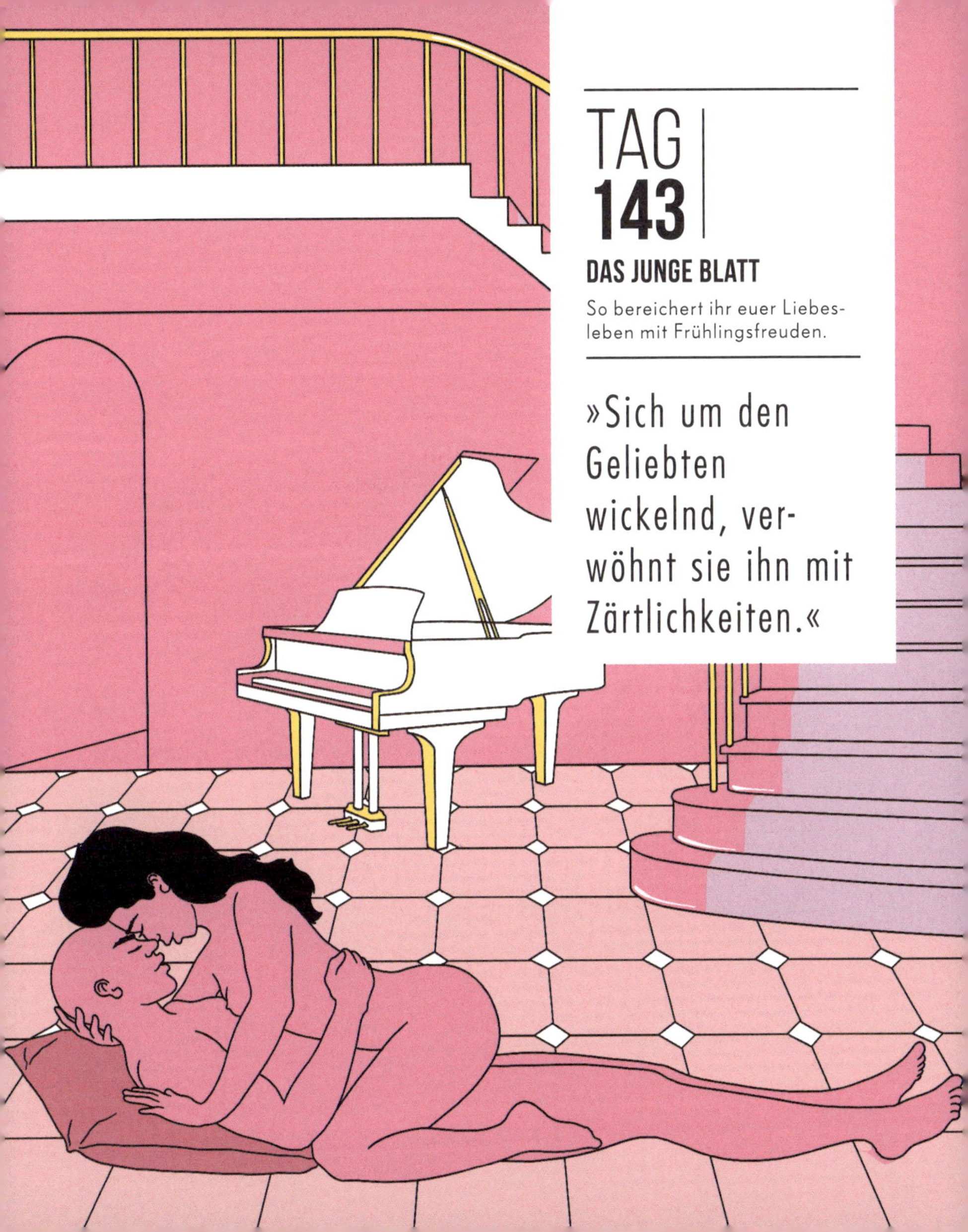

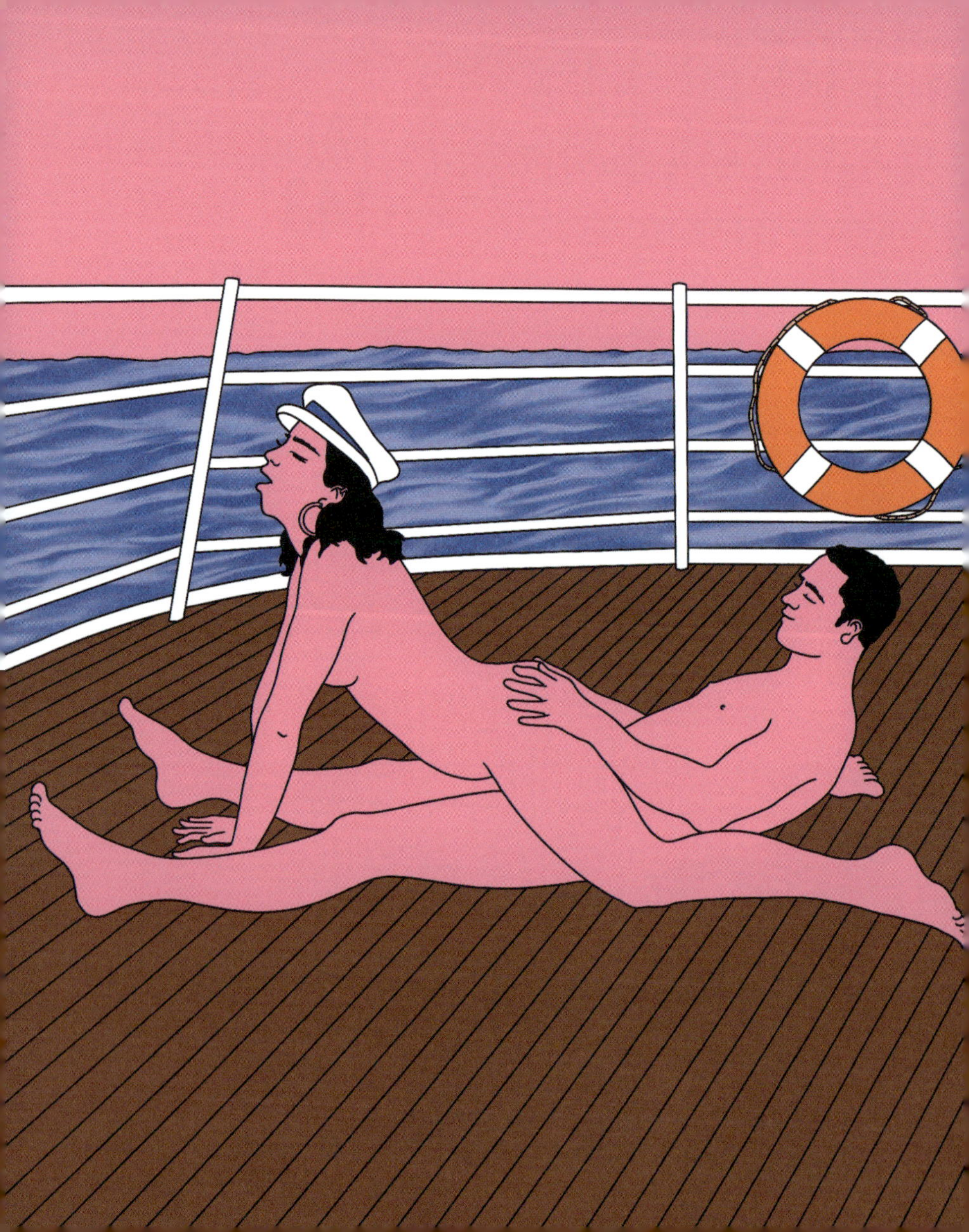

TAG **144**

DIE WENDE

Besonders gut, wenn deine Erektion von Natur aus nach unten abgewinkelt ist.

»Eine intensive, großartige Wendung«

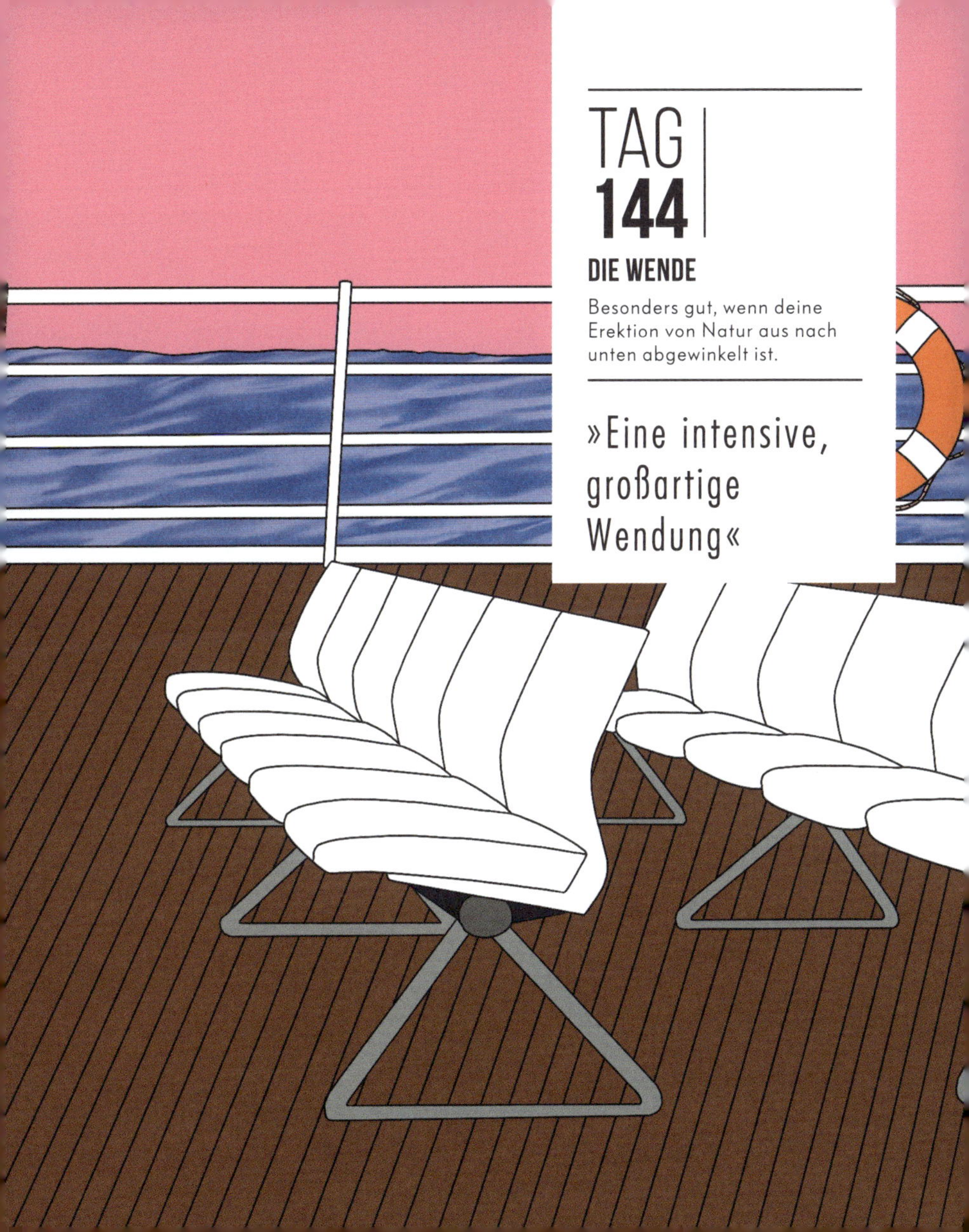

TAG 145

DIE NISTENDE KRÄHE

Eine komfortable Variante einer alten Lieblingsstellung.

»Lass deinen Partner die Höhen erklimmen.«

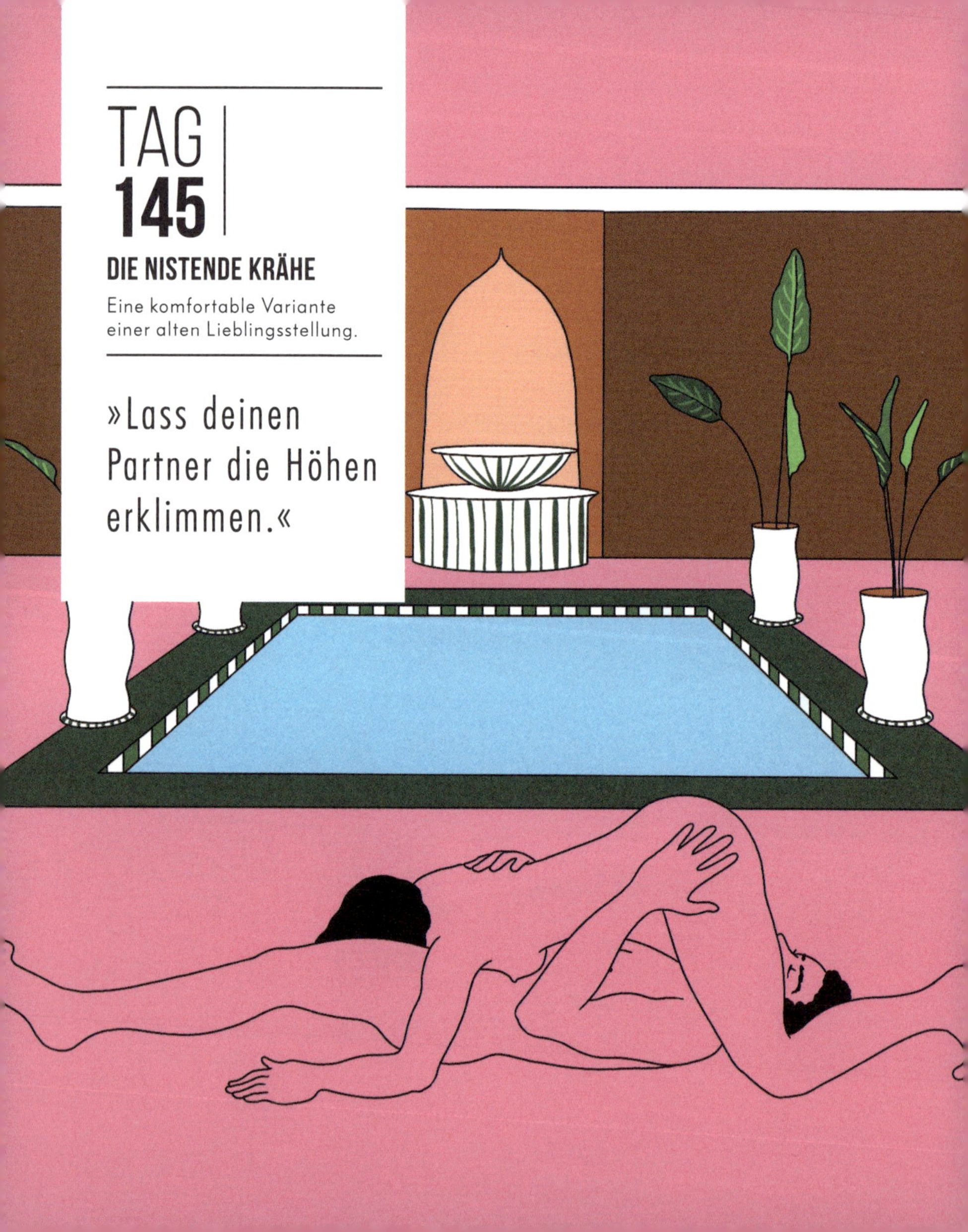

TAG **146** | **DIE LIEGENDE UMARMUNG**

Diese Umarmung lässt dich die sinnlichen Beine deiner Geliebten genießen, während du deine Genitalien an ihre schmiegst.

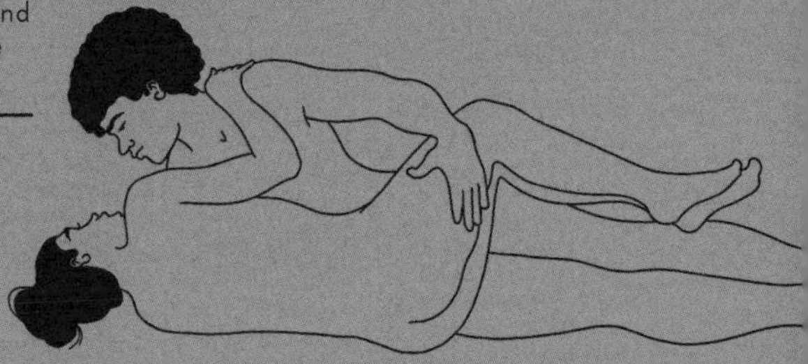

»Halte die Schenkel deiner Partnerin und genieße ihre Berührung.«

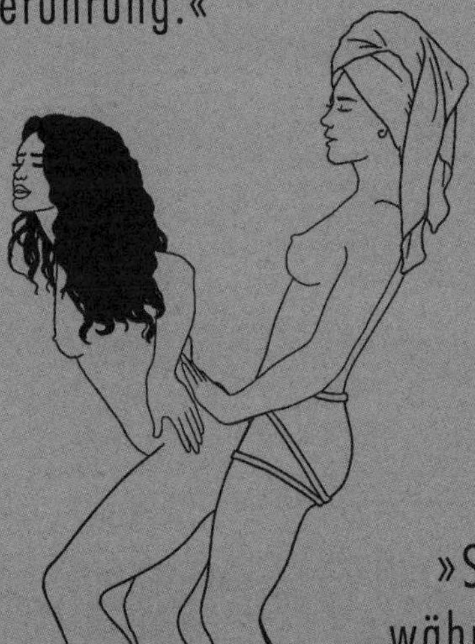

TAG **147** | **DIE STANDHAFTE**

In dieser Stellung ist die penetrierte Partnerin der Anker, während ihre Geliebte die Bewegung kontrolliert.

»Stütz dich an eine Wand, während deine Geliebte euch mit ihren tanzenden Hüften Lust bereitet.«

TAG
148

DER TISCH DER LUST

Der penetrierende Partner sollte sich in dieser anstrengenden Stellung mit einem Hocker abstützen.

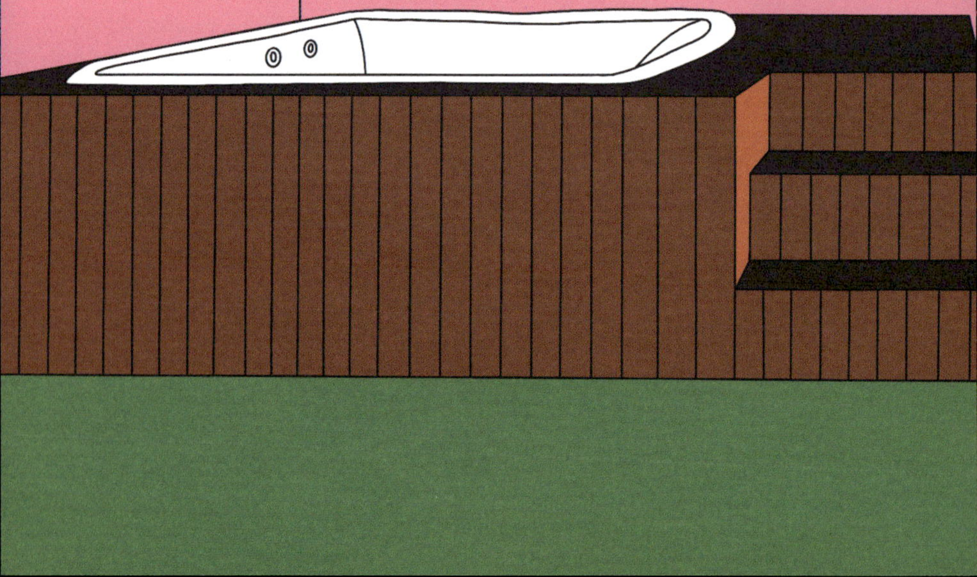

»Gleite langsam den Jadestängel deines Partners auf und ab, nehmt euch Zeit für dieses Fest der Sinne.«

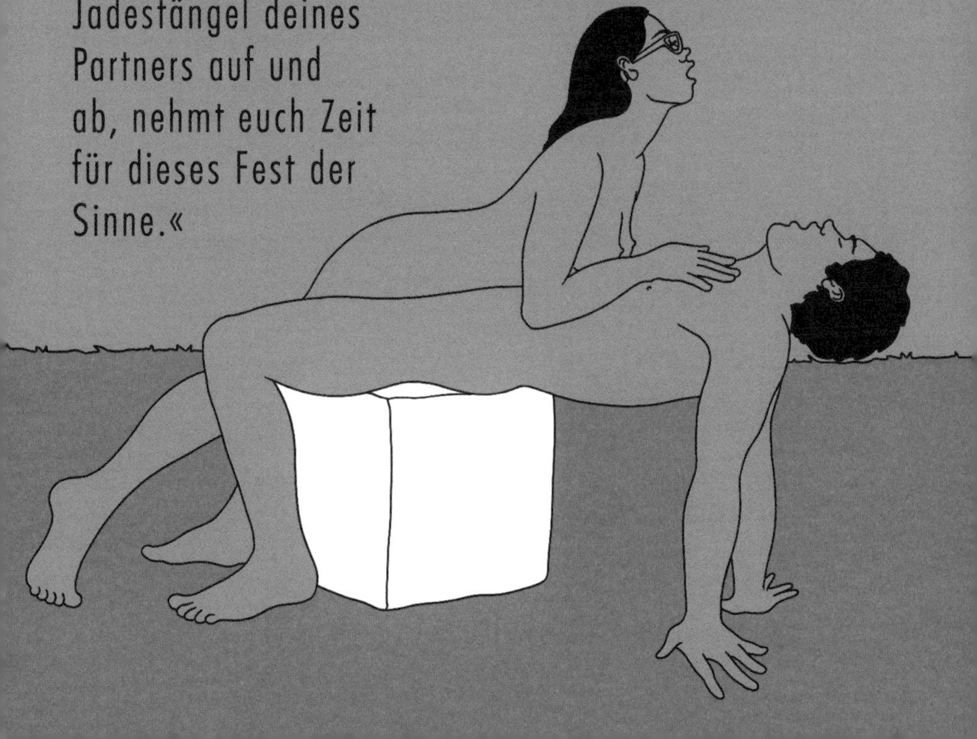

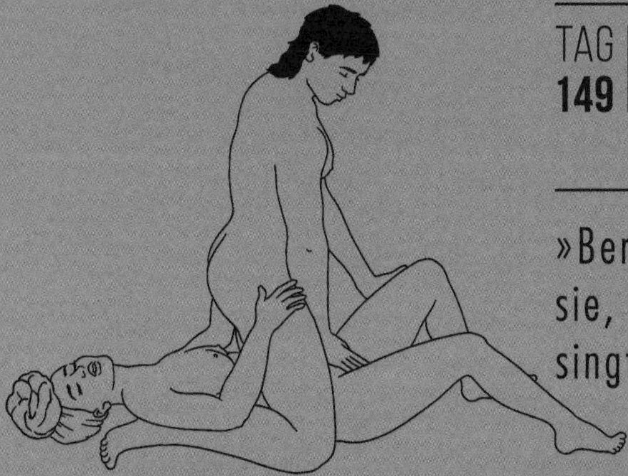

TAG 149 | KLANG DER MUSCHEL

Trommle mit den Fingern in einem leichten, regelmäßigen Rhythmus auf ihre zartesten Stellen.

»Berühre und errege sie, bis ihr Körper singt.«

TAG 150 | DIE AMPHORE KIPPEN

Praktiziert dies zu eurer Sicherheit auf einem weichen Untergrund.

»Haltet euch gut aneinander fest und fordert die Schwerkraft heraus.«

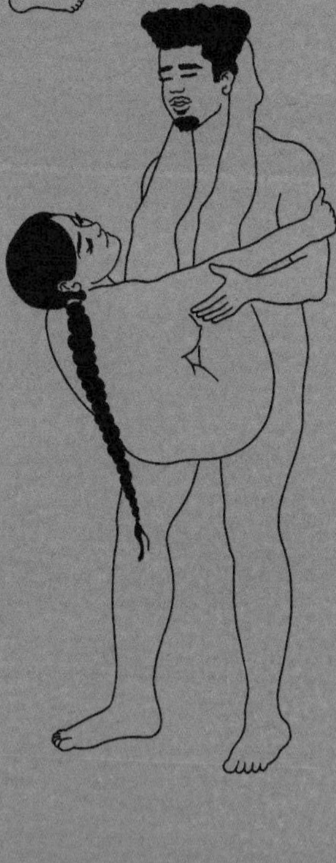

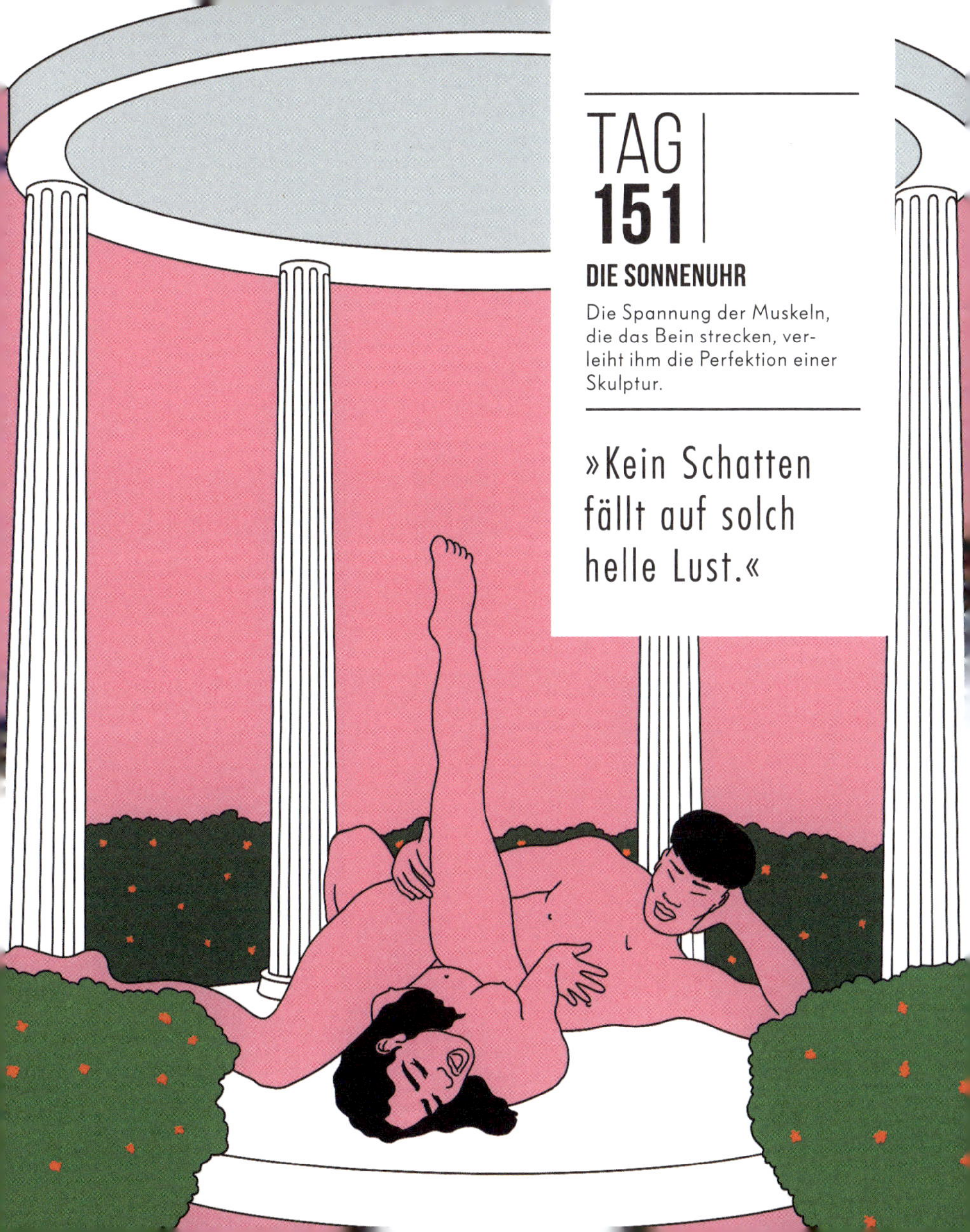

TAG 151

DIE SONNENUHR

Die Spannung der Muskeln, die das Bein strecken, verleiht ihm die Perfektion einer Skulptur.

»Kein Schatten fällt auf solch helle Lust.«

TAG
152

DIE GÖTTIN HEBEN

Wenn du mit deinen Beine kräftig zupackst, hat dein Partner die Hände frei, um dir Lust zu bereiten.

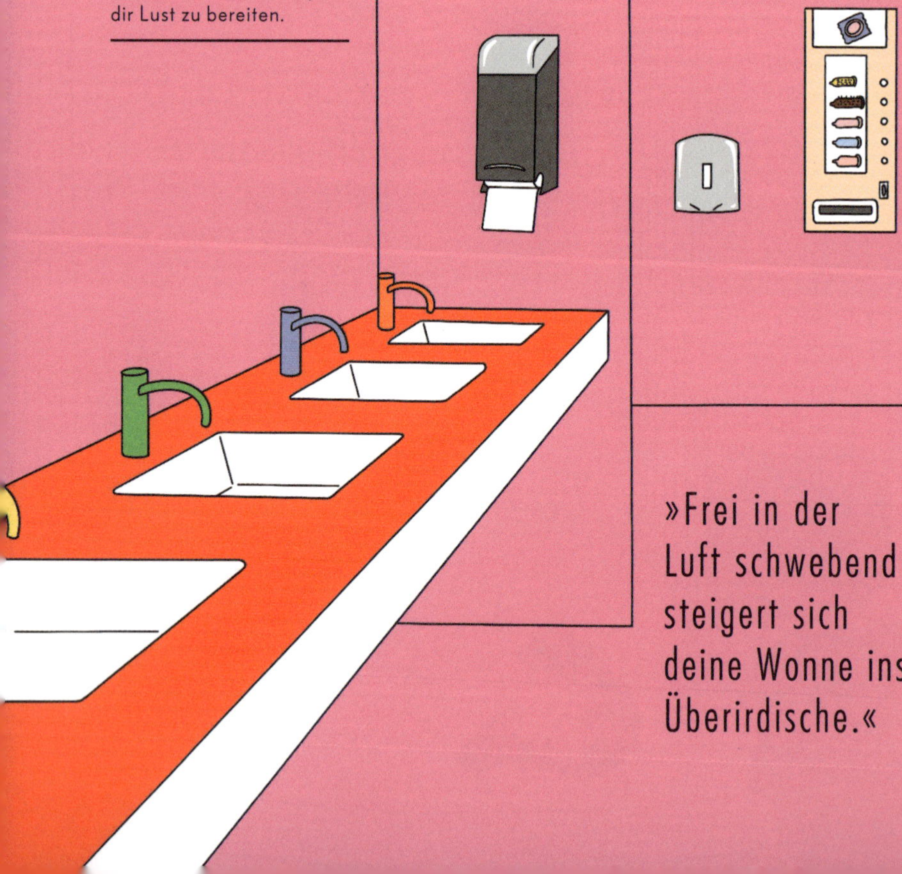

»Frei in der Luft schwebend steigert sich deine Wonne ins Überirdische.«

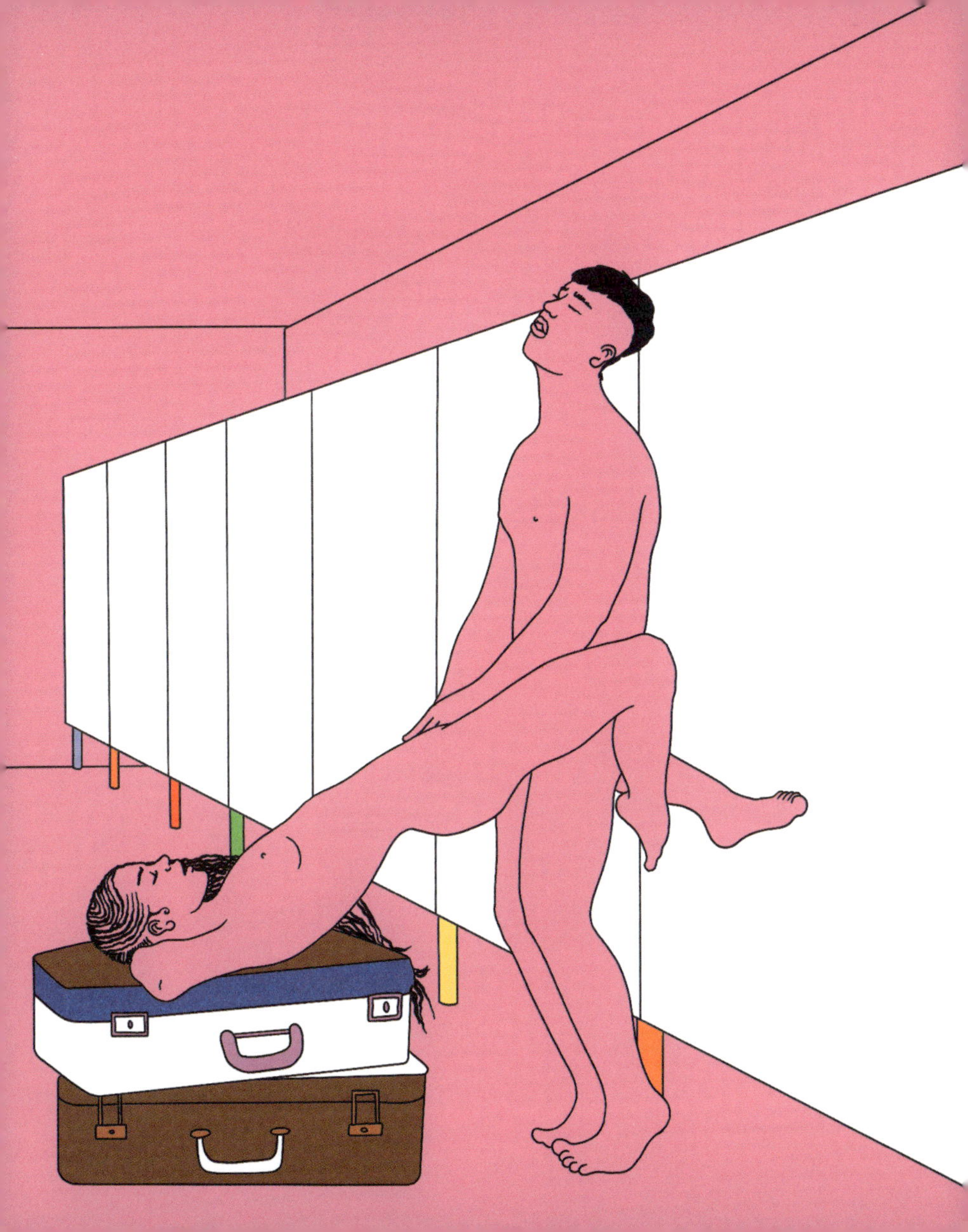

TAG 153

DIE EGGE

Bist du bei dieser Stellung zu schnell, gleitest du vielleicht heraus. Bewege dich daher gemächlich.

»Grabe dich tief und langsam in ihre weiche Furche.«

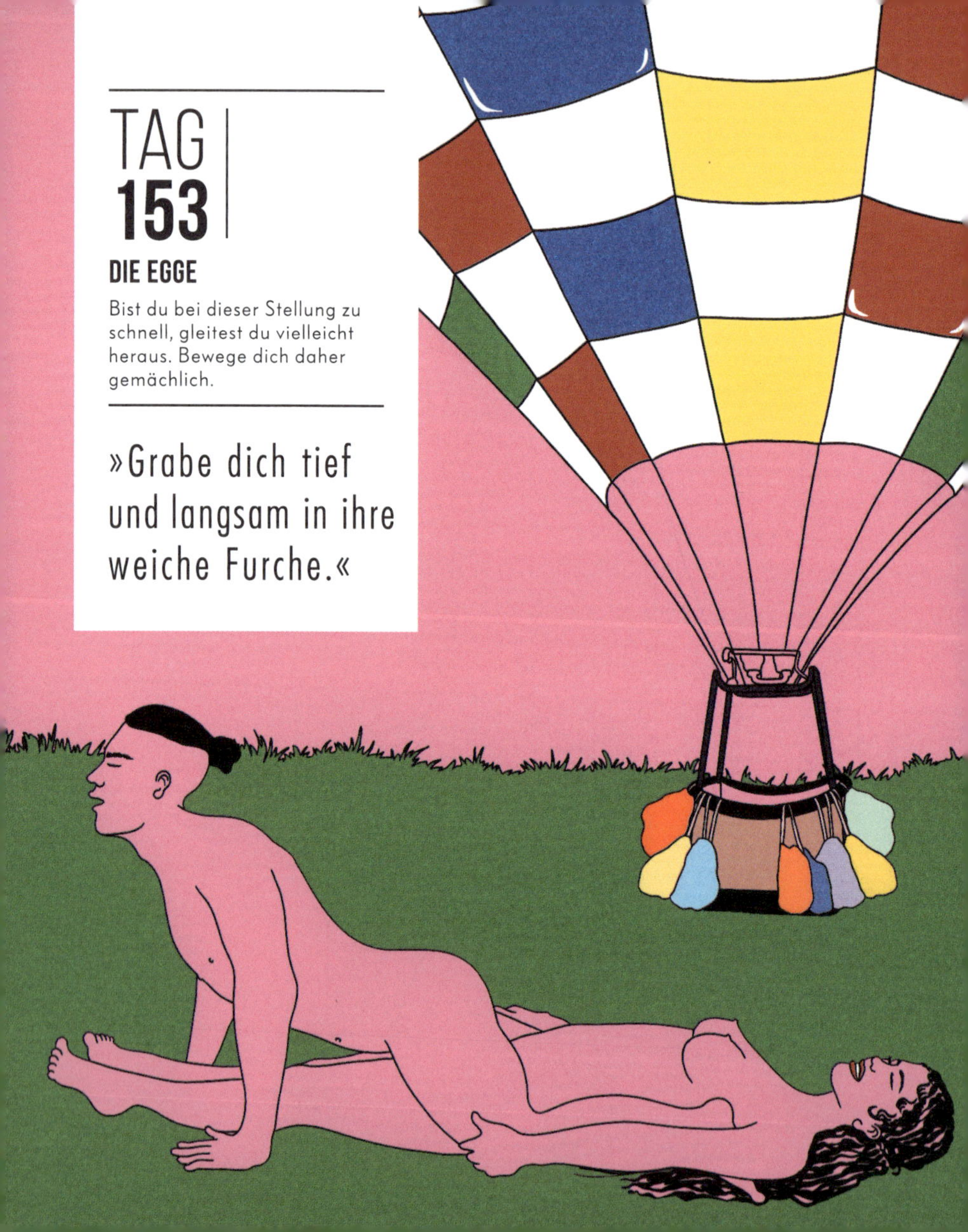

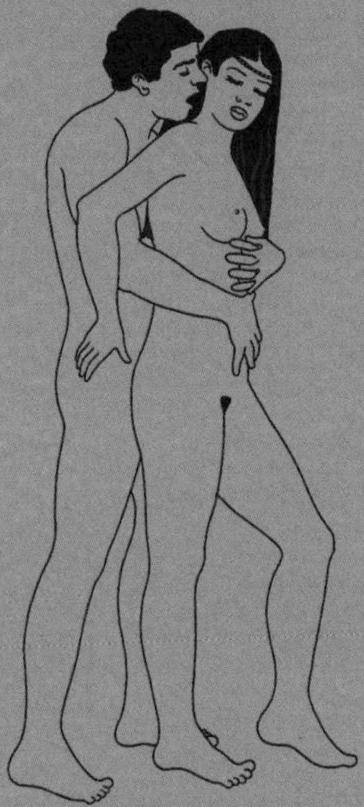

TAG 154

GEHAUCHTER KUSS

Küsse nicht wirklich: Kitzle mit deinem Atem die straffe Haut deiner Geliebten.

»Ein sinnlicher Kitzel, der dich erbeben lässt«

TAG 155

HALB EINGEROLLT

Eine Stellung, die sich auch für Analverkehr eignet.

»Dränge vorwärts, von den Beinen der Geliebten sanft umfangen.«

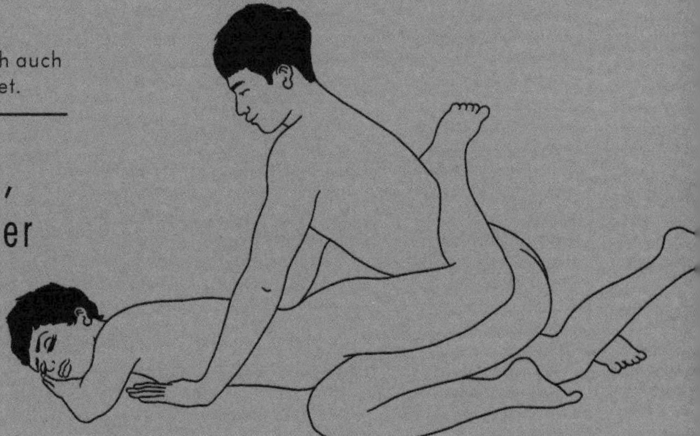

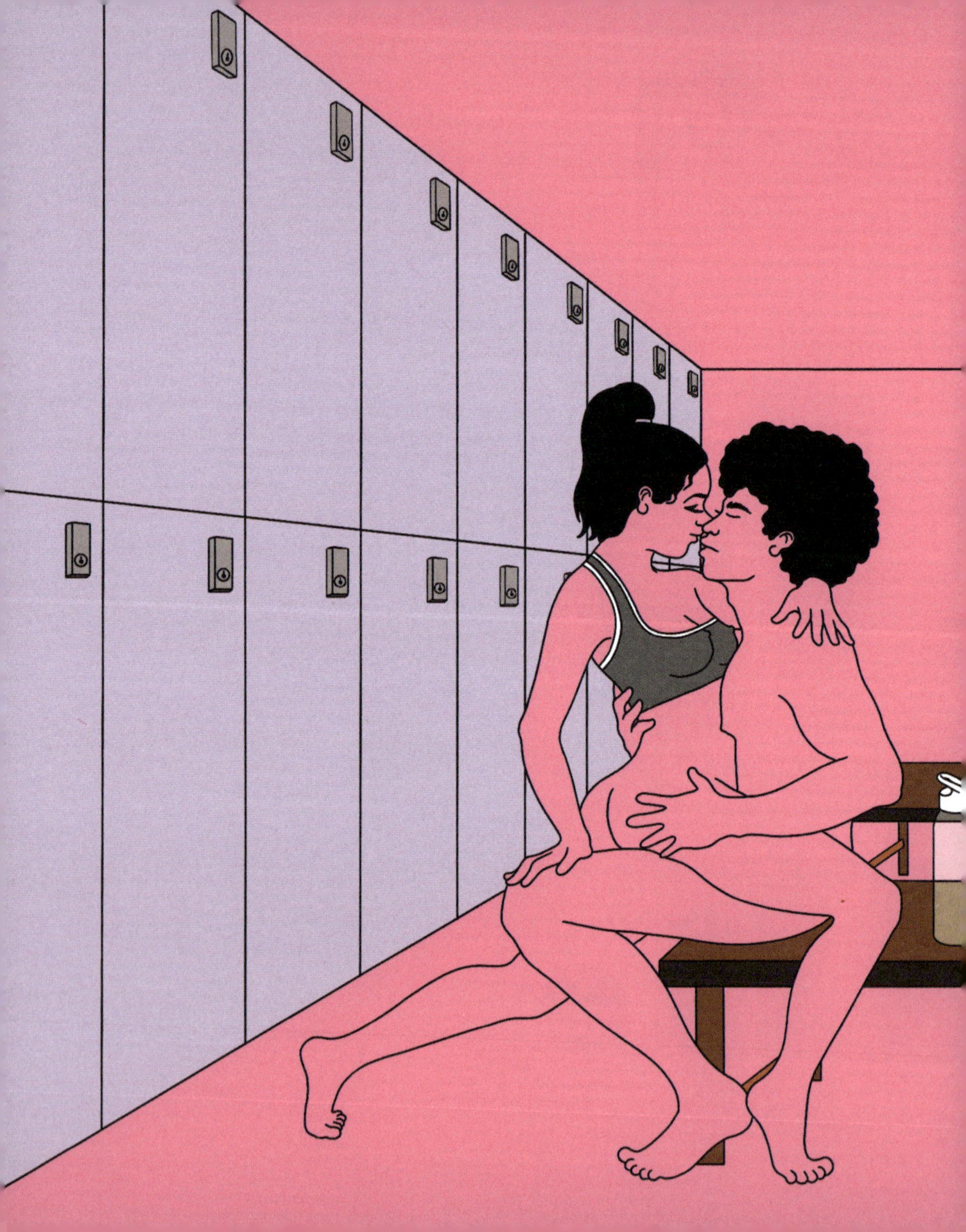

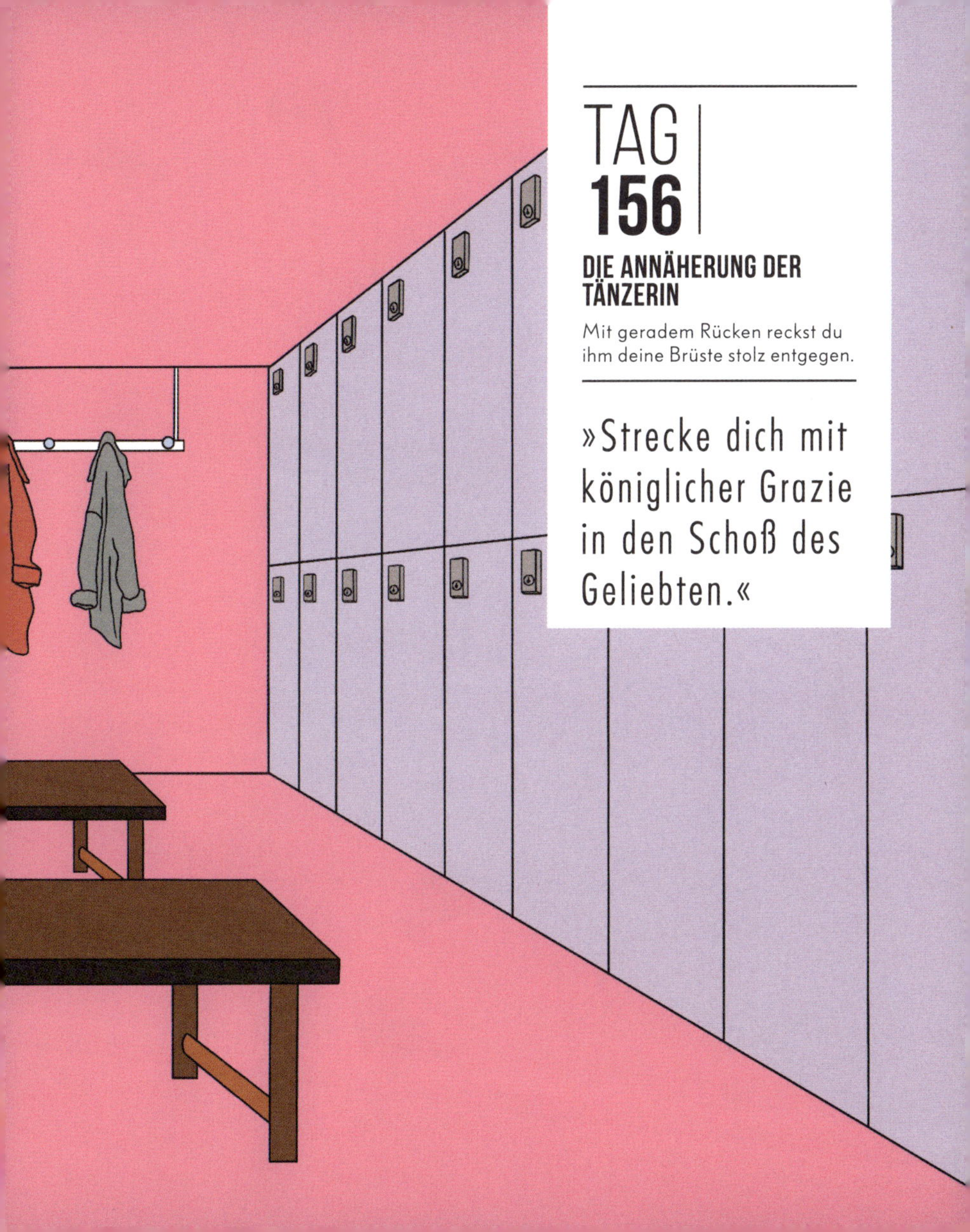

TAG 156

DIE ANNÄHERUNG DER TÄNZERIN

Mit geradem Rücken reckst du ihm deine Brüste stolz entgegen.

»Strecke dich mit königlicher Grazie in den Schoß des Geliebten.«

TAG 157

DIE ARABESKE

Der Penetrierende sollte sicher stehen und seiner Partnerin festen Halt bieten.

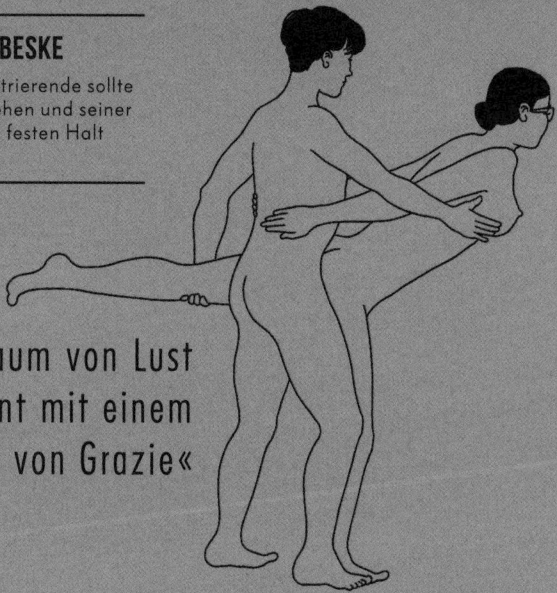

»Ein Traum von Lust vereint mit einem Traum von Grazie«

TAG 158

DER ADLERHORST

Eine Stellung, die die Lust deiner Partnerin auf die Spitze treibt, während du sie mit deiner Kraft beeindruckst.

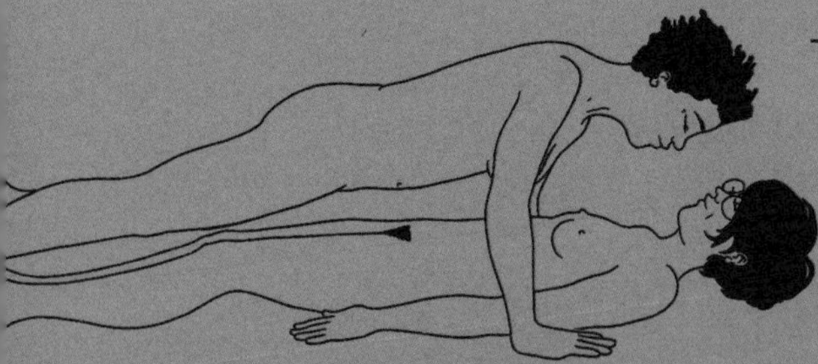

»Atemlose Erwartung vor dem Herabstoßen«

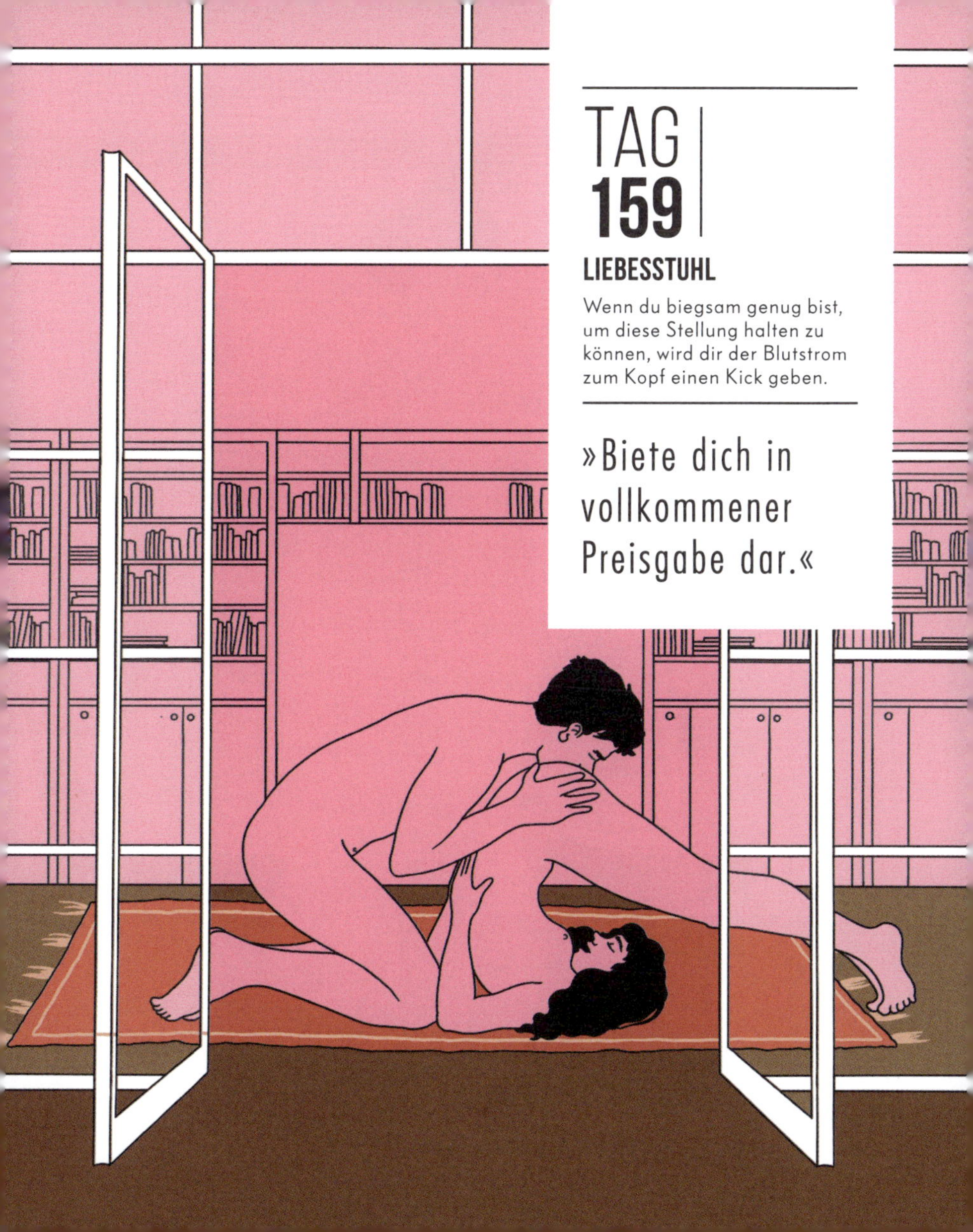

TAG 159

LIEBESSTUHL

Wenn du biegsam genug bist, um diese Stellung halten zu können, wird dir der Blutstrom zum Kopf einen Kick geben.

»Biete dich in vollkommener Preisgabe dar.«

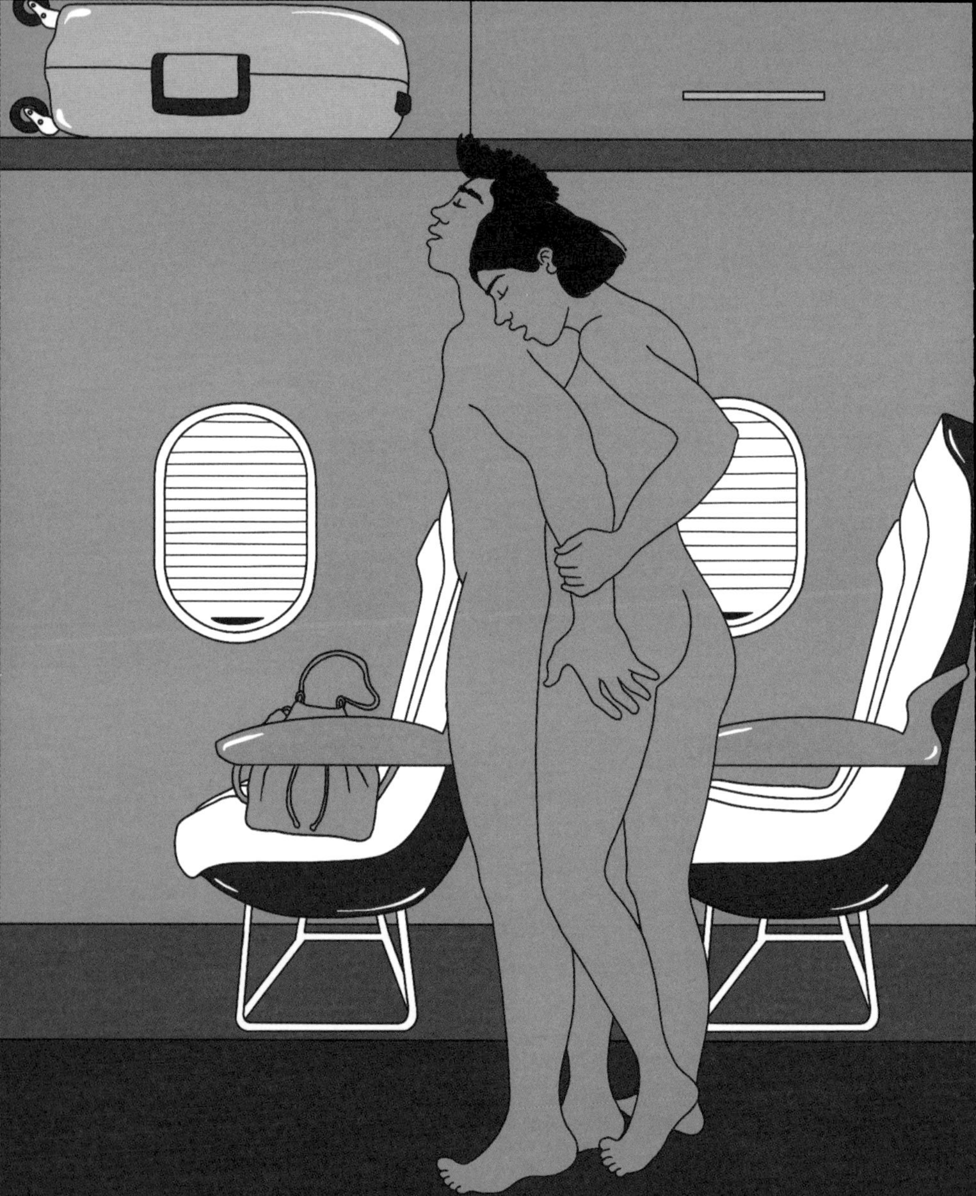

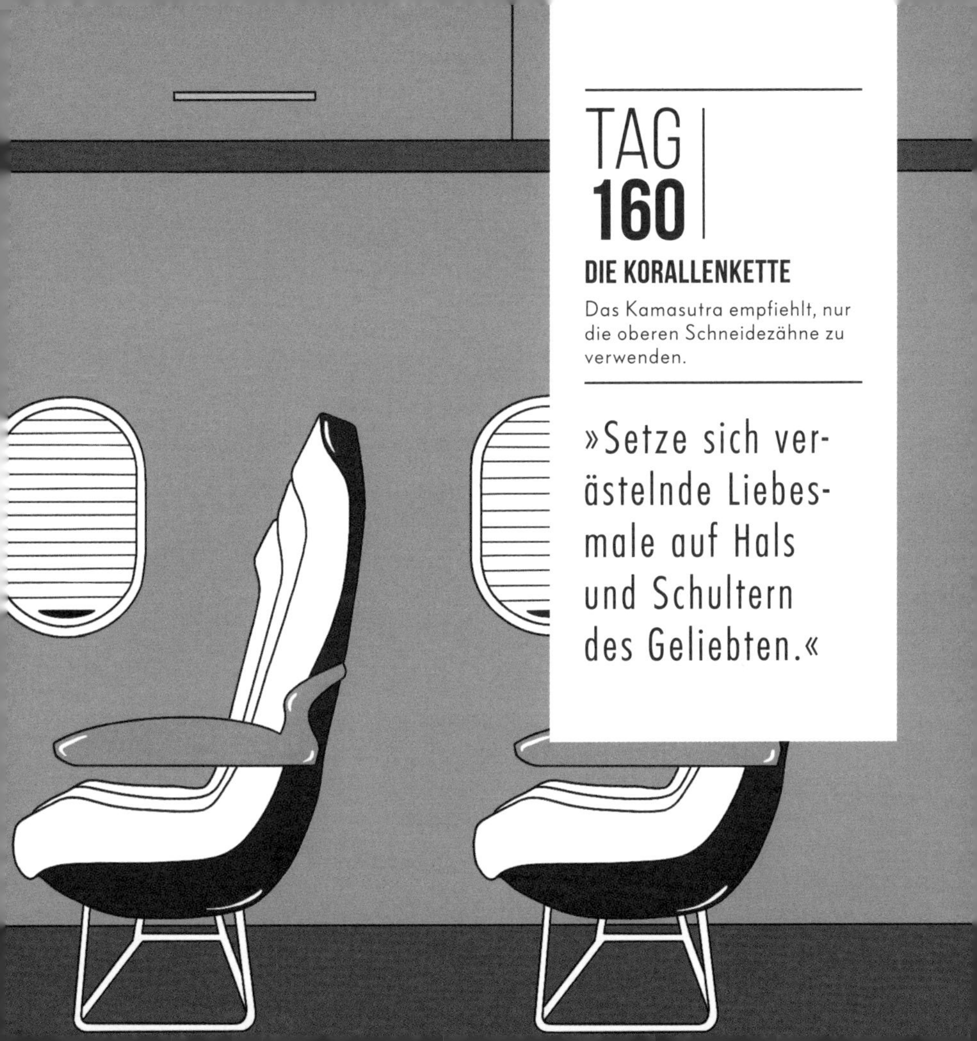

TAG 160

DIE KORALLENKETTE

Das Kamasutra empfiehlt, nur die oberen Schneidezähne zu verwenden.

»Setze sich verästelnde Liebesmale auf Hals und Schultern des Geliebten.«

TAG 161

DER BUG DES MATROSEN

In dieser Stellung kann der unten Liegende die Rückseite der Geliebten bewundern und die Berührung ihrer Brüste genießen.

»Spüre den Ritt auf den Schenkeln deines Geliebten.«

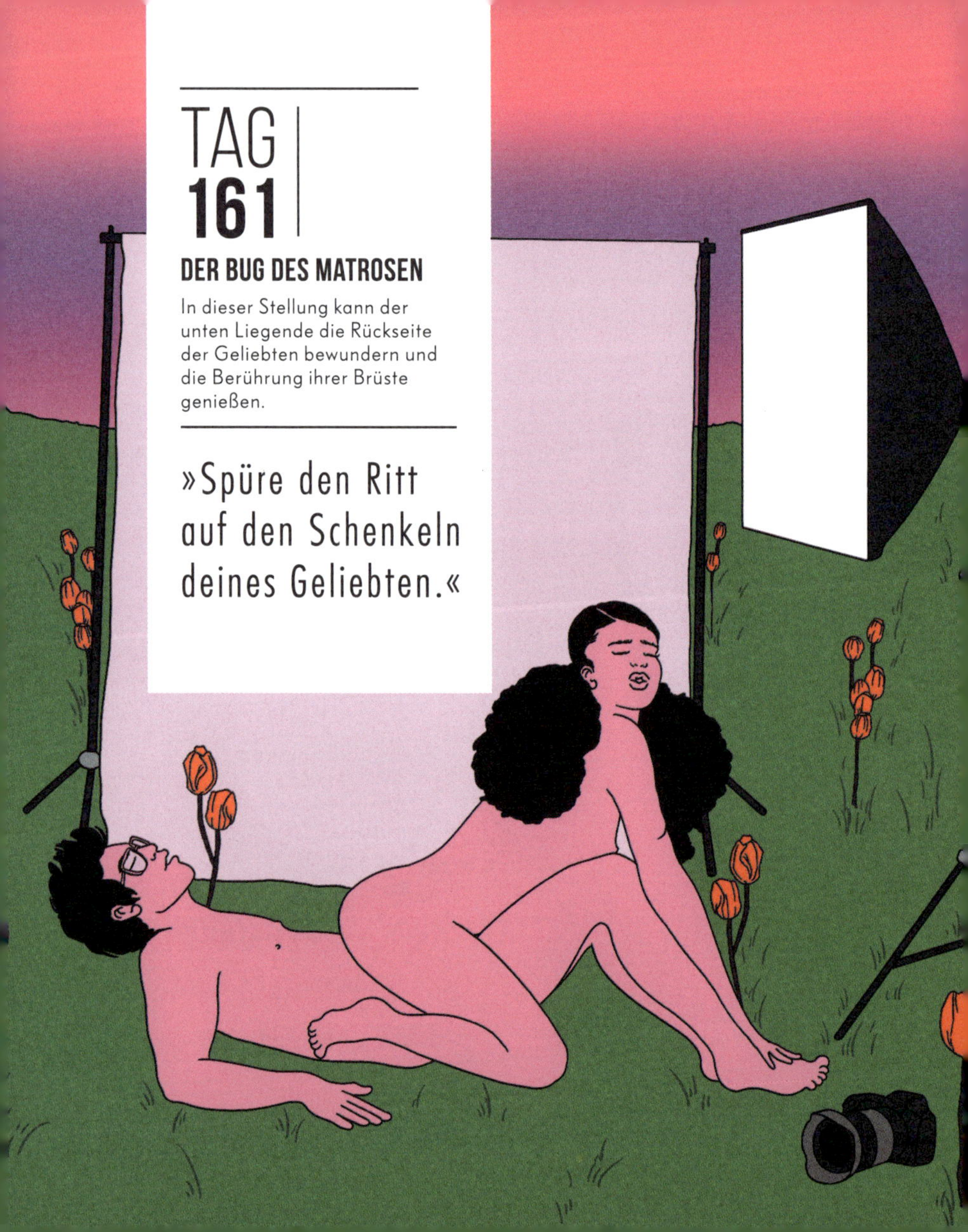

TAG 162 | WACHGEKÜSST

Gleich wird er erwachen, bereit und voller Leidenschaft.

»Belebe seinen Traum mit deinen Lippen.«

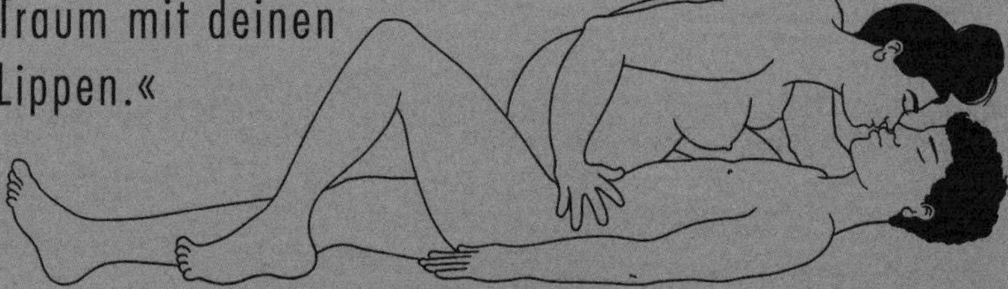

TAG 163 | LIEBESSCHLOSS

Zwischen gekreuzten Füßen hält sie deinen Kopf, sodass du sie anschauen musst.

»Die kluge Könnerin setzt das Verlangen des Geliebten frei.«

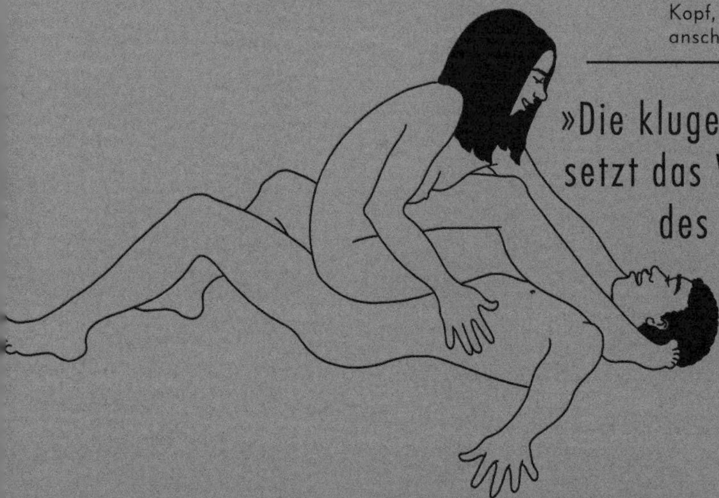

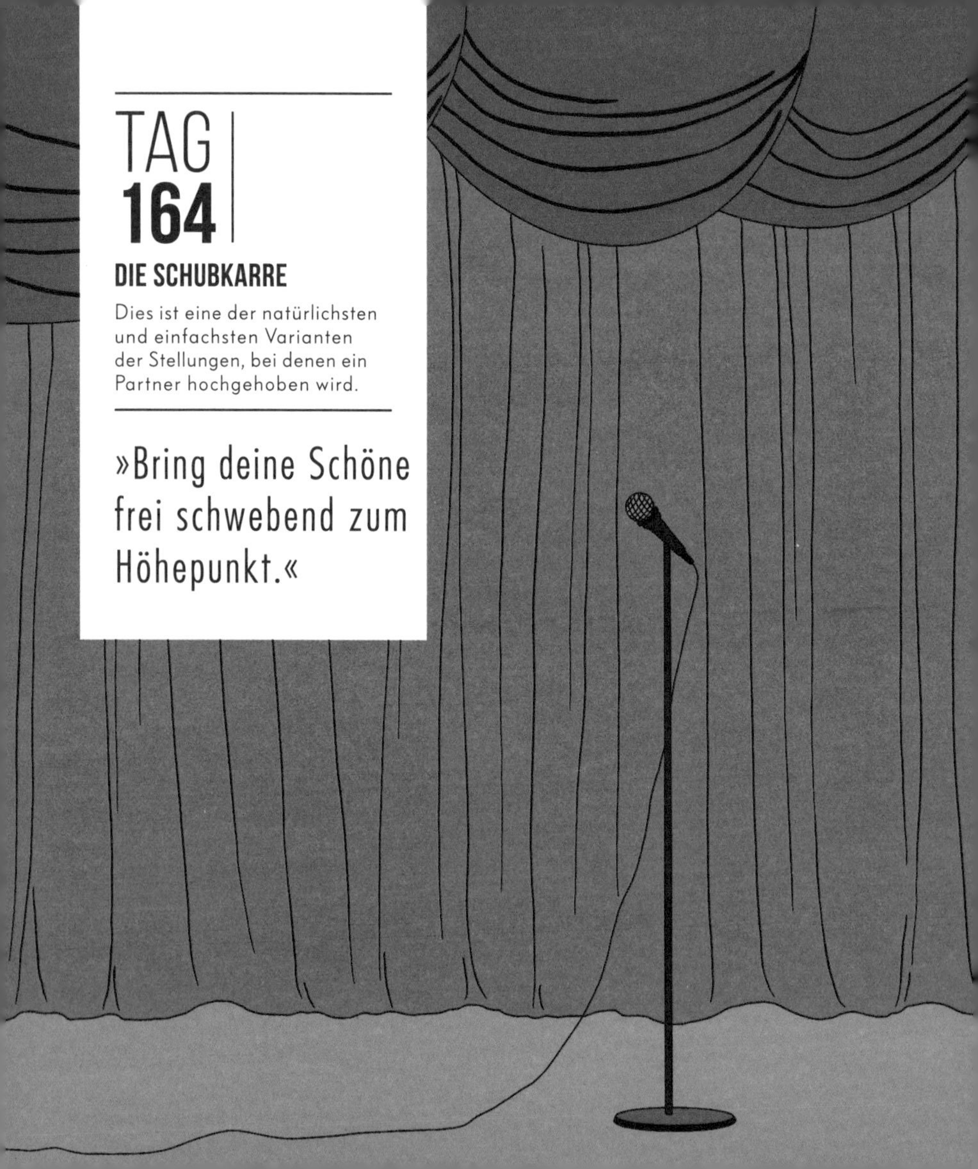

TAG 164

DIE SCHUBKARRE

Dies ist eine der natürlichsten und einfachsten Varianten der Stellungen, bei denen ein Partner hochgehoben wird.

»Bring deine Schöne frei schwebend zum Höhepunkt.«

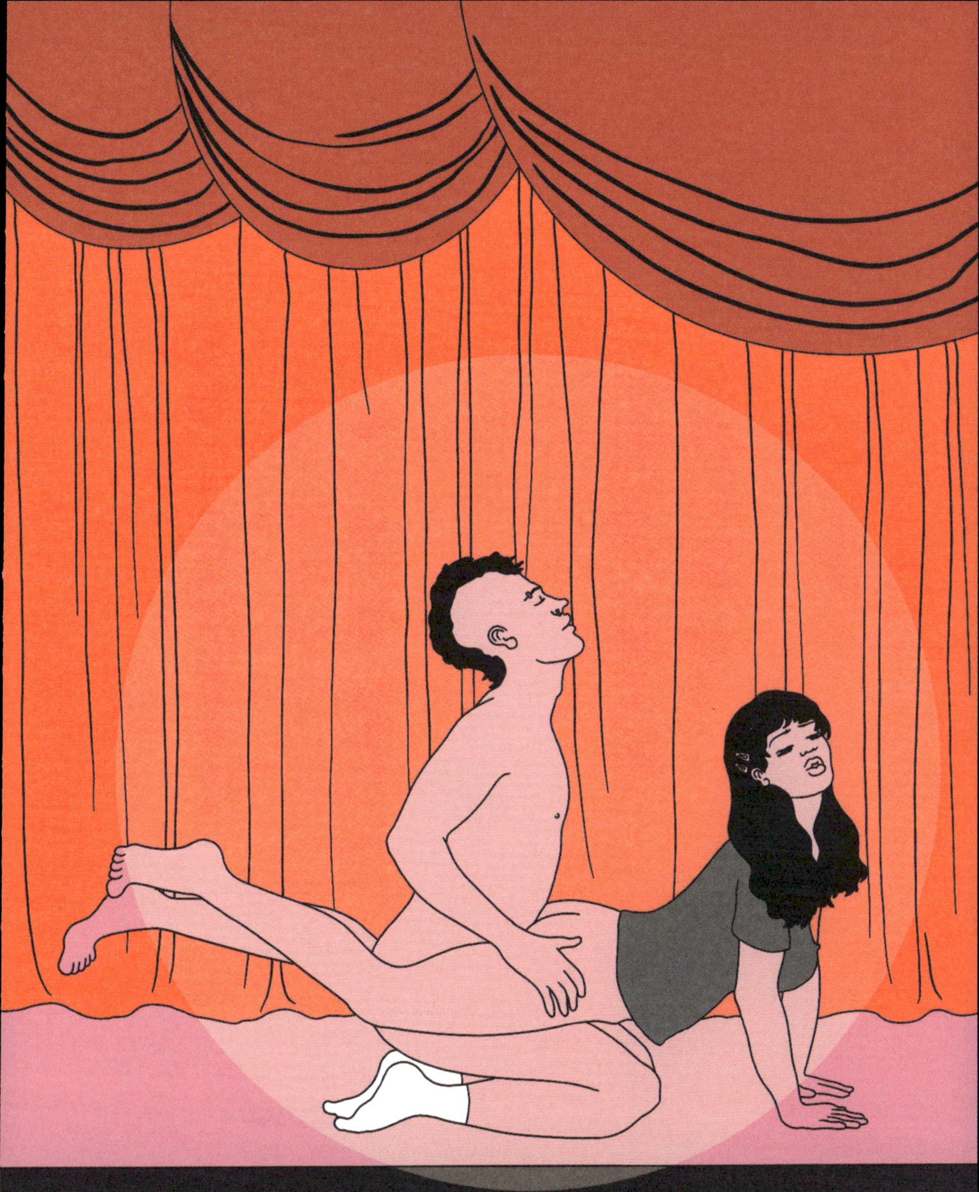

TAG 165

DIE LÄNDLICHE

Bei der Penetration kann er leicht aus der Partnerin herausgleiten, aber die Stimulation ihrer Klitoris ist für sie genauso erregend.

»Ein bodenständiger Genuss für leidenschaftlich Liebende«

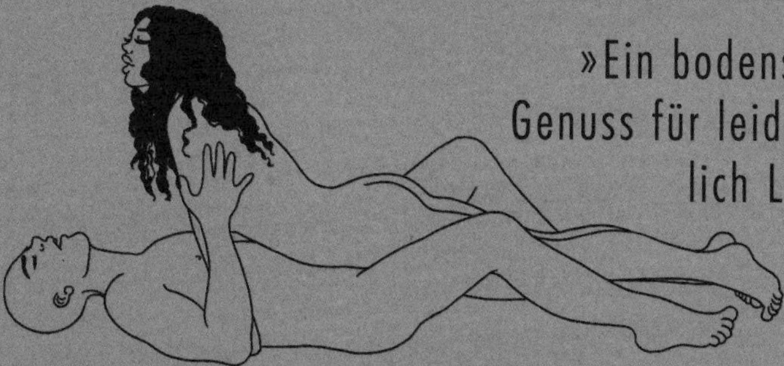

TAG 166

DER GEZURRTE KNOTEN

Erfahrene Partner nutzen den gezurrten Knoten, um ihr Liebesspiel zu variieren, und bewegen sich in die Position hinein und wieder hinaus.

»Schmiegt euch aneinander, um eure Verbindung zu intensivieren.«

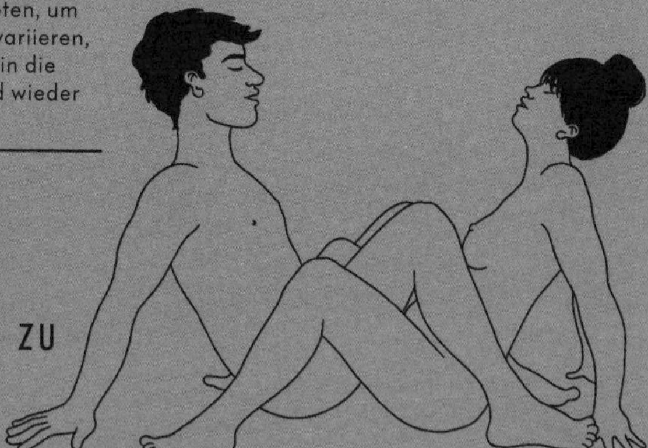

TAG 167

DIE FLIEGENDE KRÄHE

Es geht natürlich einfacher, aber hin und wieder braucht man echte Herausforderungen.

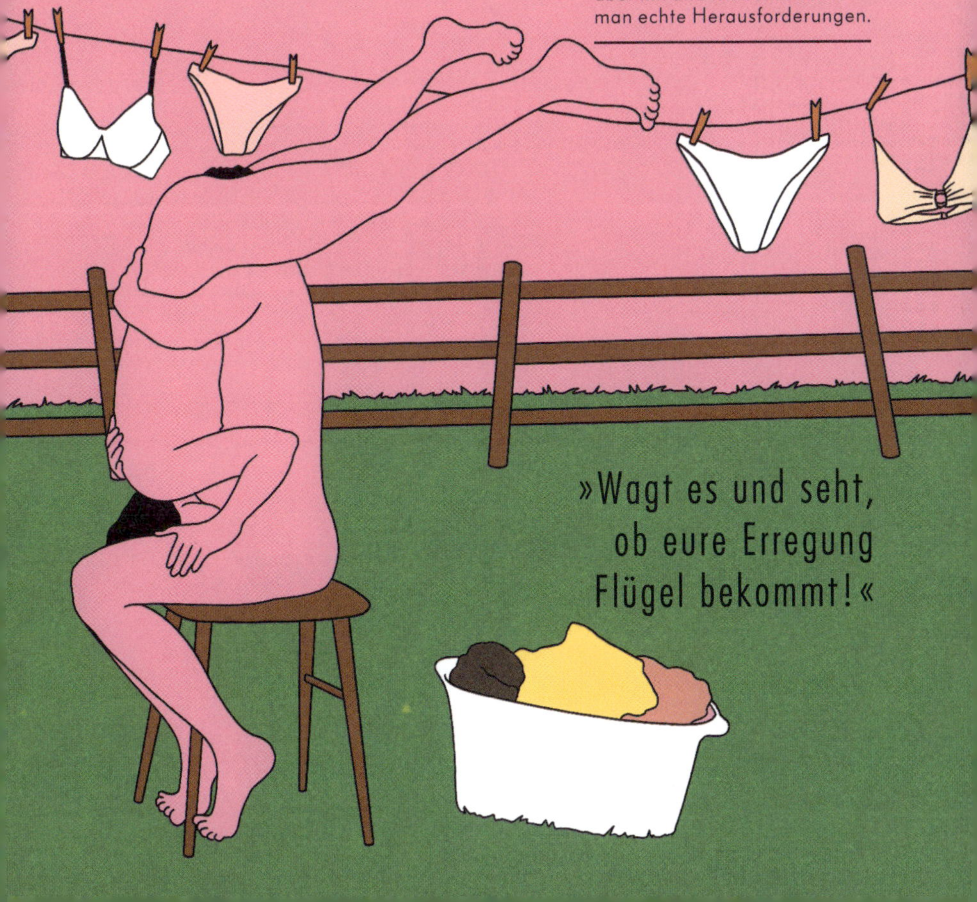

»Wagt es und seht, ob eure Erregung Flügel bekommt!«

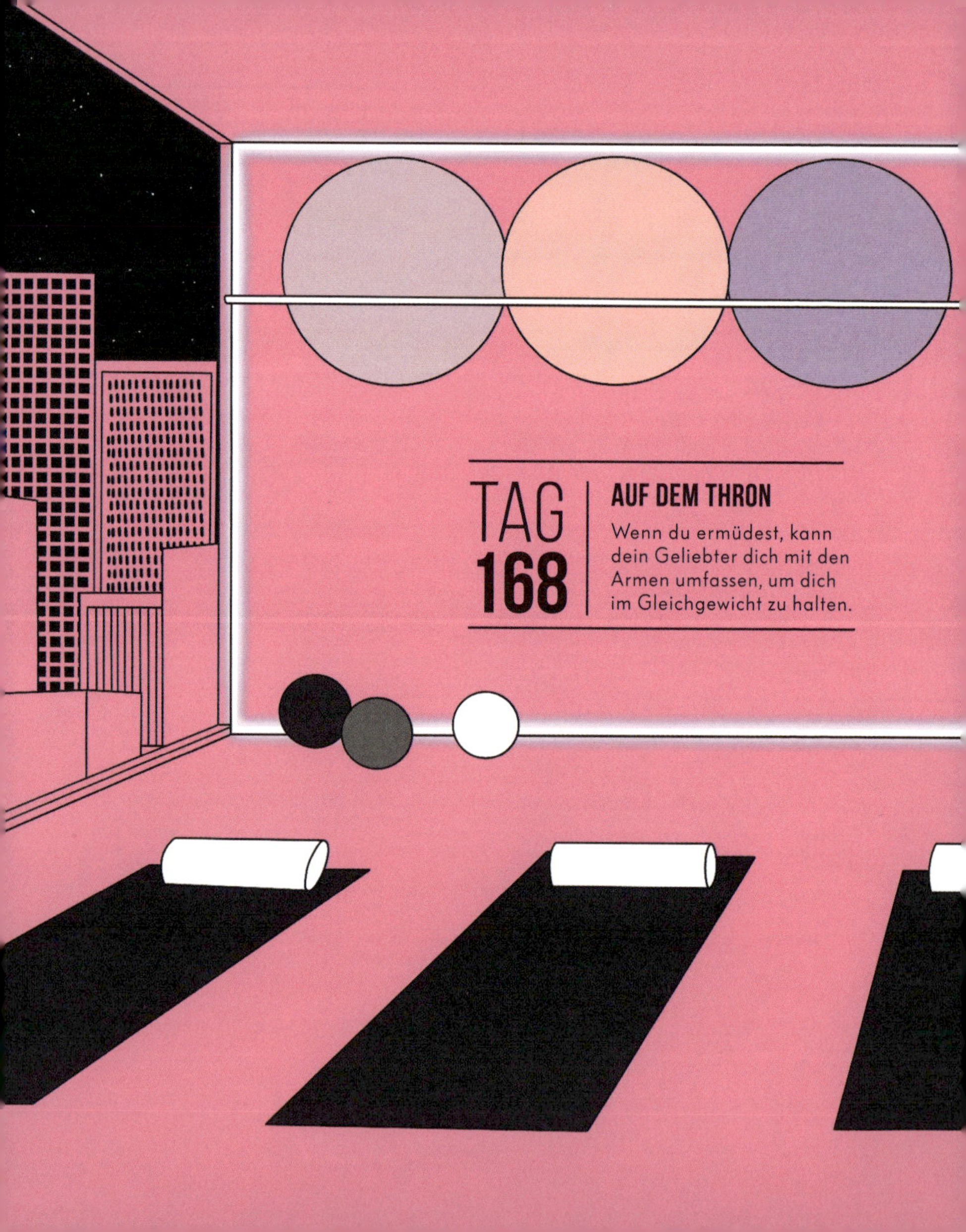

TAG 168

AUF DEM THRON

Wenn du ermüdest, kann dein Geliebter dich mit den Armen umfassen, um dich im Gleichgewicht zu halten.

»Der obere Partner sitzt wie gepfählt und presst seine Muskeln um den Geliebten.«

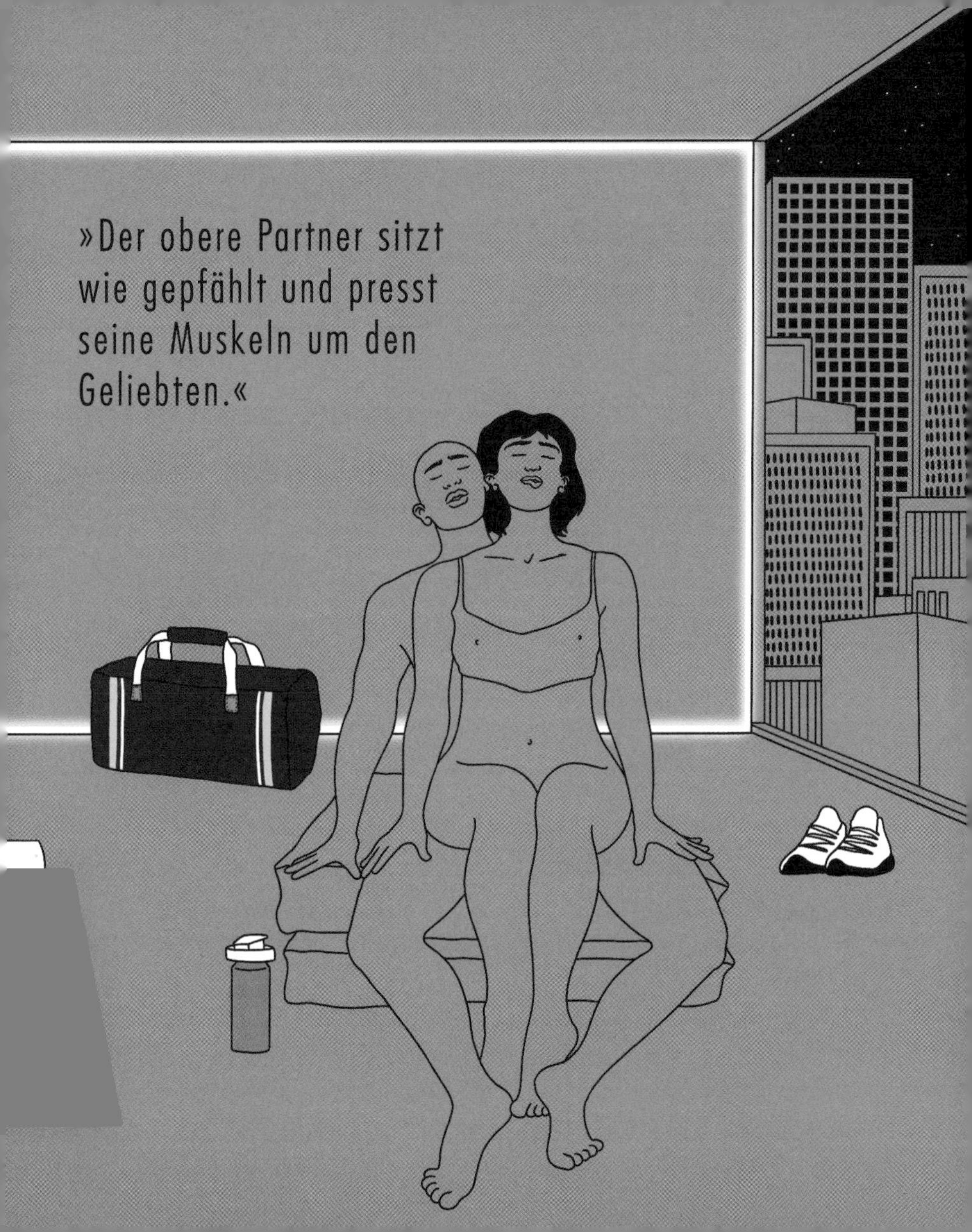

TAG 169

GEFALLENES LAUB

Eine erregende, zärtliche Stellung für liebende Partner

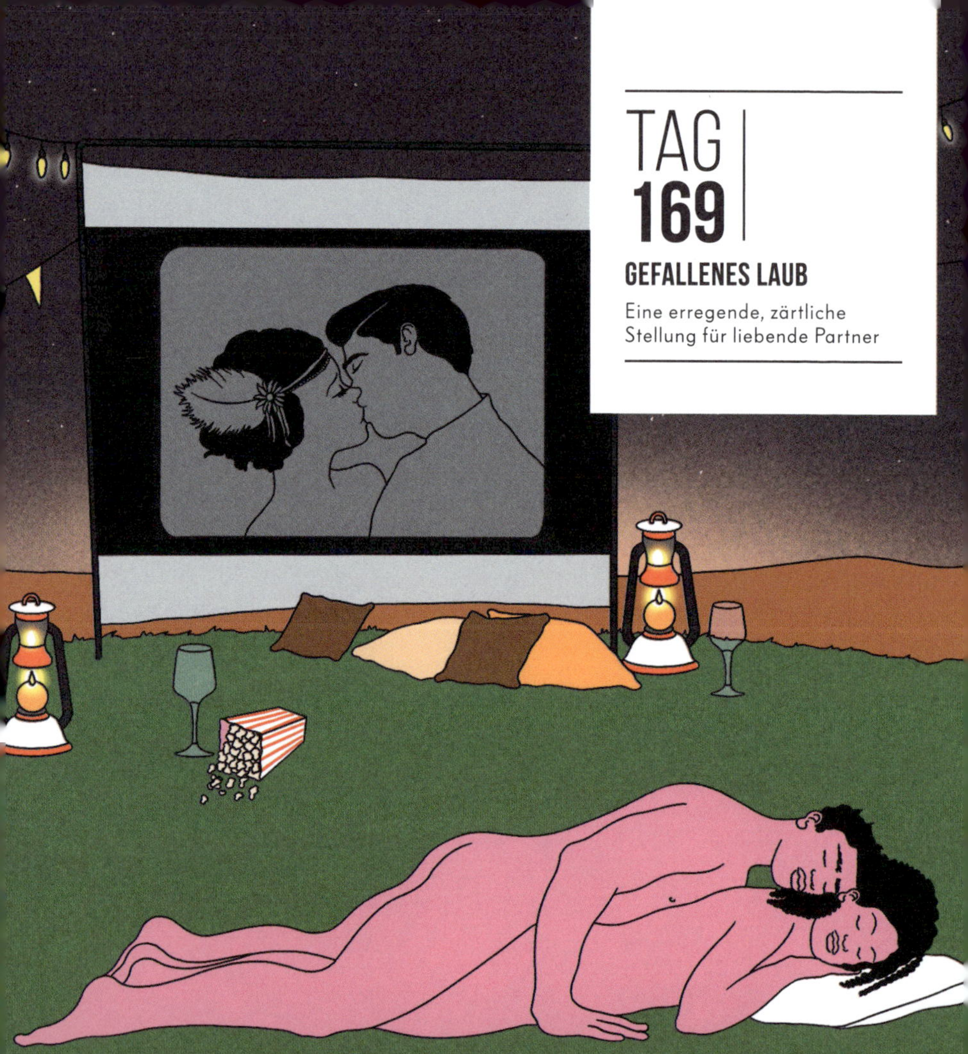

»Liegt übereinander und lasst es langsam rascheln.«

TAG 170

HANDSCHLAG

Zieh deine Finger nach oben, sodass nur deine harte Handfläche aufsetzt.

»Komm in einen Rhythmus und widme dich ganz ihrer Haut.«

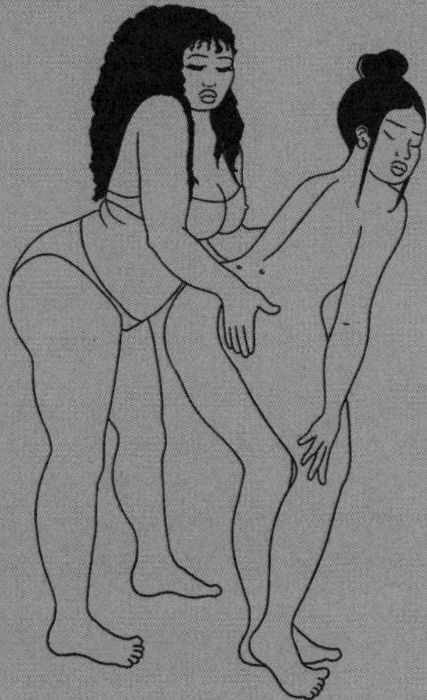

TAG 171

DIE SCHMUSENDE KATZE

Eine komfortable Stellung, die zärtliches Rollenspiel erlaubt.

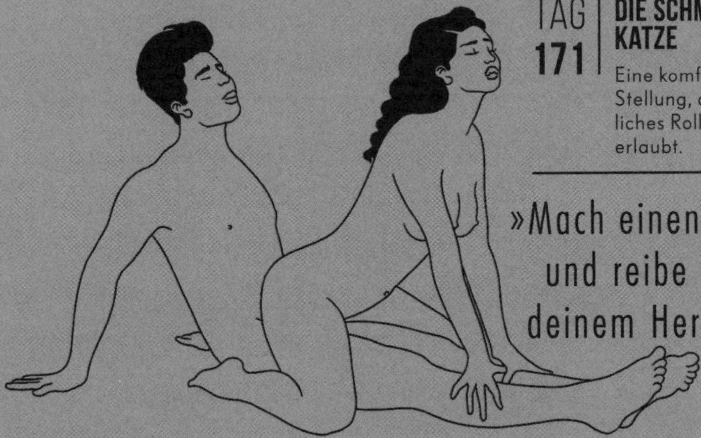

»Mach einen Buckel und reibe dich an deinem Herrchen.«

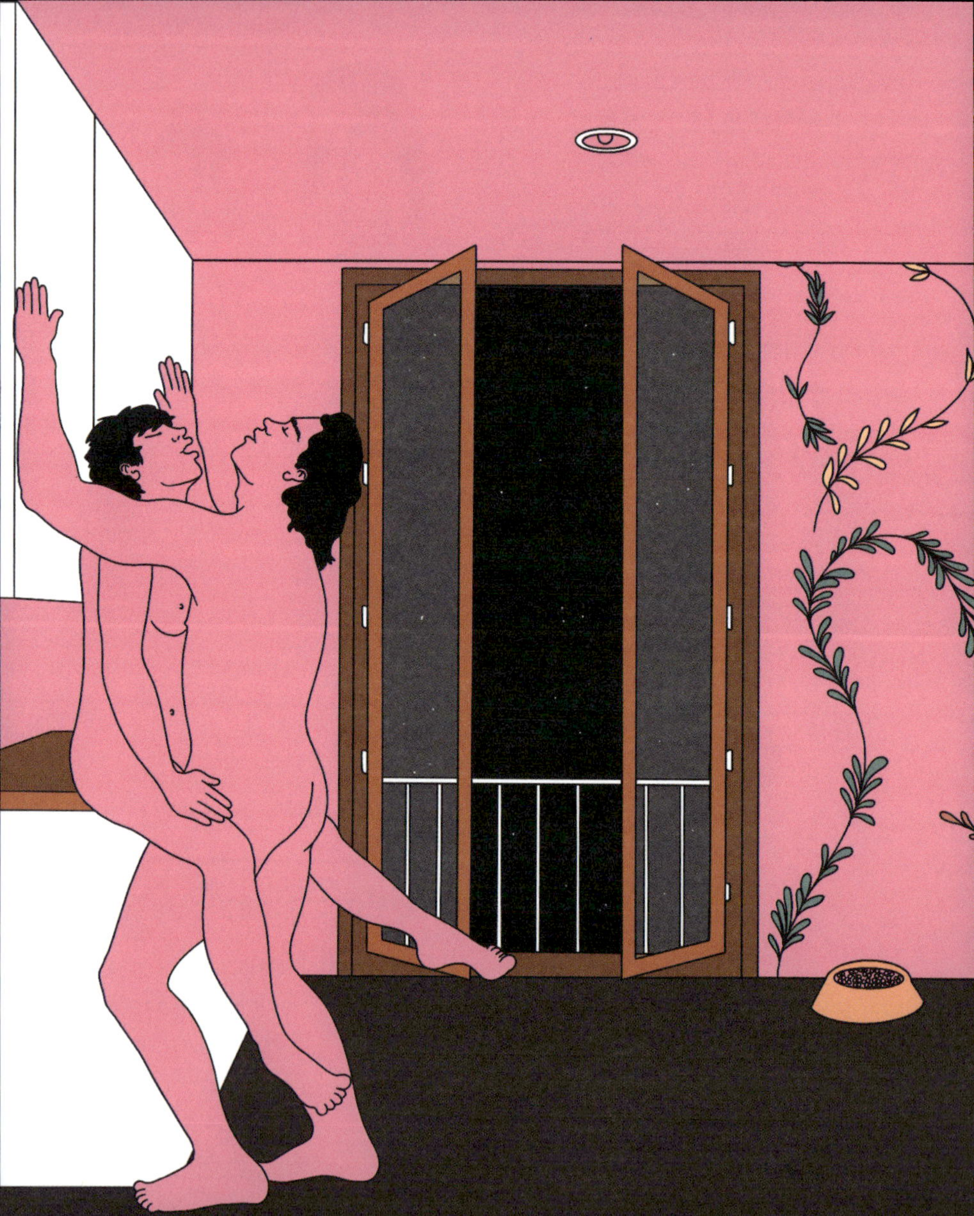

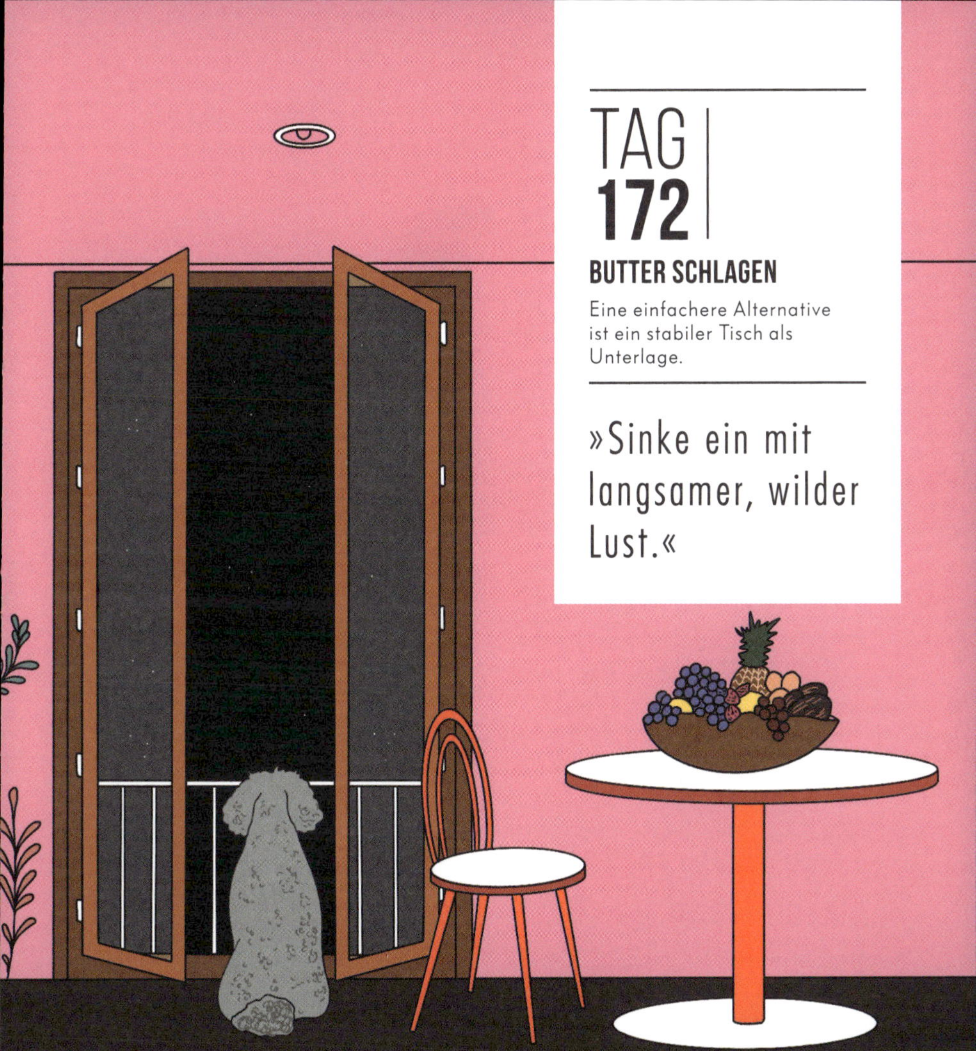

TAG 172

BUTTER SCHLAGEN

Eine einfachere Alternative ist ein stabiler Tisch als Unterlage.

»Sinke ein mit langsamer, wilder Lust.«

TAG 173 | DIE GESPREIZTE SCHAUKEL

Diese Stellung ist für die Muskeln eine Herausforderung, aber sehr harmonisch – wie geschaffen für Liebende, die sich gut kennen.

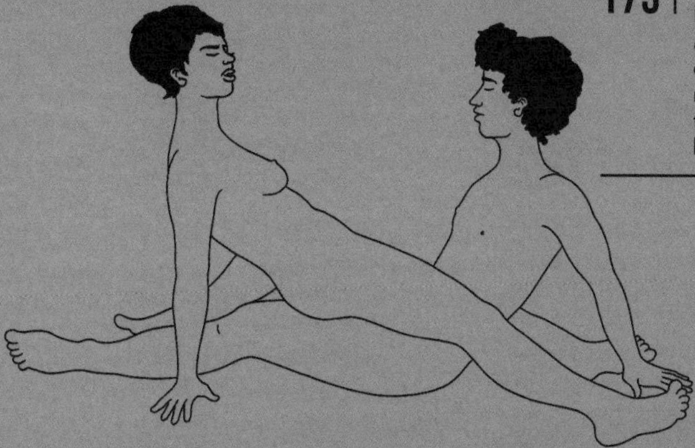

»Schaukelt gemeinsam vor und zurück und genießt Momente des Glücks.«

TAG 174 | DAS SICHERE BOOT

Der penetrierende Partner kann seine Füße gegen etwas stützen, um seiner Geliebten festen Halt zu geben.

»Wiegt euch in einem Ozean der Lust.«

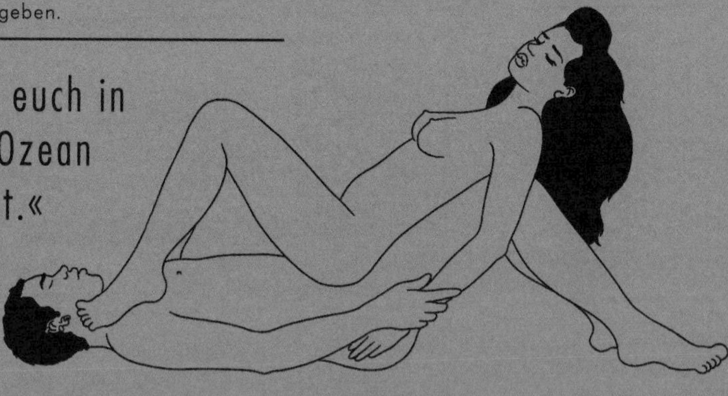

TAG 175

DAS SCHLANGENNEST

Eine ungewöhnliche Drehung zum Eindringen von hinten für das wagemutige Paar.

»Rollt euch neugierig zusammen.«

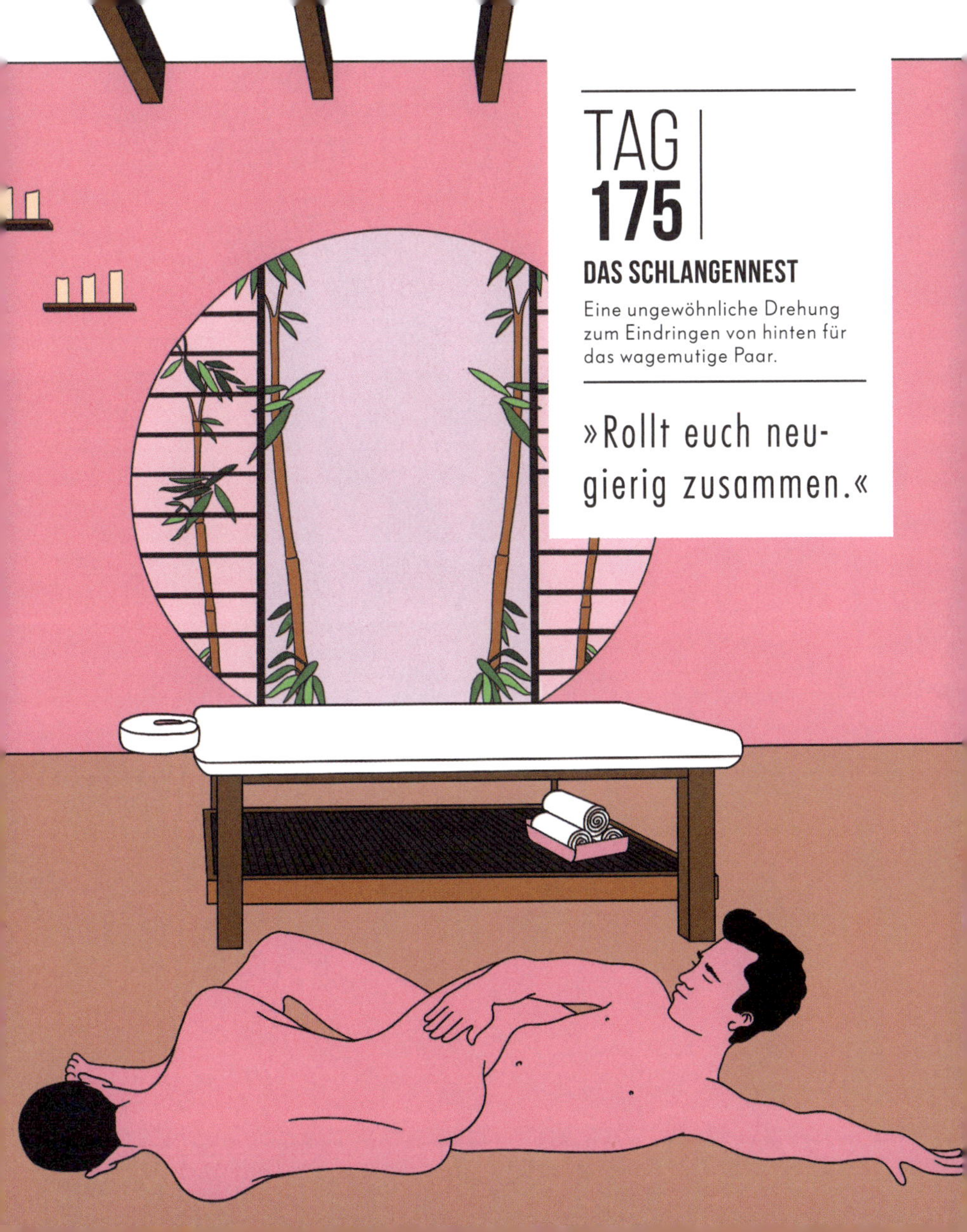

TAG 176

UMGEDREHTE STÜTZE

Der sich windende Rücken der Geliebten ist ein erwärmender Anblick, sorge also für gute Sicht.

»Aufgestützt hast du einen schönen Anblick.«

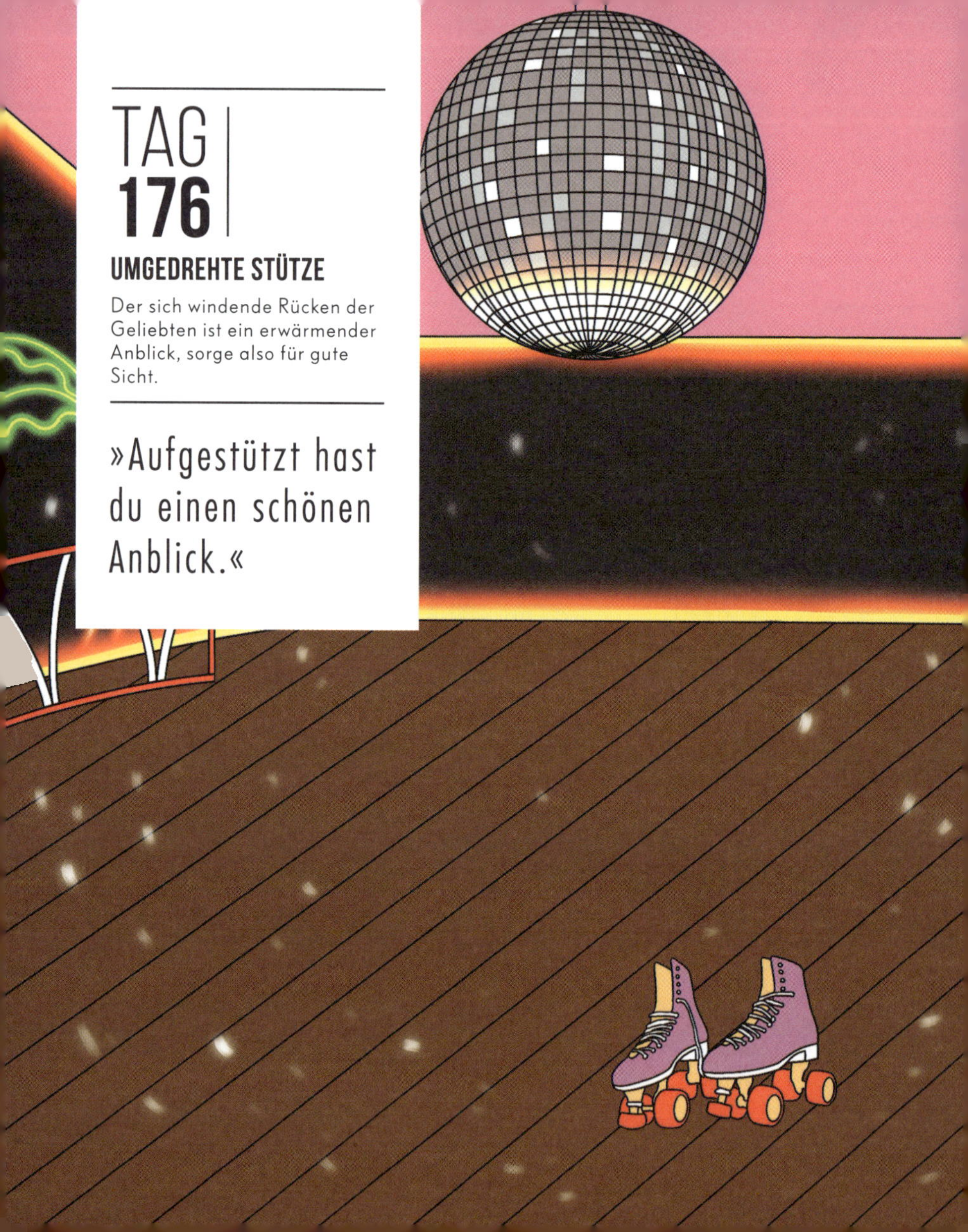

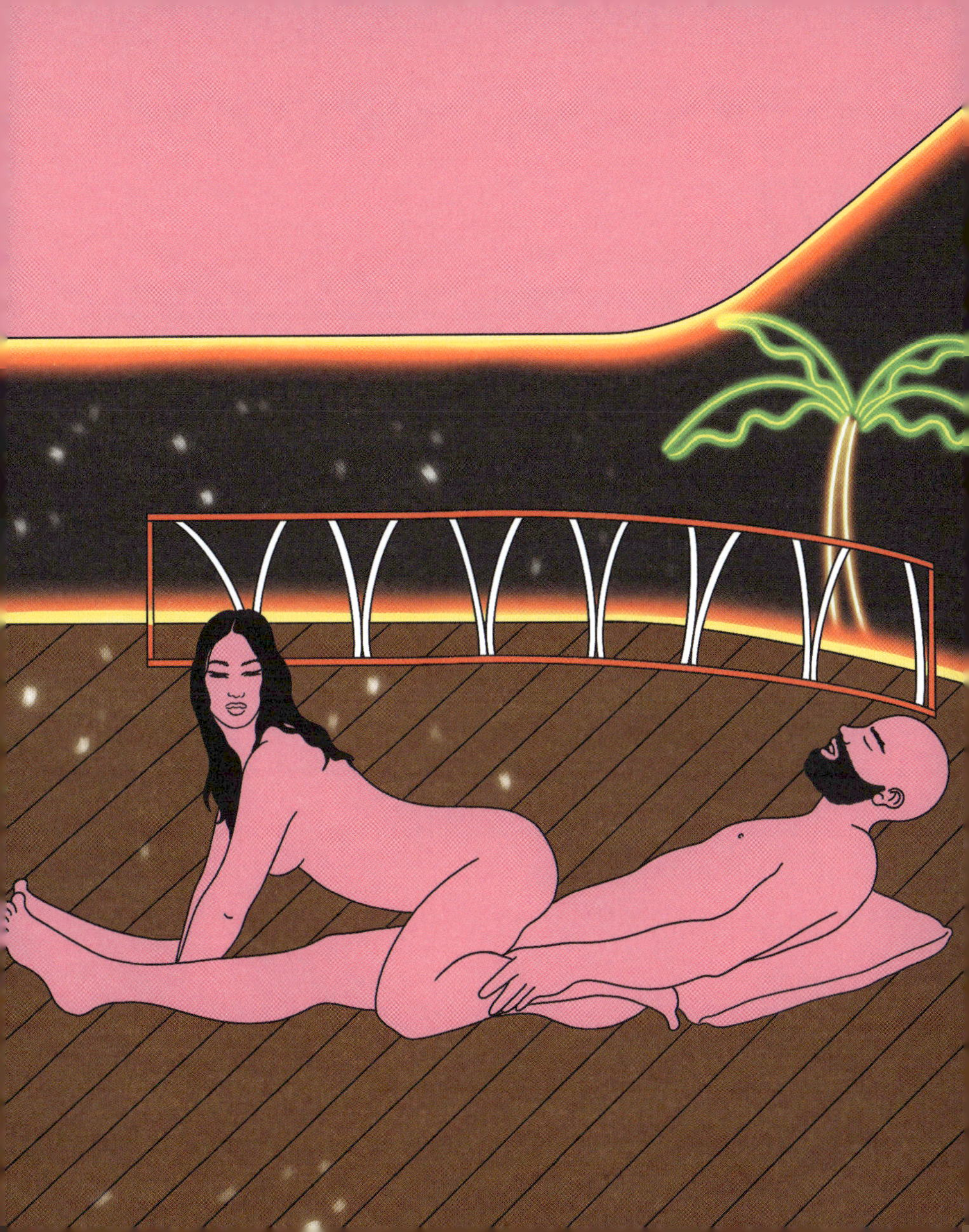

TAG 177

DER DOPPELTE BOGEN

Wenn der oben Liegende den Oberkörper still hält und nur die Hüften bewegt, ist dies besonders erregend.

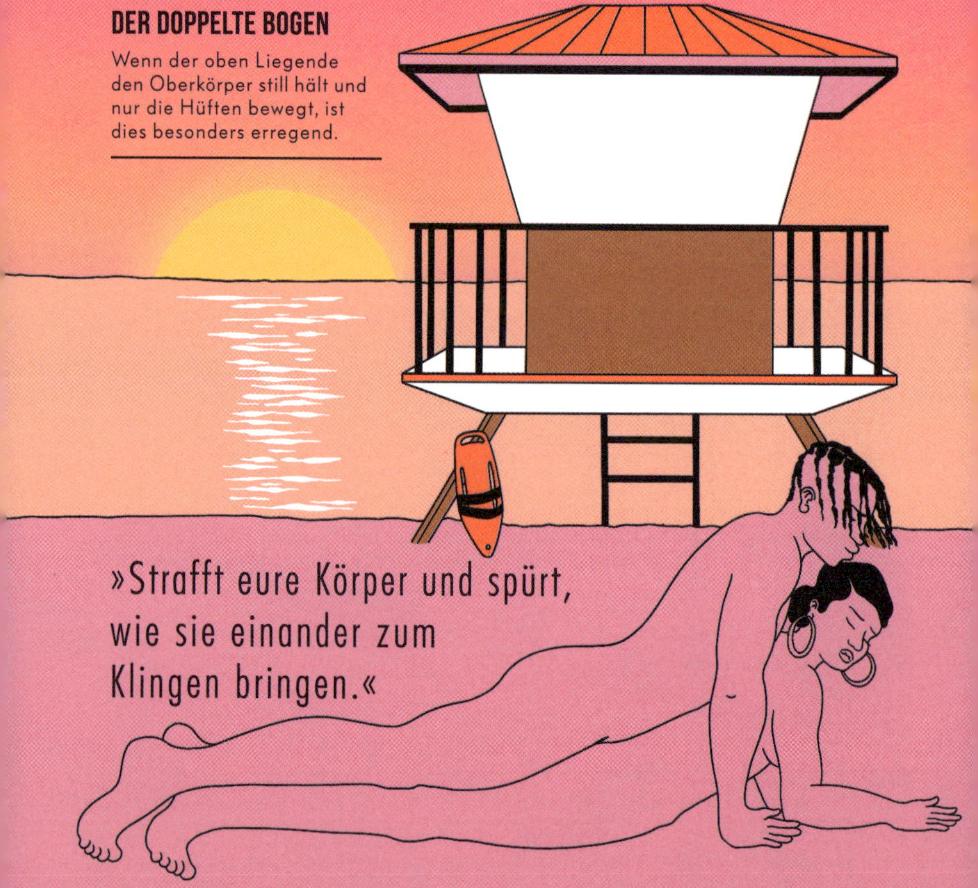

»Strafft eure Körper und spürt, wie sie einander zum Klingen bringen.«

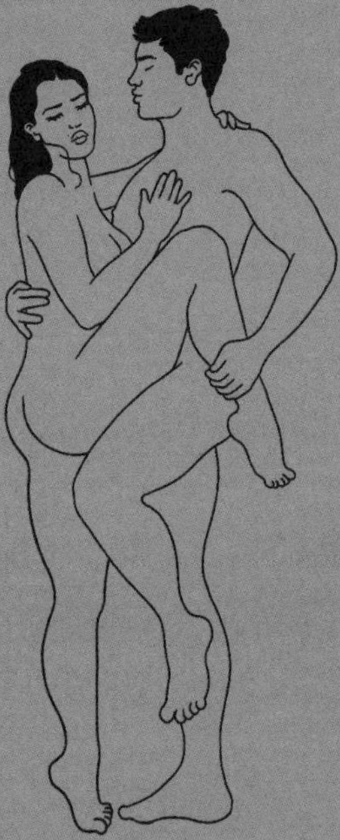

TAG 178

DIE UMARMUNG DER REITERIN

Die Penetration gelingt so vielleicht nicht immer, aber es gibt einige bezaubernde Liebkosungen.

»Ziehe dein Bein hoch und um den Geliebten und hole ihn an dich heran.«

TAG 179

DIE JUWELEN POLIEREN

Die Brustwarzen können eine Abkürzung zur Ekstase sein, schenke ihnen daher deine volle Aufmerksamkeit.

»Poliere ihre Nippel hart wie Diamanten.«

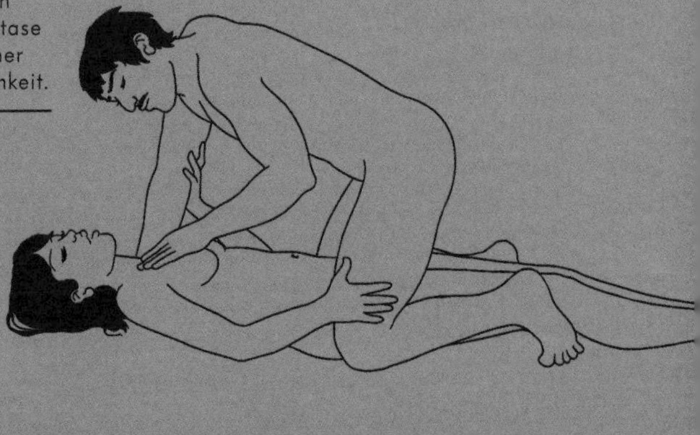

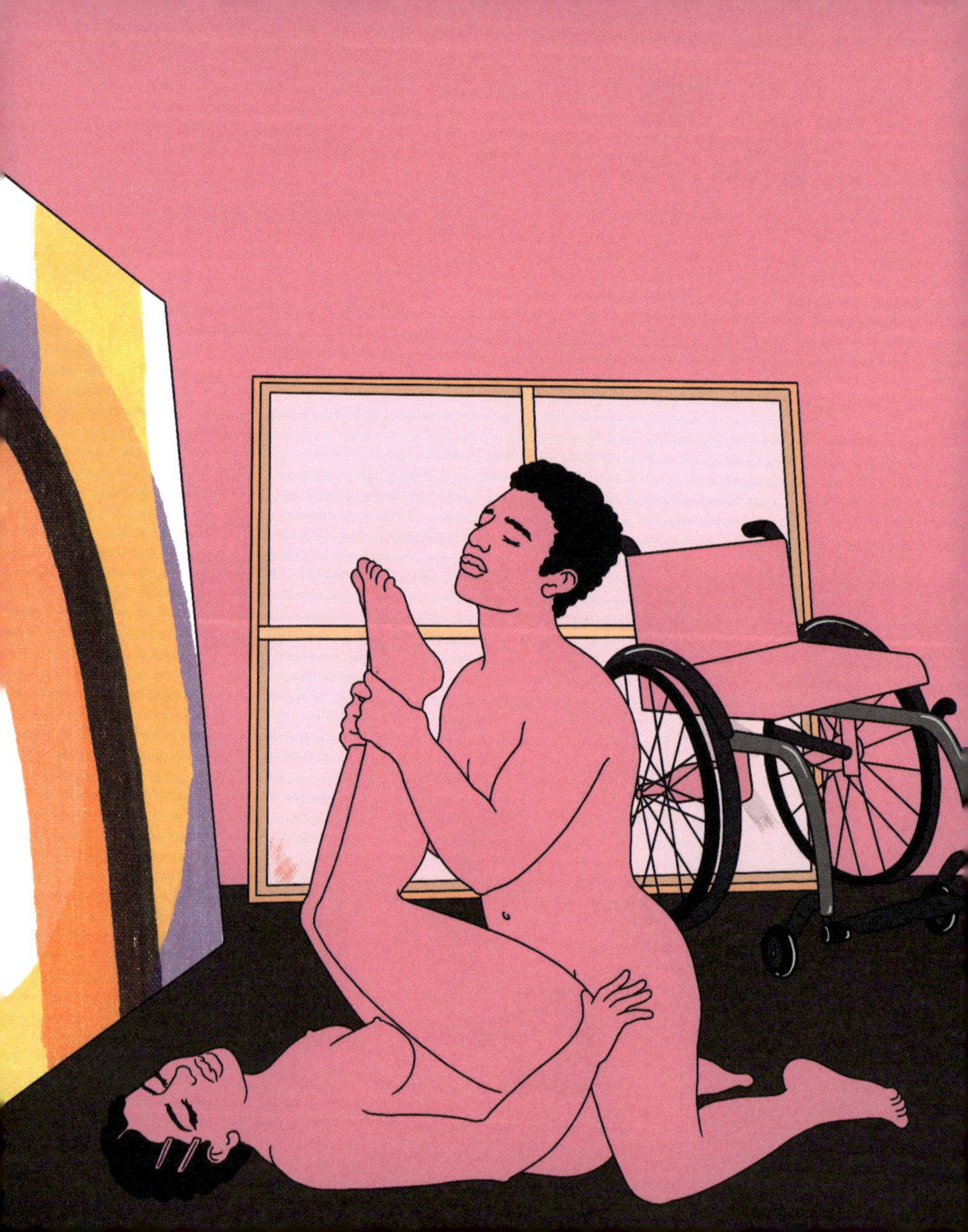

TAG 180

BLIND LENKEN

Ihr liebt es sicher, euch anzuschauen, aber schließt einmal die Augen und nehmt nur wahr, was ihr spürt.

»Haltet euch fest und werdet reines Empfinden.«

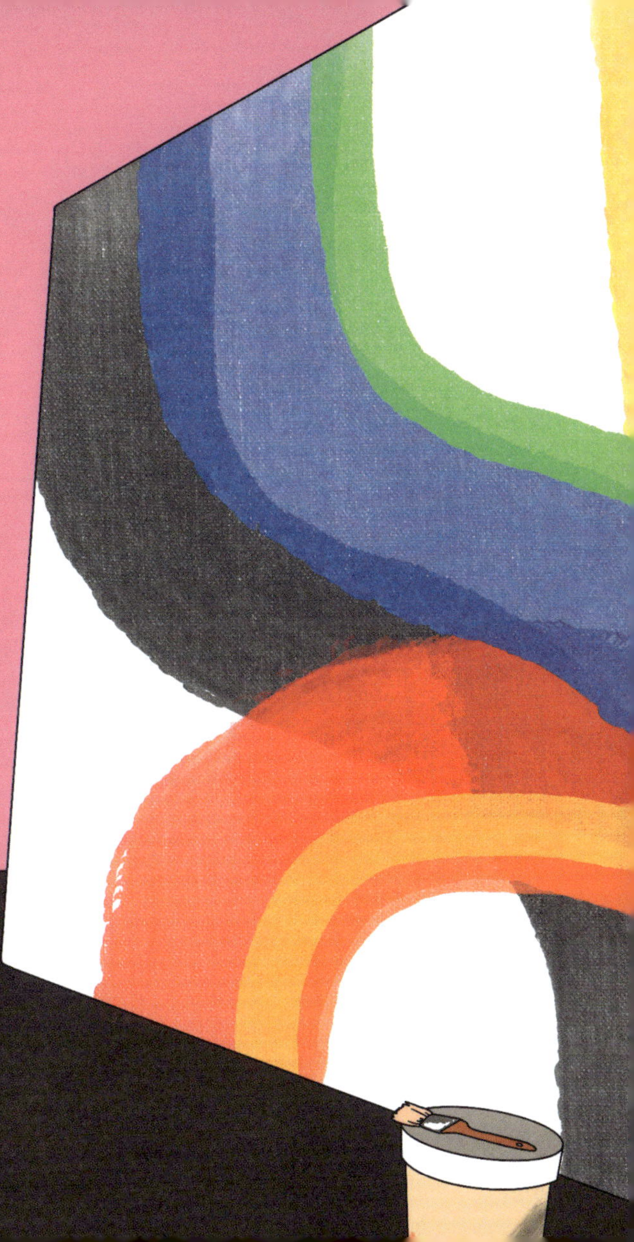

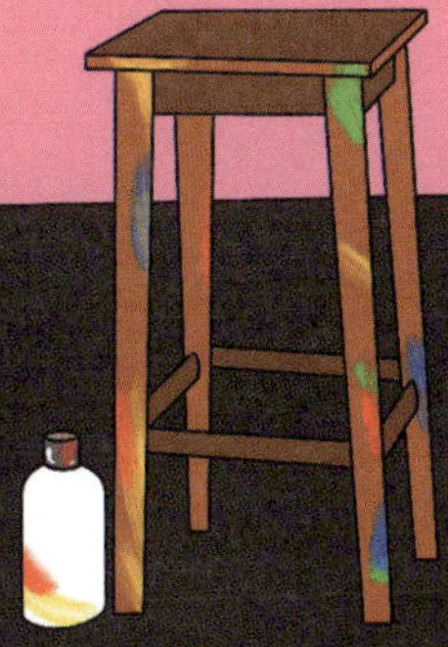

TAG 181 | DIE SEIDE ZIEHEN

Greife ein dickes Büschel Haare, denn an einzelnen Haaren zu ziehen, kann schmerzhaft sein.

»Verspieltes Ziehen an den Haaren kann für die Geliebte erregend sein.«

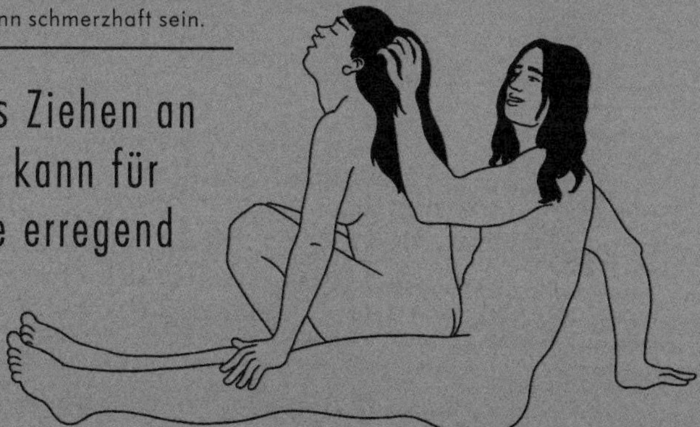

TAG 182 | FUSS ZUM HIMMEL

Diese Stellung wird vom Ananga Ranga und dem Panchasayaka für tiefe Stoßbewegungen empfohlen.

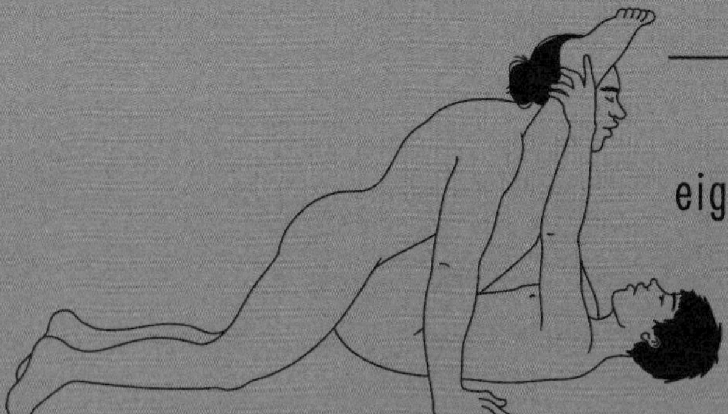

»Werdet euer eigenes Firmament, wenn ihr euch in Leidenschaft verliert.«

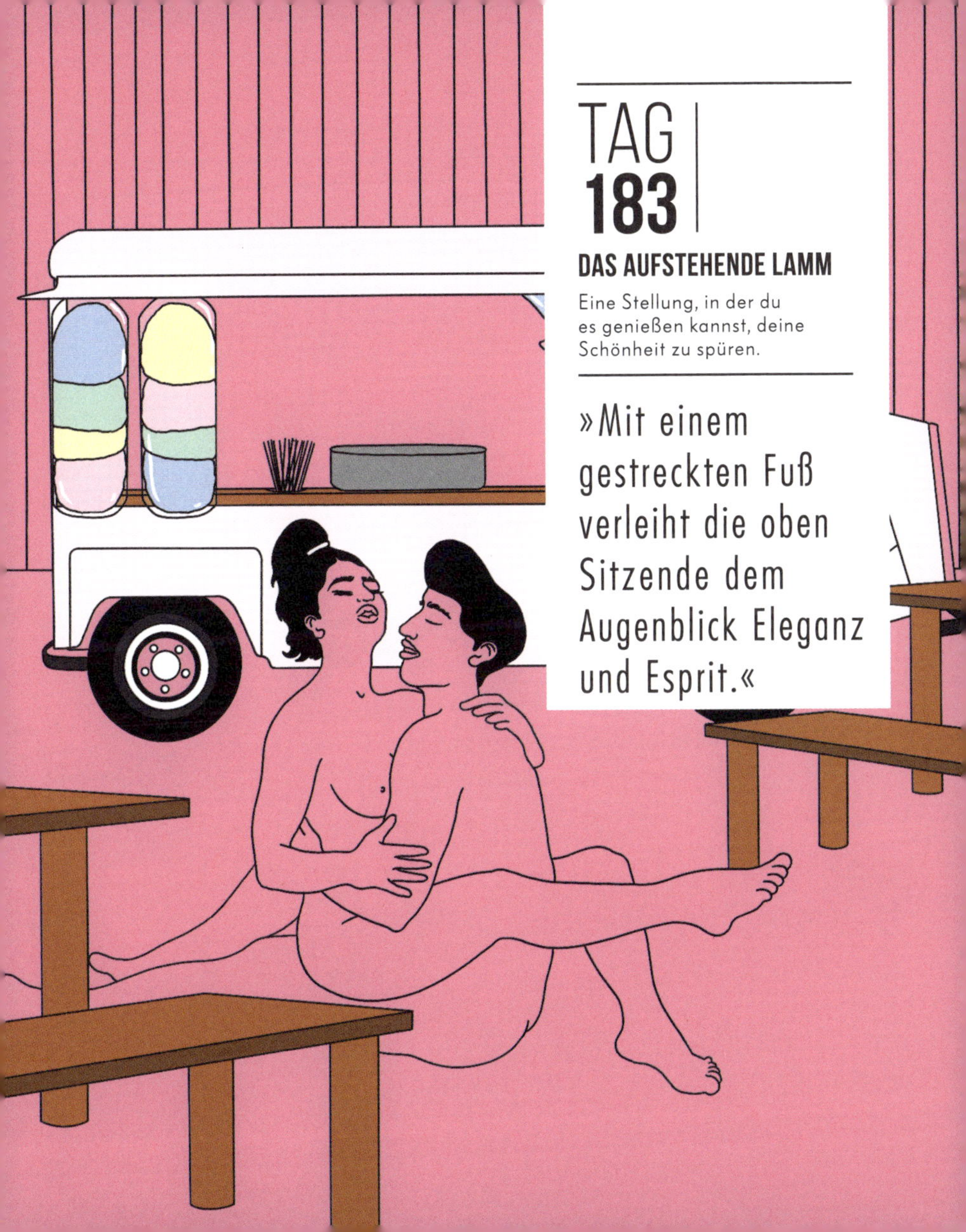

TAG 183

DAS AUFSTEHENDE LAMM

Eine Stellung, in der du es genießen kannst, deine Schönheit zu spüren.

»Mit einem gestreckten Fuß verleiht die oben Sitzende dem Augenblick Eleganz und Esprit.«

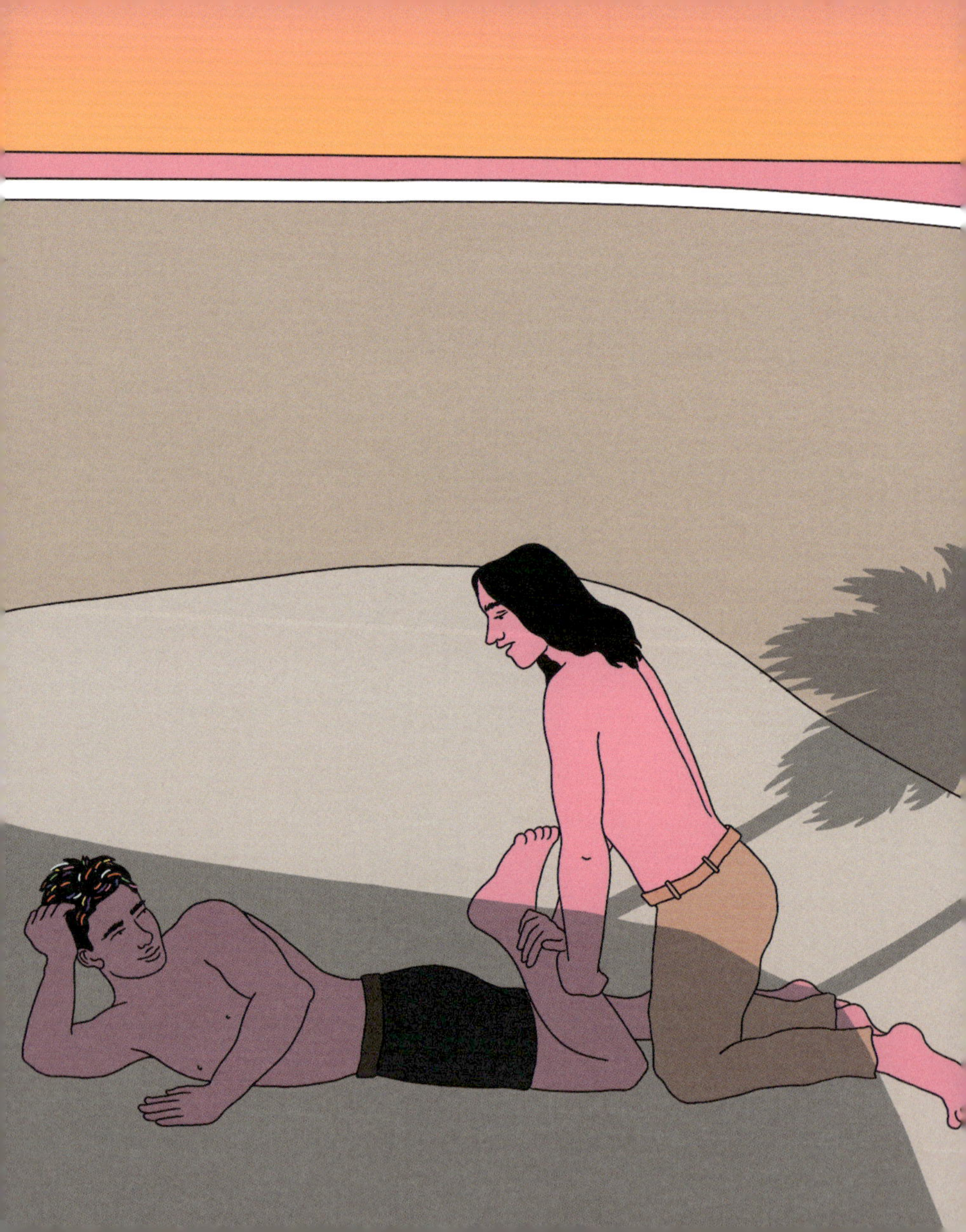

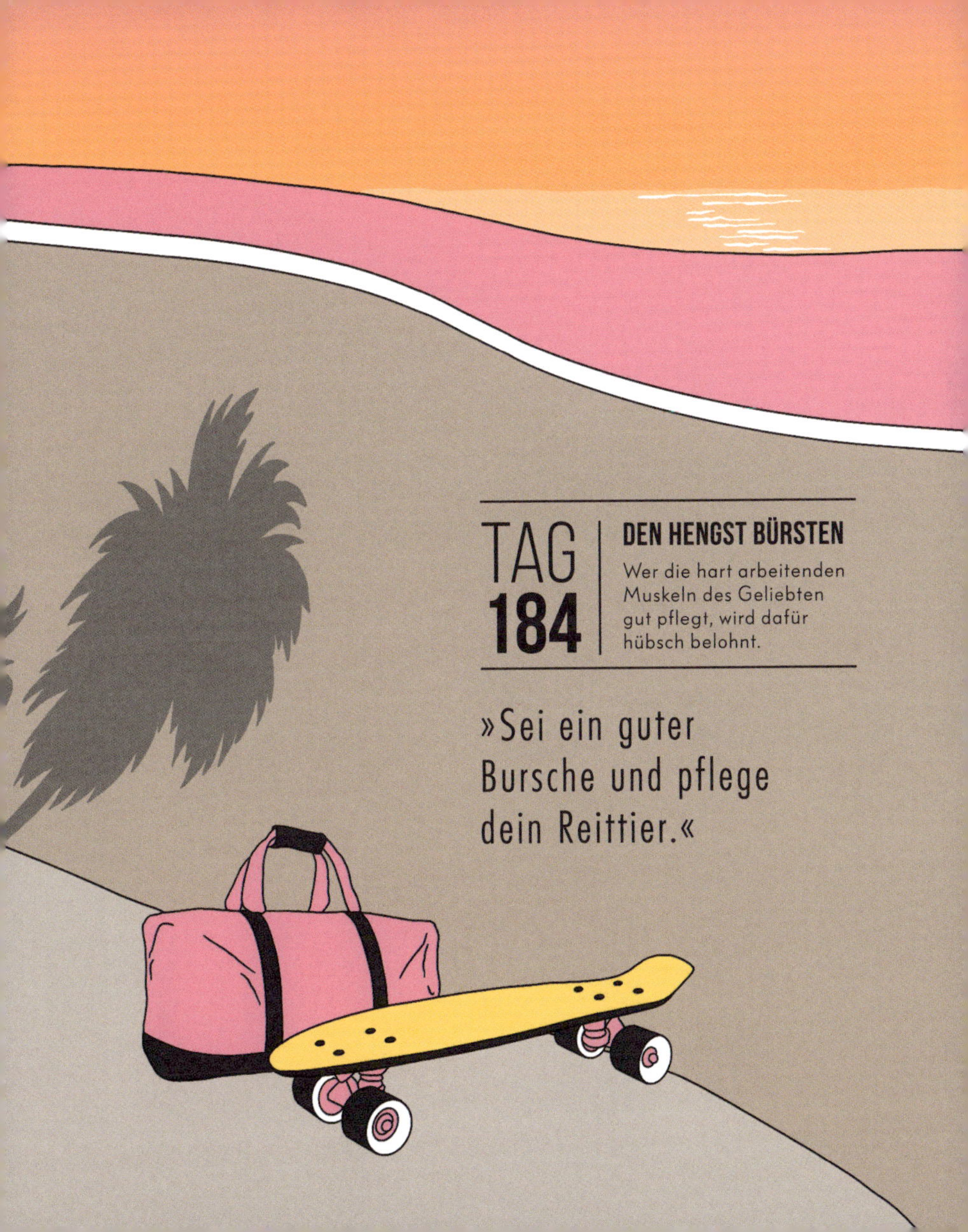

TAG 184

DEN HENGST BÜRSTEN

Wer die hart arbeitenden Muskeln des Geliebten gut pflegt, wird dafür hübsch belohnt.

»Sei ein guter Bursche und pflege dein Reittier.«

TAG
185

DIE ENTENFLÜGEL

Die nach hinten gestreckten Arme bringen die Brüste vorteilhaft zur Geltung.

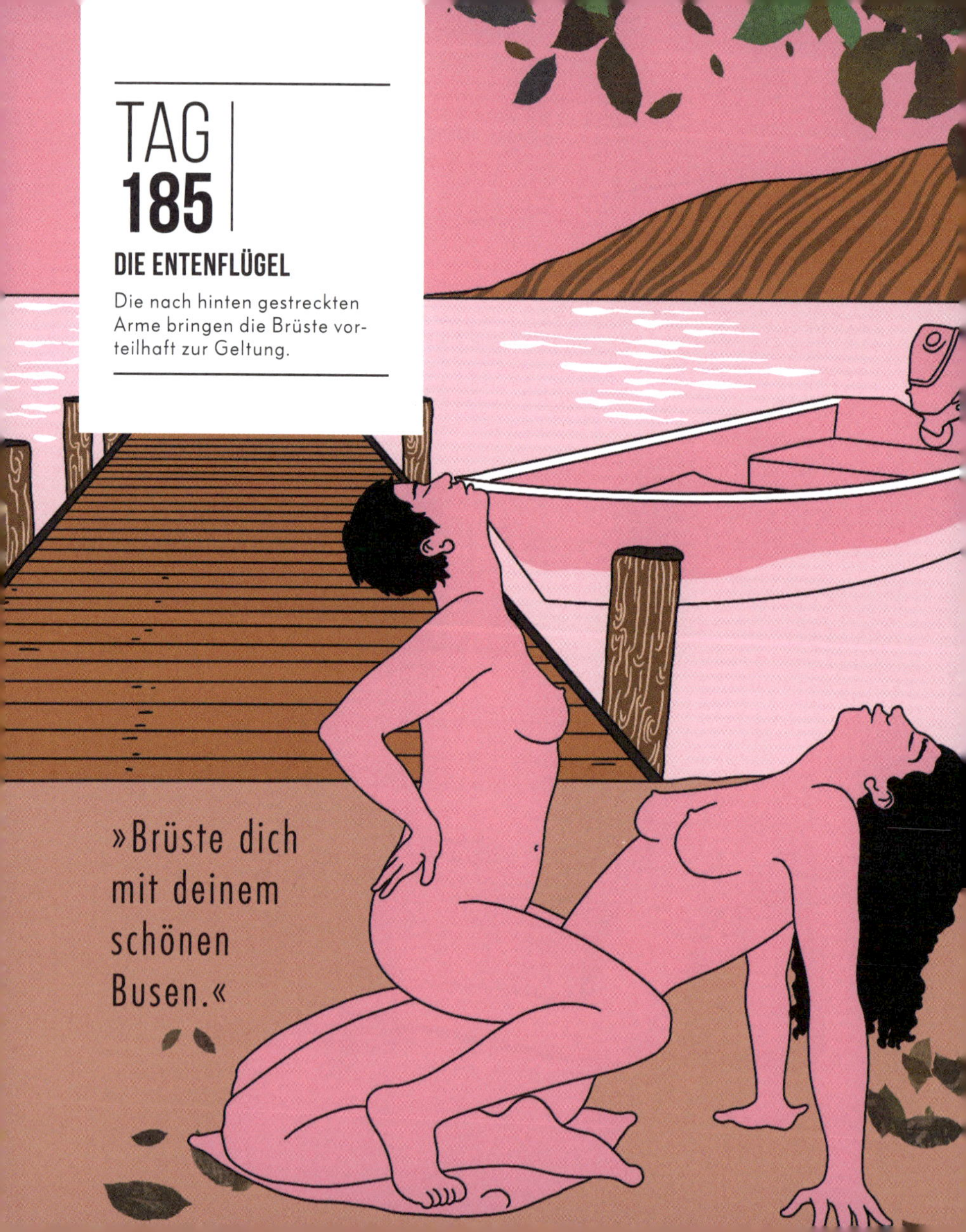

»Brüste dich mit deinem schönen Busen.«

TAG 186

DIE NUSSSCHALE

Diese Stellung ist hilfreich, wenn es für dich und deine Geliebte nur ein schmales Bett gibt.

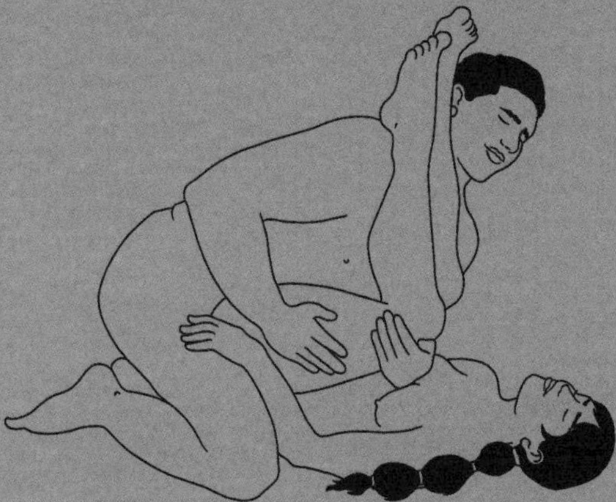

»Beugt eure Gliedmaßen und presst euch so stark aneinander, wie ihr nur könnt.«

TAG 187

DIE BIENE

Dem Kamasutra nach braucht ihr für diese Stellung Übung, aber wenn sie gelingt, verspricht sie höchste Lust.

»Kreist mit euren Hüften, bis ihr beide lustvoll summt und brummt.«

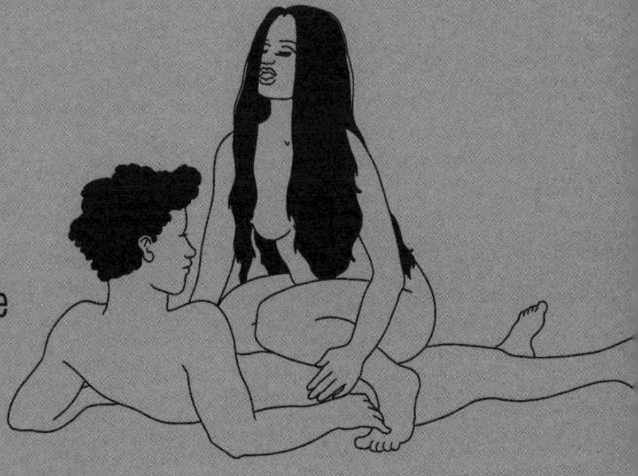

TAG 188

WONNEN DER LIEBE

Dem penetrierenden Partner rät das Smaradipika, seine Hände liebkosend wandern zu lassen.

»Dein Herz schlägt an die Fersen deiner Geliebten.«

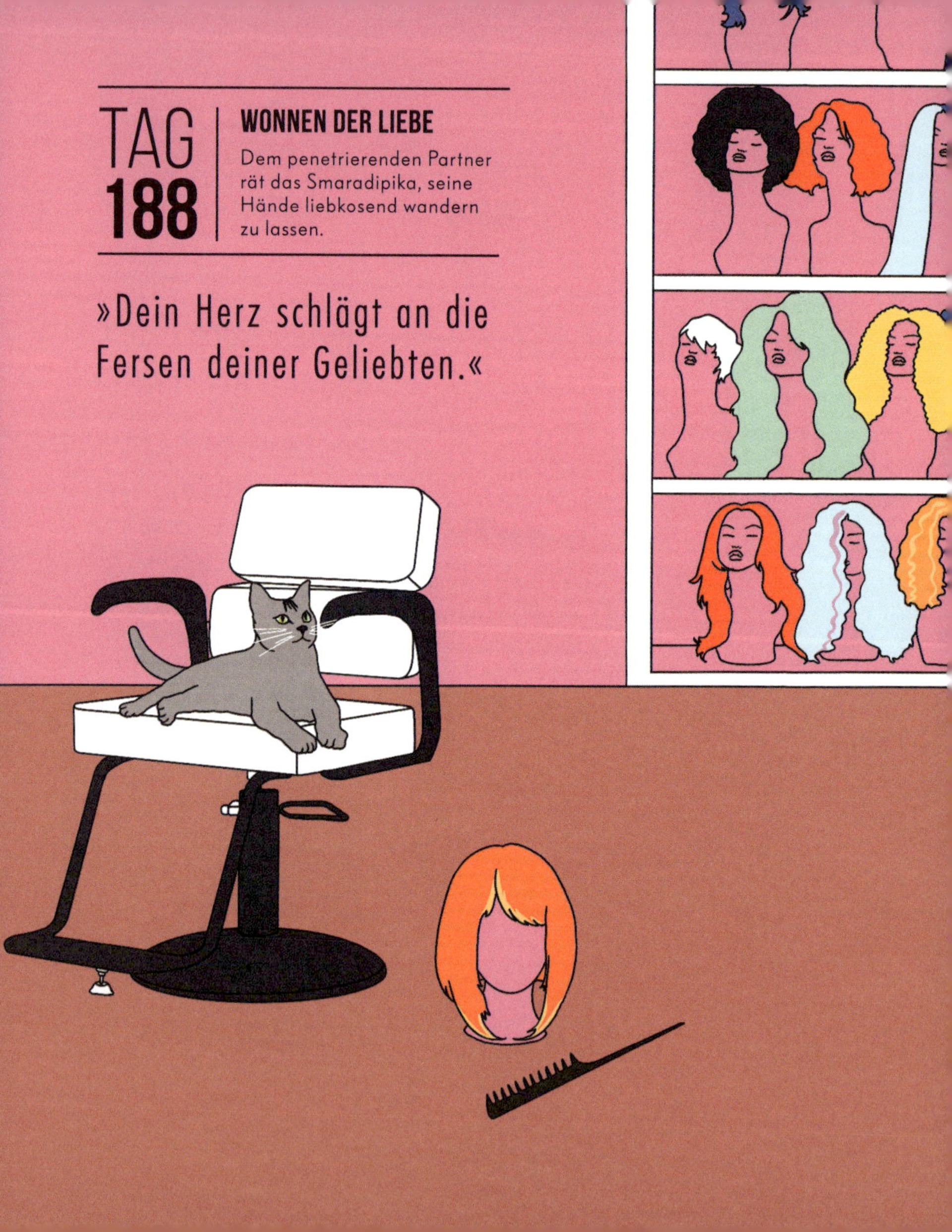

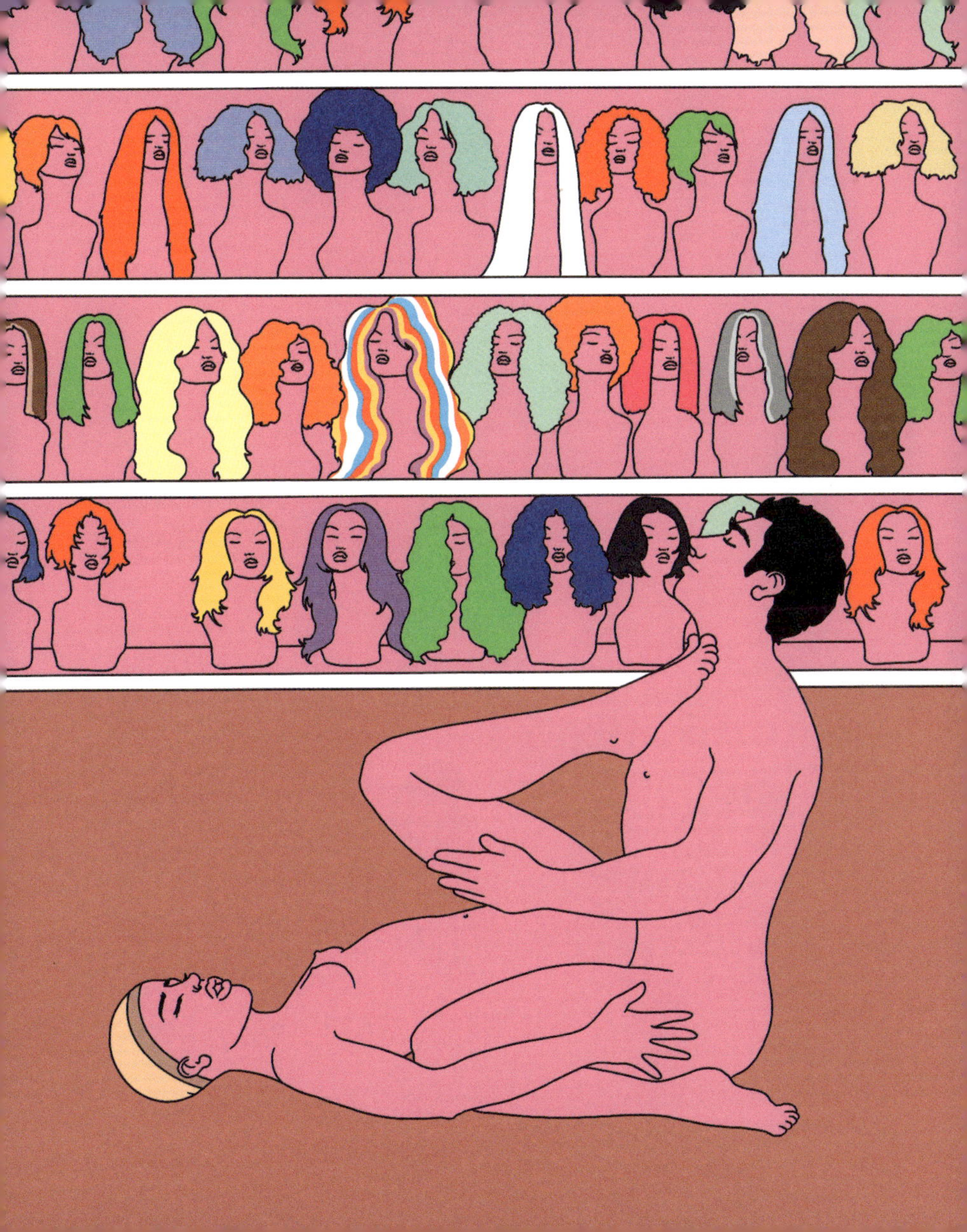

TAG 189 | DIE HANDSCHELLEN

Zur Luststeigerung lass dein Becken auf seinem hilflosen Körper kreisen.

»Halte deinen Liebhaber in einem Griff, aus dem er sich nicht lösen will.«

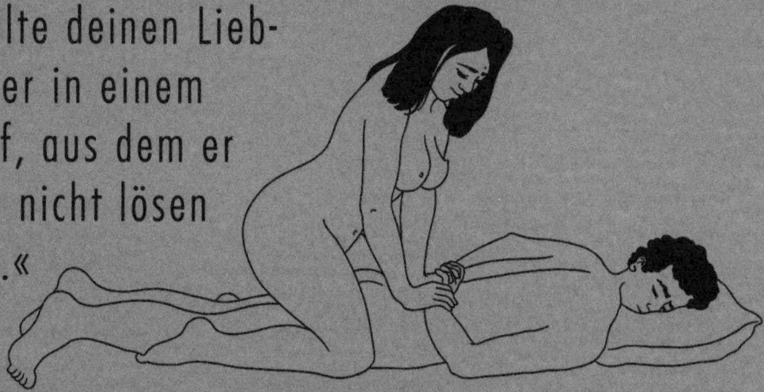

TAG 190 | DIE FRAUENFALLE

Auch eine leichte Umklammerung gibt dir die Kontrolle; wenn sie Füße liebt, ist dies für sie der siebte Himmel.

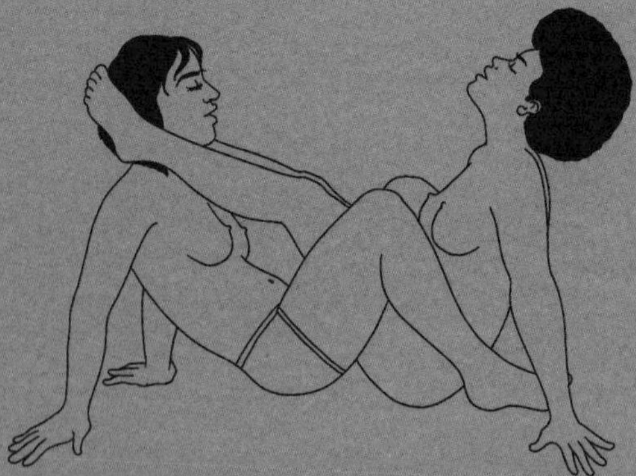

»Halte deine Partnerin mit den Füßen, und sie ist dir ausgeliefert.«

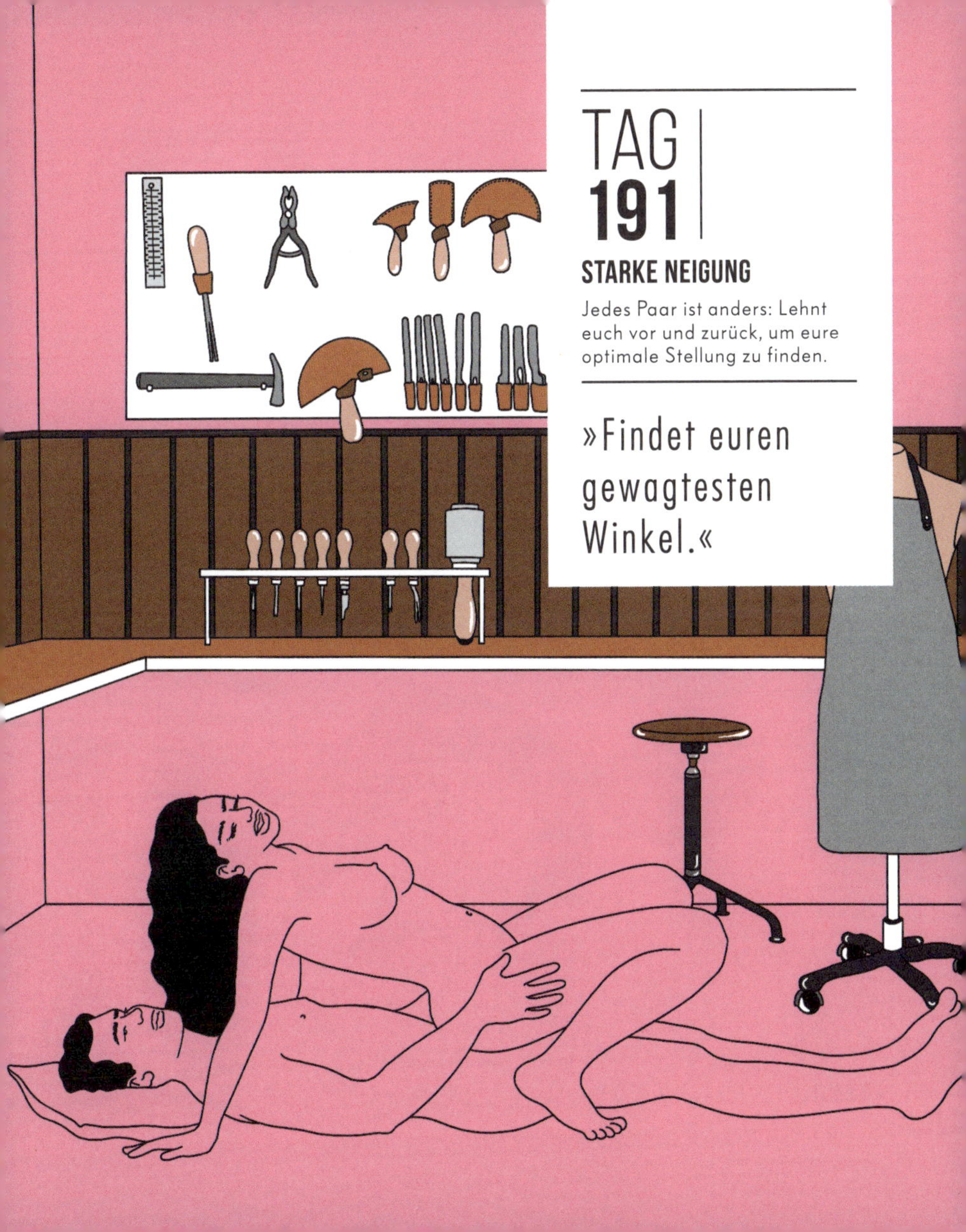

TAG 191

STARKE NEIGUNG

Jedes Paar ist anders: Lehnt euch vor und zurück, um eure optimale Stellung zu finden.

»Findet euren gewagtesten Winkel.«

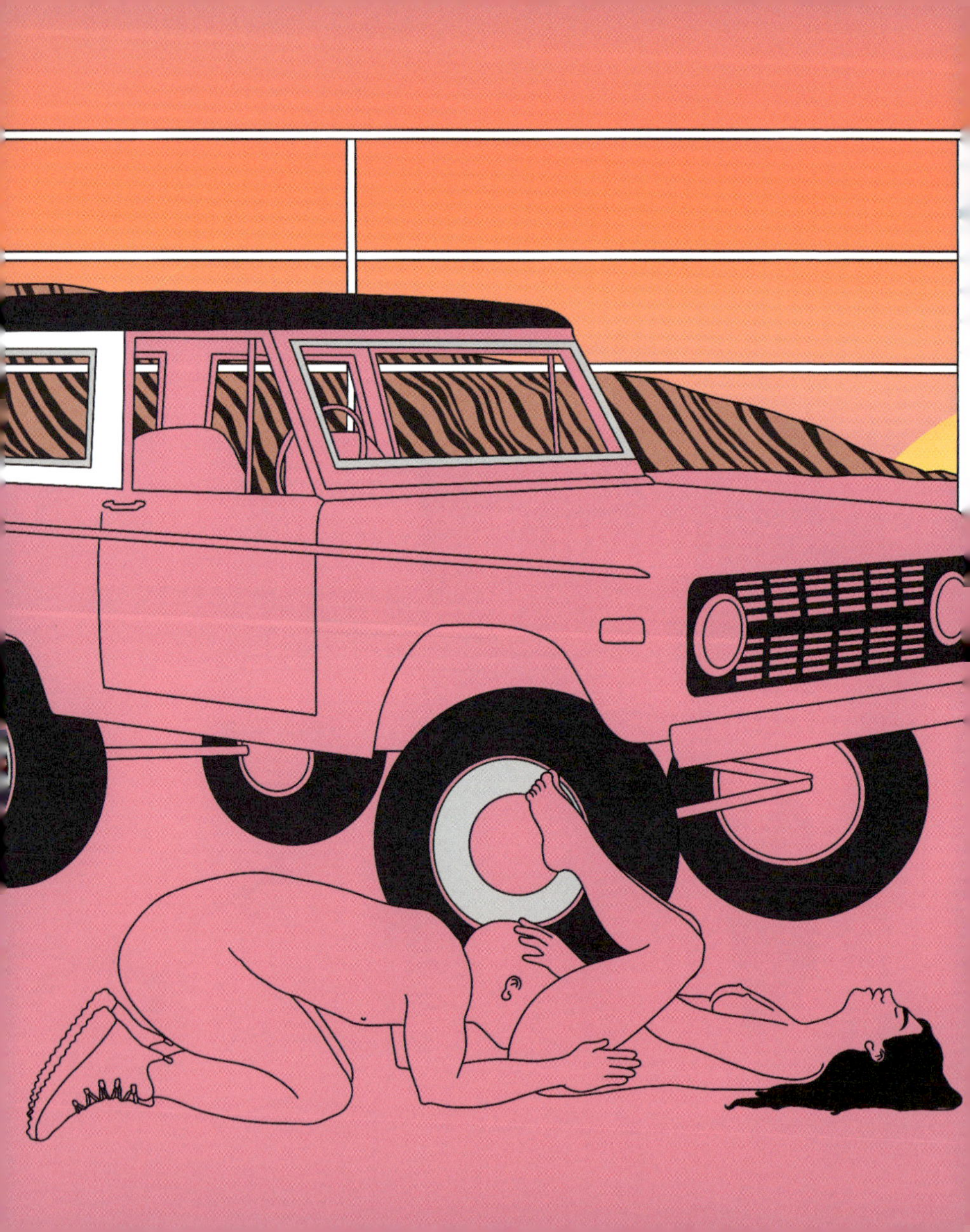

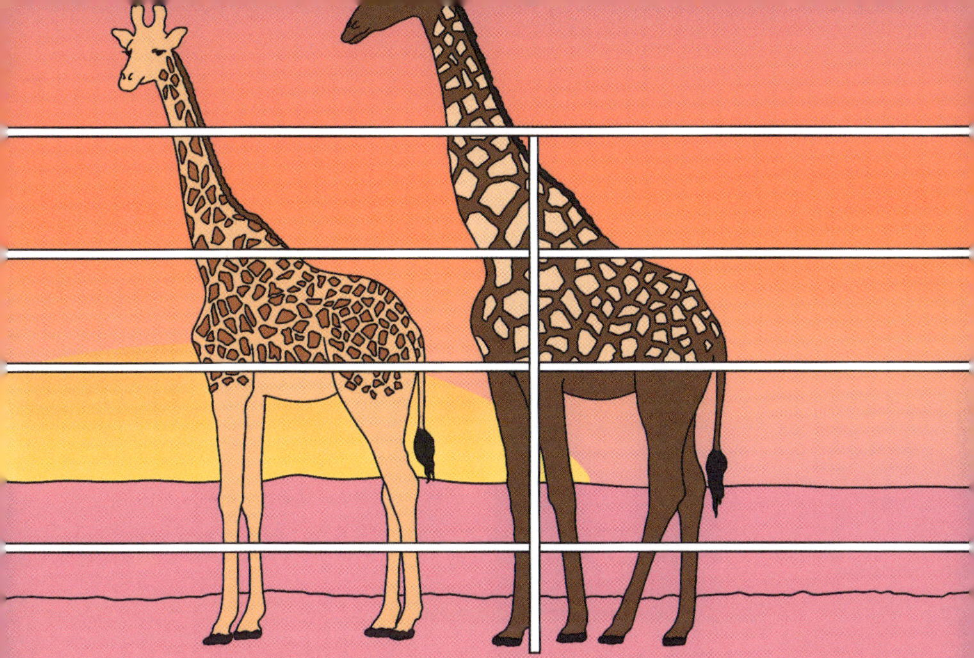

TAG 192

ATEM DER LUST

Bevor das Küssen und Lecken beginnt, mach deine Partnerin heiß, bis sie vor Ungeduld außer sich ist.

»Quäle sie mit deinem heißen Mund.«

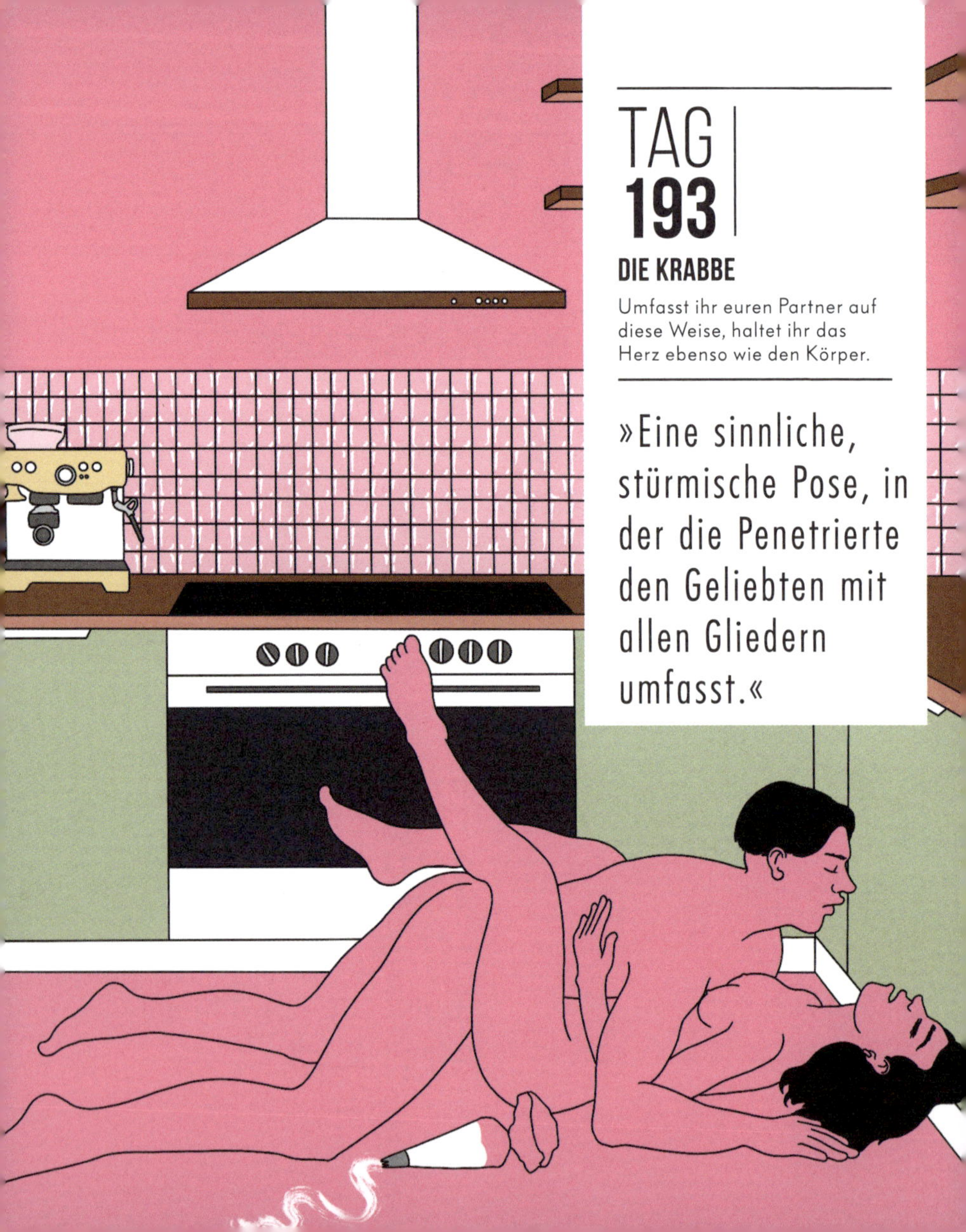

TAG 193

DIE KRABBE

Umfasst ihr euren Partner auf diese Weise, haltet ihr das Herz ebenso wie den Körper.

»Eine sinnliche, stürmische Pose, in der die Penetrierte den Geliebten mit allen Gliedern umfasst.«

TAG 194

KOPFSPRUNG VON DER BRÜCKE

Eine Stellung, in der man miteinander ringt und lacht.

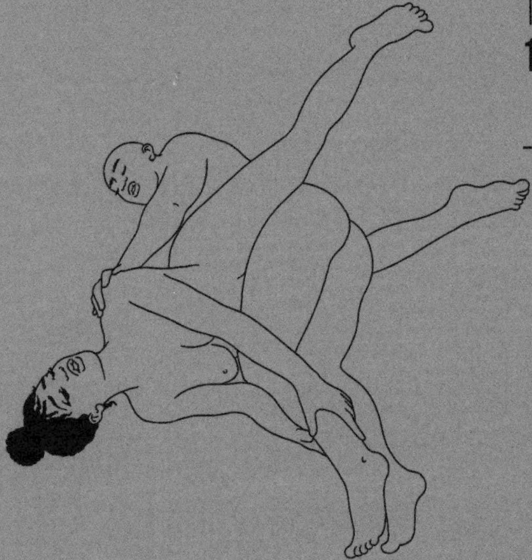

»Tauche ein in ein sinnliches Gewirr aus Fleisch.«

TAG 195

DER BOGENSCHÜTZE

Beginnt mit einen eleganten Tanz, der in konvulsive Erregung übergeht.

»Spanne deine Geliebte wie einen Bogen bis zum Höhepunkt.«

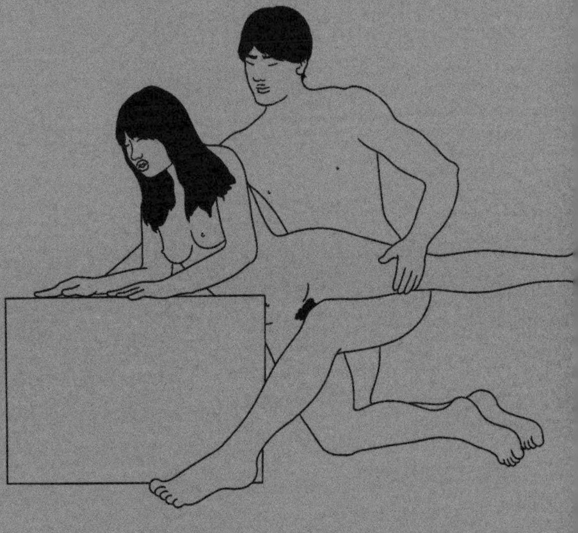

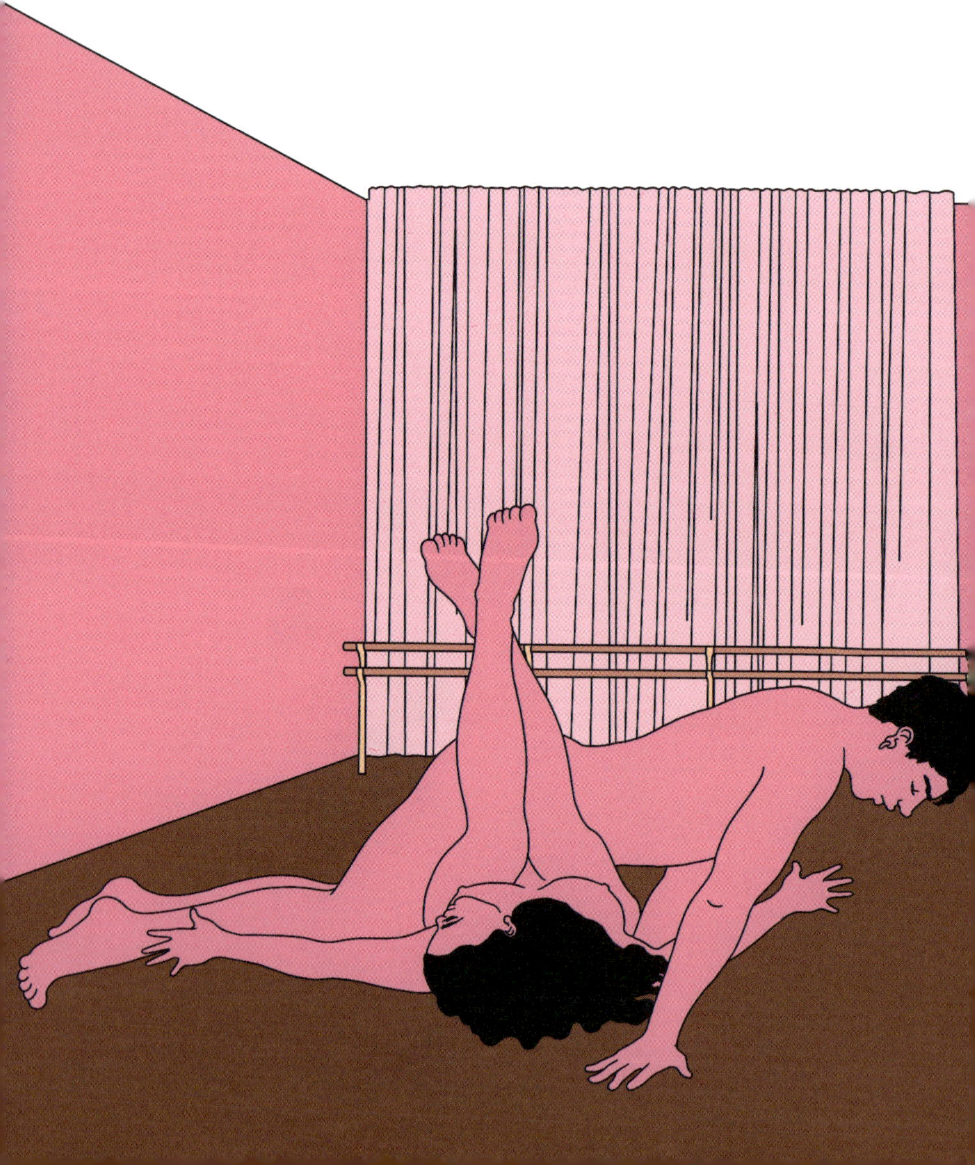

TAG 196

DIE ZUSAMMENGEKLAPPTE BANK

Eine schöne Position, die zu verspielten Klapsen auf den Po des Geliebten einlädt.

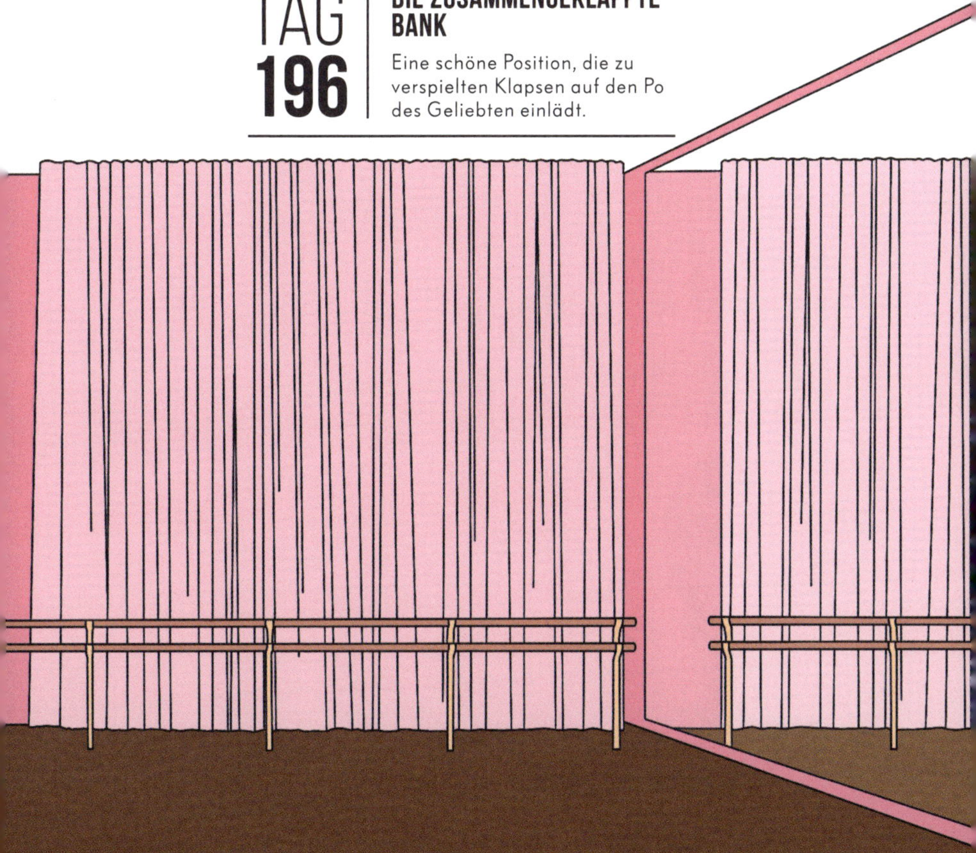

»In all seiner Erregung bietet sich dein Partner dir zur Gänze dar.«

TAG 197 | DAS REIBESPIEL

Die beiden Liebenden versuchen, einander umzukippen, während sich ihre sensiblen Stellen erotisch berühren.

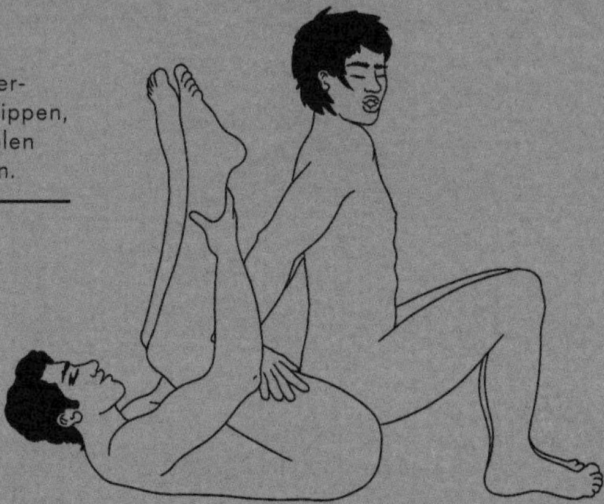

»Stellt euch auf eine ordentliche Balgerei ein.«

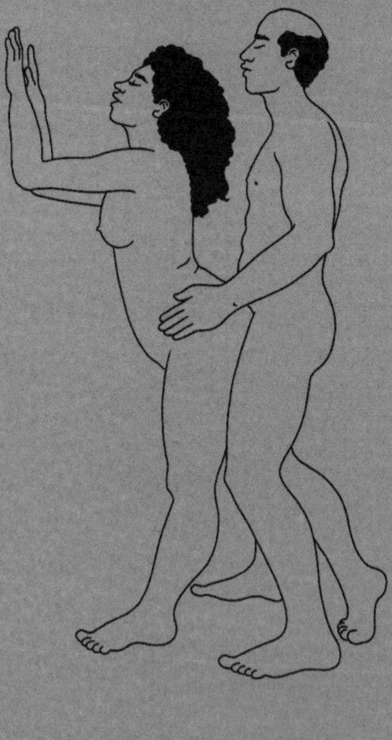

TAG 198 | DER KRANICH

Deine geöffneten Beine ermöglichen deinem Partner einzudringen, während du erregend eng bleibst.

»Die vorne Stehende setzt ein Bein nach hinten, um sich für den Geliebten zu öffnen.«

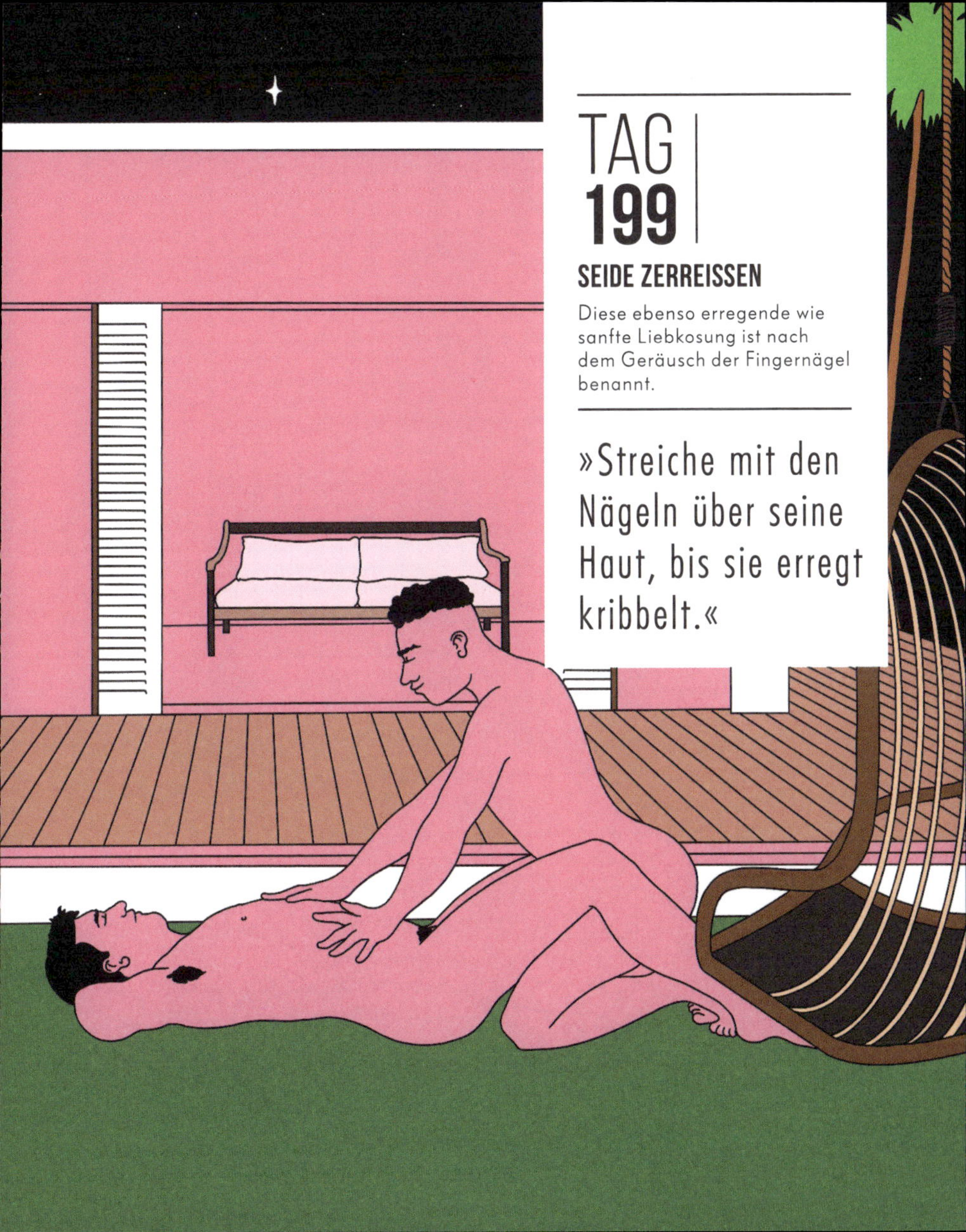

TAG 199

SEIDE ZERREISSEN

Diese ebenso erregende wie sanfte Liebkosung ist nach dem Geräusch der Fingernägel benannt.

»Streiche mit den Nägeln über seine Haut, bis sie erregt kribbelt.«

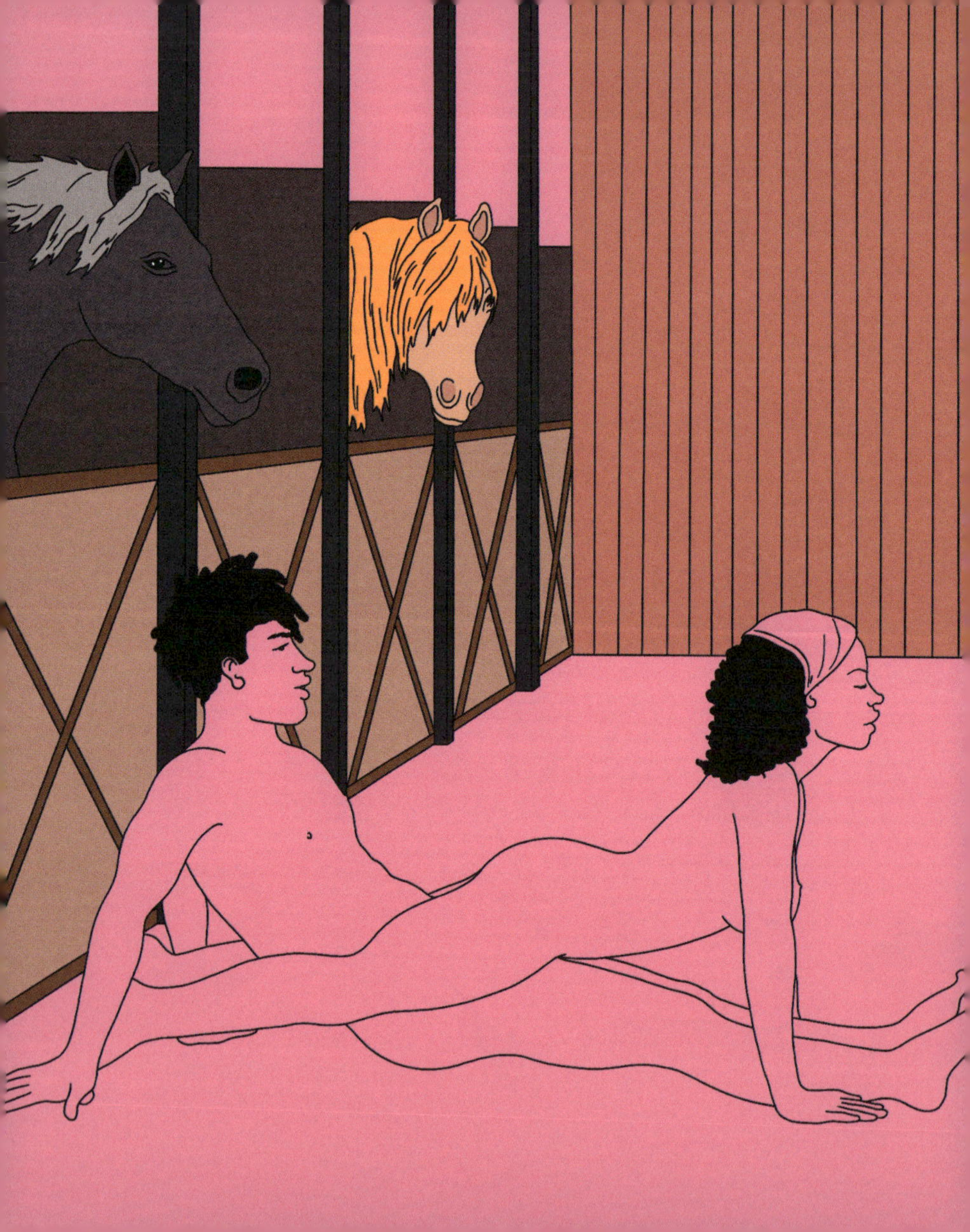

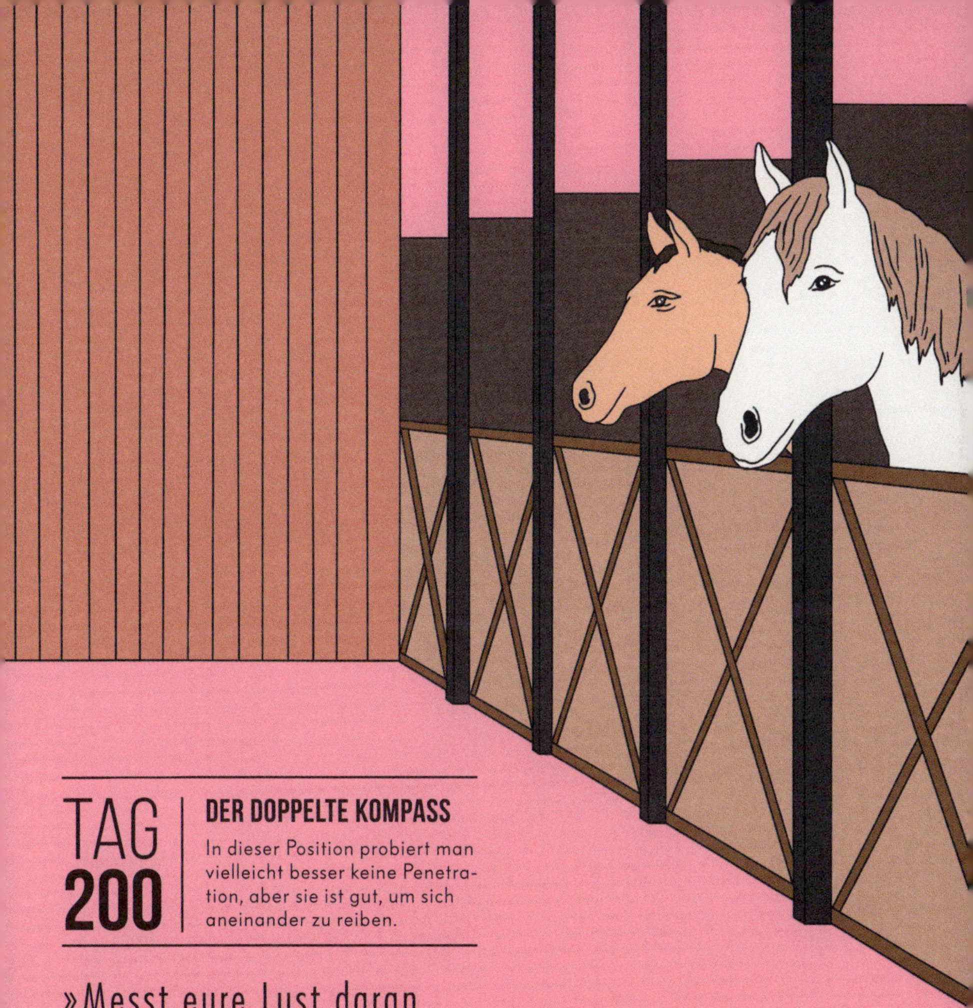

TAG
200

DER DOPPELTE KOMPASS

In dieser Position probiert man vielleicht besser keine Penetration, aber sie ist gut, um sich aneinander zu reiben.

»Messt eure Lust daran, wie sehr ihr euch windet.«

TAG 201

DIE GRÄTSCHE

Eine Position, die sich in jeder Kultur steter Beliebtheit erfreut.

»Liebt euch einfühlsam, in heiterer Harmonie.«

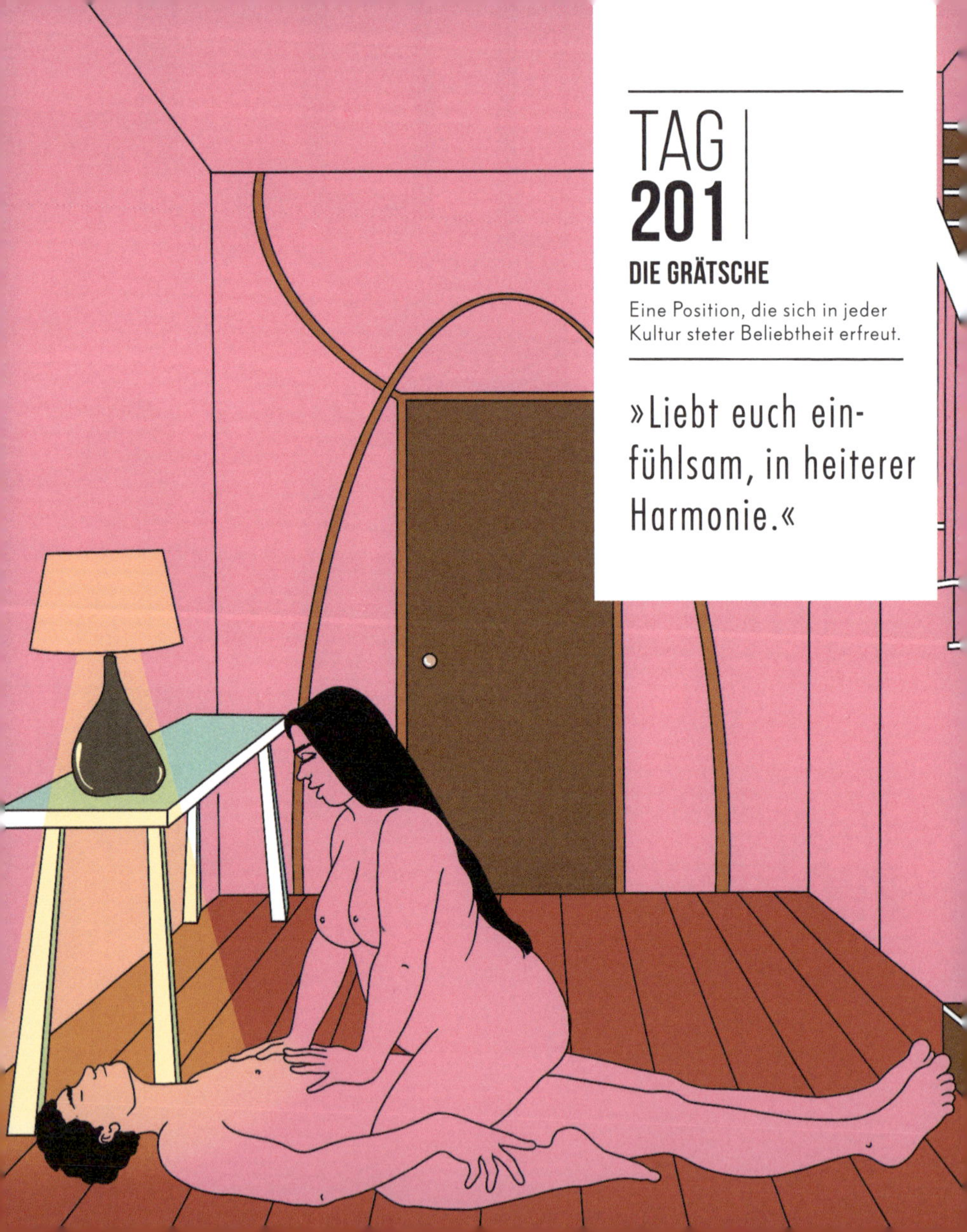

TAG 202 | FLÜGEL BEKOMMEN

Lege dich auf einen Hocker oder, wenn du eine bequemere Position bevorzugst, auf ein Bett.

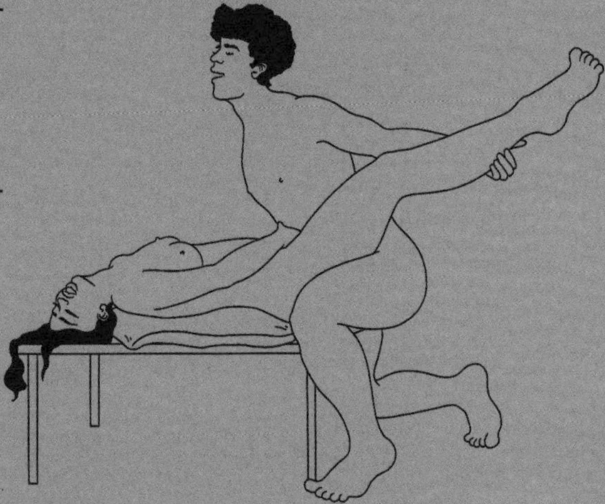

»Wenn der penetrierende Partner aus der Hocke zustößt, heben die beiden Liebenden ab.«

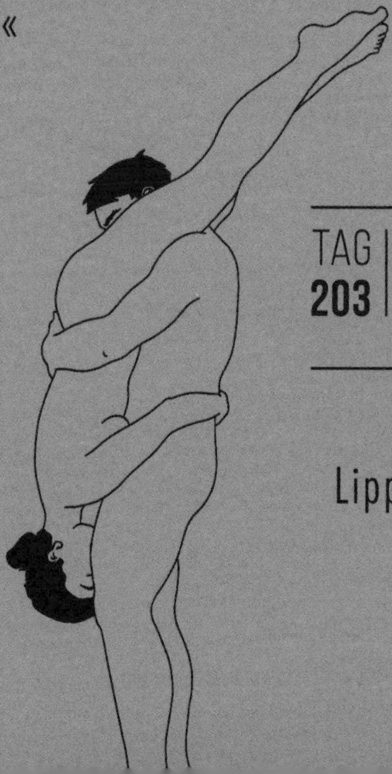

TAG 203 | ZWEI PINSEL

Eine Stellung, die schwierig zu halten ist, aber dafür ist sie umso kunstvoller.

»Benetze deine Lippen und zeige all dein Geschick.«

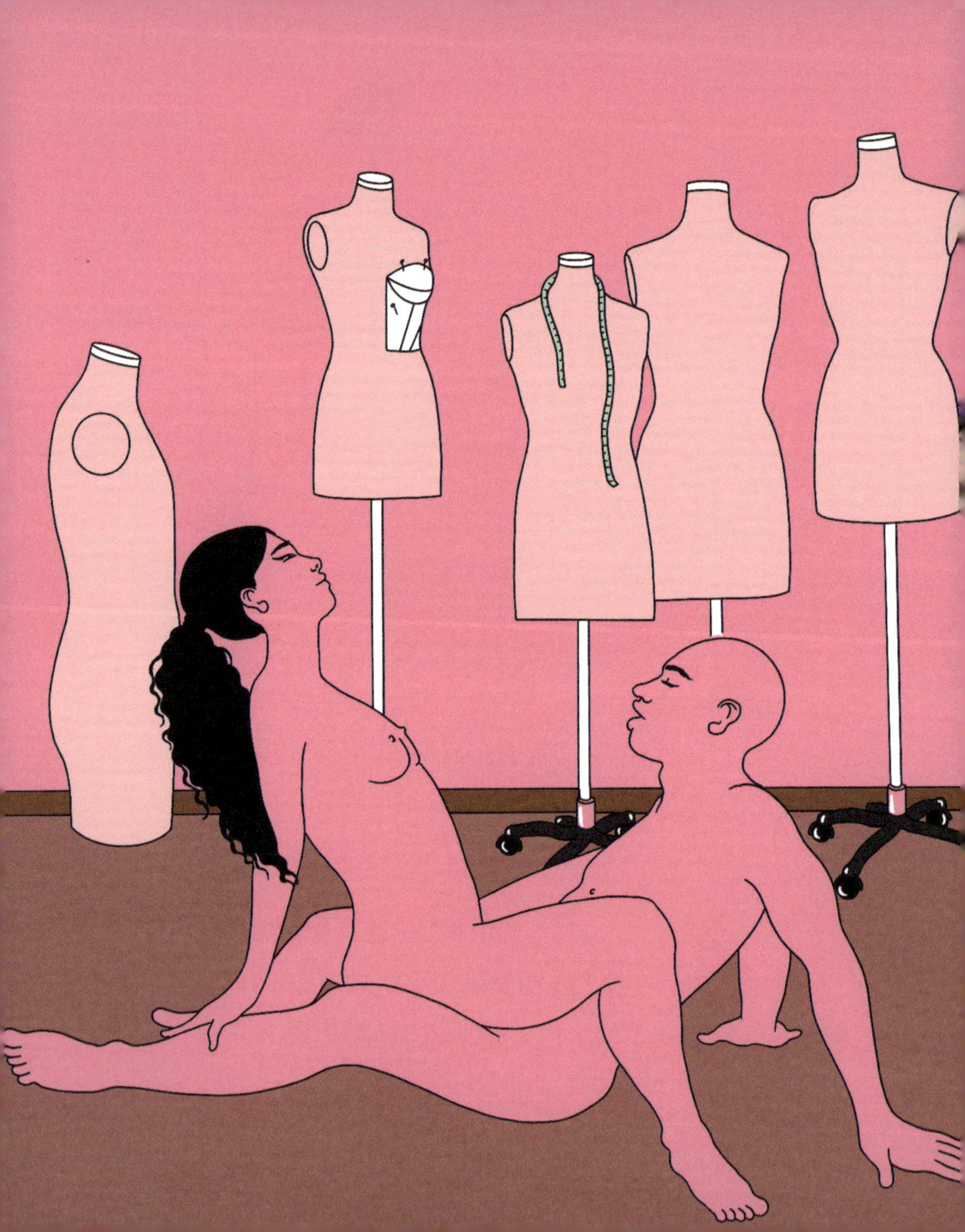

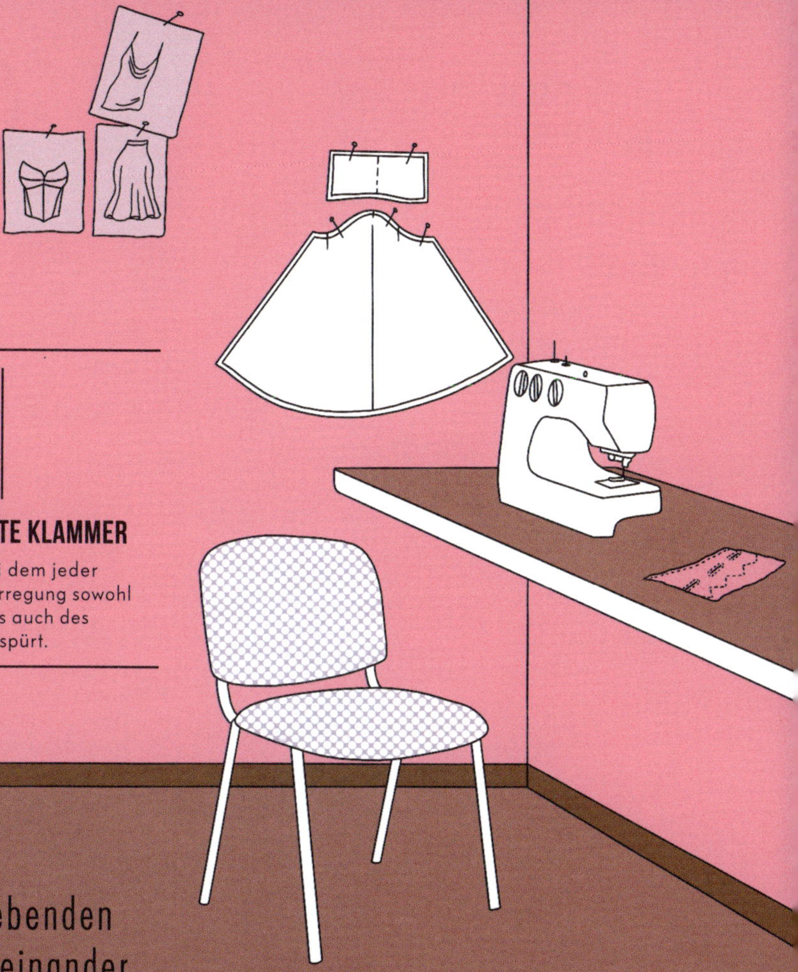

TAG 204

DIE DOPPELTE KLAMMER

Ein Spiel, bei dem jeder Partner die Erregung sowohl des Jägers als auch des Gejagten verspürt.

»Die Liebenden packen einander, unfähig, zu entkommen und unwillig, sich zu ergeben.«

TAG 205 | STELLUNG DER KURTISANE

Das Liebesspiel ist mehr als nur Vereinigung. Spielt daher von Anfang an mit euren Wünschen.

»Begib dich in geschmeidiger Verspieltheit auf dein Lager.«

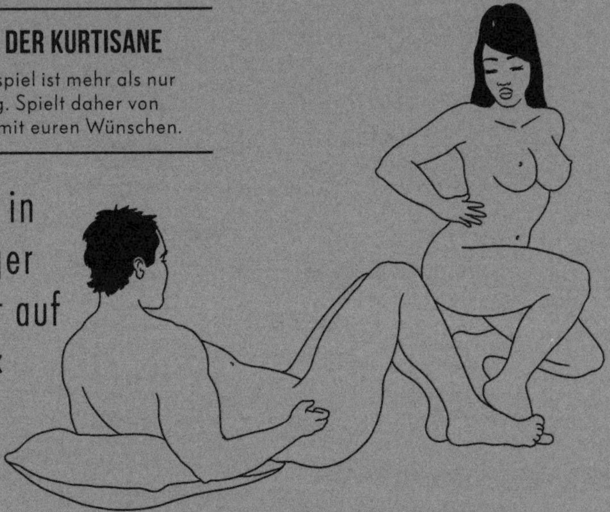

TAG 206 | DER ZÄRTLICHE FUSS

Die Haut auf dem Fußrücken ist seidenweich: Lass ihn spüren, wie glatt und geschmeidig du bist.

»Streiche mit den Zehen über die sensible Haut deines Geliebten.«

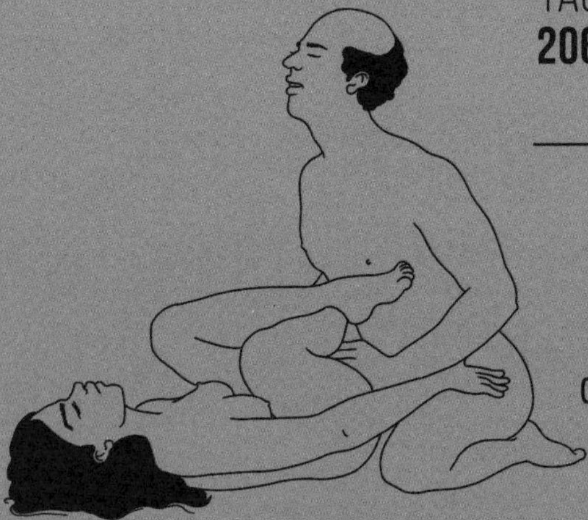

TAG 207

DER HOLPERNDE WAGEN

Diese Stellung ist schön für einen umgekehrten Coitus a tergo und lohnt einen Versuch.

»Holpert und poltert zur Befriedigung.«

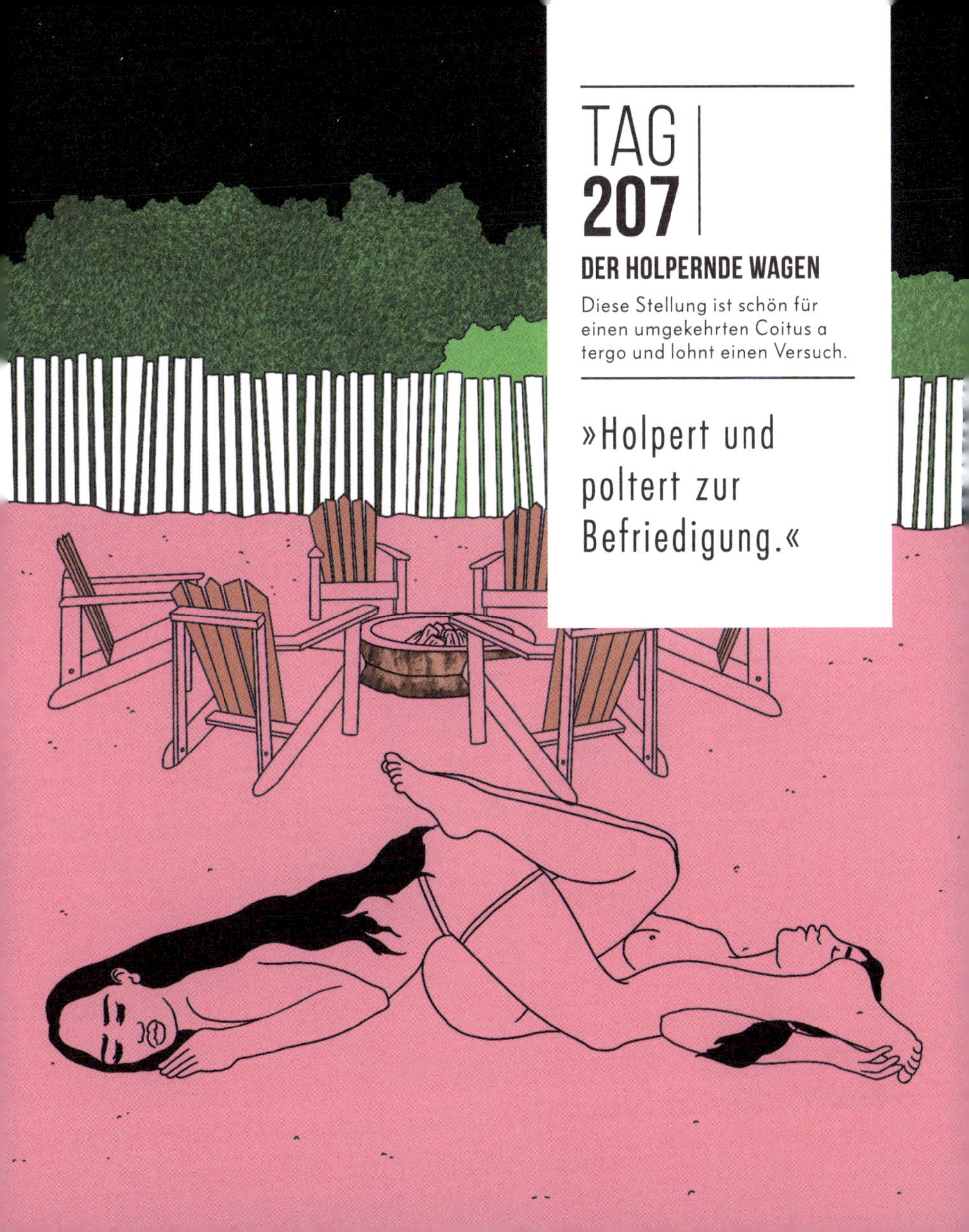

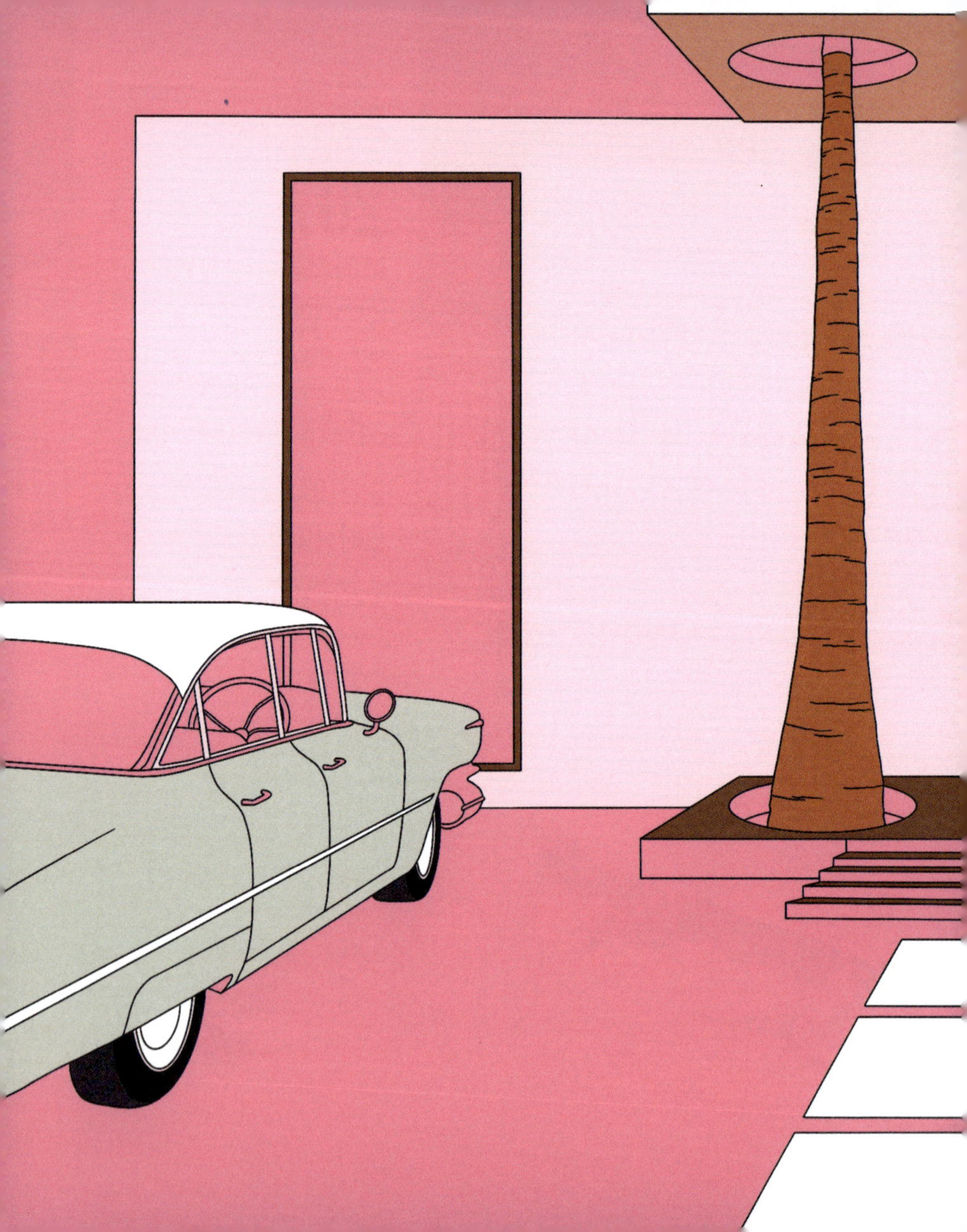

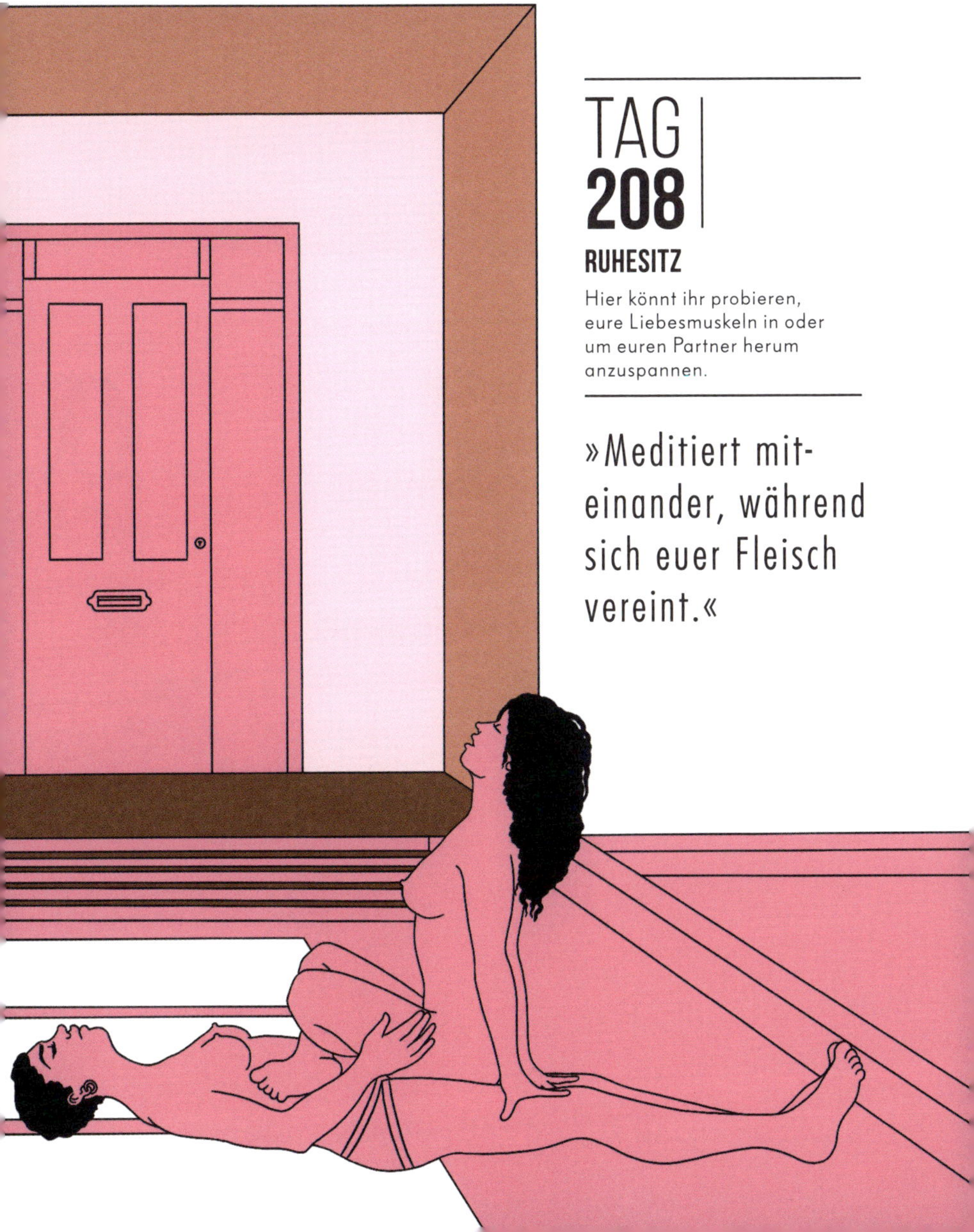

TAG 208

RUHESITZ

Hier könnt ihr probieren, eure Liebesmuskeln in oder um euren Partner herum anzuspannen.

»Meditiert miteinander, während sich euer Fleisch vereint.«

TAG 209

SPIESS UND ROST

Das Kamasutra schlägt vor, dass der Penetrierte die Beine wechselt, also erst die eine Ferse neben den Kopf des Partners setzt und dann die andere.

»Einer gibt den Rost, der andere den Spieß, während beide heiß werden.«

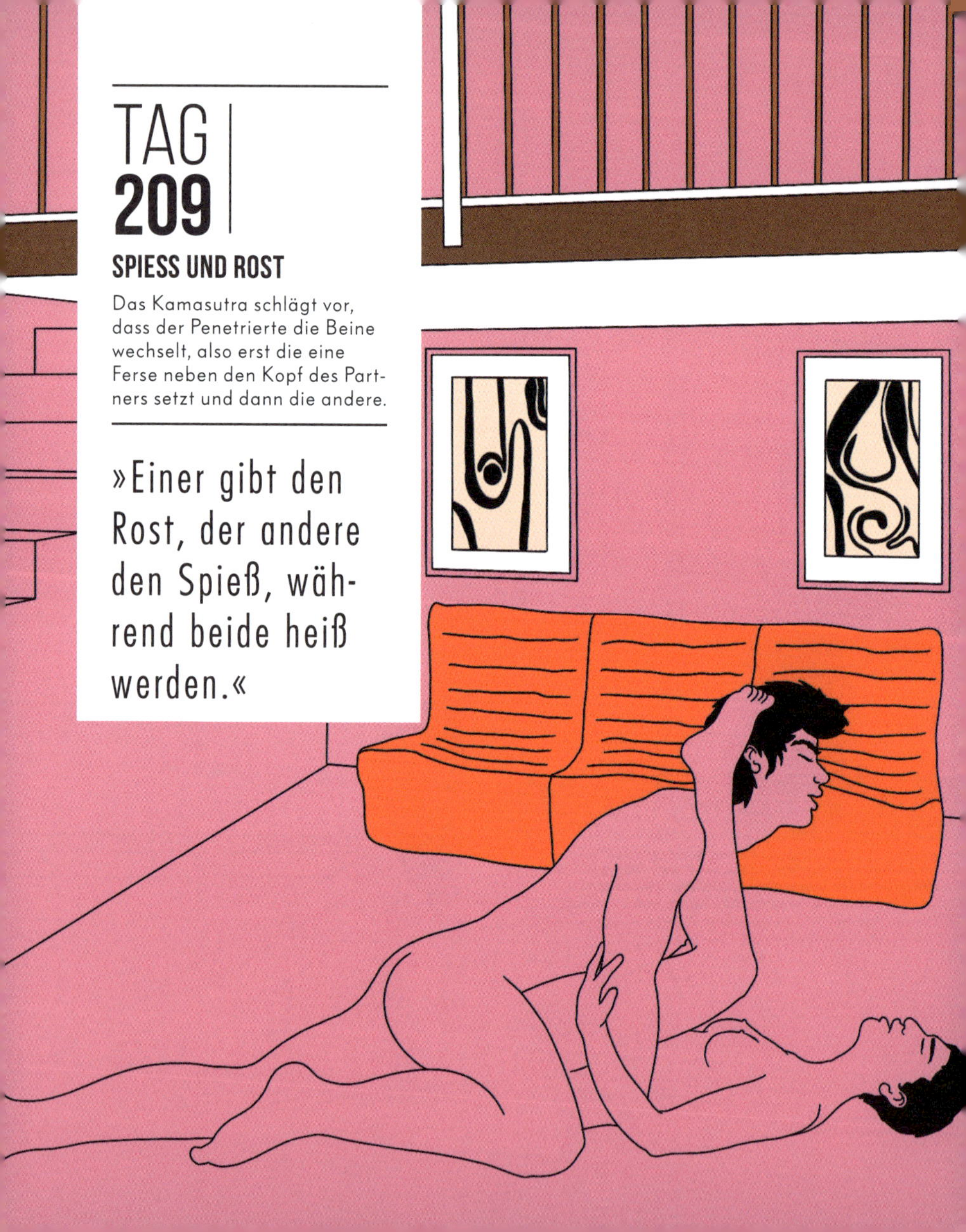

TAG **210**

DER KNOTEN

Diese Position ermöglicht kraftvolles Zustoßen, fühlt sich dabei aber liebevoll und zärtlich an.

»Verknotet euch fest ineinander und erlebt wahre Lust.«

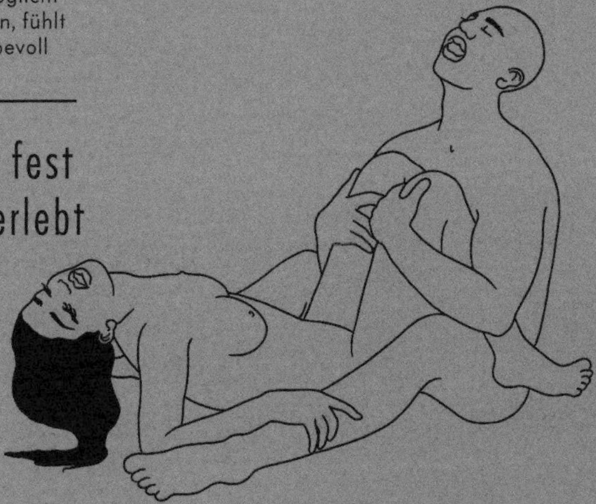

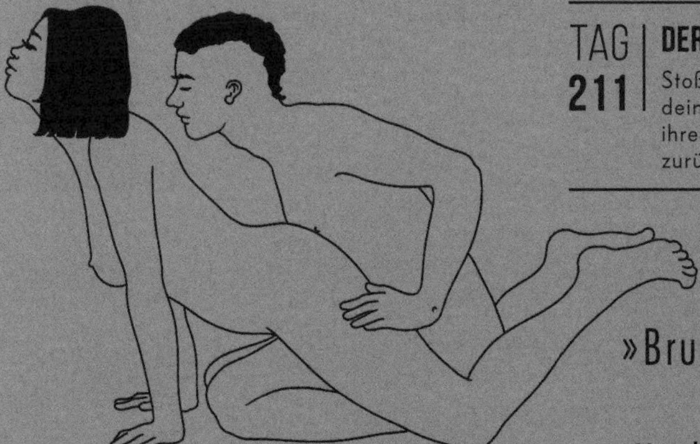

TAG **211**

DER HIRSCH

Stoße zu, während deine Geliebte auf ihren Händen vor und zurück schaukelt.

»Brunftet durch die wilden Herbstnächte.«

TAG **212**

PARIMRSHTAKA (AN DIE SPITZE STOSSEN)

Eine dynamische Variante des üblichen Saugens: Deine Zunge stößt beim Lecken hart gegen die Eichel.

»Schnippe hart gegen sein sensibles Fleisch.«

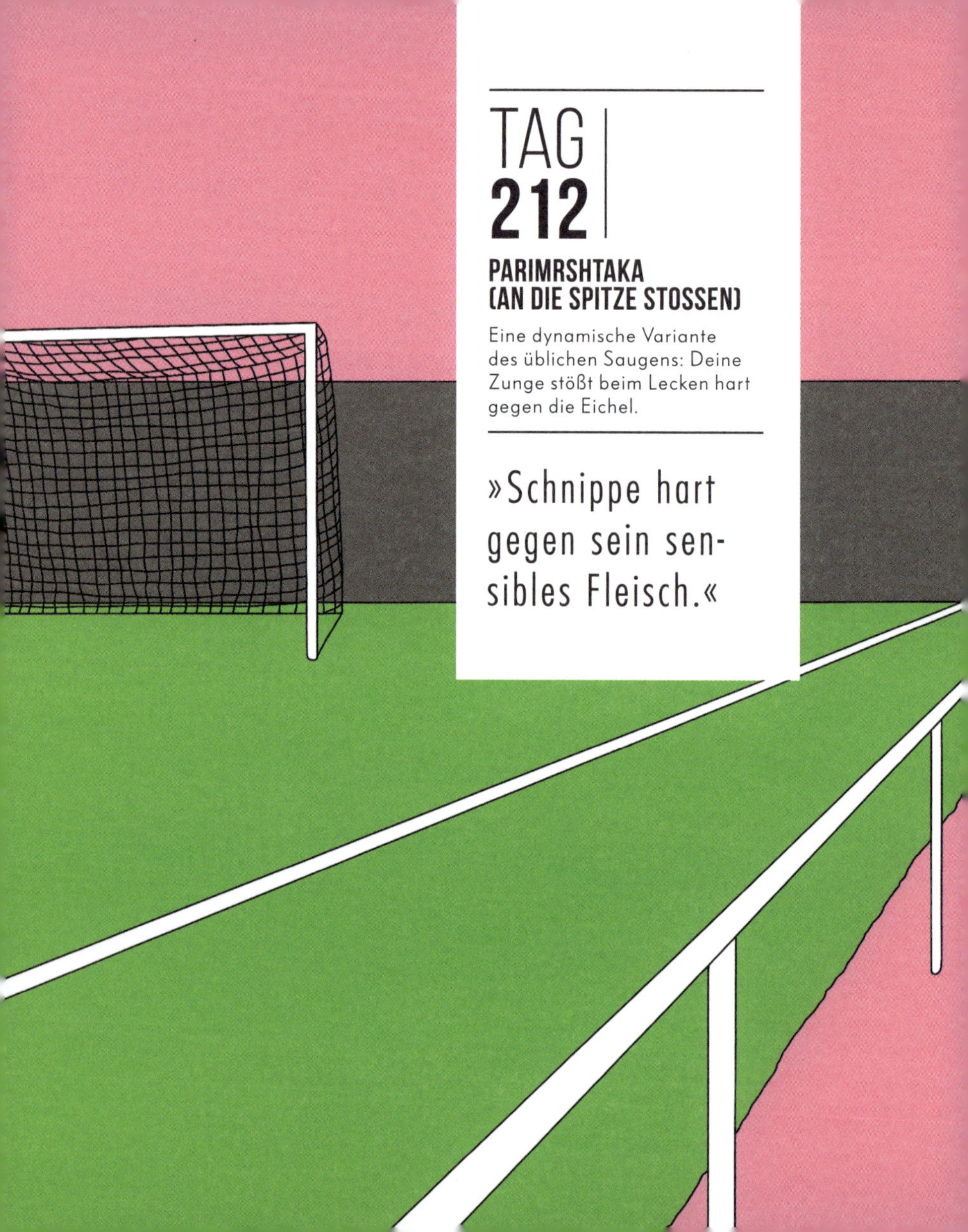

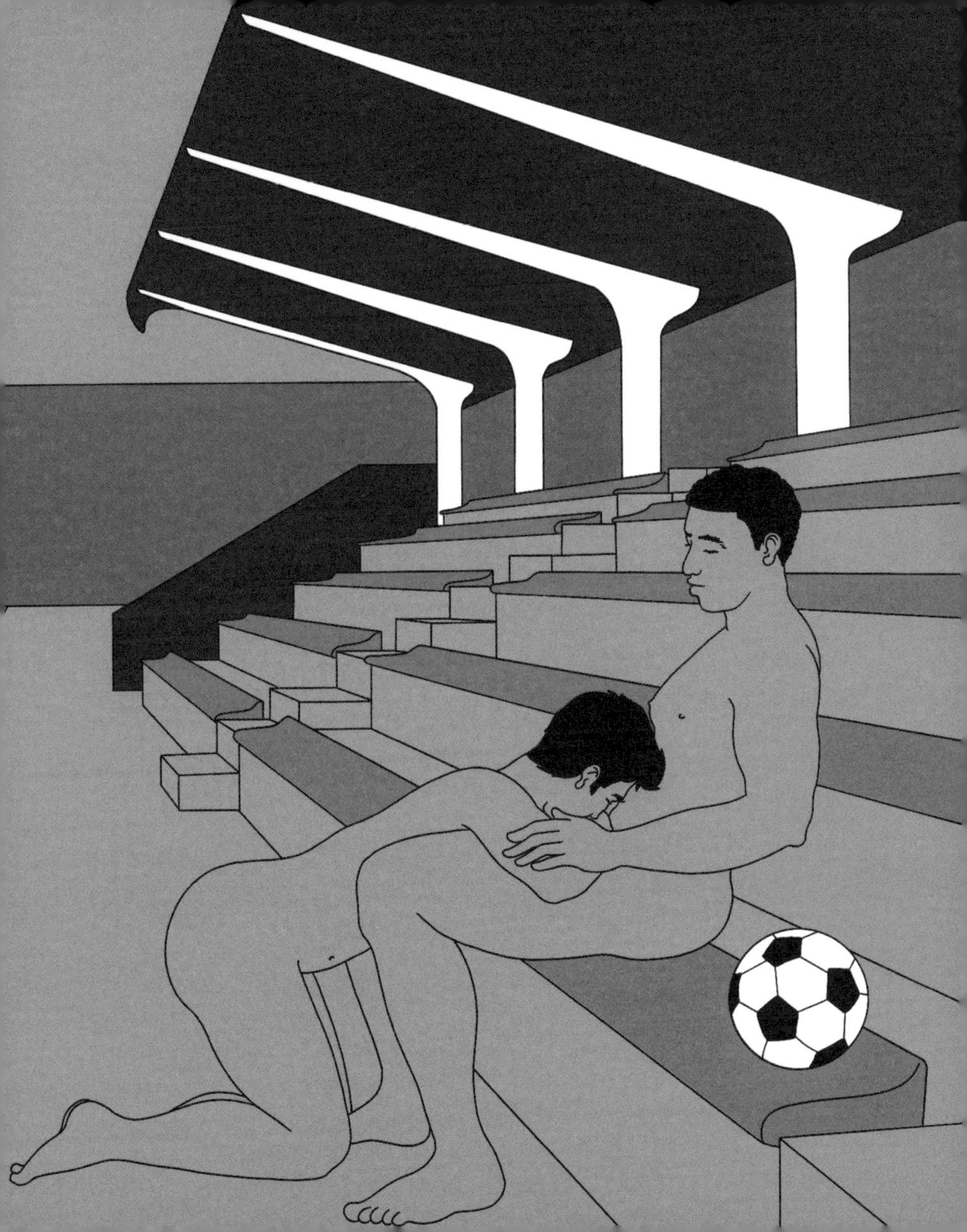

TAG 213 | DAS JUWEL SCHLEIFEN

Ein liebender Partner widmet sich während des Verkehrs der Klitoris der Geliebten.

»Während ihr schaukelt, steigert die Bewegung deines Daumens ihre Lust.«

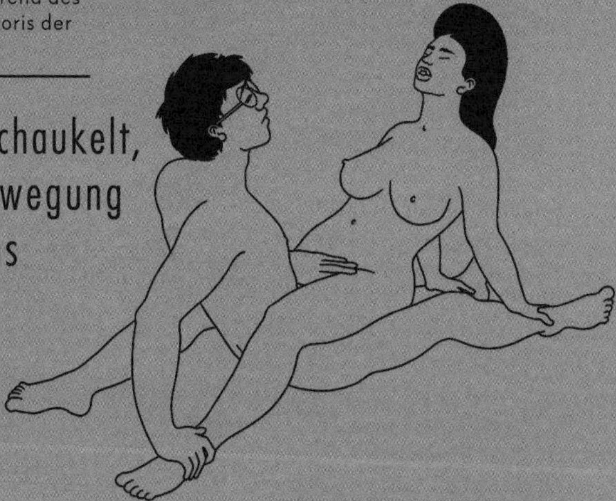

TAG 214 | DEN FLUSS SUCHEN

Eine ungewöhnliche Stellung – wer sich unten befindet, kann von beiden Seiten zugleich liebkost werden.

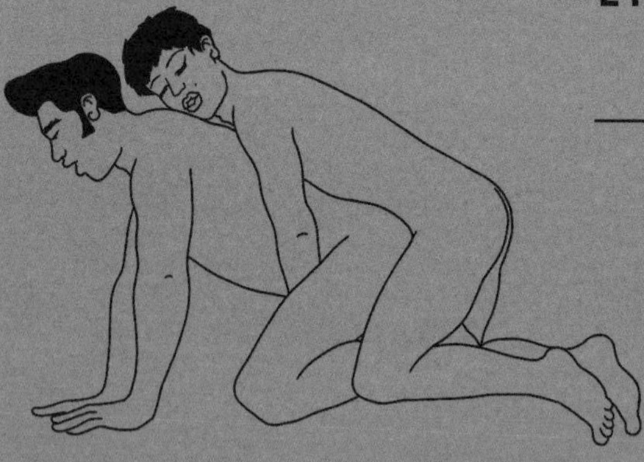

»Ertaste seinen Strom, während du deinen Körper blind an den seinen drückst.«

TAG 215

DIE SCHLAFENDE KATZE

Ein Spiel, bei dem ein Partner vorgibt zu schlafen – und sich auf dem Bett zusammenrollt, bevor der Geliebte den Raum betritt.

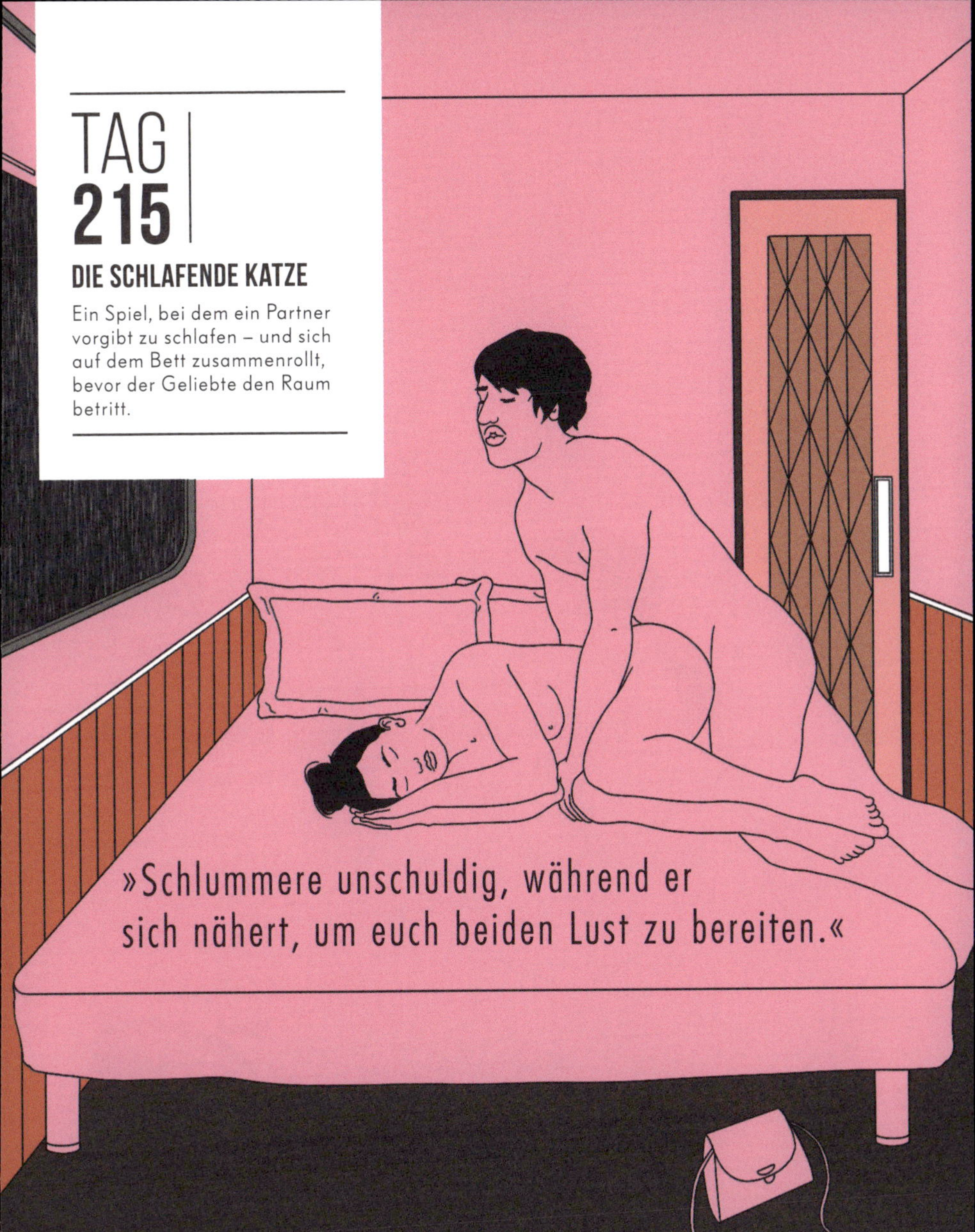

»Schlummere unschuldig, während er sich nähert, um euch beiden Lust zu bereiten.«

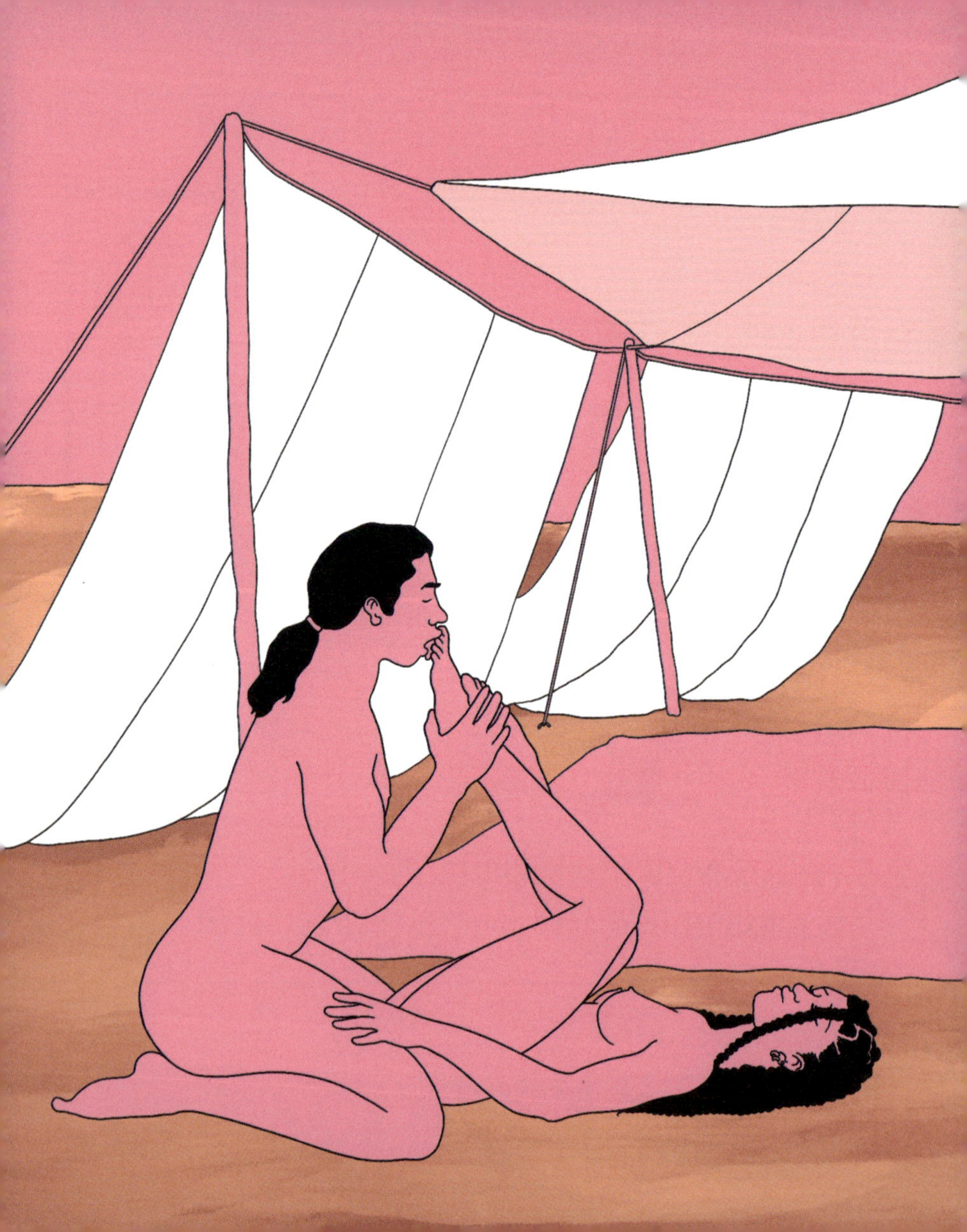

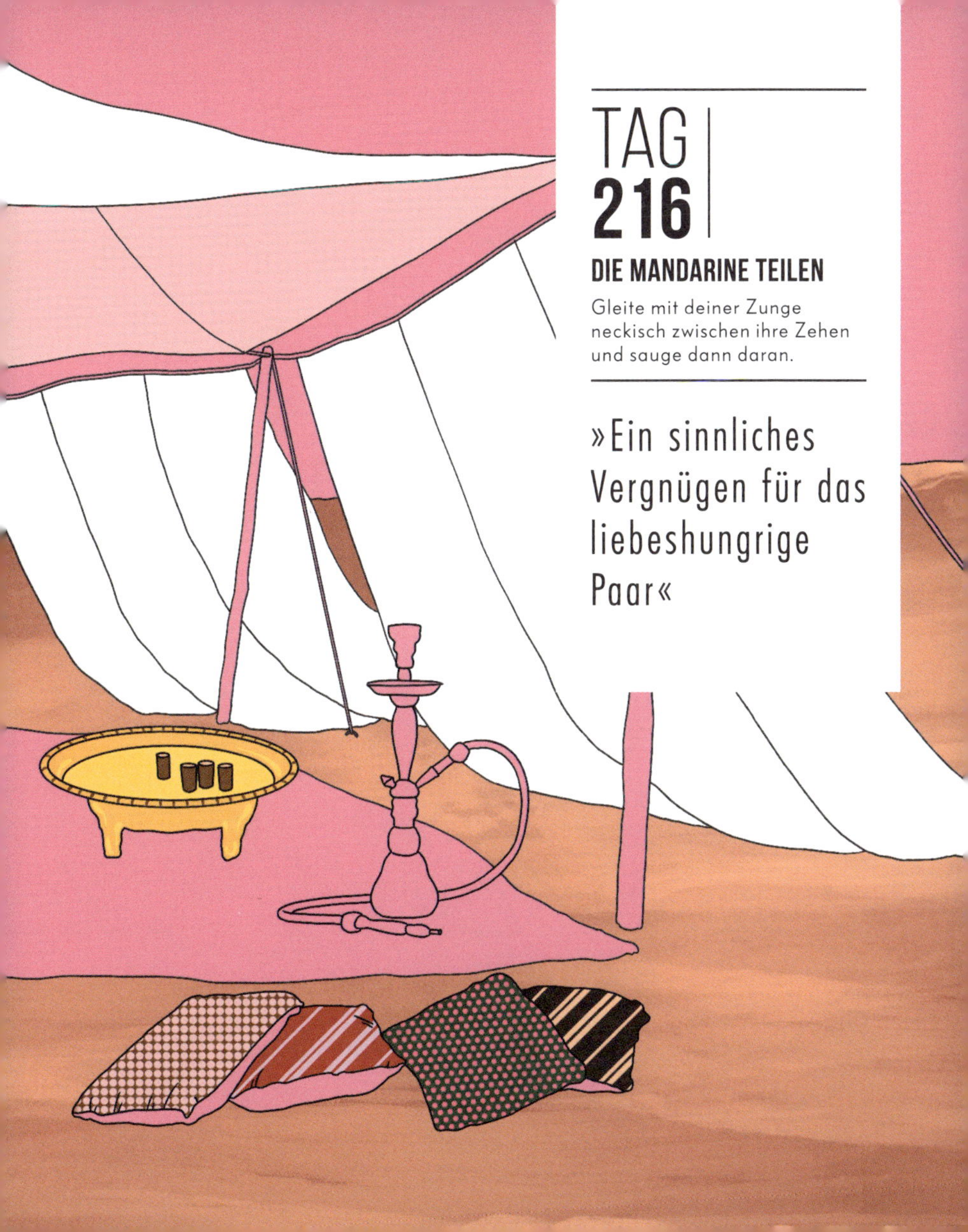

TAG
216

DIE MANDARINE TEILEN

Gleite mit deiner Zunge neckisch zwischen ihre Zehen und sauge dann daran.

»Ein sinnliches Vergnügen für das liebeshungrige Paar«

TAG
217

DER DONNERSCHLAG

Nichts entlockt ihr solche Schreie wie schnelle, harte Stöße.

»Stoße tief und elektrisierend.«

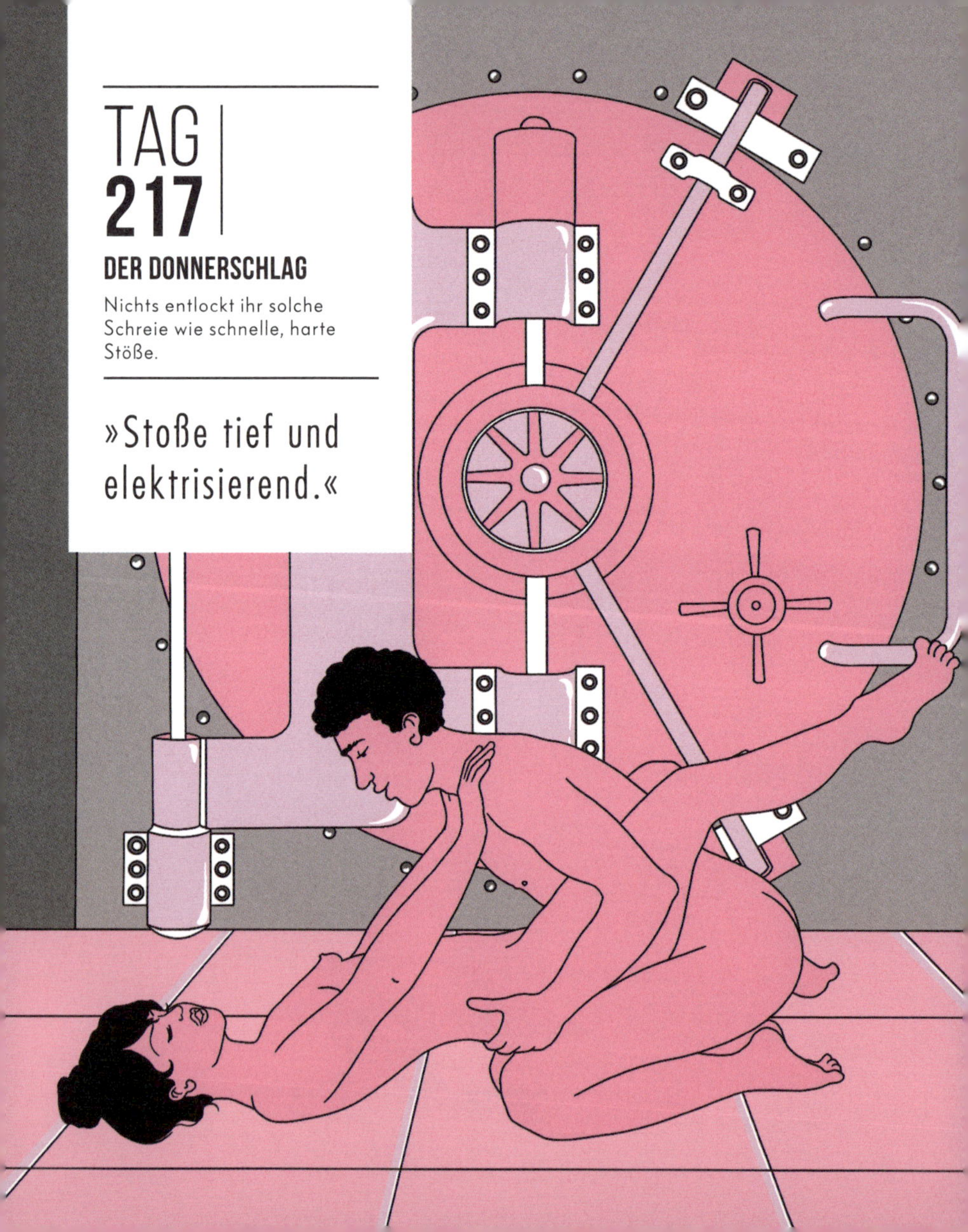

TAG **218** | **DER GELANDETE PFEIL**

Eine herausfordernde und unterwürfige Position für den unten Liegenden, die beiden Kraft abverlangt.

»Die Schwerkraft zieht das Blut deines Partners nach unten, du treibst es nach oben.«

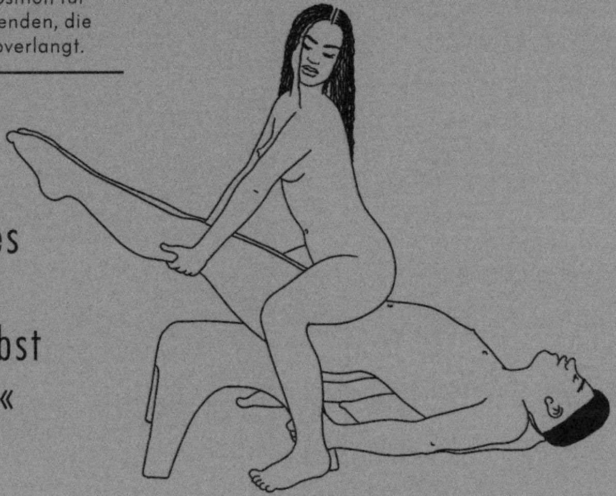

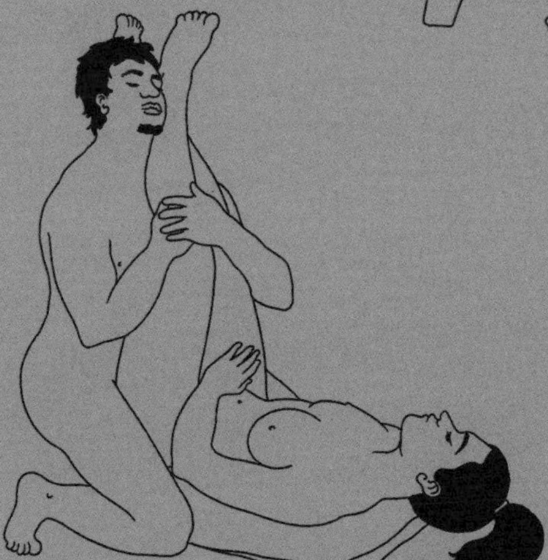

TAG **219** | **DIE BAMBUSPFÄHLE**

Kreuze deine Beine im Wechsel in seiner Umarmung.

»Kreuze deine Beine beständig in einem gleitenden, gemeinsamen Rhythmus.«

TAG 220

DAS RAD DER LIEBE

Hier kann der Penetrierende entweder sitzen oder knien – eine Lieblingsstellung leidenschaftlicher Liebhaber.

»Kreise mit den Hüften, bis dein Partner vor Verlangen besinnungslos ist.«

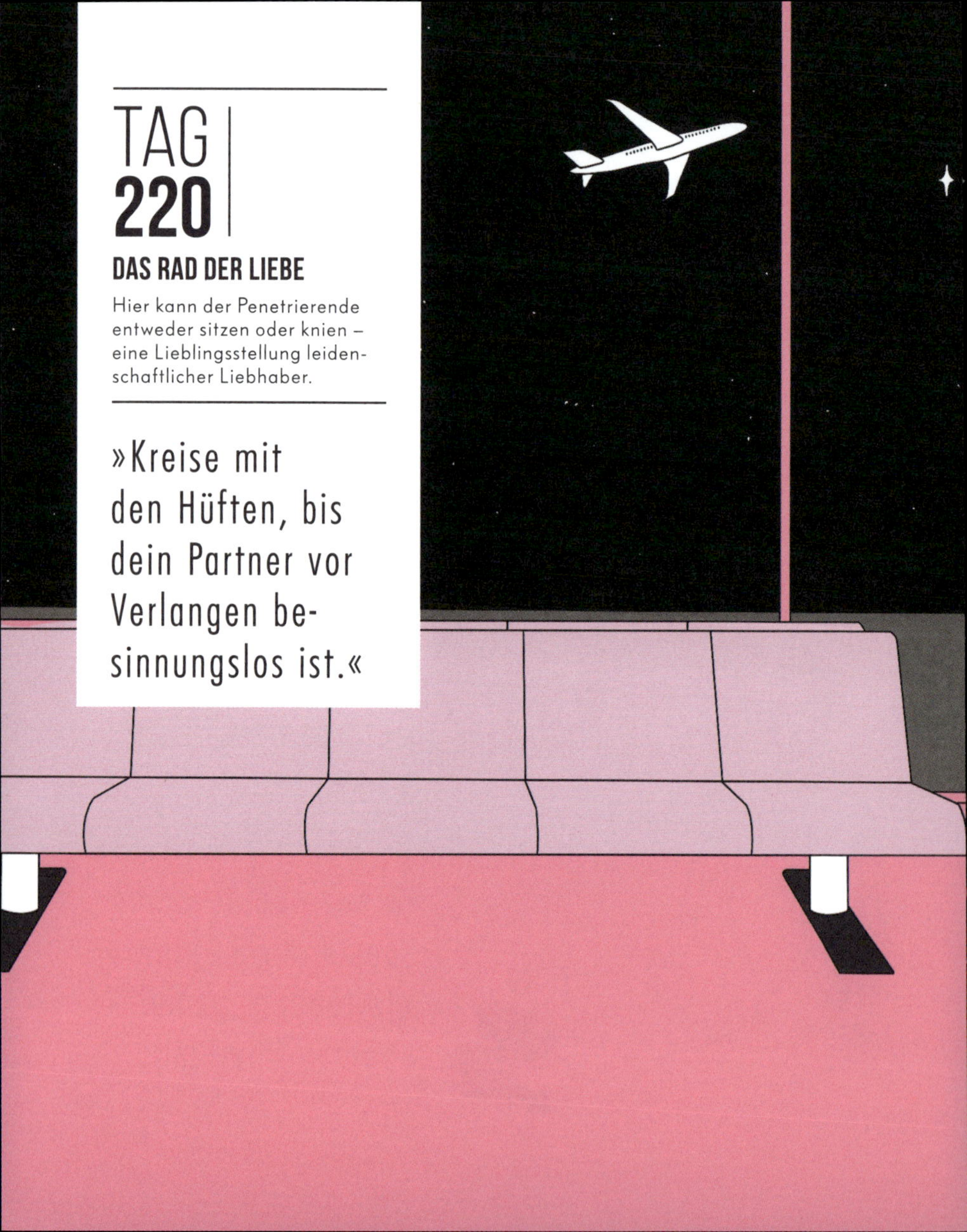

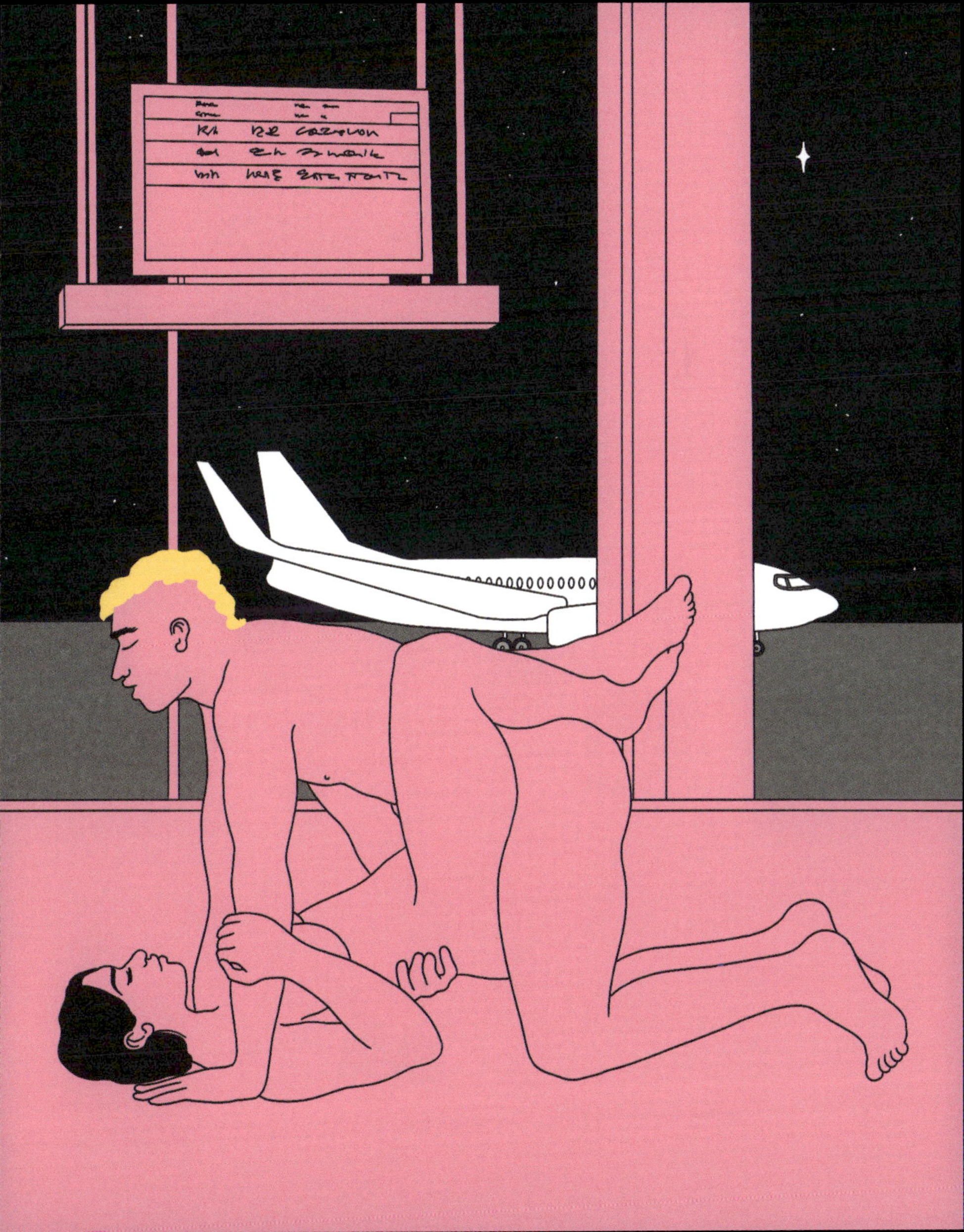

TAG 221 | DIE WIPPE

Eine Möglichkeit, eure Intimität aufzufrischen, egal, wie lange ihr schon zusammen seid.

»Genießt das verspielte Geben und Nehmen neuer Liebe.«

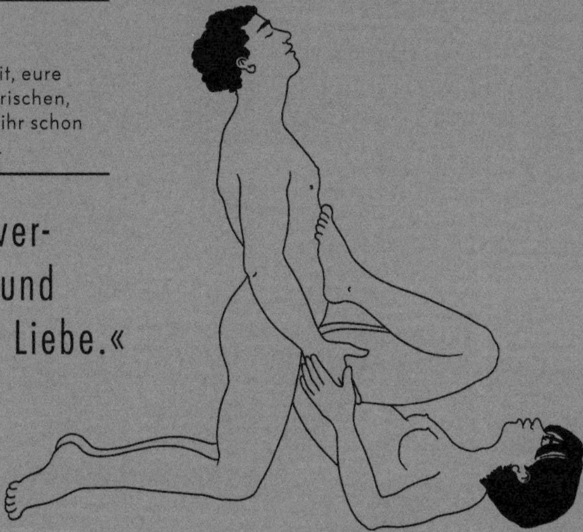

TAG 222 | DIE RINGER

Ein Ringen der Schenkel, das die Erregung der Vereinigung steigert.

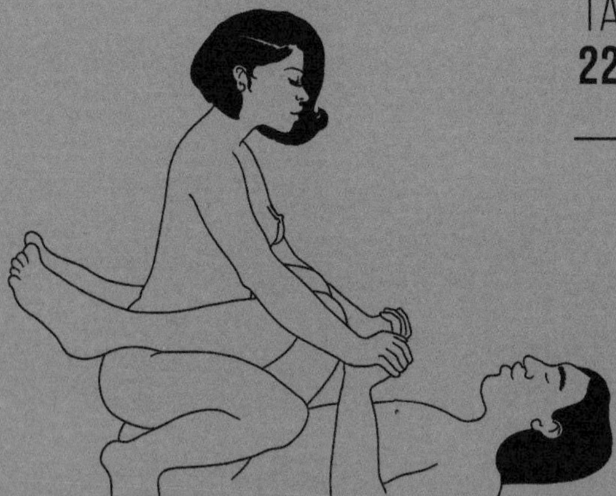

»Lasst eure Schenkel gegeneinander antreten – bis ihr beide gewinnt.«

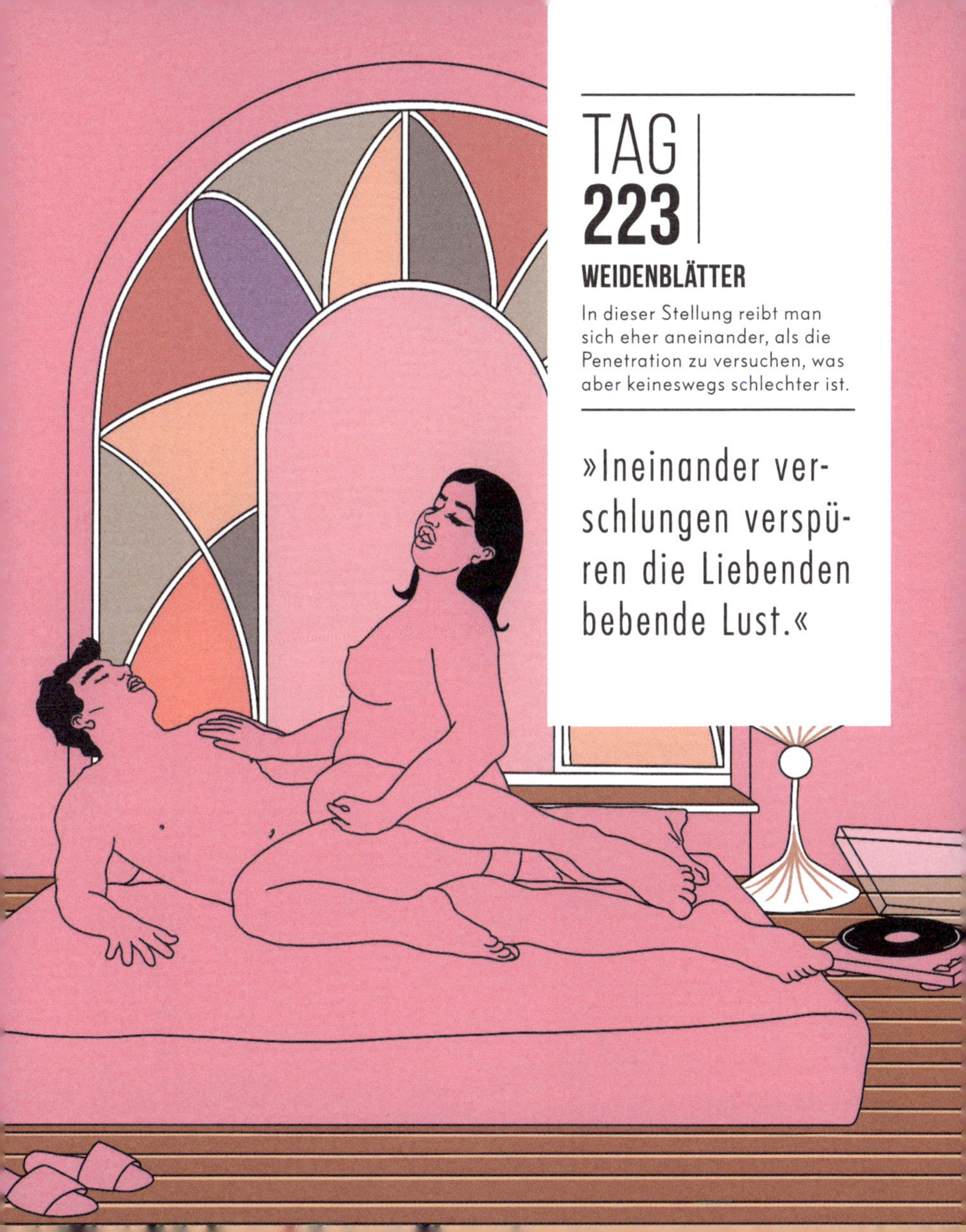

TAG 223

WEIDENBLÄTTER

In dieser Stellung reibt man sich eher aneinander, als die Penetration zu versuchen, was aber keineswegs schlechter ist.

»Ineinander verschlungen verspüren die Liebenden bebende Lust.«

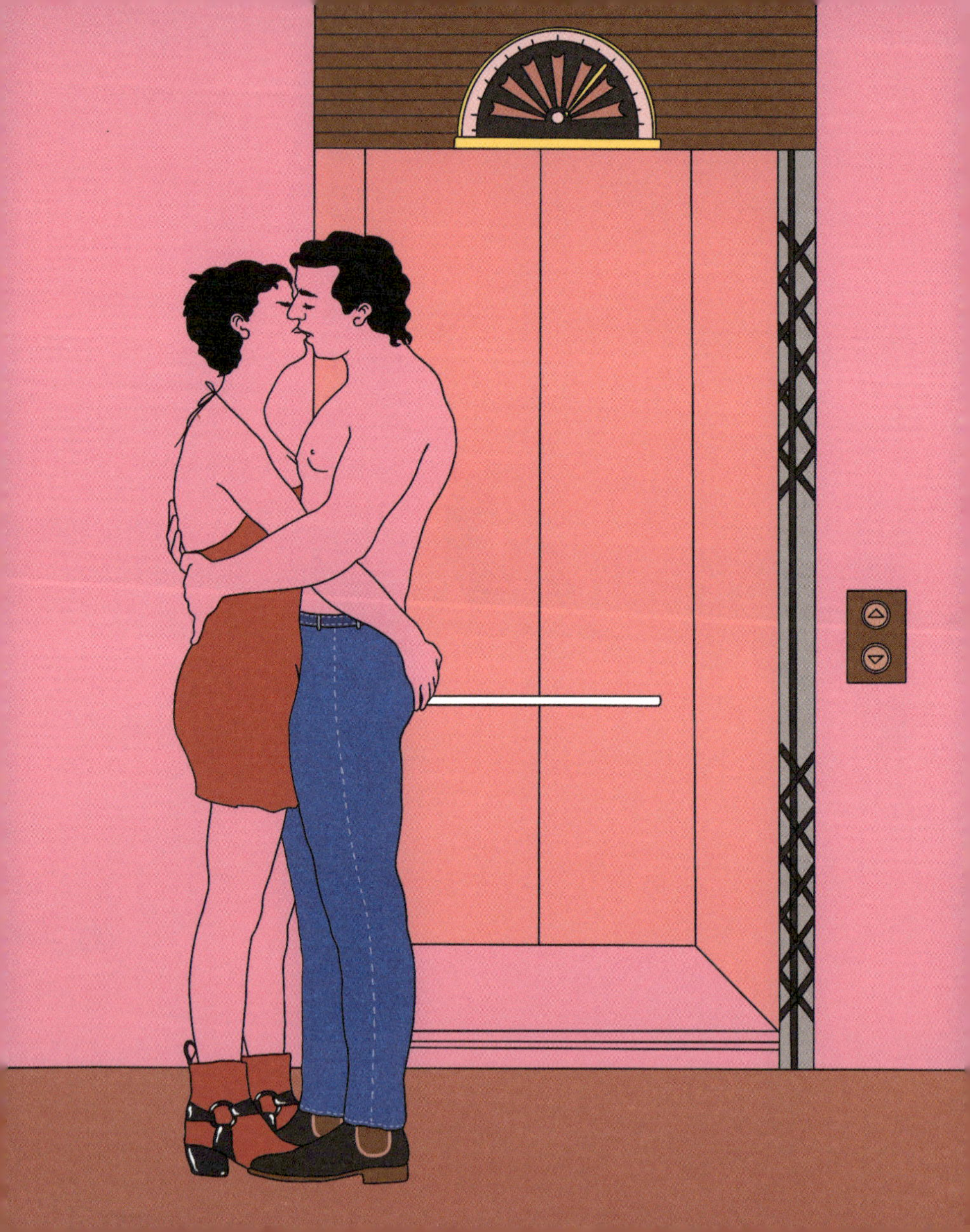

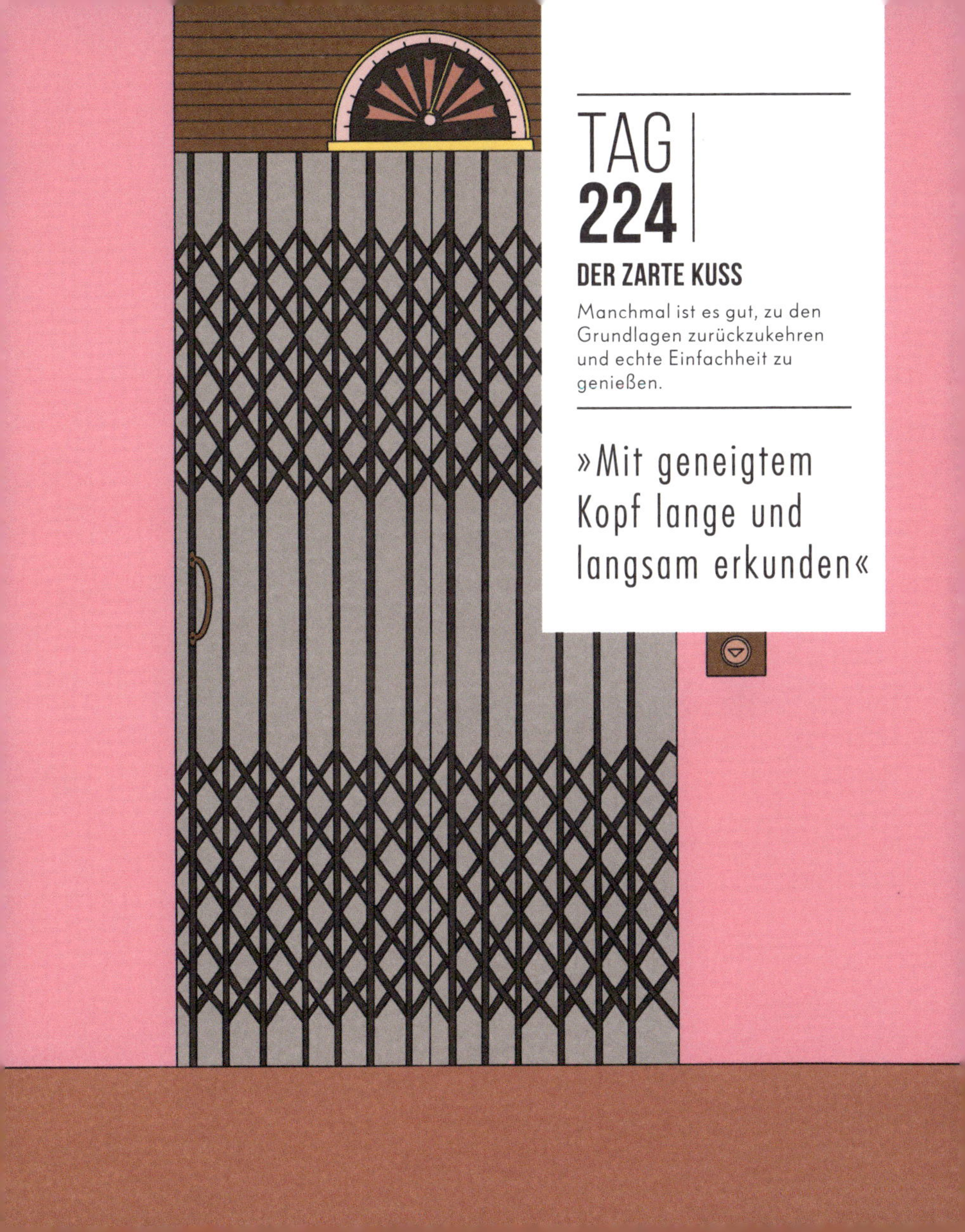

TAG 224

DER ZARTE KUSS

Manchmal ist es gut, zu den Grundlagen zurückzukehren und echte Einfachheit zu genießen.

»Mit geneigtem Kopf lange und langsam erkunden«

TAG 225

DER VOGEL

Eine einfache und genussvolle Position, in der die Partnerin oben euch beiden zugleich Spaß bereitet.

»Küsse die Geliebte, während sich ihre Erregung steigert.«

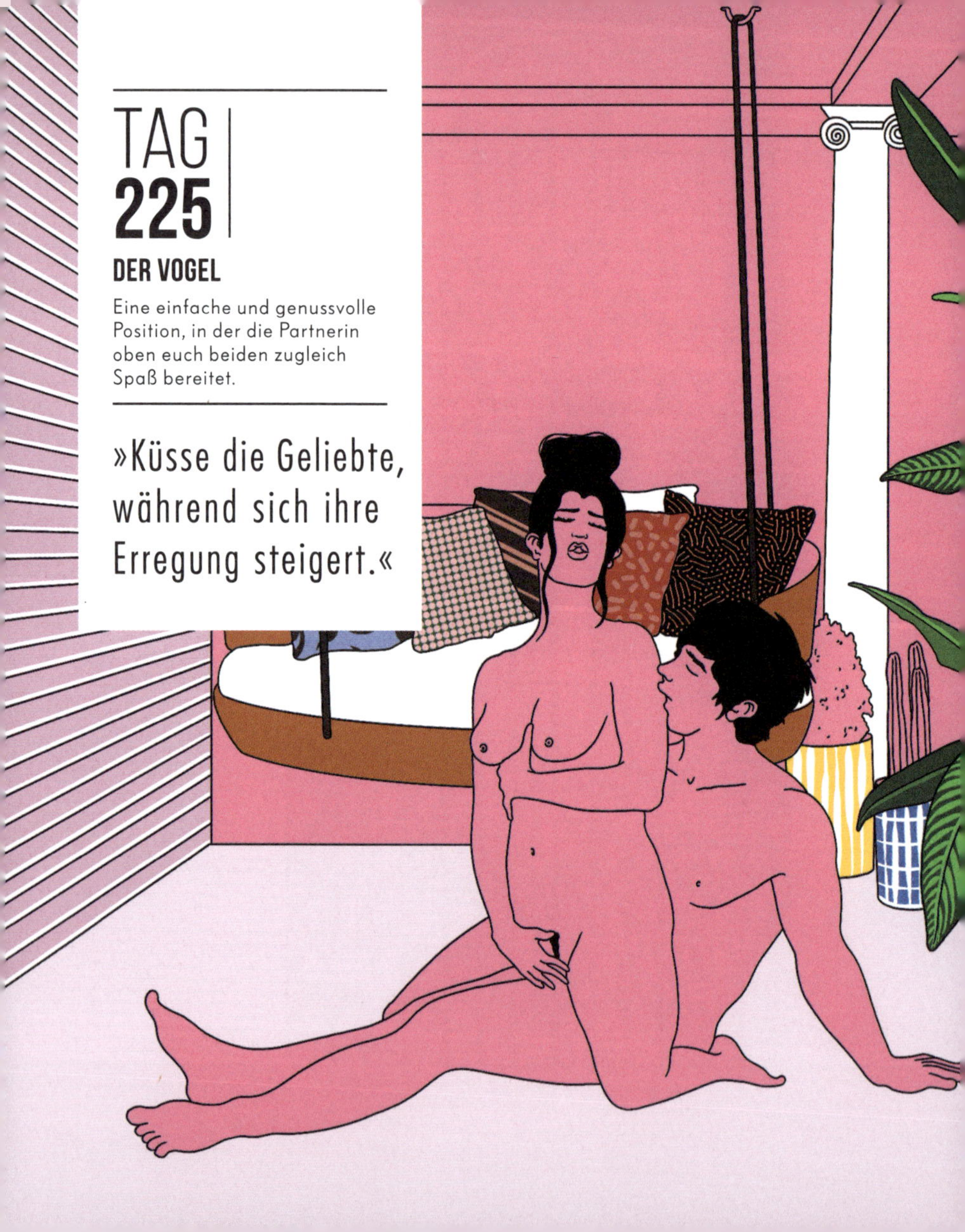

TAG 226 | ANNÄHERUNG

Arbeite dich die sensiblen Innenseiten der Schenkel hoch, um deiner Partnerin den Atem und die Sinne zu rauben.

»Beginne weit weg vom Zentrum, ihr mit dem Mund Wonne zu bereiten.«

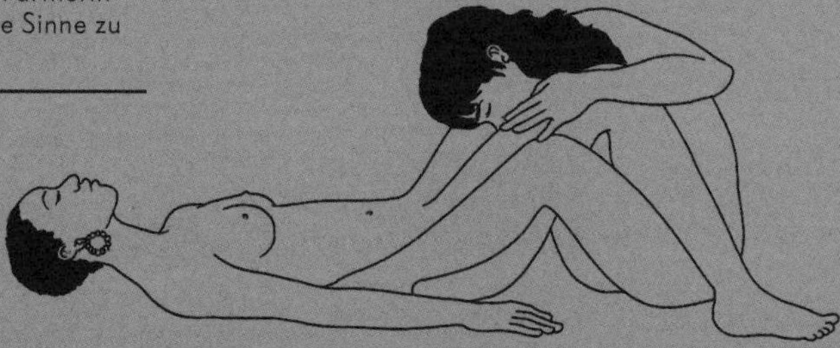

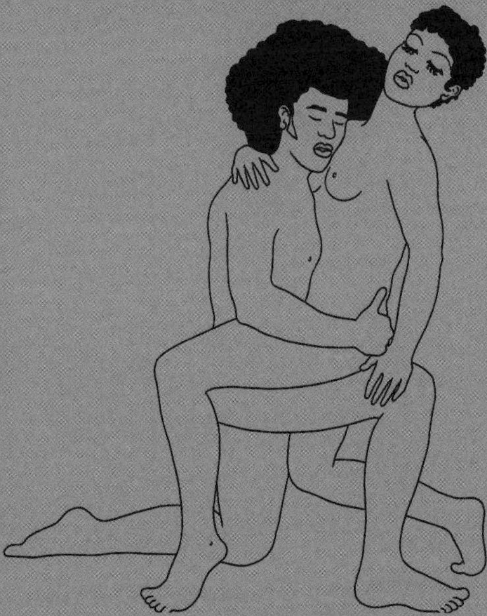

TAG 227 | STRAHLENDE SONNE

Eine anstrengede Position, insbesondere, wenn ihr die Penetration versucht. Genießt die straffen Muskeln eurer Partner.

»Die Beine wie Sonnenstrahlen nach außen gerichtet, entfacht das Paar seine Leidenschaft.«

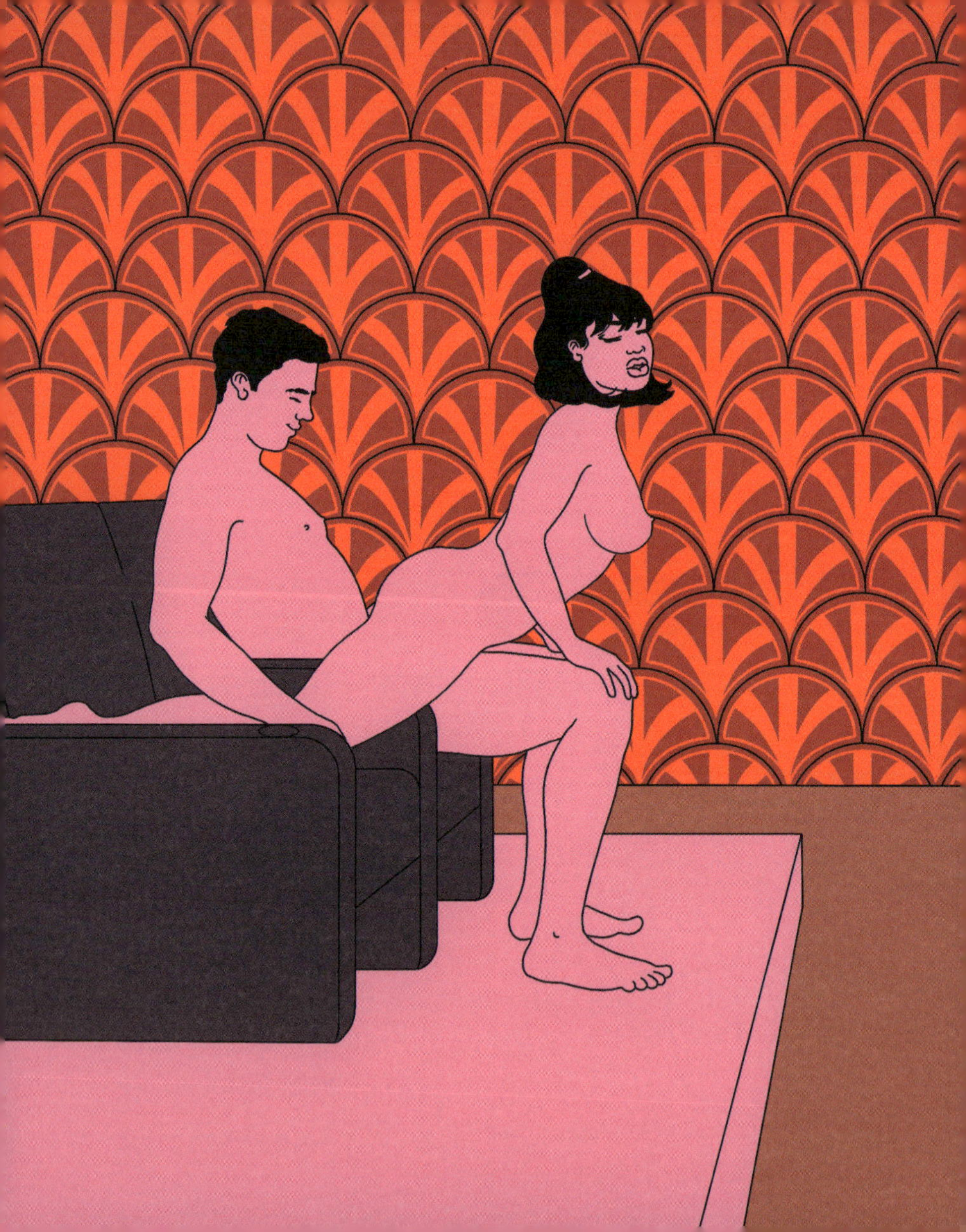

TAG 228

DER SEEHUND

Der sitzende Partner sollte die Beine seiner Geliebten gut halten, um sie auszubalancieren.

»Erhebe dich und tauche ein in die Lust.«

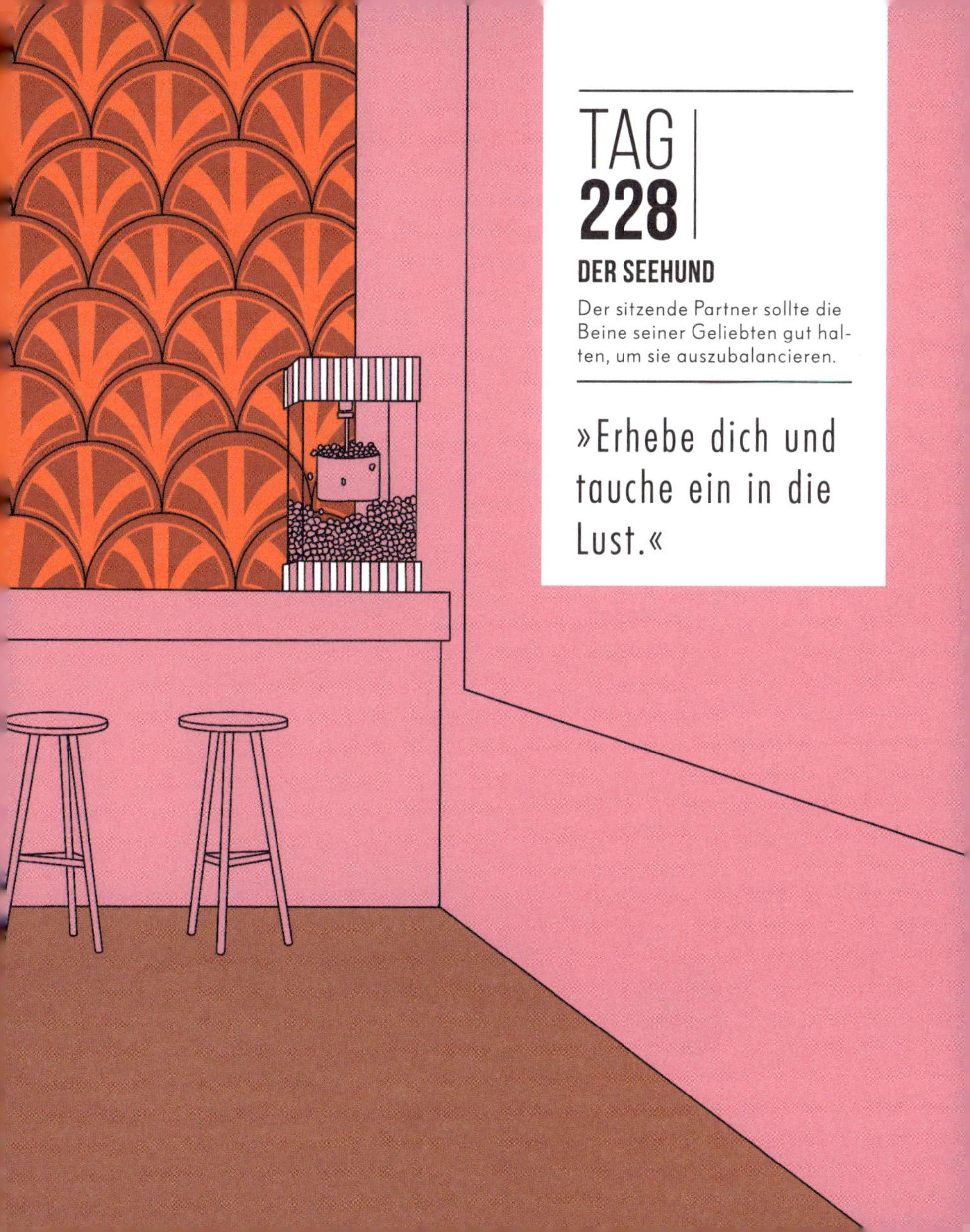

TAG 229 | DEN HÜGEL ERKLIMMEN

Reibt euch an der eingeölten Haut des anderen und genießt die lustvolle Erregung ohne Penetration.

»Erklimme die Gipfel der Lust auf dem Körper des Geliebten.«

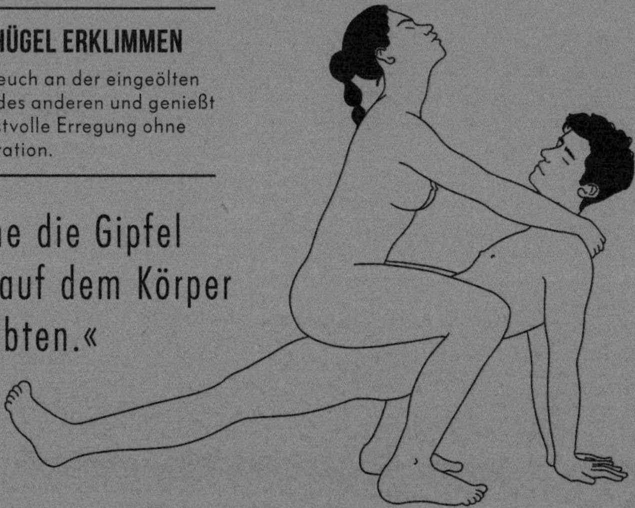

TAG 230 | DER BEBENDE KUSS

Das Kamasutra empfiehlt, ihre Lippen zusammenzukneifen, bevor du sie mit zarten Küssen überhäufst.

»Eine zuckende Zunge vertieft die Erregung.«

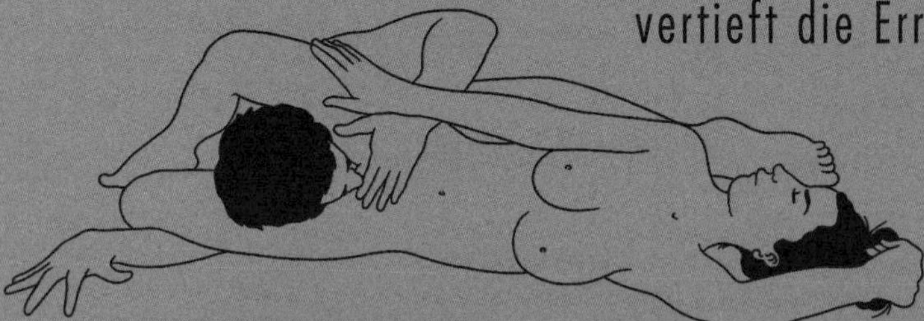

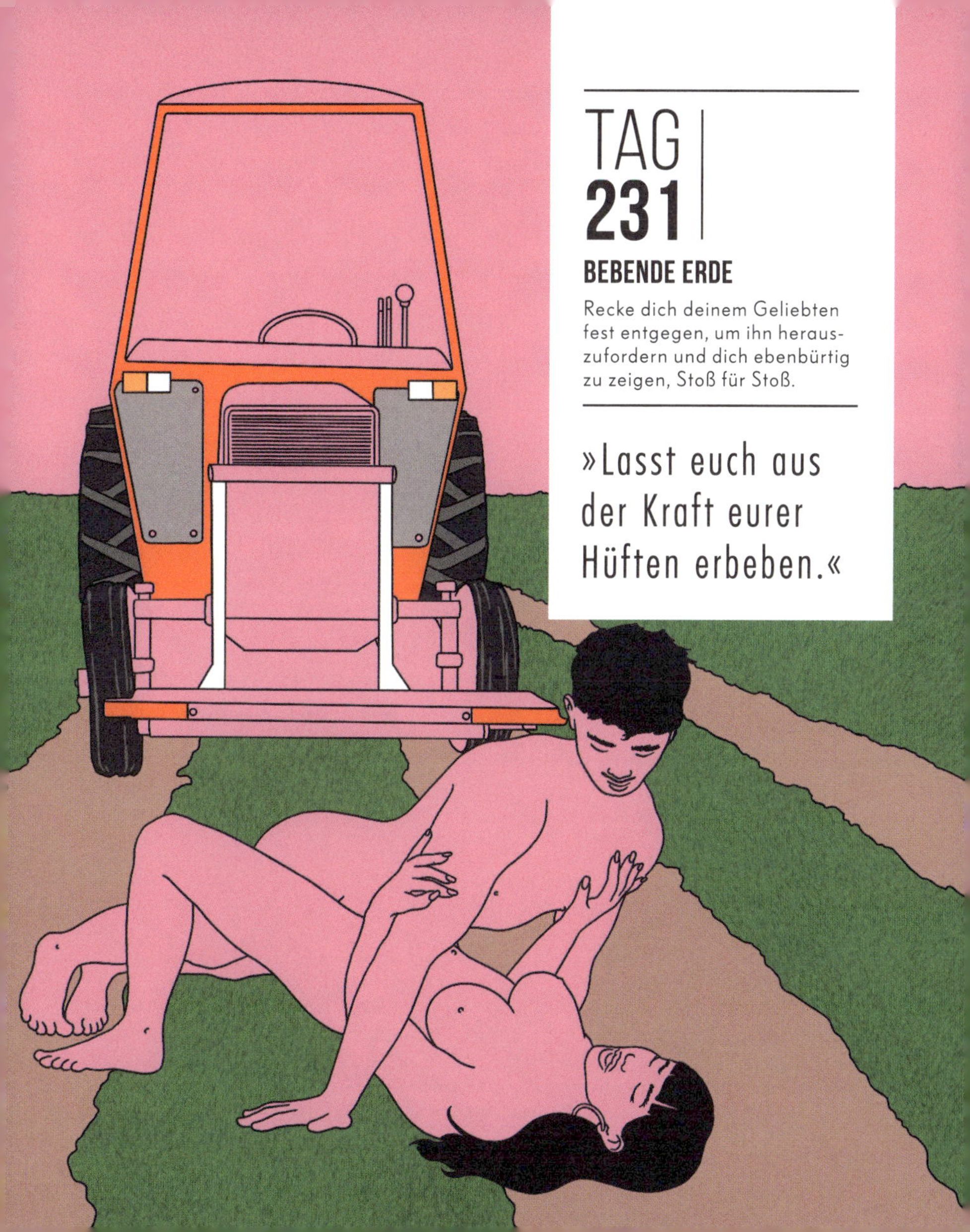

TAG 231

BEBENDE ERDE

Recke dich deinem Geliebten fest entgegen, um ihn herauszufordern und dich ebenbürtig zu zeigen, Stoß für Stoß.

»Lasst euch aus der Kraft eurer Hüften erbeben.«

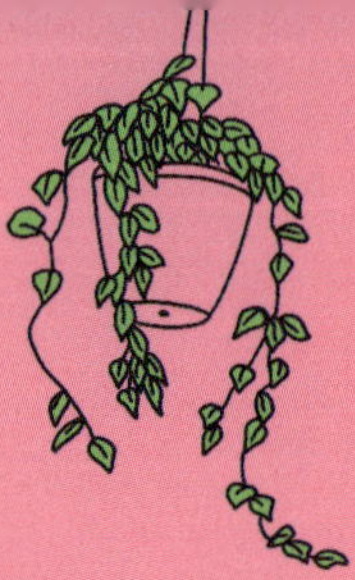

TAG 232

ÜBEREINANDERLIEGENDE ZWEIGE

Eine friedvolle und zärtliche Position für Liebende, die gern miteinander schweigen.

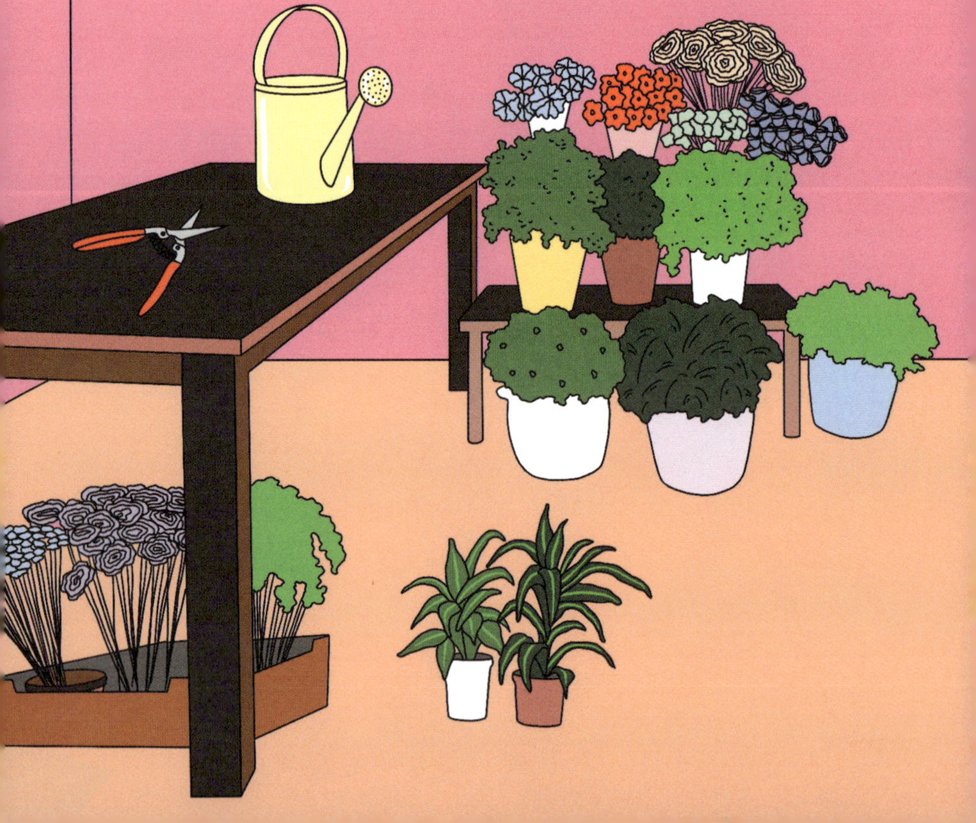

»Entspannt euch, ruhig wie der Waldboden, und genießt den ungewöhnlichen Winkel.«

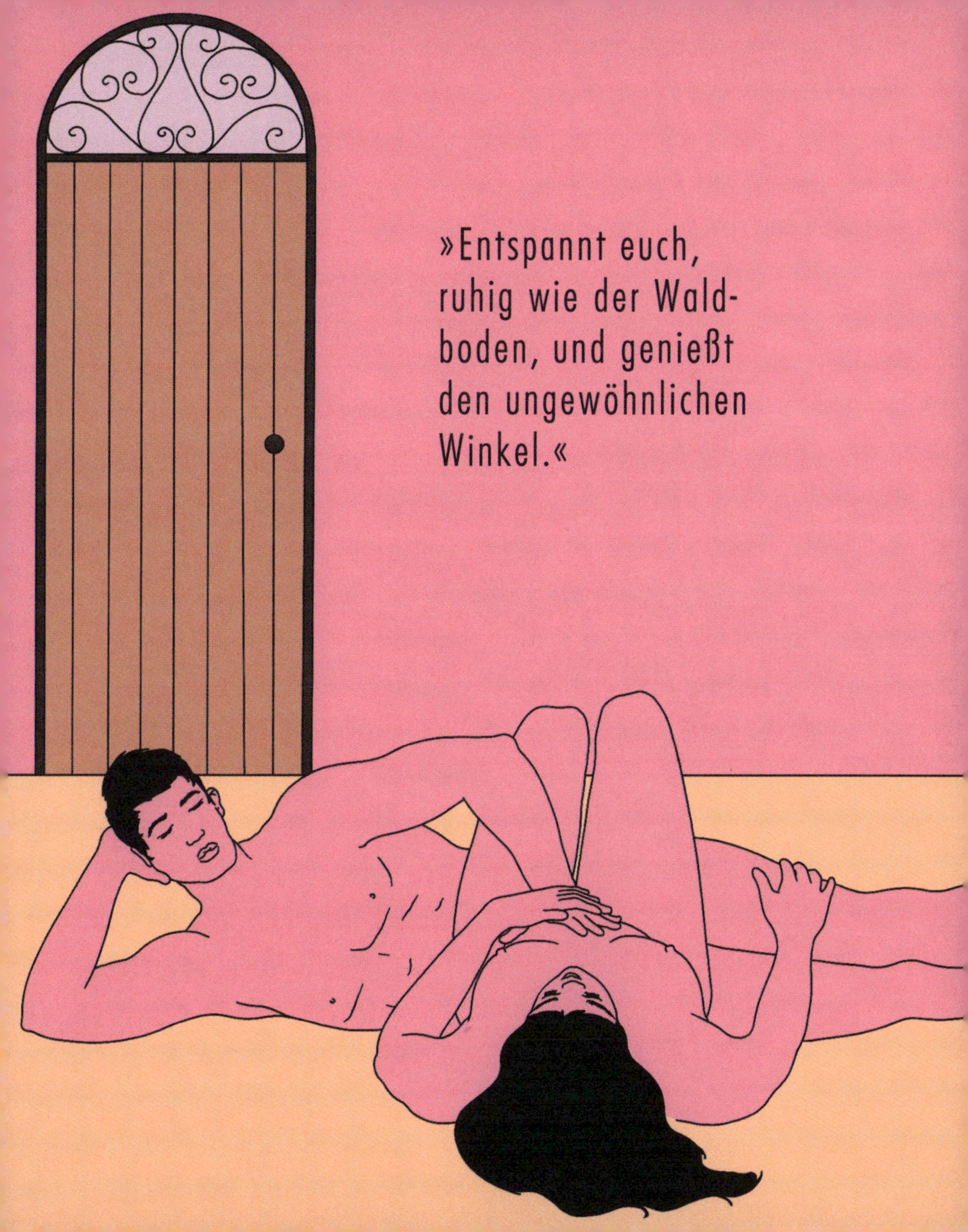

TAG 233

VERSCHMELZEN

Eine warme, behagliche Ganzkörper-Liebkosung für zärtliche Augenblicke.

»Liegt beisammen und verschmelzt miteinander.«

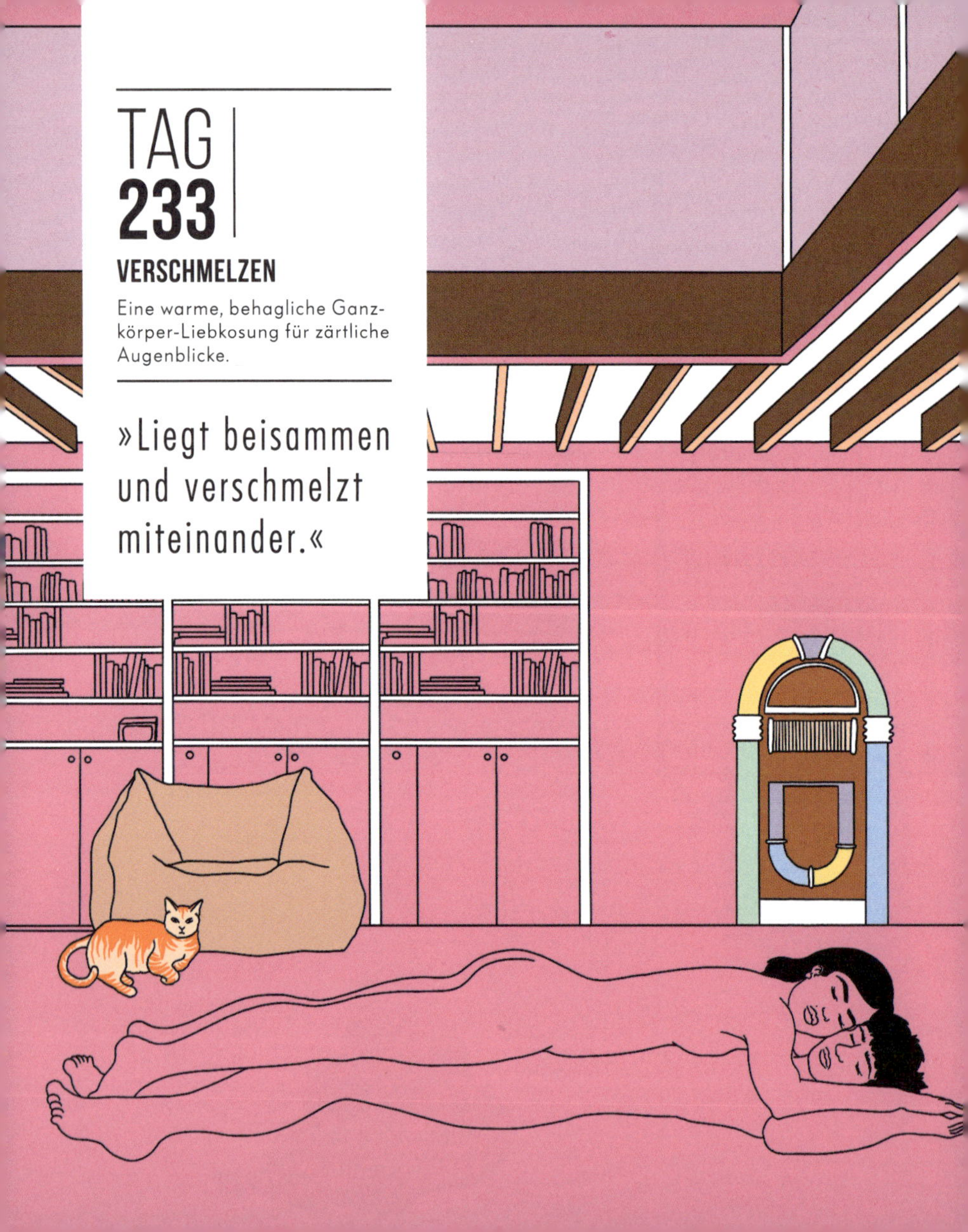

TAG **234** | **DER GAUKLER**

Beginne hierfür mit einem Handstand und senke die Beine, während dein Partner dich hält.

»Bringe den Zirkus-akrobaten in dir zum Vorschein.«

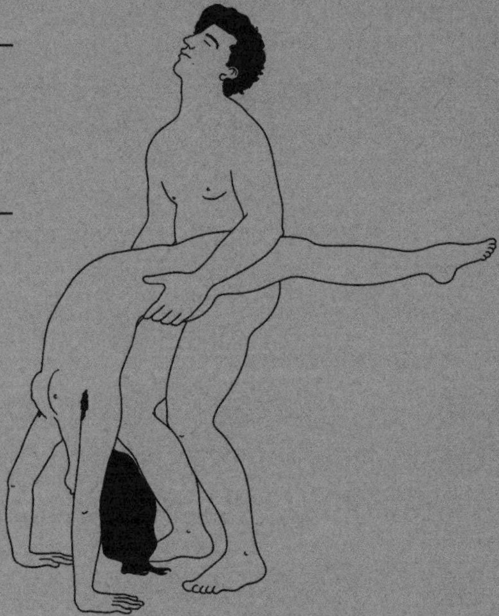

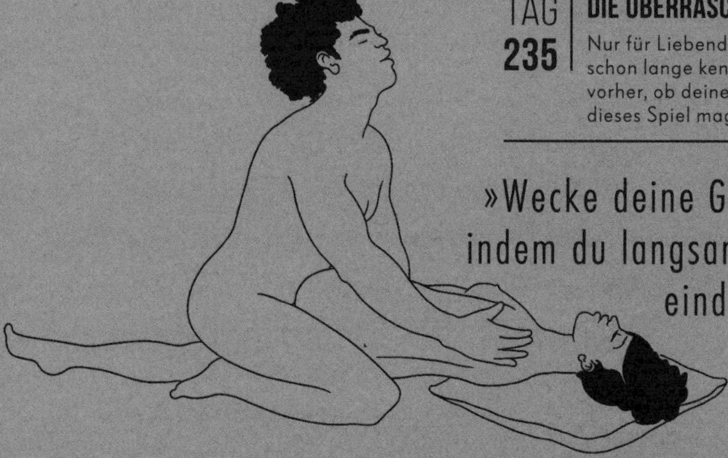

TAG **235** | **DIE ÜBERRASCHUNG**

Nur für Liebende, die sich schon lange kennen – frage vorher, ob deine Geliebte dieses Spiel mag.

»Wecke deine Geliebte, indem du langsam in sie eindringst.«

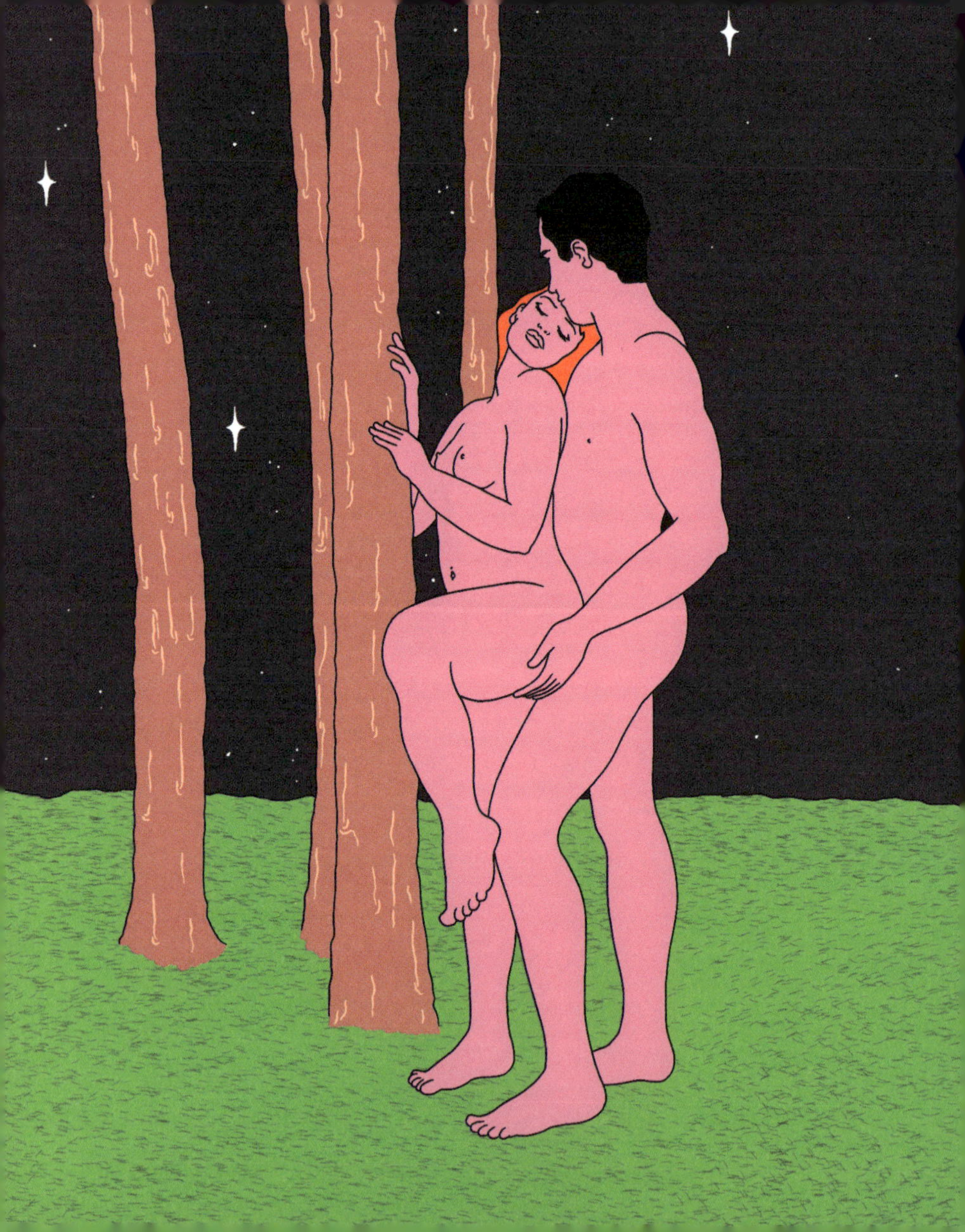

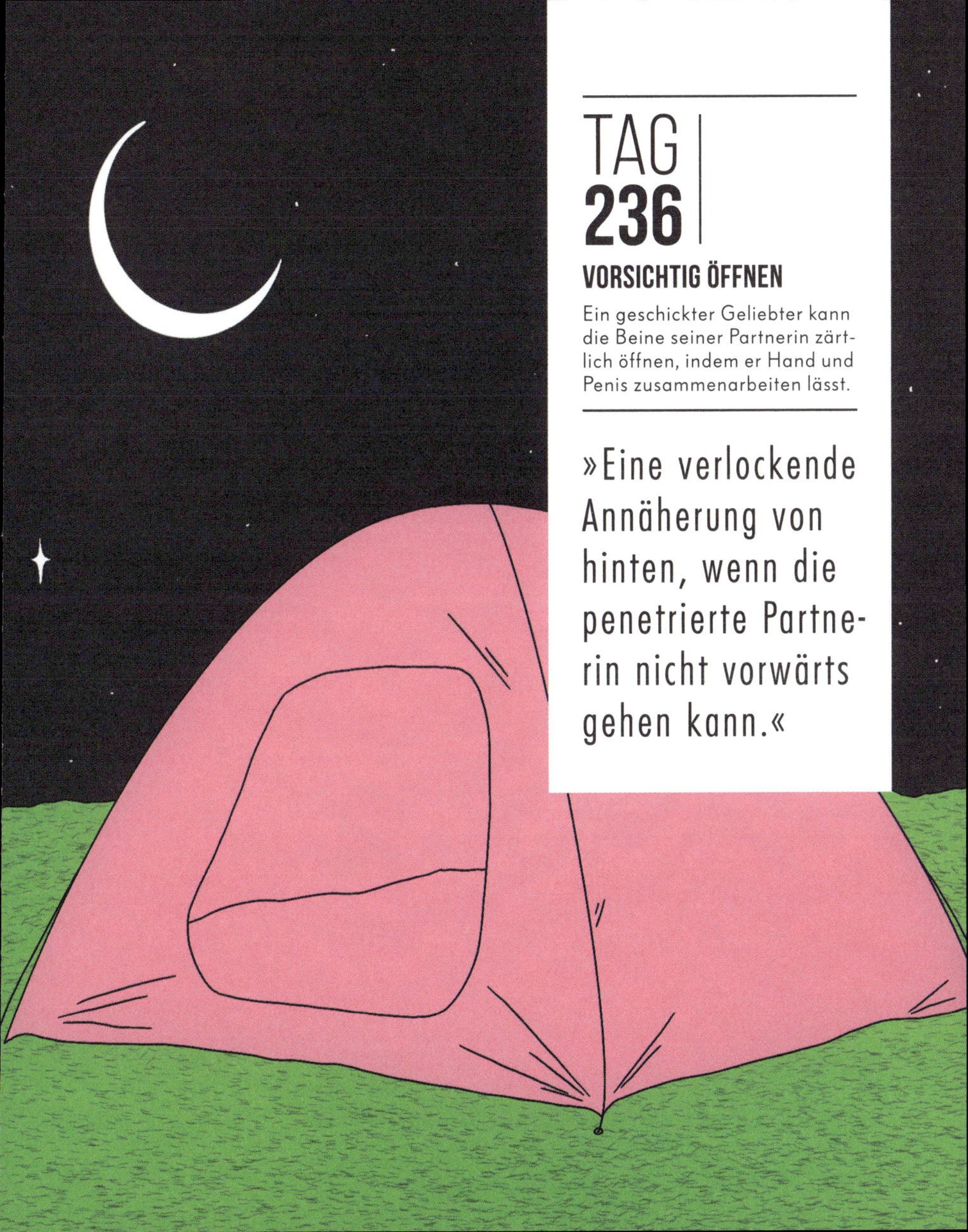

TAG 236

VORSICHTIG ÖFFNEN

Ein geschickter Geliebter kann die Beine seiner Partnerin zärtlich öffnen, indem er Hand und Penis zusammenarbeiten lässt.

»Eine verlockende Annäherung von hinten, wenn die penetrierte Partnerin nicht vorwärts gehen kann.«

TAG 237

DIE ZUNGENMASSAGE

Das Kamasutra empfiehlt dem Geliebten hier, »kraftvoll zu huldigen«.

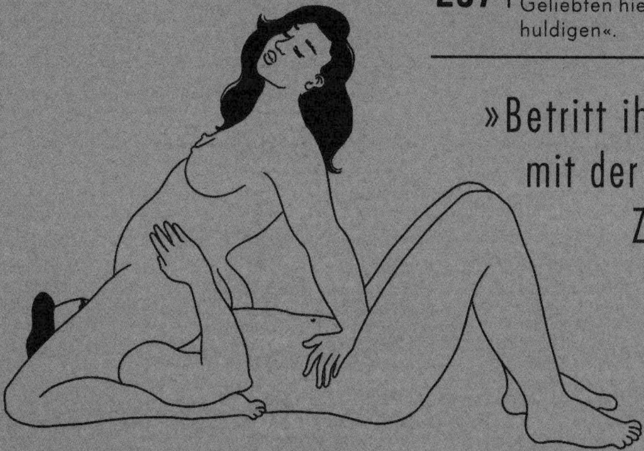

»Betritt ihren Torbogen mit der Spitze deiner Zunge, ehe du tief leckst.«

TAG 238

DER FLUSS TRIFFT AUFS MEER

Eine Position, in der die vordere Person die Bewegung kontrolliert, da der penetrierende Partner aufgrund der Lage seiner Beine die Hüften nicht bewegen kann.

»Ergieße dich in ihre wallenden Tiefen.«

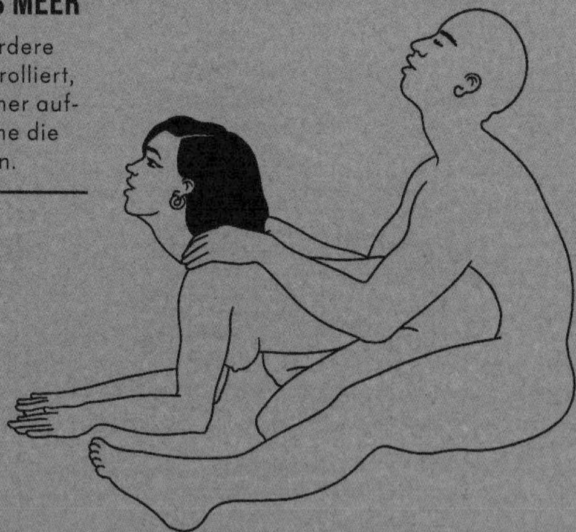

TAG 239

DIE SONNE BEGRÜSSEN

Eine meditative Pose, die eine Vereinigung hinauszögert.

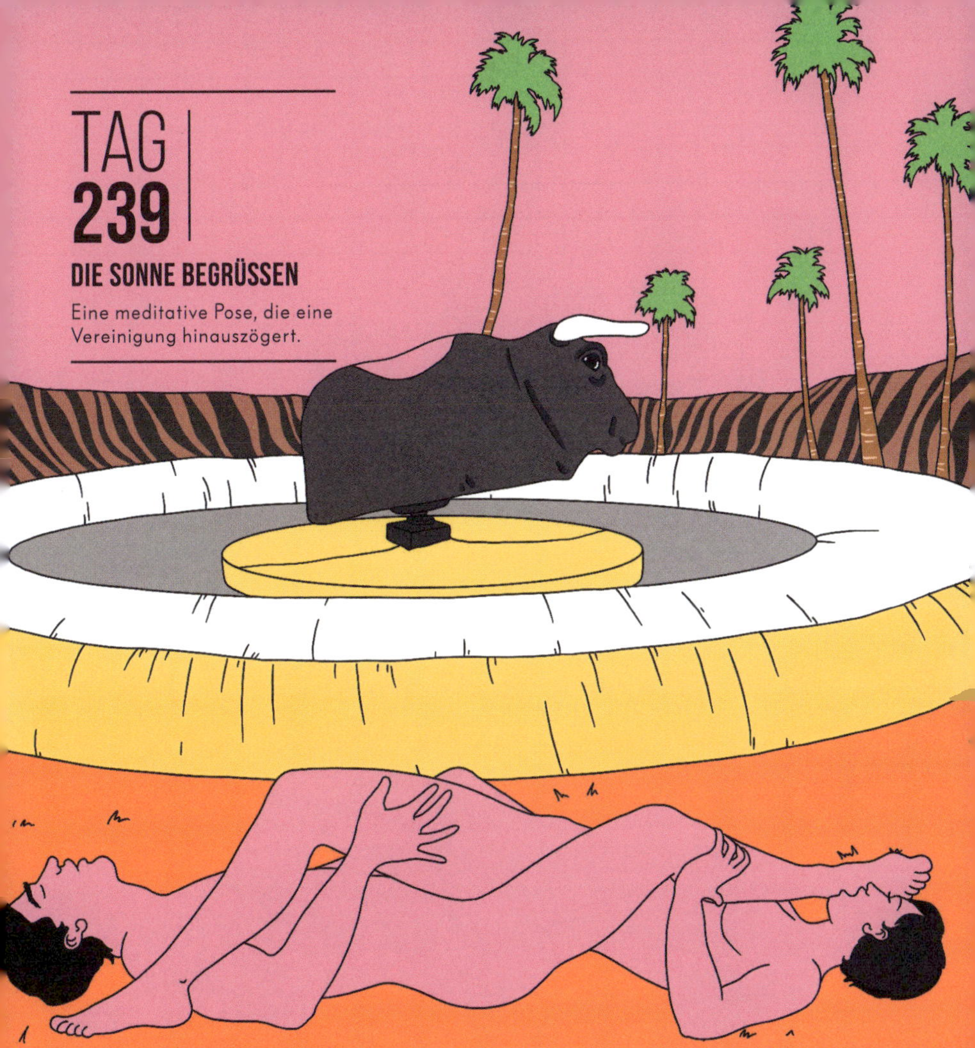

»Badet in den ersten Sonnenstrahlen und küsst und streichelt euch nach Belieben.«

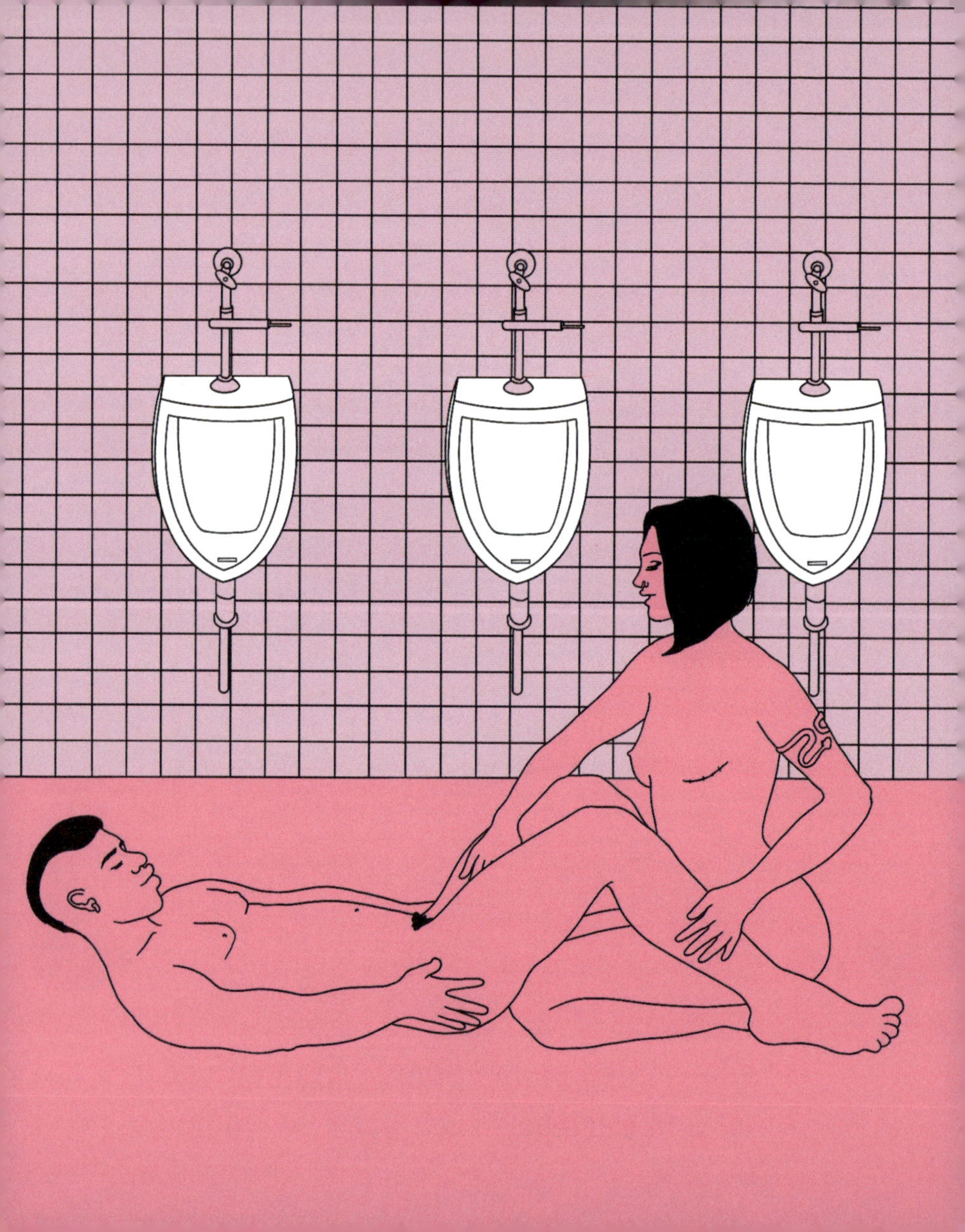

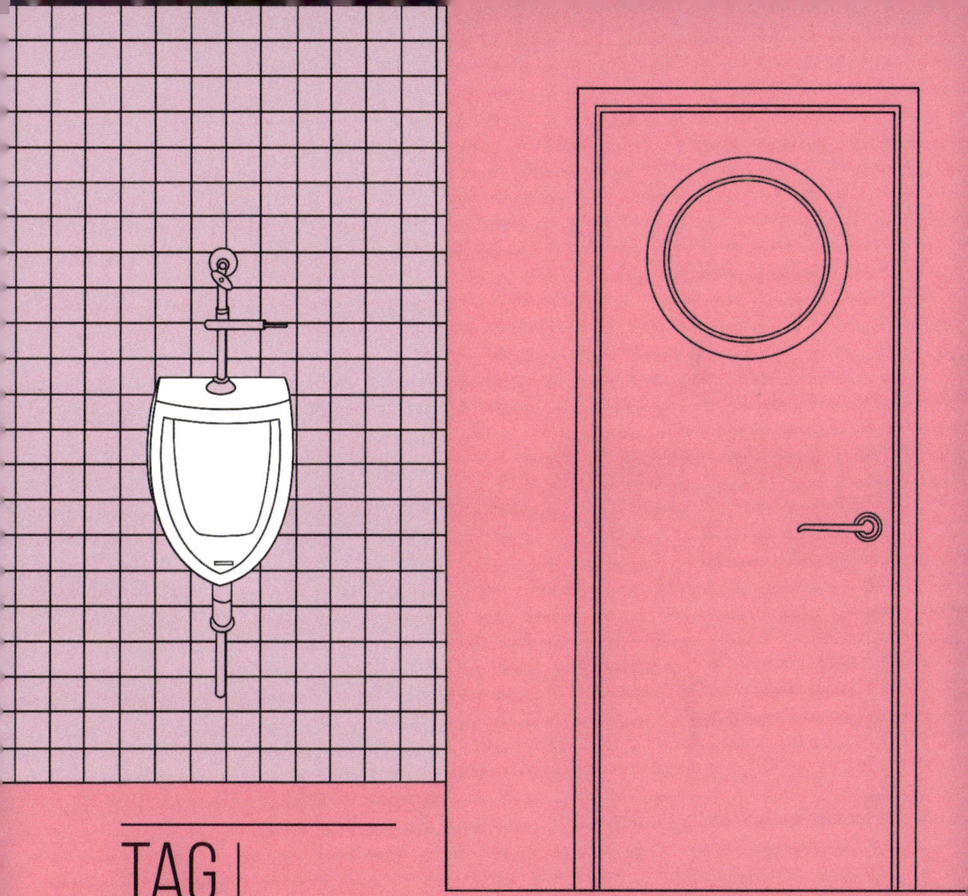

TAG 240

FINGERSPAZIERGANG

Ein sinnliches Kitzeln für jene, die wissen, wie sie ihren Partner warten lassen können.

»Tanze hinauf zu seinem Penis – und neckisch wieder weg.«

TAG
241

DIE GEKREUZTEN MESSER

Mehr eine Sexübung als eine Stellung zum Penetrieren, aber hervorragend fürs Vorspiel.

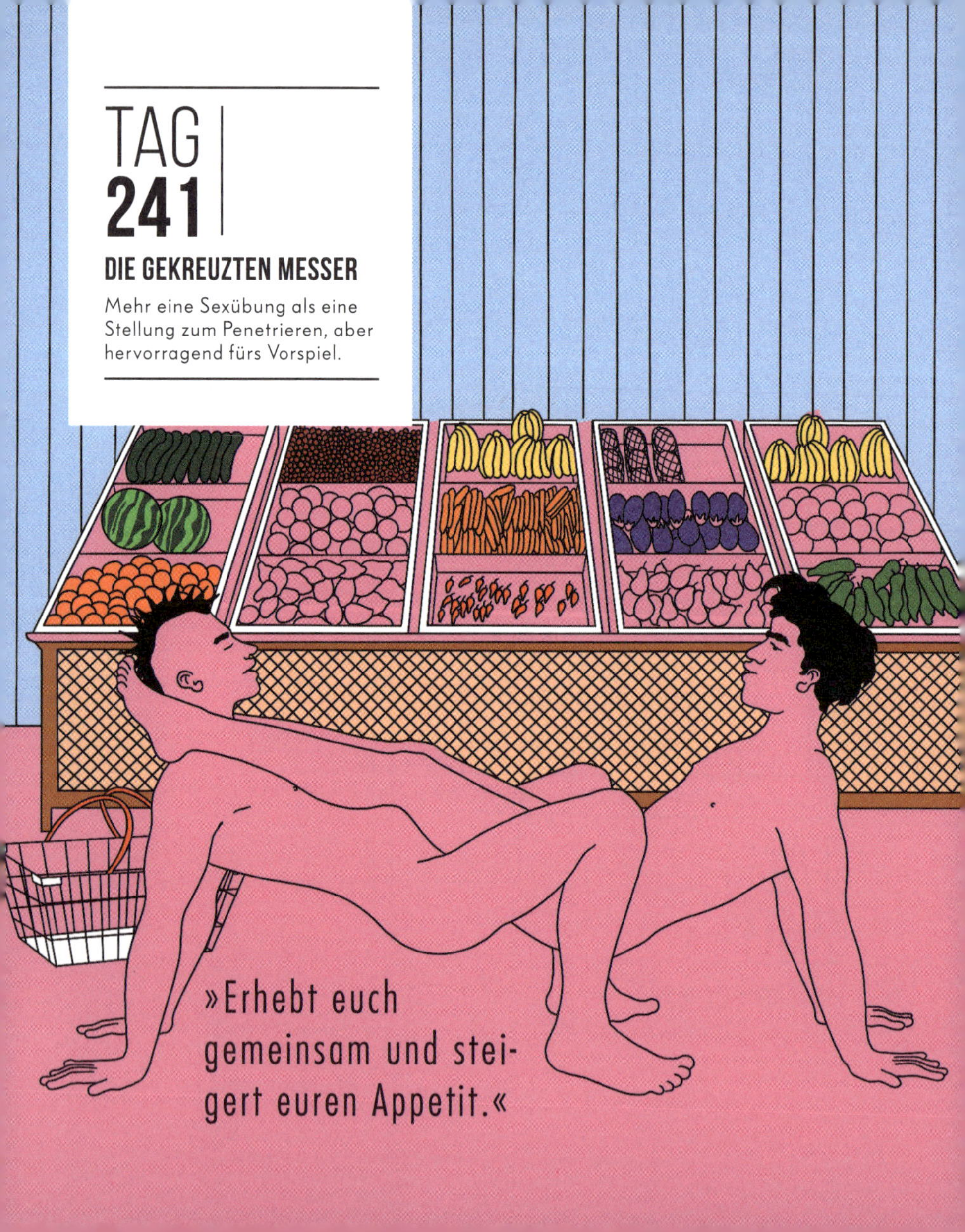

»Erhebt euch gemeinsam und steigert euren Appetit.«

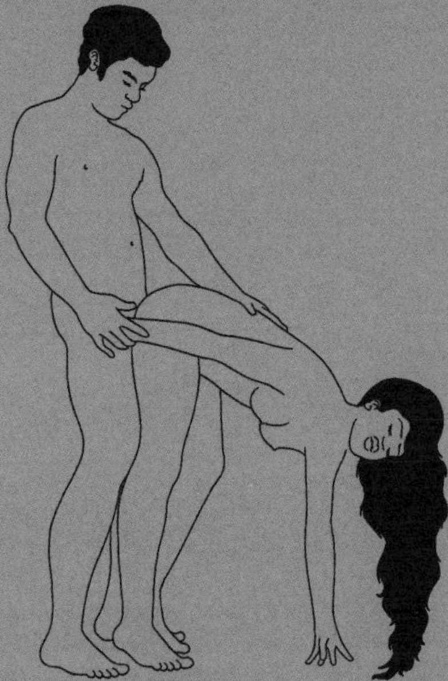

TAG **242**

DIE VEREINIGUNG DER KUH

Ein Klassiker des Kamasutra – herausfordernd für die Beine, aber wunderbar für tiefes Eindringen.

»Echtes, animalisches Vergnügen für die unverhohlen Lustvollen«

TAG **243**

DIE TORE ÖLEN

Diese wundervollen Schenkel strecken und beugen sich in vielen Stellungen; sie ein wenig zu verwöhnen, kann sicherlich nie schaden.

»Bereite sie mit zarten Gesten auf eine Herausforderung vor.«

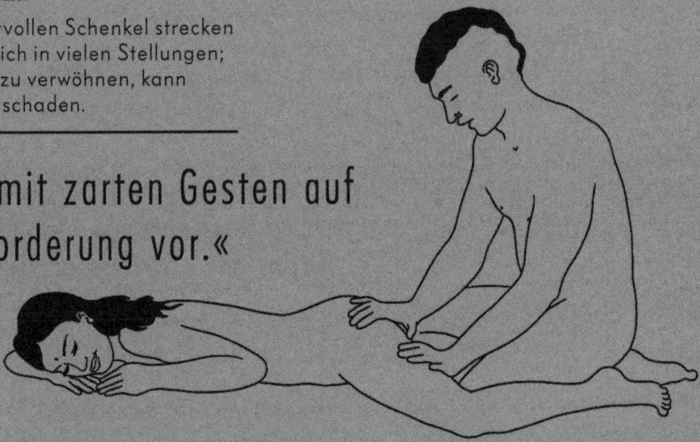

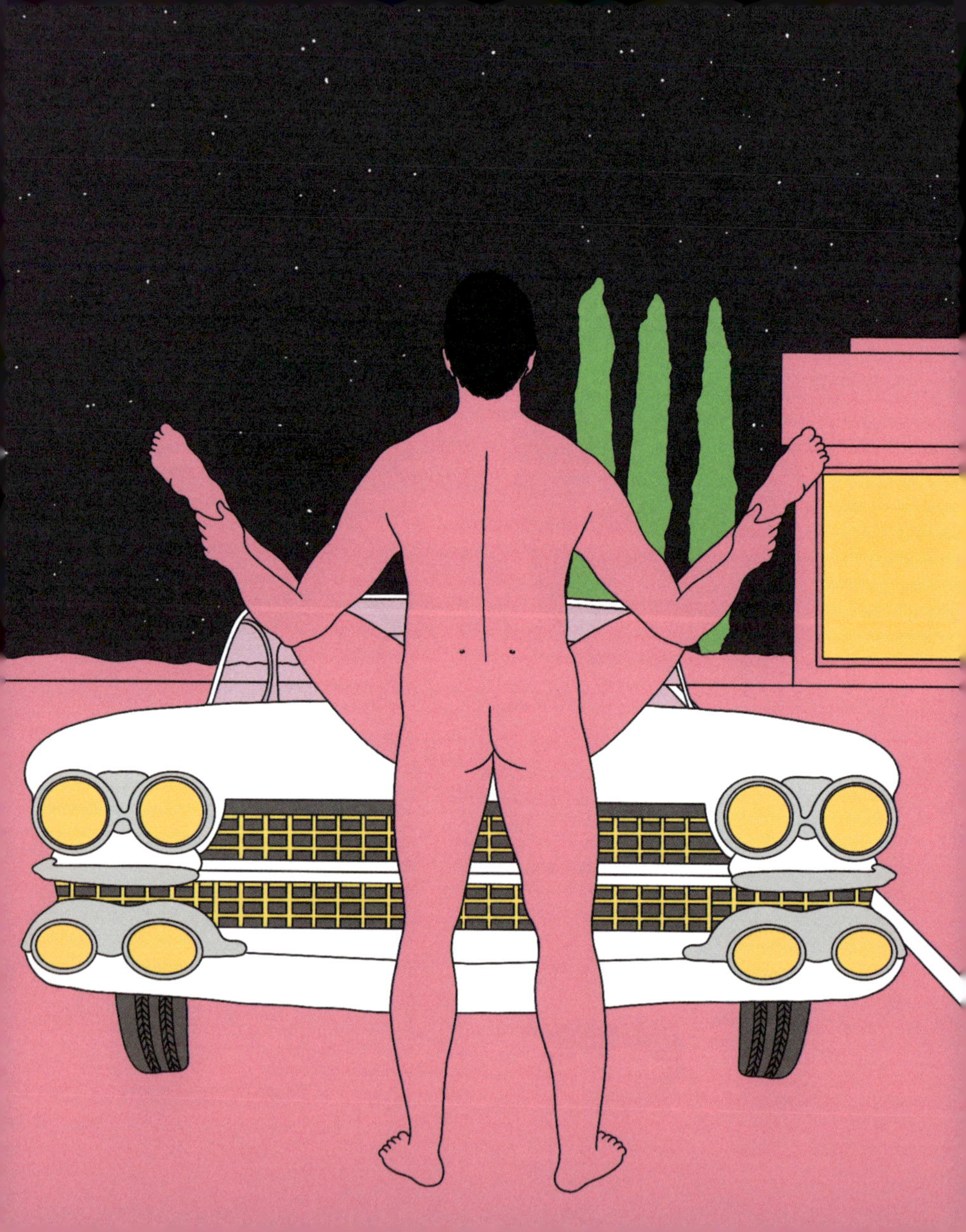

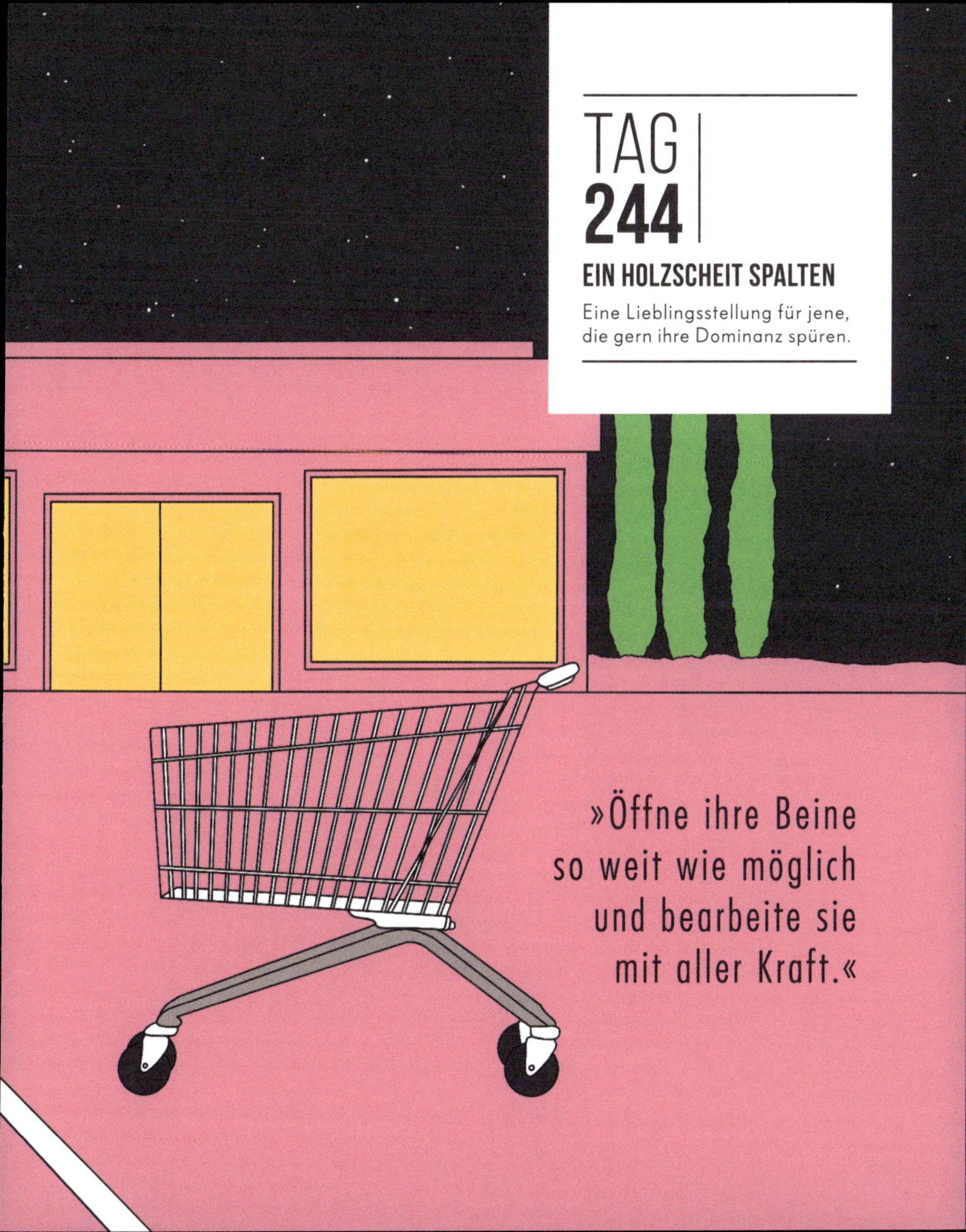

TAG 244

EIN HOLZSCHEIT SPALTEN

Eine Lieblingsstellung für jene, die gern ihre Dominanz spüren.

»Öffne ihre Beine so weit wie möglich und bearbeite sie mit aller Kraft.«

TAG 245 | DIE STUMME BITTE

Ein Ratespiel für Liebende, bei dem nur dein Mund Hinweise darauf gibt, was du als Nächstes willst.

»Forme die Worte auf den wartenden Lippen.«

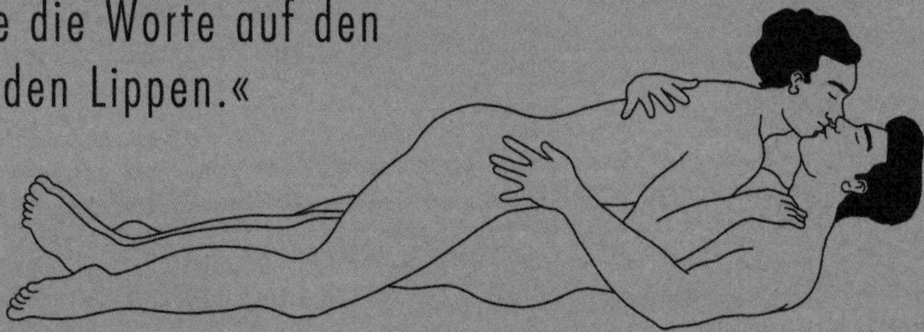

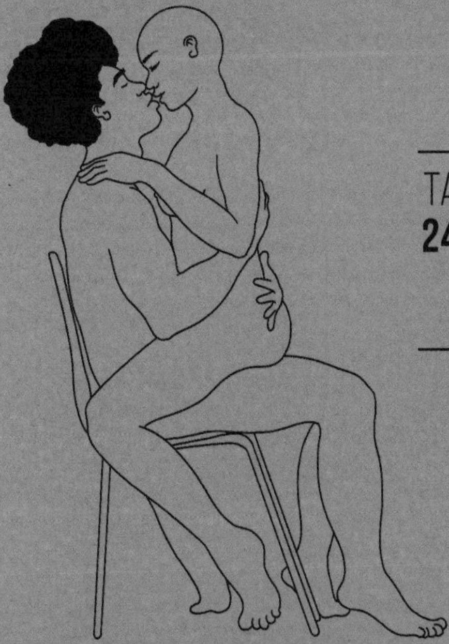

TAG 246 | DER KNOTEN DER FLAMME

Das Panchasayaka sagt, dass die Lenden in dieser Stellung mit einem Geräusch zusammentreffen, das dem Wedeln von Elefantenohren ähnelt!

»Zieht euch in brennender Leidenschaft zueinander hin.«

TAG 247

DIE TREIBENDEN SCHILFROHRE

Deine Beine hängen in der Luft und dein Körper schaukelt im Rhythmus der Stoßbewegungen deines Partners.

»Lass dich in tiefe Lust davontreiben.«

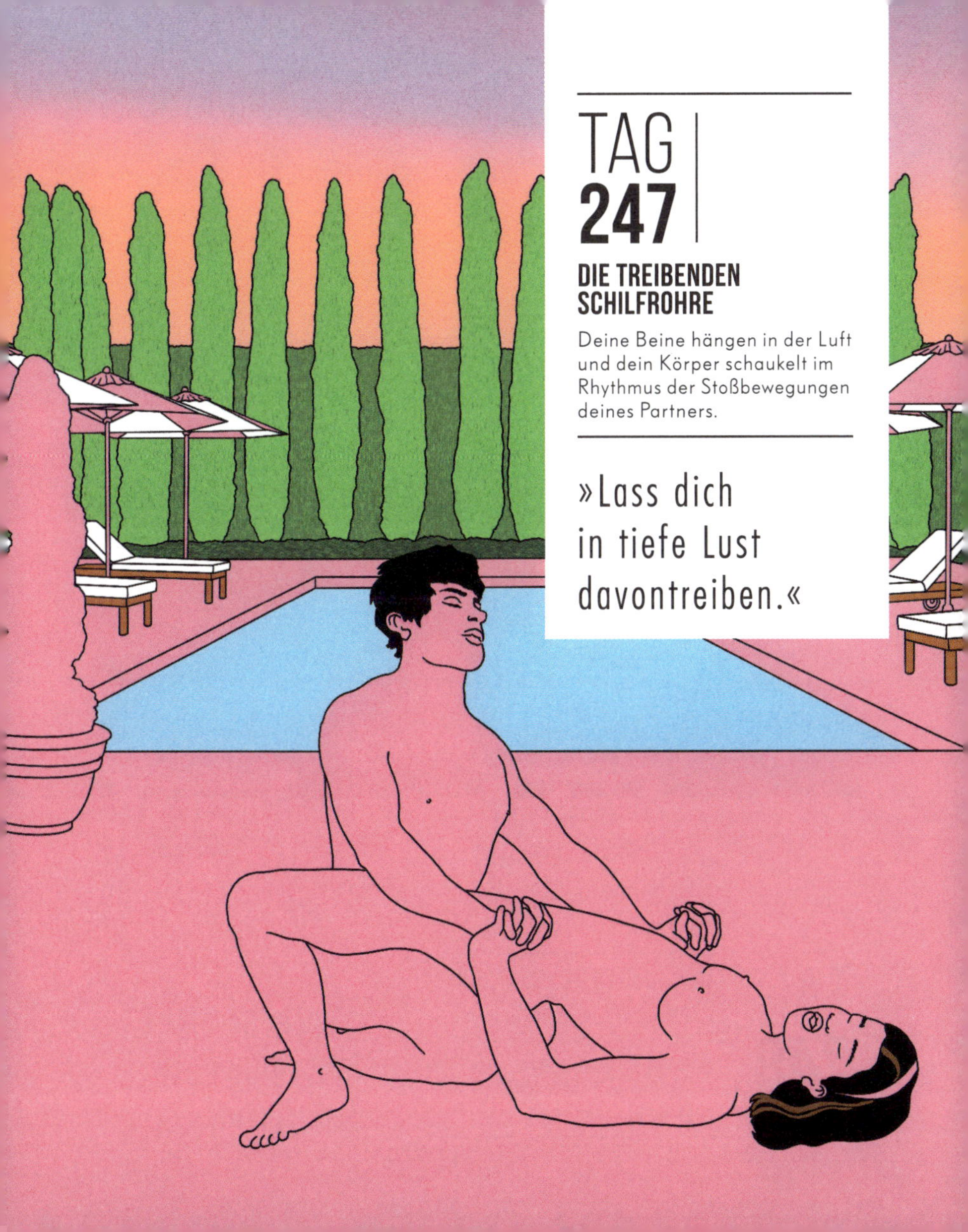

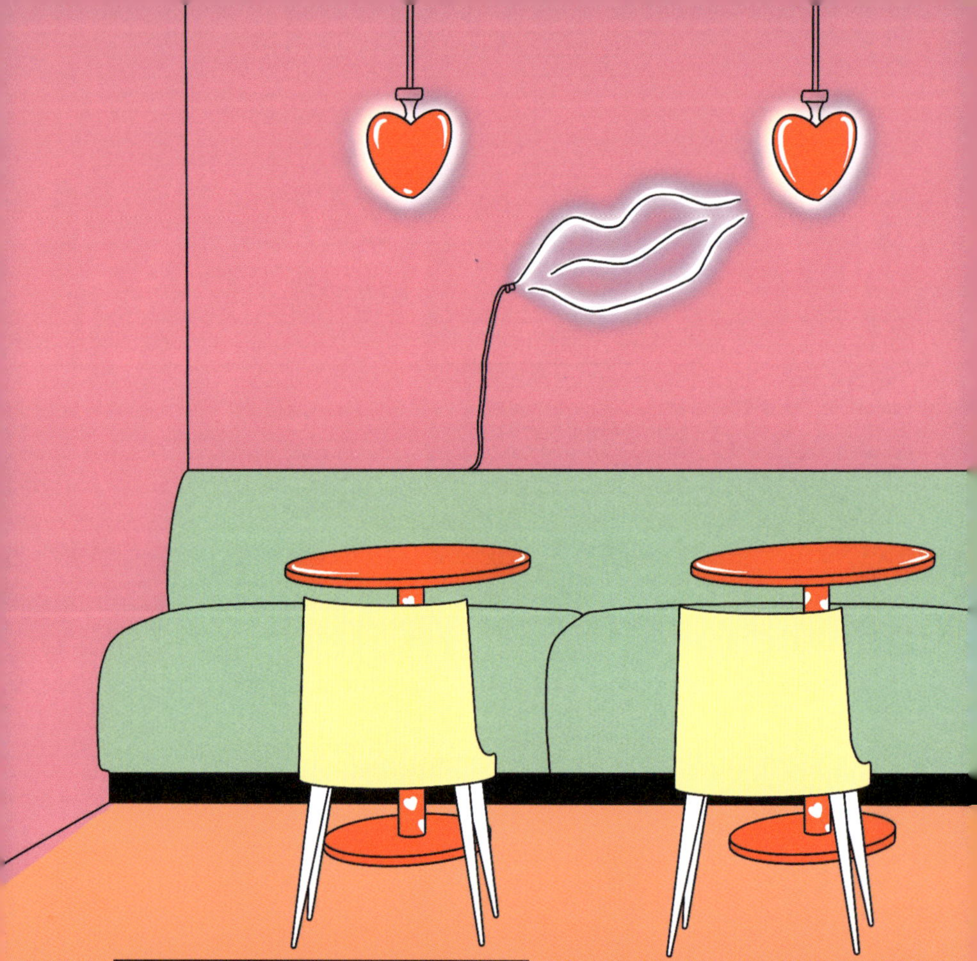

TAG
248

DER MEDITIERENDE BLICK

Die Kraft des unverwandten Blicks sollte man nicht unterschätzen: Widmet euch einander volle fünf Minuten, ohne zu sprechen.

»Sprecht nicht, lasst nur eure Mimik tanzen.«

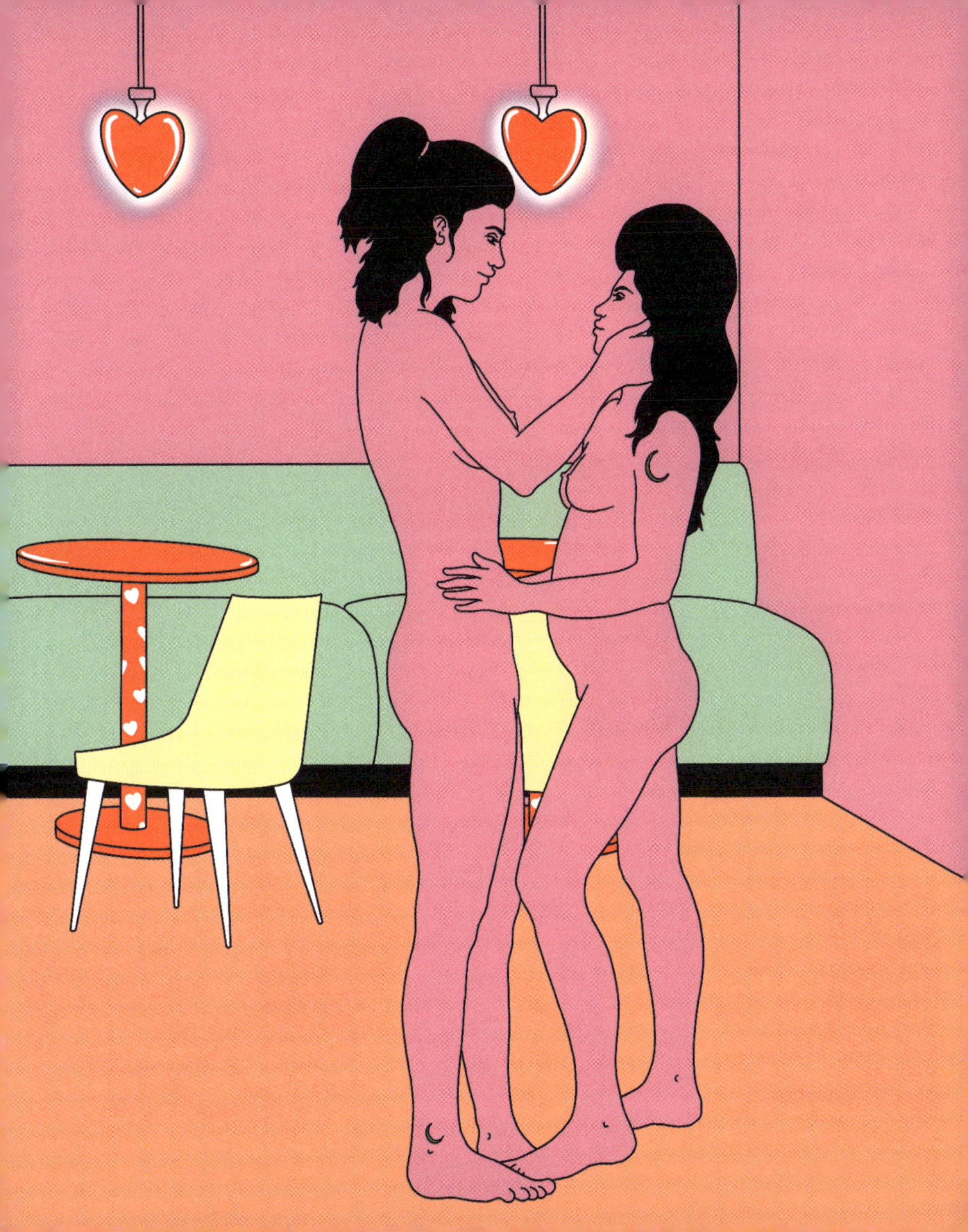

TAG 249

DER GESUNKENE KOPF

Um die Erregung zu steigern, neige deinen Kopf nach hinten, bis dir die Kehle eng wird – vorausgesetzt, dein Partner achtet auf deine Sicherheit.

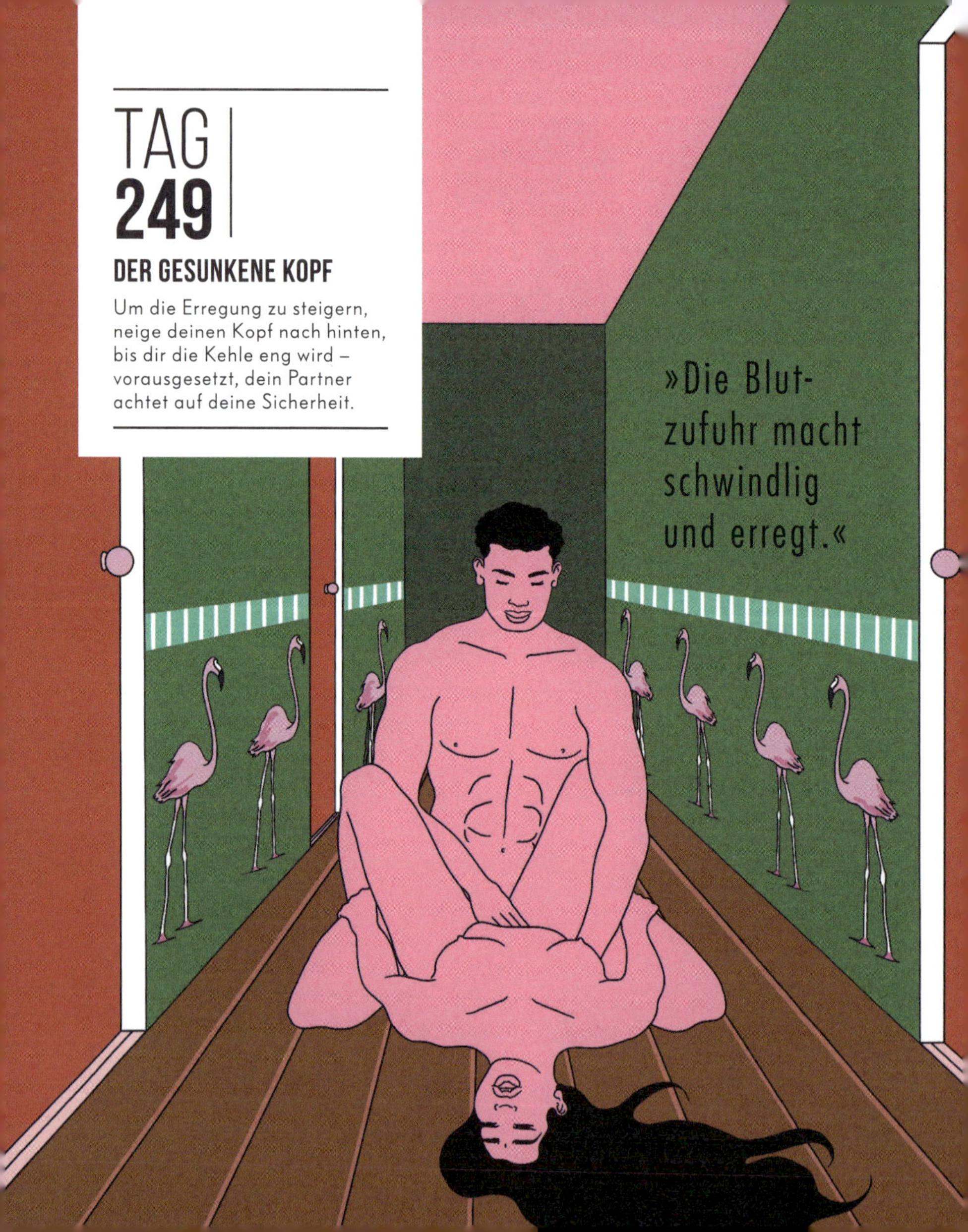

»Die Blutzufuhr macht schwindlig und erregt.«

TAG 250 | DIE HALBE DREHUNG

Eine Position, die überrascht und unsere Erwartungen durcheinanderbringt – bezaubernd für verspielte Momente.

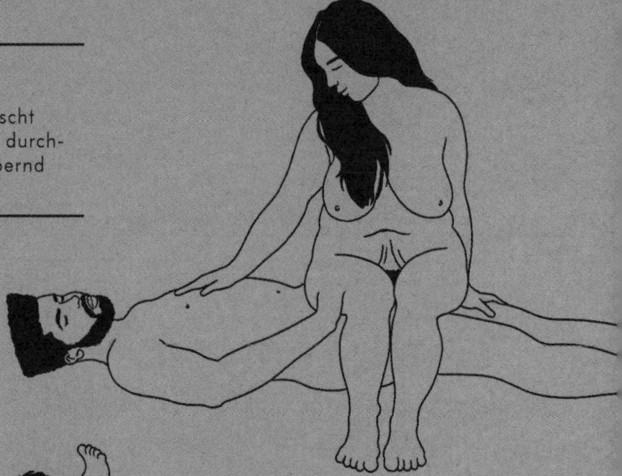

»Haltet eure Erregung aufrecht.«

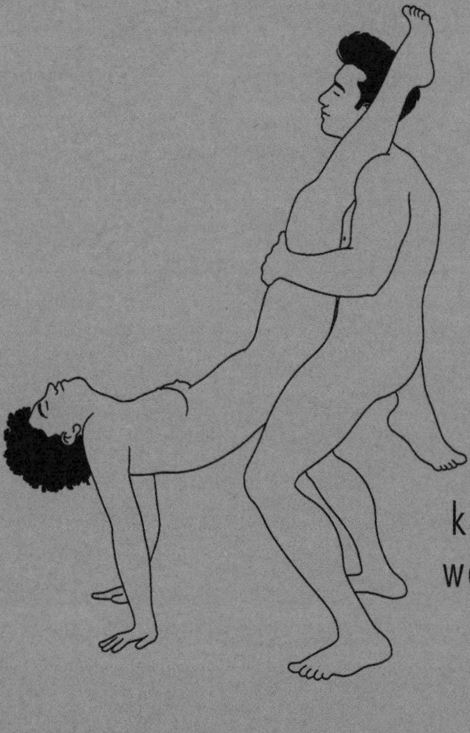

TAG 251 | DIE HÄNGEMATTE ANHEBEN

Wer stolz auf seine Kraft ist, kann mit dieser Stellung prahlen.

»Ergib dich der vollkommenen Hilflosigkeit, wenn dein Geliebter dich hochhebt.«

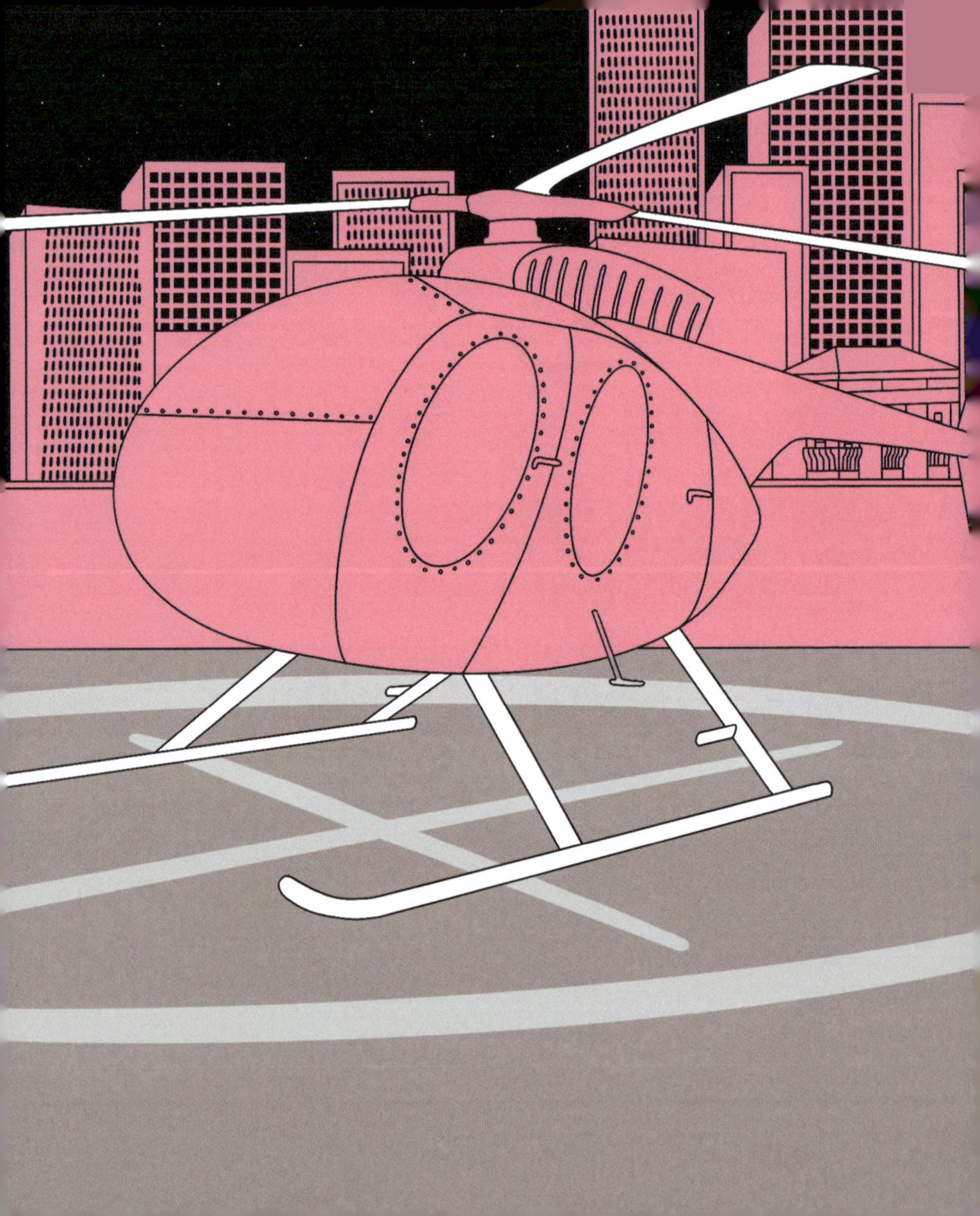

TAG 252

EINEN NAGEL TREFFEN

Eine Stellung, in der die Kontrolle im Nu wechseln kann.

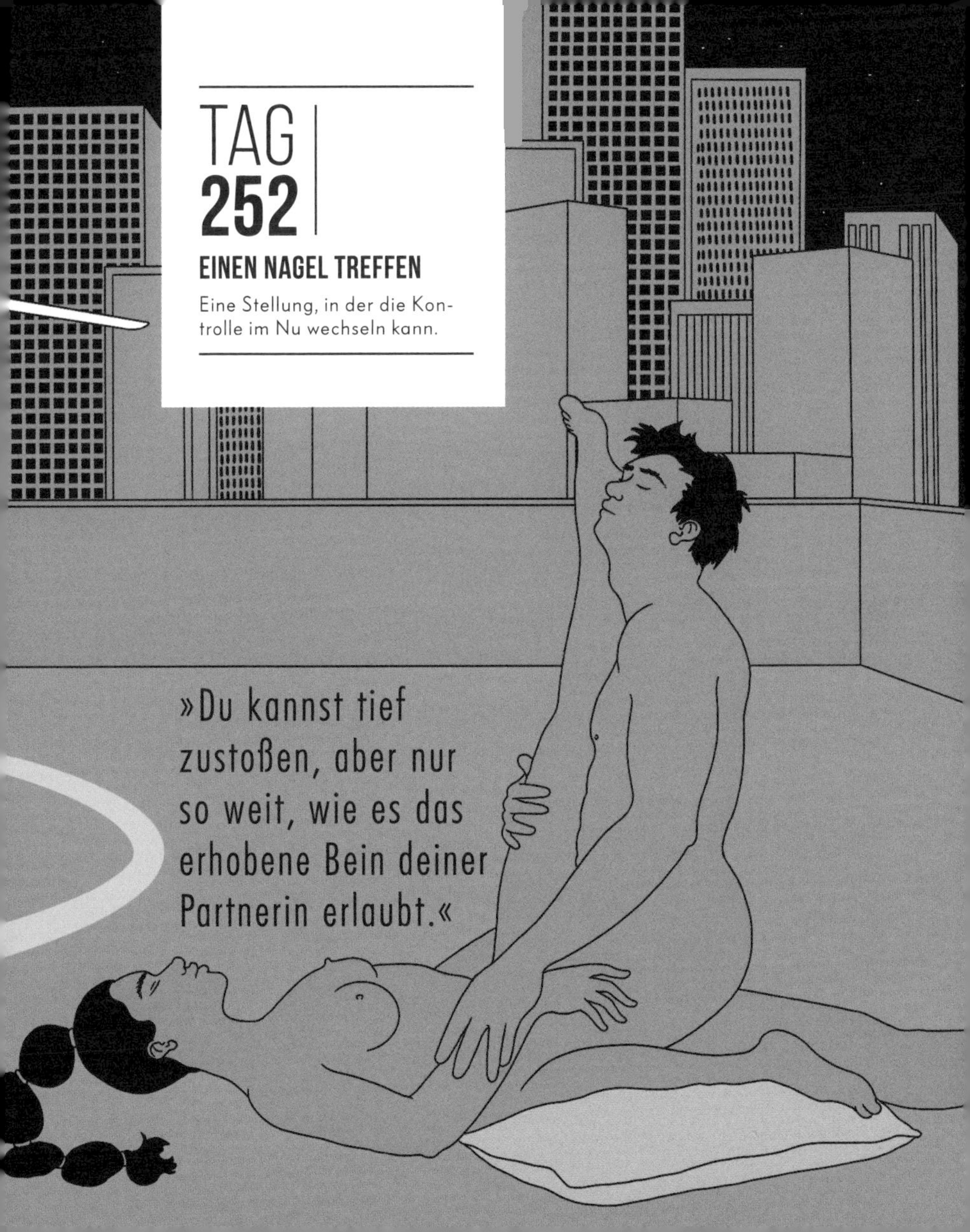

»Du kannst tief zustoßen, aber nur so weit, wie es das erhobene Bein deiner Partnerin erlaubt.«

TAG **253**

DER FLACHE OZEAN

Die Penetration kann hier von der Anlage eurer Genitalien abhängen, aber auch ohne Penetration ist die Stellung sehr sinnlich.

»Kommt in Ebbe und Flut in den Schoß der Lust.«

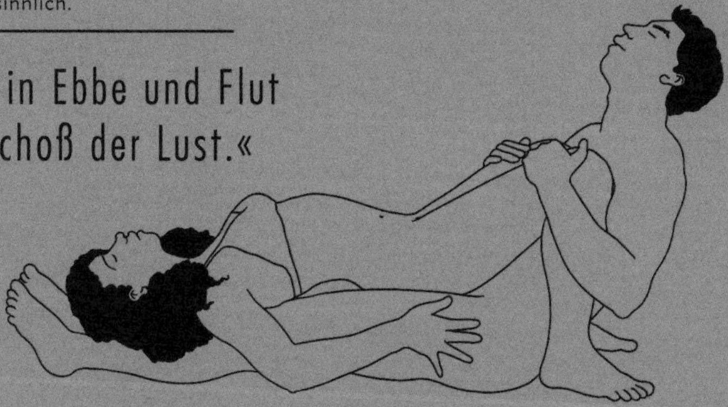

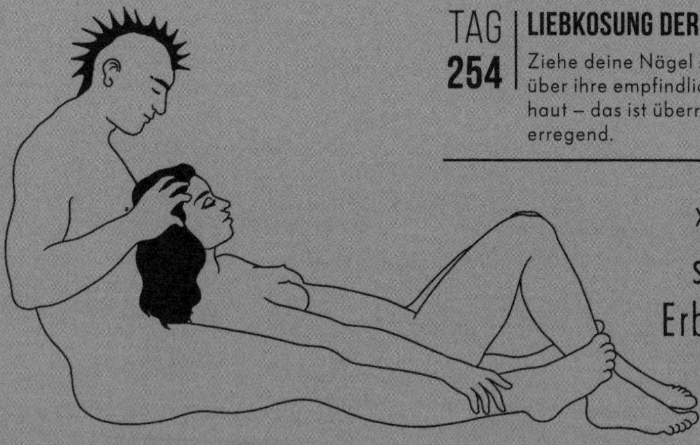

TAG **254**

LIEBKOSUNG DER SPINNE

Ziehe deine Nägel sehr sanft über ihre empfindliche Kopfhaut – das ist überraschend erregend.

»Bringe sie zum Erbeben.«

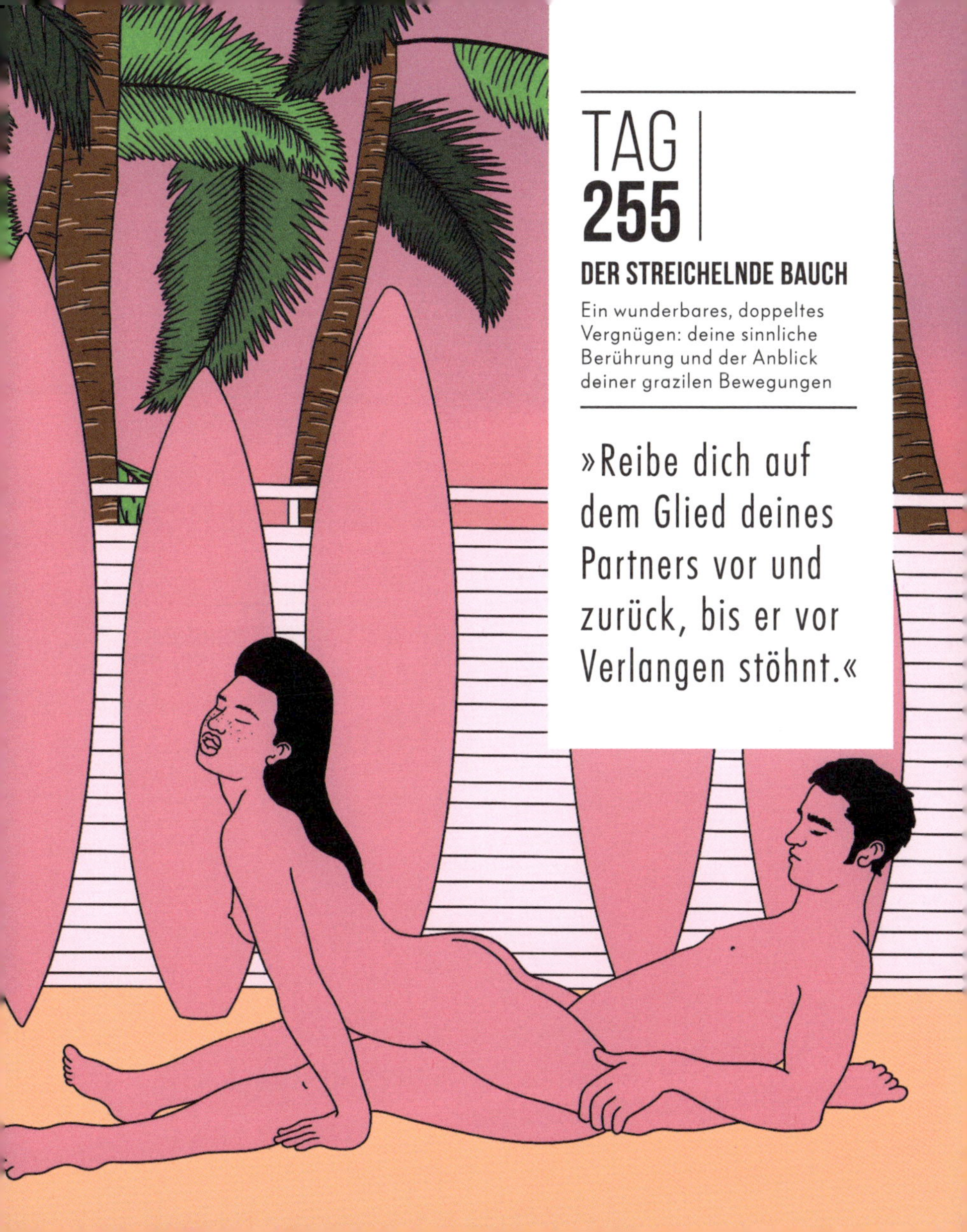

TAG 255

DER STREICHELNDE BAUCH

Ein wunderbares, doppeltes Vergnügen: deine sinnliche Berührung und der Anblick deiner grazilen Bewegungen

»Reibe dich auf dem Glied deines Partners vor und zurück, bis er vor Verlangen stöhnt.«

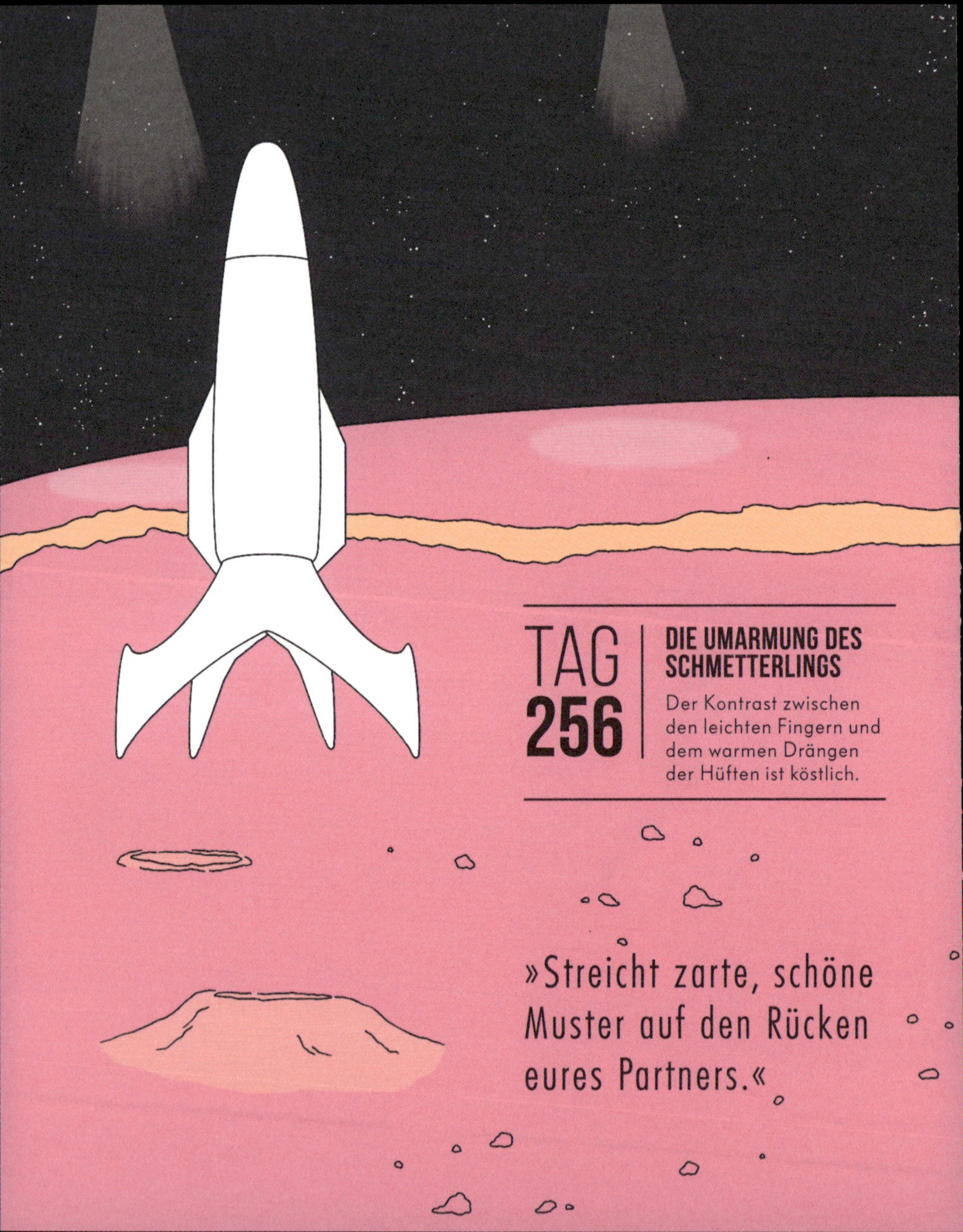

TAG 256

DIE UMARMUNG DES SCHMETTERLINGS

Der Kontrast zwischen den leichten Fingern und dem warmen Drängen der Hüften ist köstlich.

»Streicht zarte, schöne Muster auf den Rücken eures Partners.«

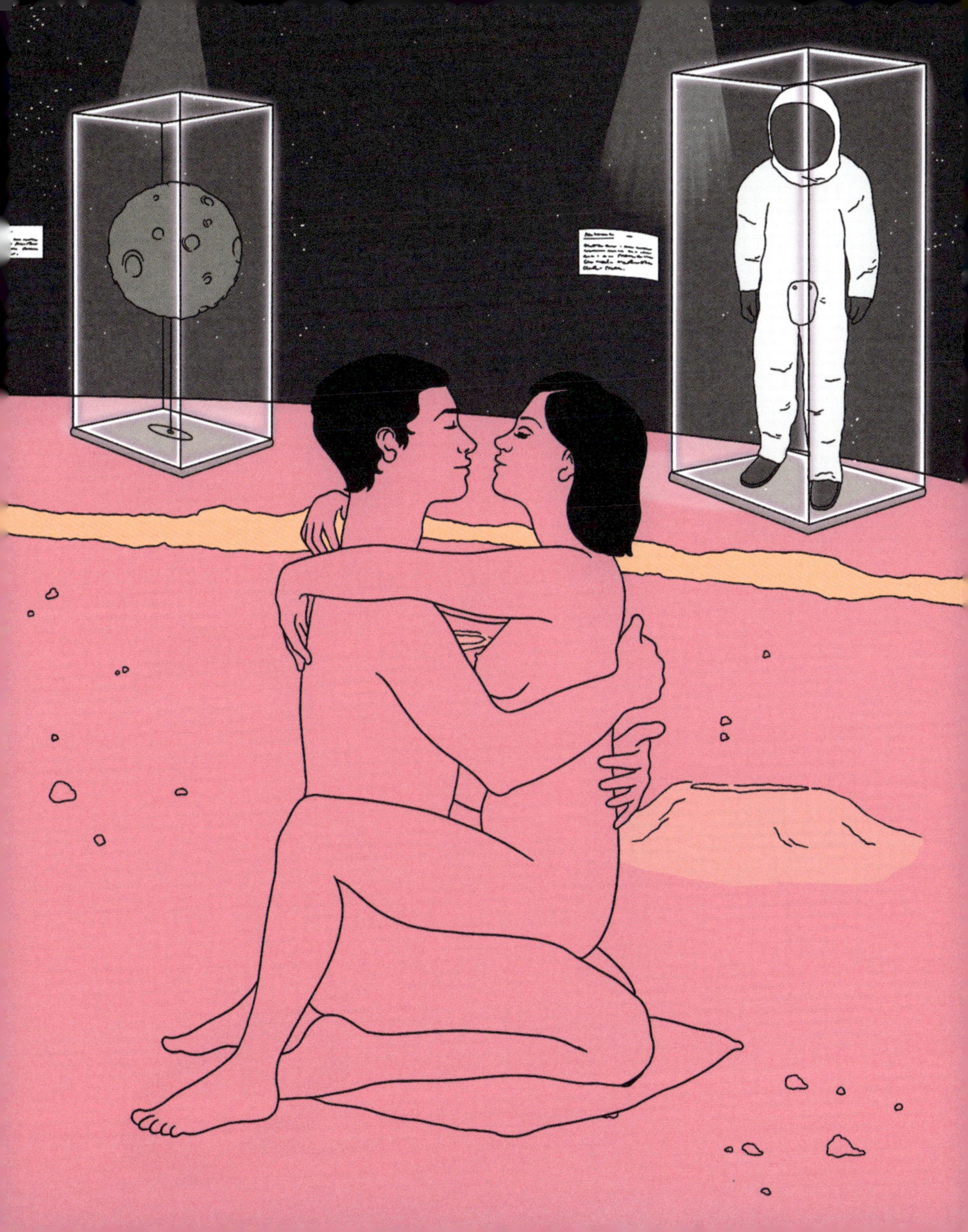

TAG 257

DAS BUFFET

Ein Stoßen, das das Kamasutra als kompletten Rückzug gefolgt von einem tiefen Schlag gegen den Leib beschreibt.

»Ein schnelles, hartes Rein und Raus, das noch der mattesten Geliebten einen Schrei entlockt«

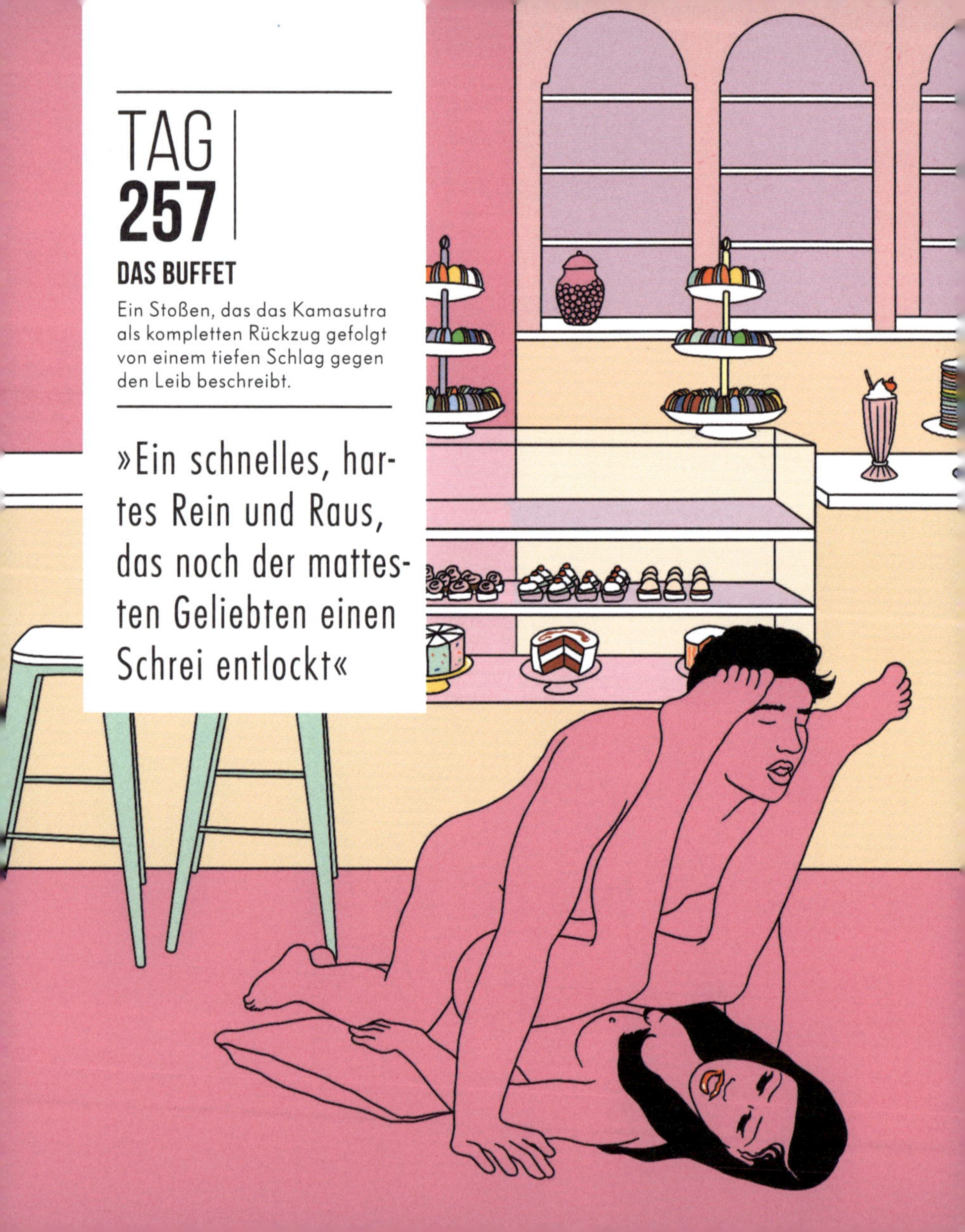

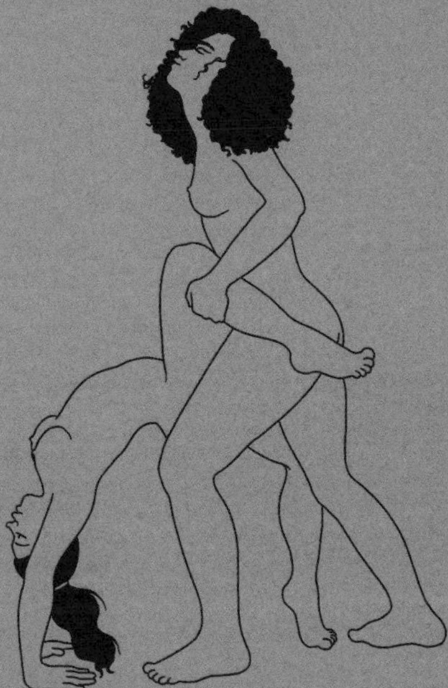

TAG 258 DER ALTAR

Eine Stellung für Akrobaten – es ist eine echte Meisterleistung, wenn sie euch gelingt.

»Ein Partner dehnt sich, um für den anderen das Opfer zu spielen.«

TAG 259 TIEFES PRESSEN

Die Partnerin lehnt sich nach hinten und stützt ihr Gewicht auf die Schultern des Geliebten, um die Erregung zu steigern.

»Presse ihn innen und außen bis zur Atemlosigkeit.«

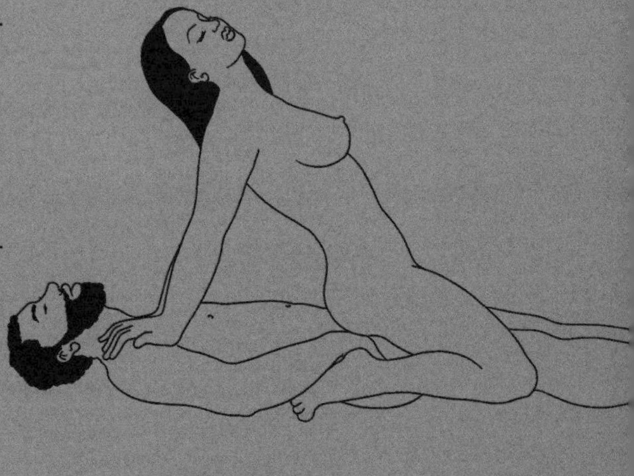

TAG 260

DIE EICHEL

Eine griffige Position beim Coitus a tergo.

»Eng aneinandergepresst bereit für steigende Lust«

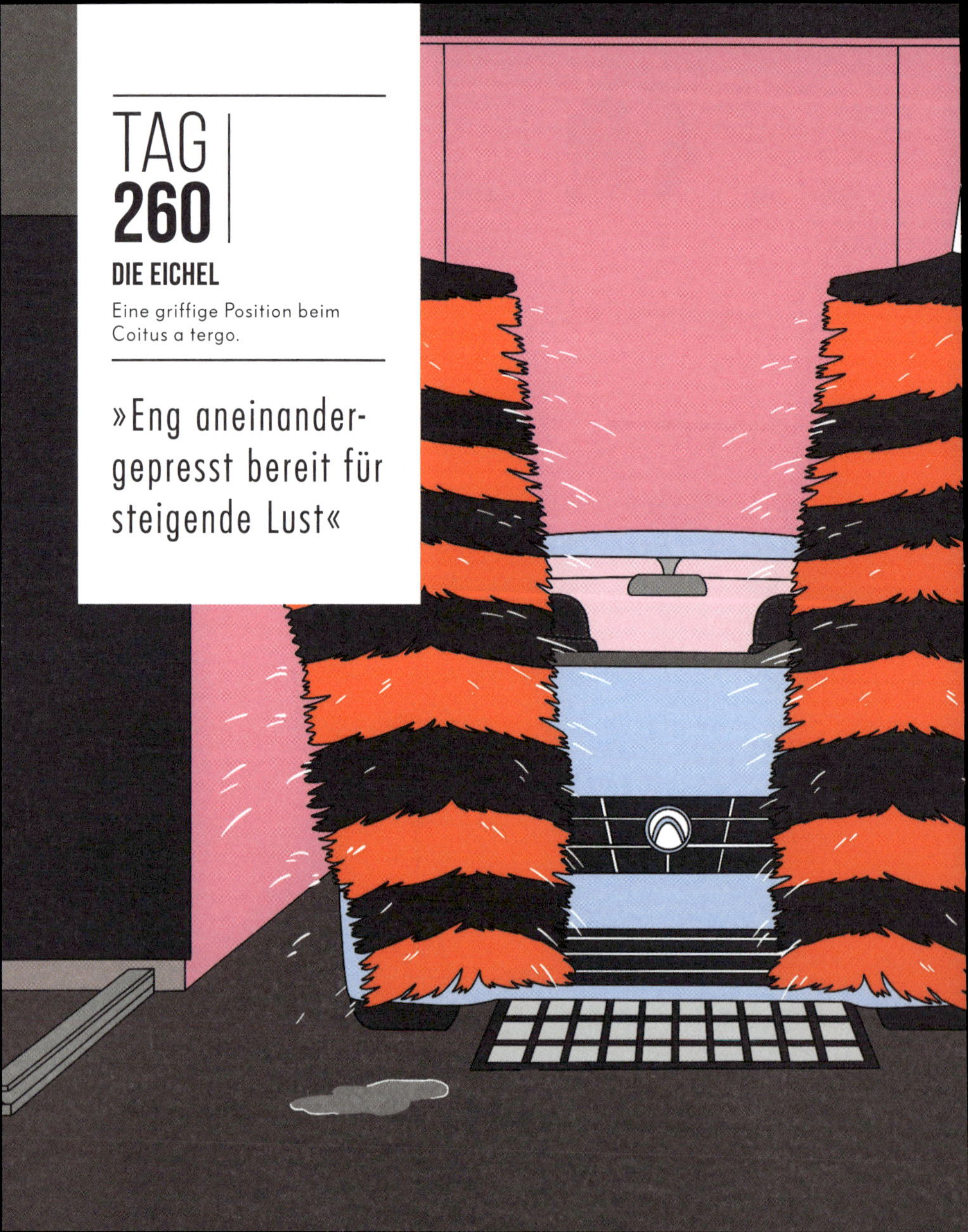

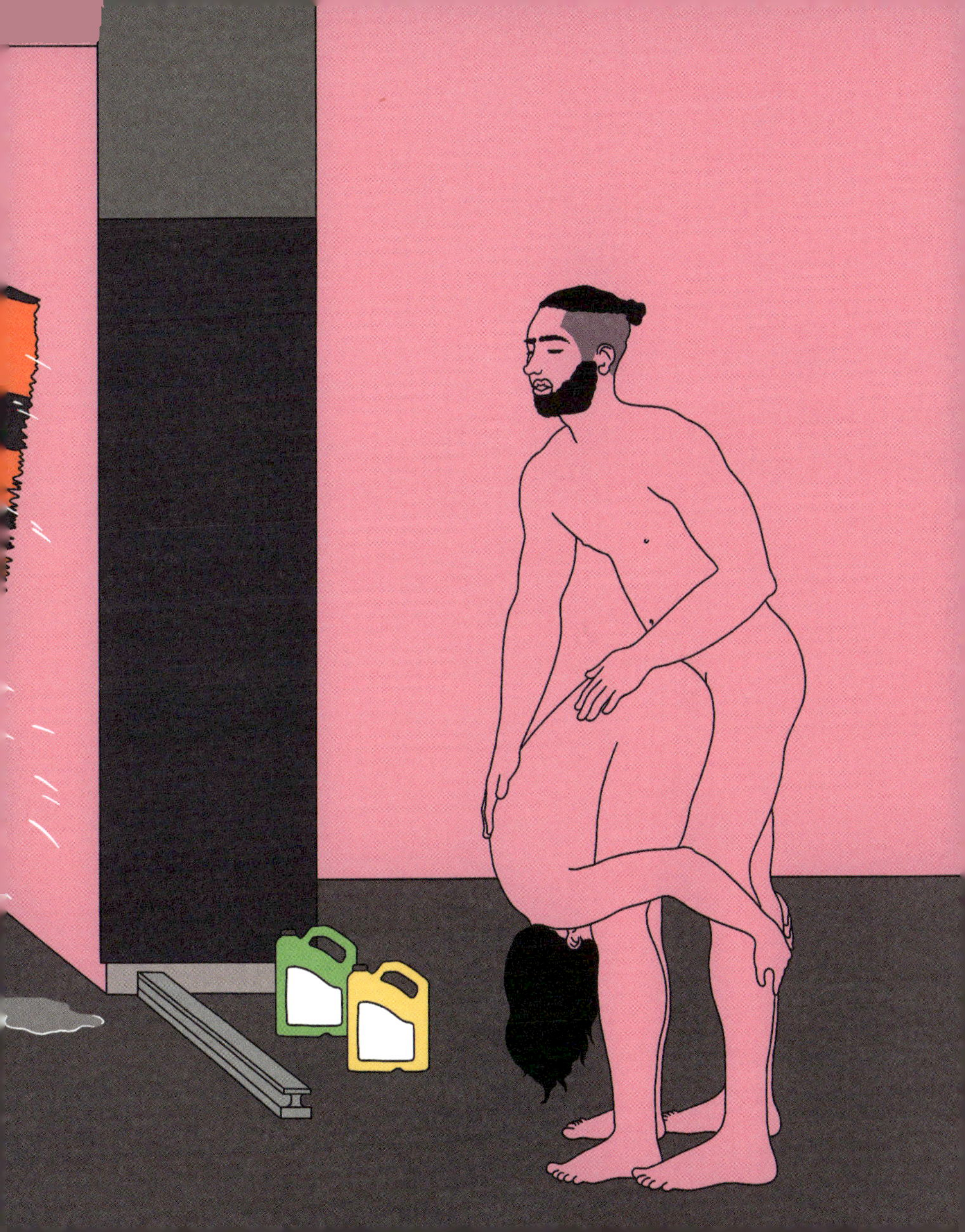

TAG 261 | DIE SICH PUTZENDE KATZE

Eine Möglichkeit für einen ungewöhnlichen Winkel und ein besonderes Vergnügen für alle, die die Beine ihrer Partnerin lieben.

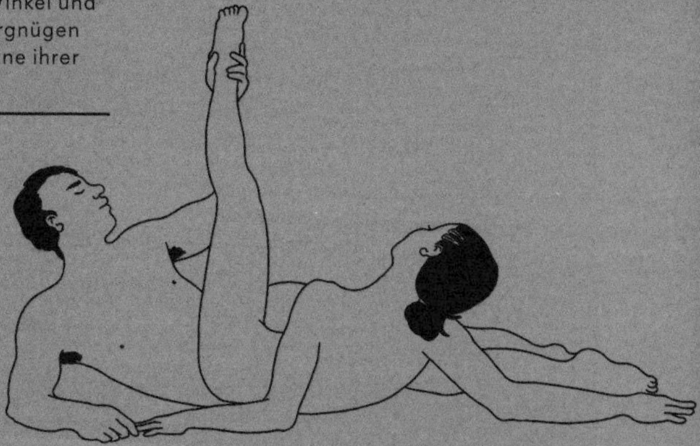

»Recke ein Bein in die Höhe wie eine sich putzende Katze und lass dich von der Energie deines Liebhabers erfrischen.«

TAG 262 | PIDITAKA (DRÜCKEN)

Ein Liebesstoß, den das Kamasutra zur Abwechslung vorschlägt; sei sanft, wenn deine Partnerin innen eng ist.

»Sinke ein und schiebe dich tief vor.«

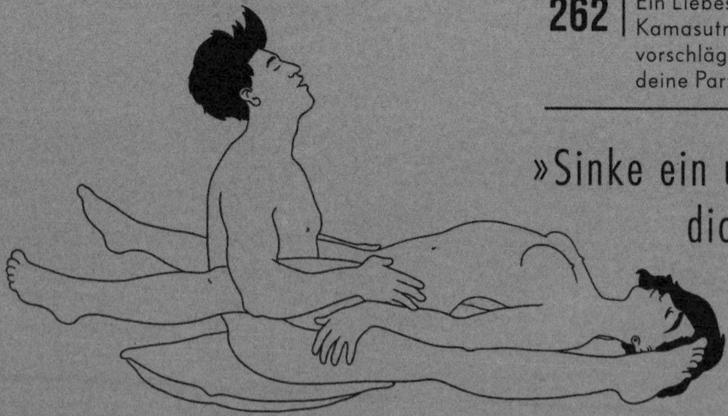

TAG 263

DAS KANU SCHAUKELN

Weniger Sportliche können sich auf einen oder zwei Hocker stützen.

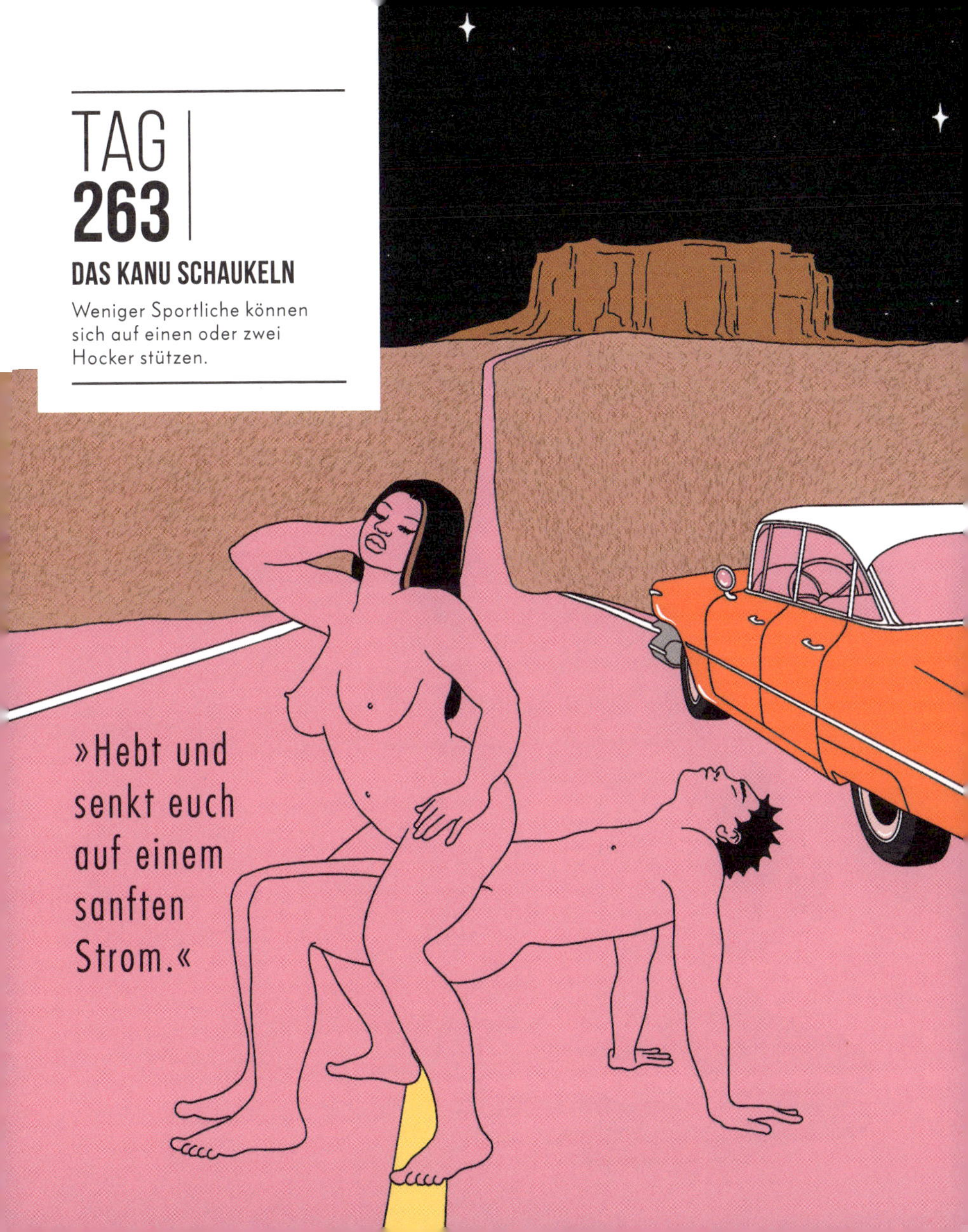

»Hebt und senkt euch auf einem sanften Strom.«

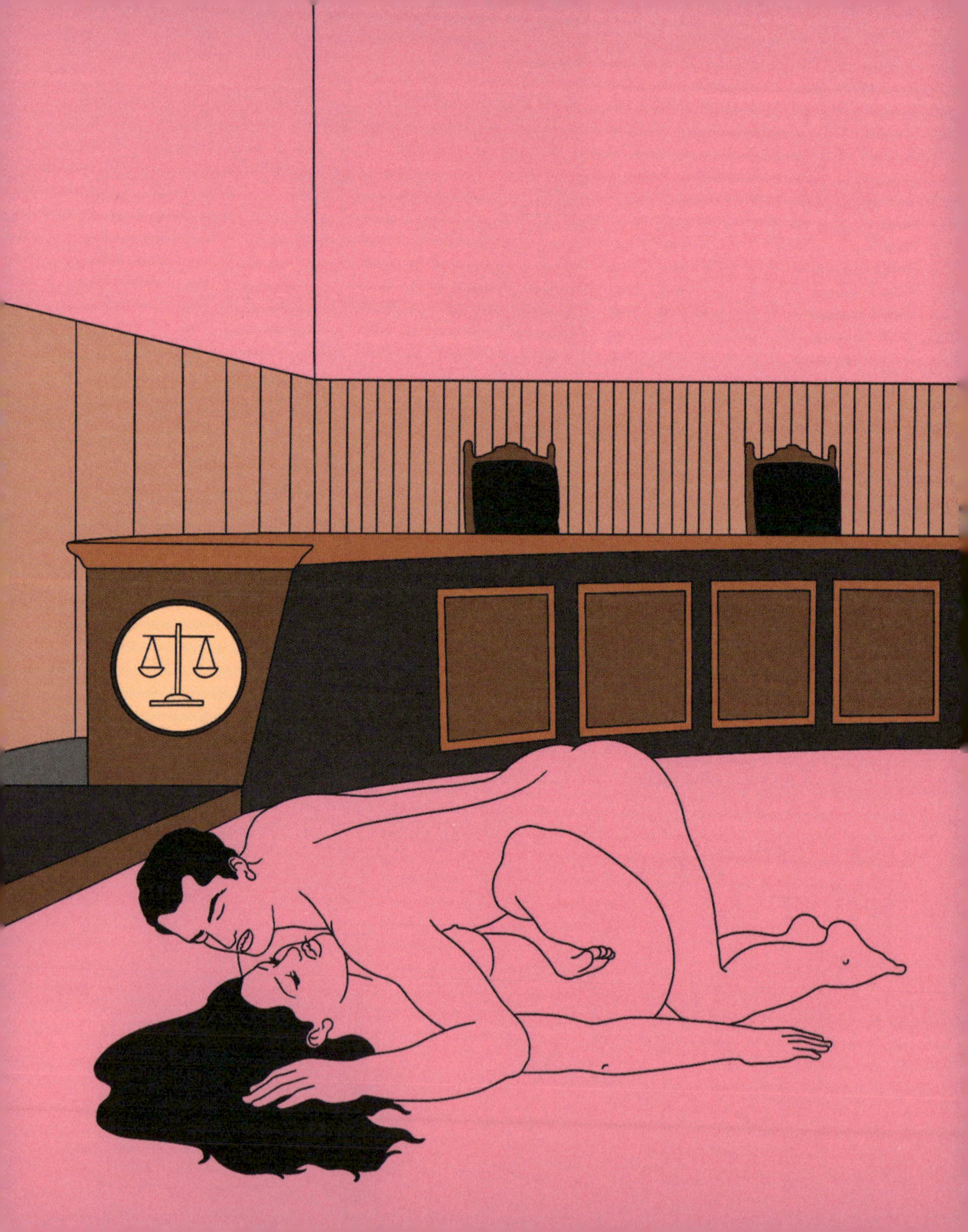

TAG
264

DER LOTUS

Beim Lotus verschränkt der penetrierte Partner seine Beine im Lotussitz. Er zählt zu den berühmtesten Stellungen des Kamasutra.

»Ein köstlicher yogischer Klassiker«

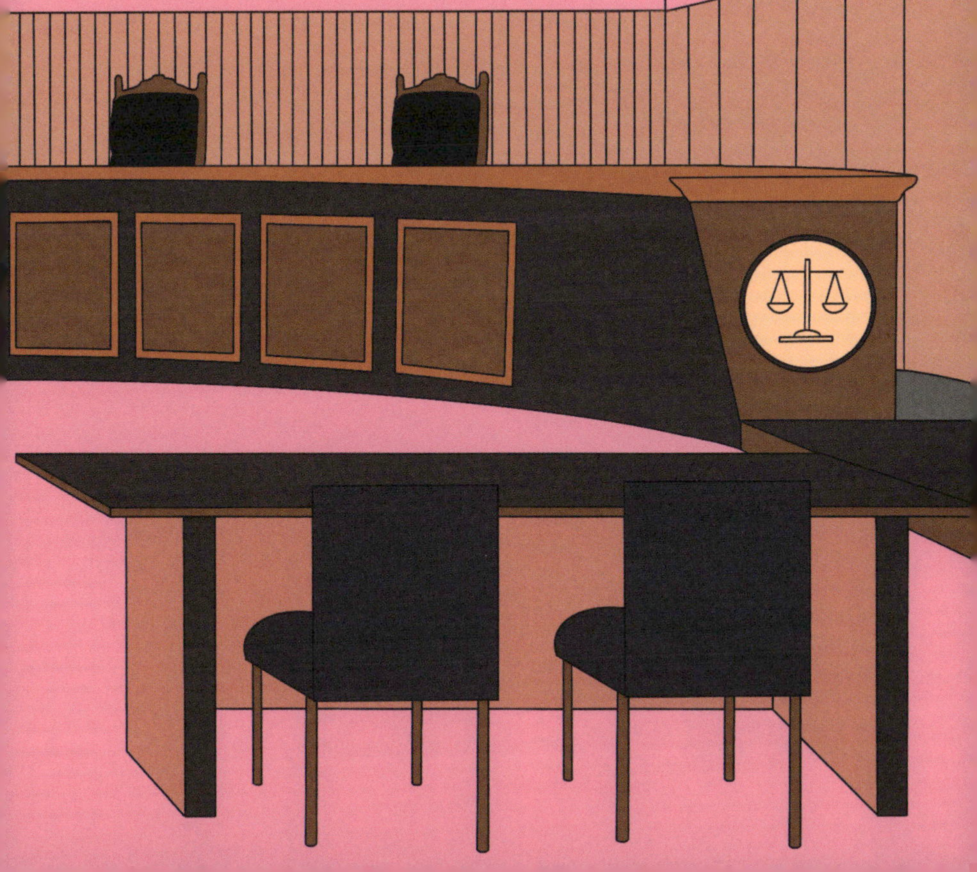

TAG 265

DIE SCHAUKEL

Ein schwungvolles, spielerisches Auf und Ab, das den Körper stimuliert.

»Verschränkt eure Glieder und schaukelt so sorglos wie Kinder.«

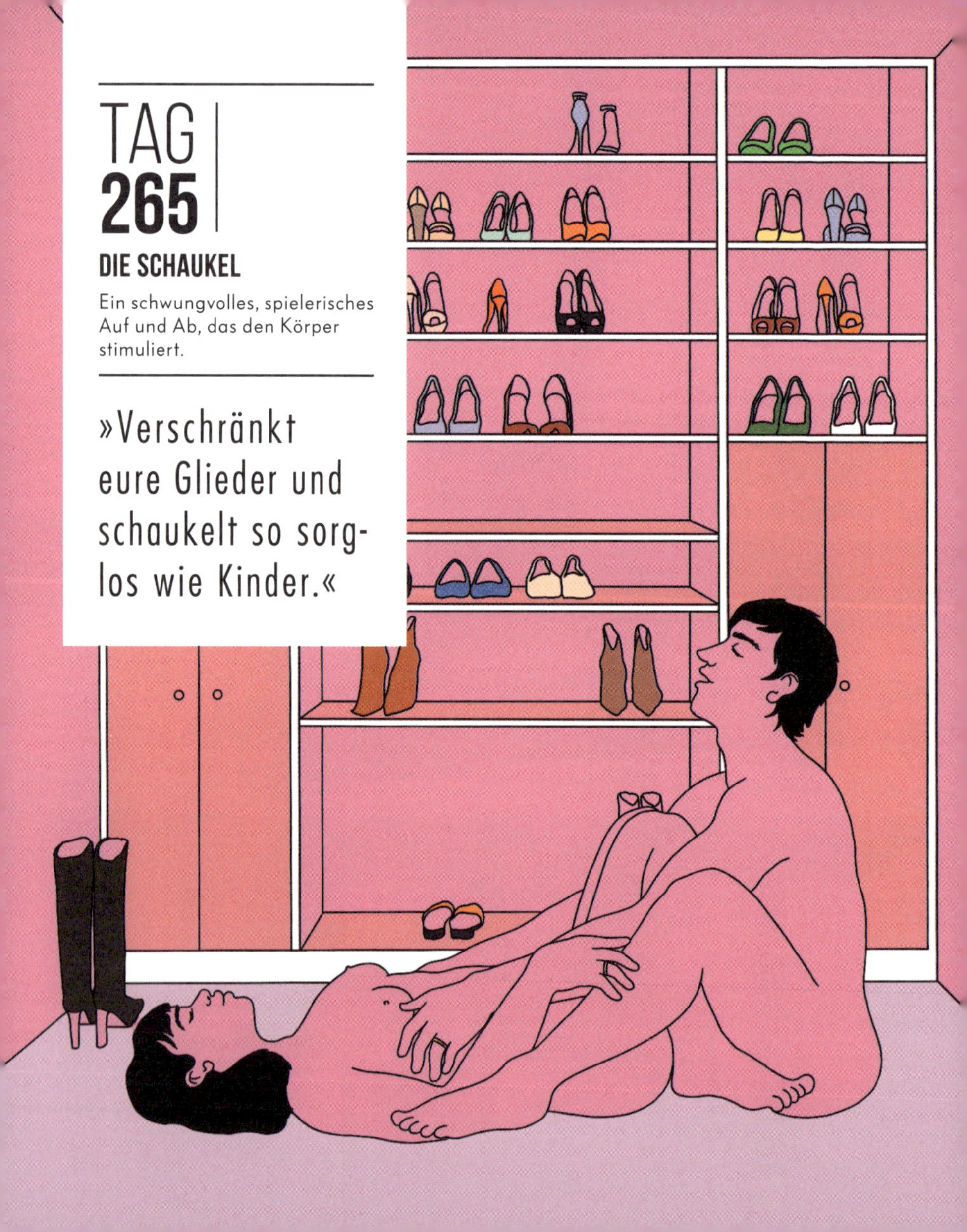

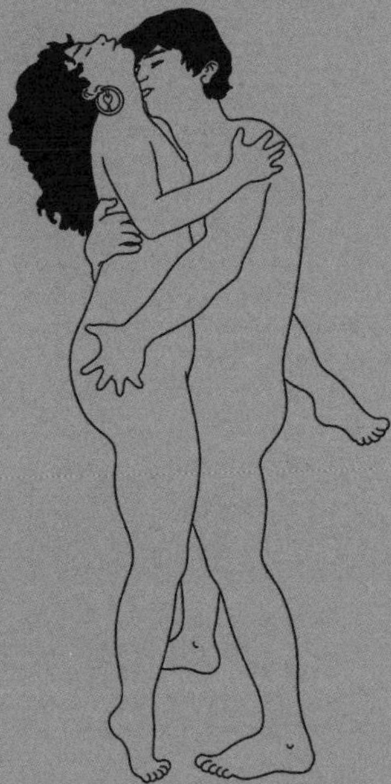

TAG 266

DIE TÄNZELNDE RICKE

Eine Stellung, die im Nu in leidenschaftliches Liebesspiel übergehen kann.

»Springe deinen Hirsch an.«

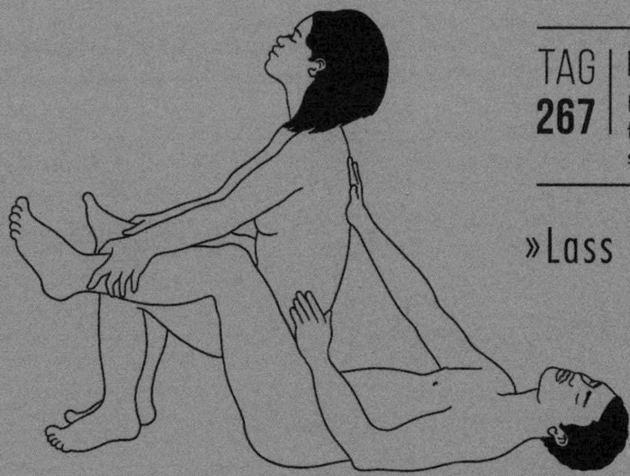

TAG 267

DIE STIERHÖRNER

Eine komfortable Position für jene, die bereit sind, sich zu ergeben.

»Lass deinen stolzen Geliebten sich deinem Willen beugen.«

TAG 268

HALBES AUFSITZEN

Eine spaßige Variante, die konventionelleren Sex belebt.

»Schaut euch bei der Vereinigung flirtend an.«

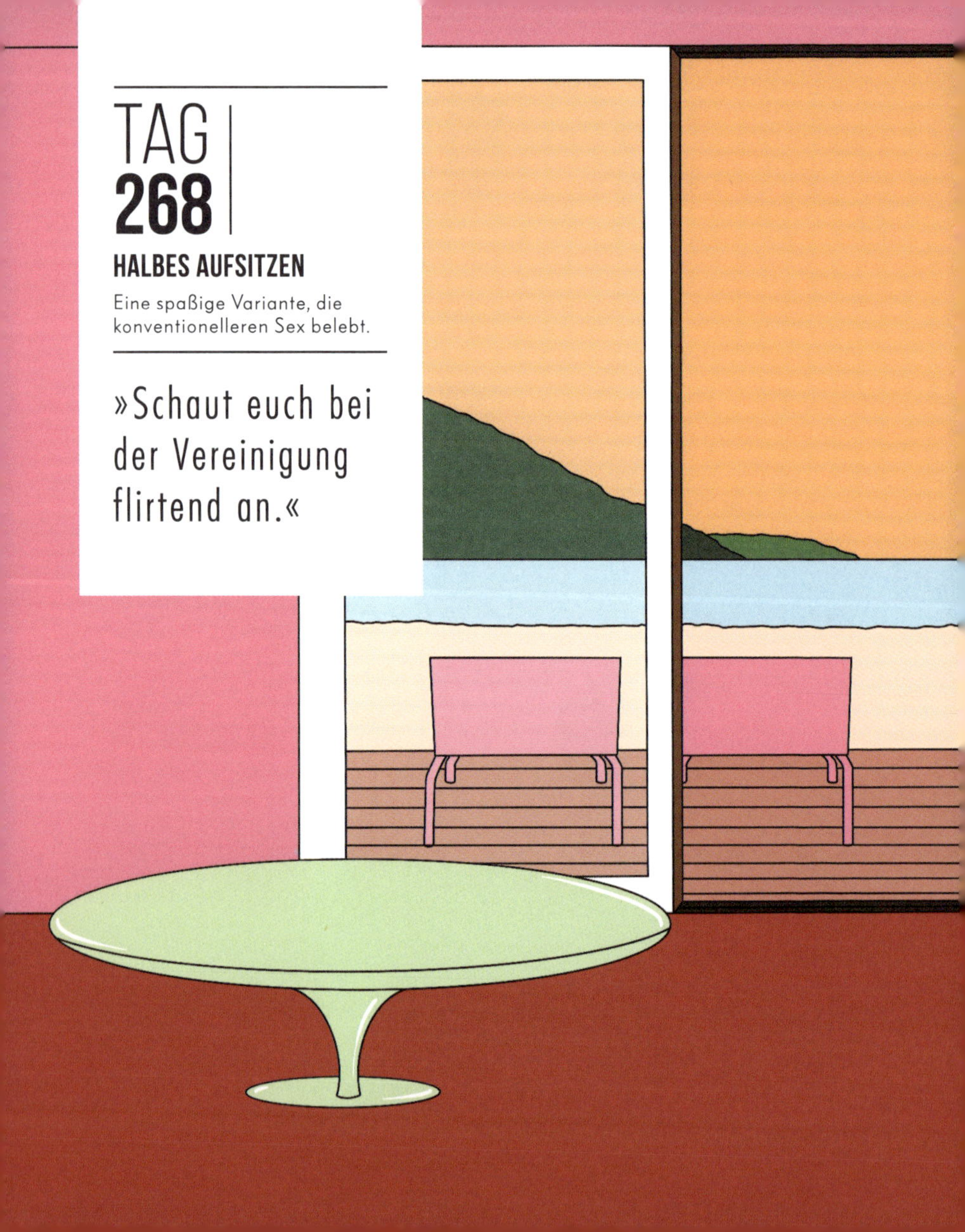

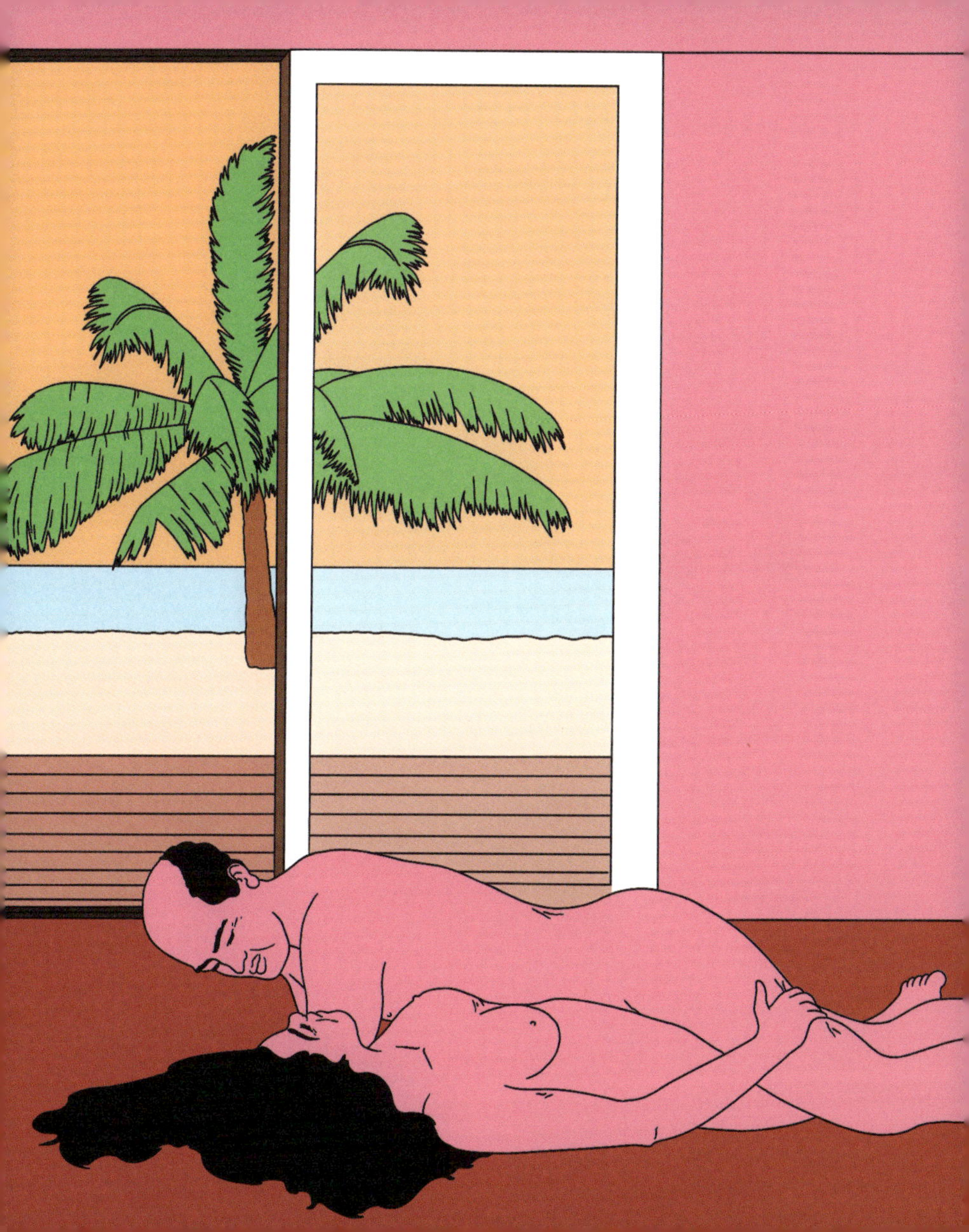

TAG 269 | DER GRUSS DER KÖNIGIN

Ein schelmischer Beginn der Verführung – überrasche ihn königlich.

»Setze dich unerwartet auf den Thron.«

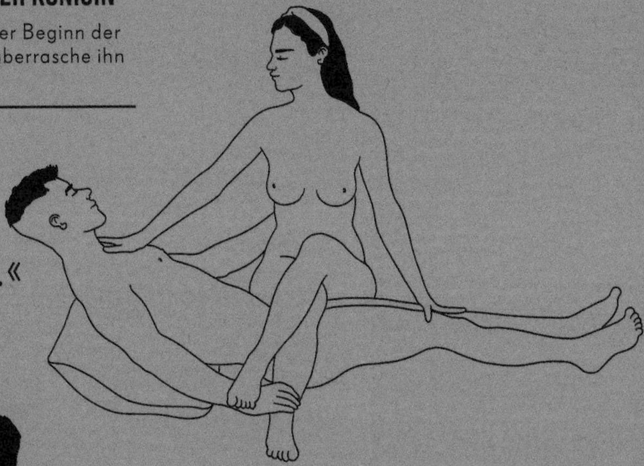

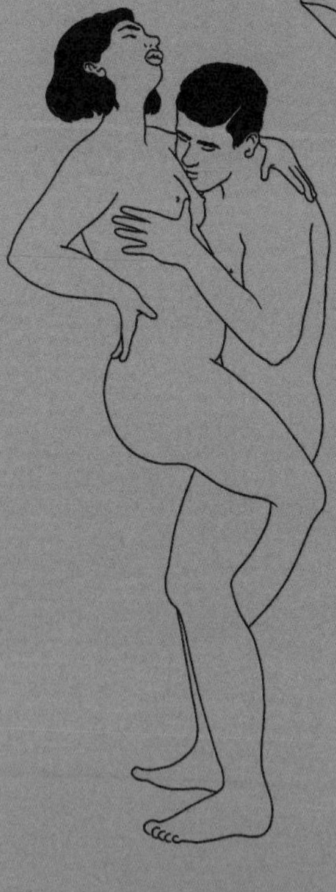

TAG 270 | SCHWEBENDE VEREINIGUNG

Diese Stellung ist optimal für Paare mit einem kräftigen und einem kleineren Partner.

»Von Schönheit umfangen erlebe Lust von Kopf bis Fuß.«

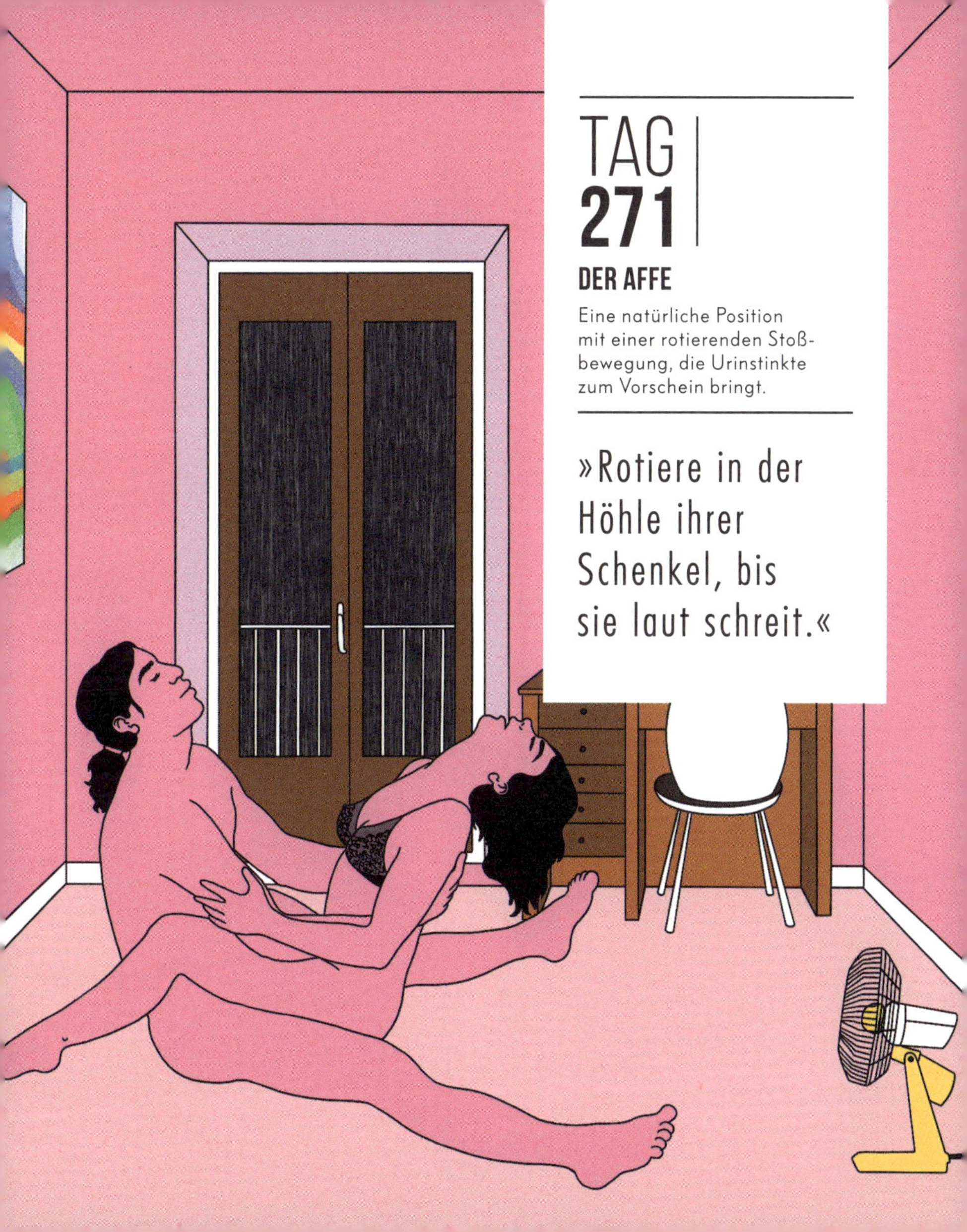

TAG 271

DER AFFE

Eine natürliche Position mit einer rotierenden Stoß-bewegung, die Urinstinkte zum Vorschein bringt.

»Rotiere in der Höhle ihrer Schenkel, bis sie laut schreit.«

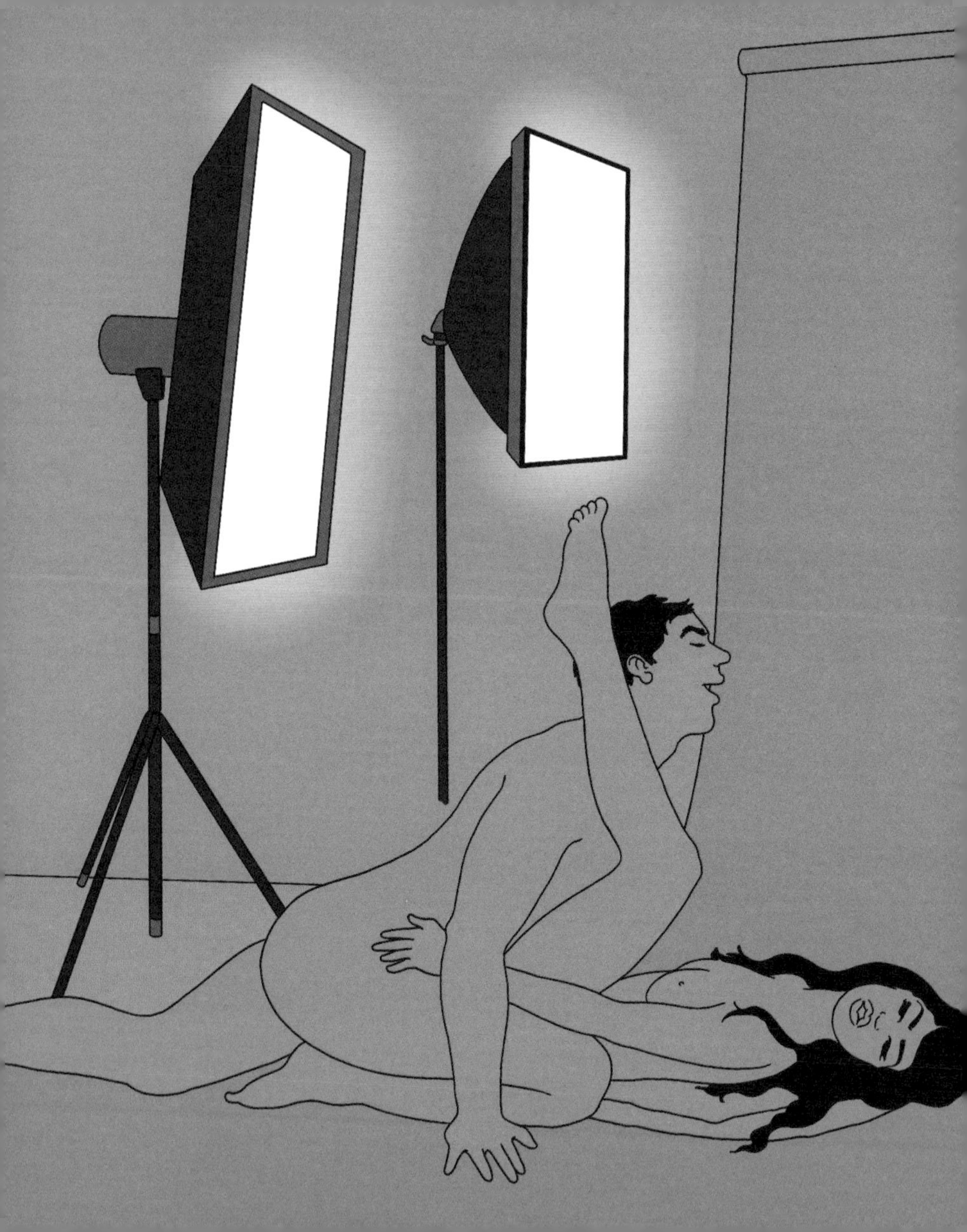

TAG 272

DAS HALBE PRESSEN

Wenn deine Partnerin dich zu sich heranzieht, wird sie bis ins Mark penetriert.

»Umschlossen, aber frei beweglich kannst du mit all deiner Vitalität zustoßen.«

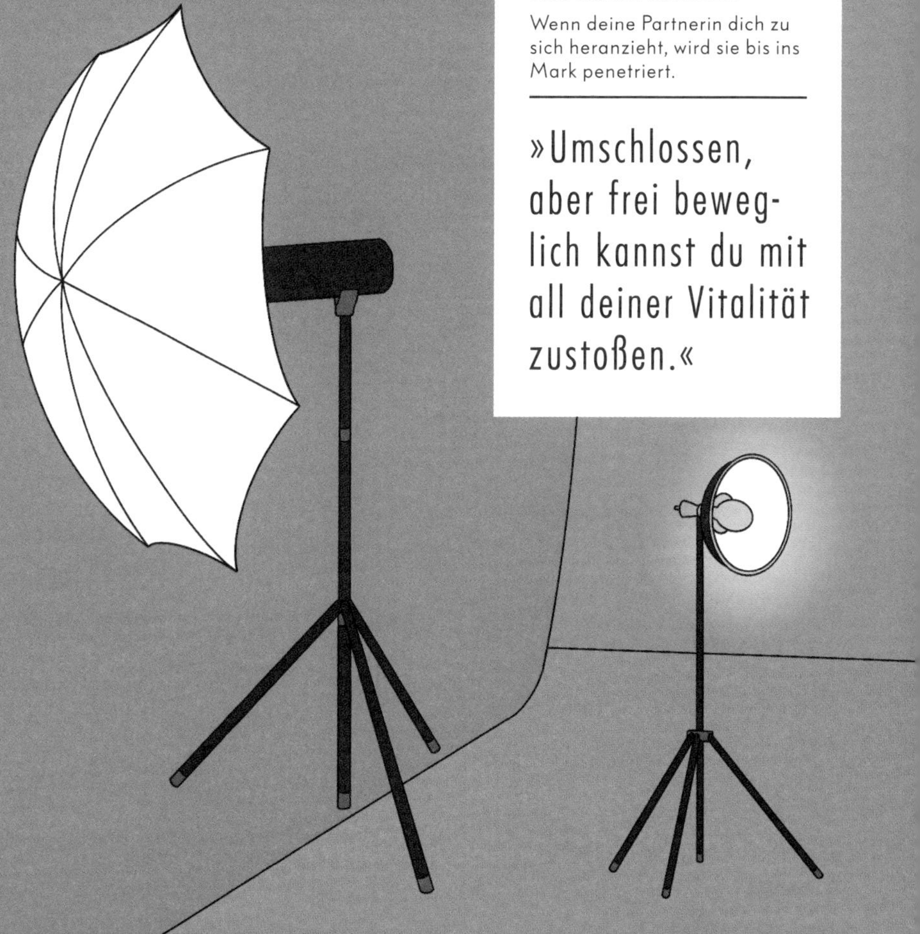

TAG 273

DAS AUFGEROLLTE REITTIER

Ein fester innerer Griff ist das Höchste. Rolle dich zusammen und schau, was passiert.

»Rolle dich fest zusammen, um deinen Geliebten auszupressen.«

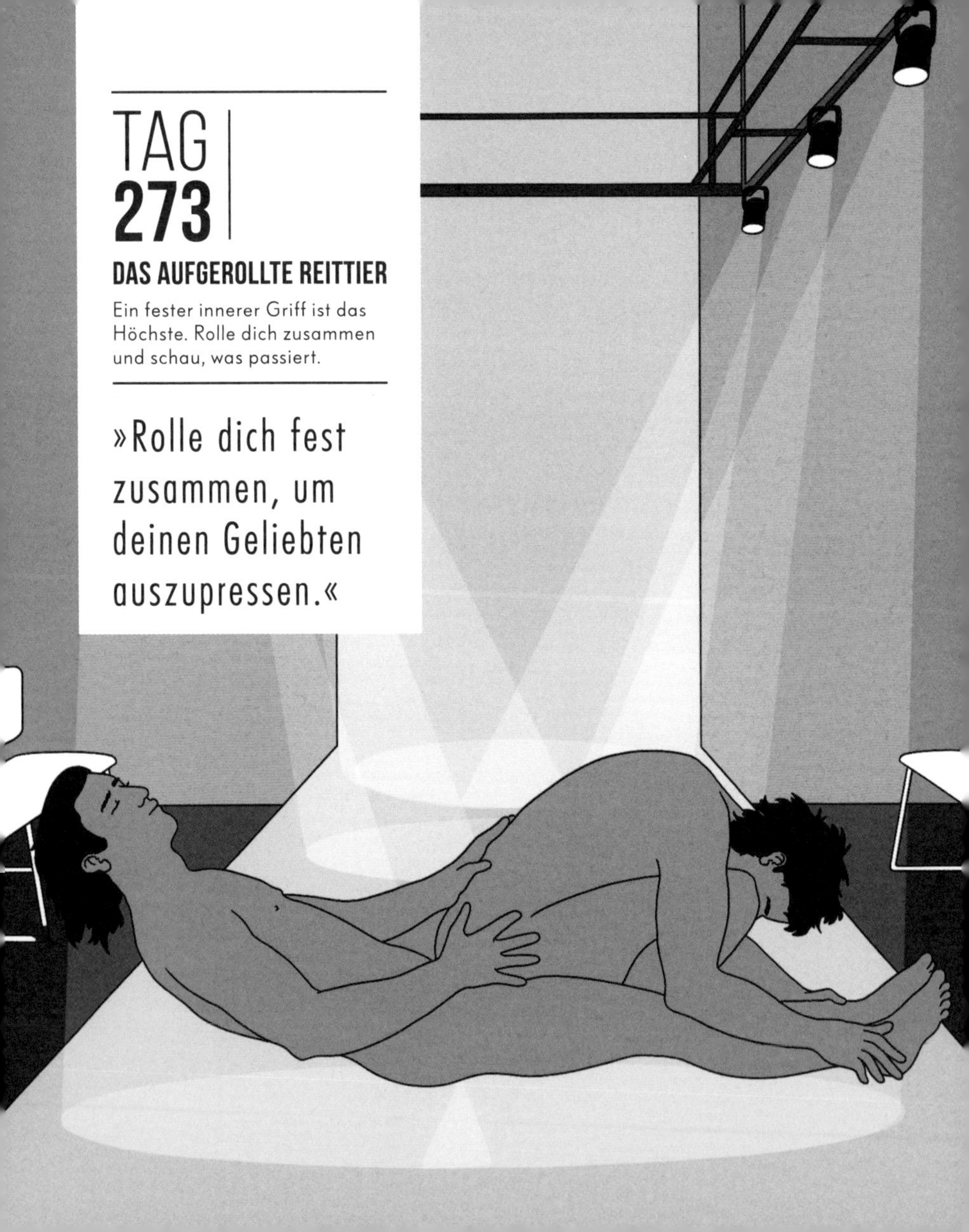

TAG 274

DER HASE

Steht das Mobiliar stabil, kann der Penetrierende in dieser Stellung kraftvoll vorgehen.

»Hocke dich auf einen Tisch und spüre die Frühlingsfreuden.«

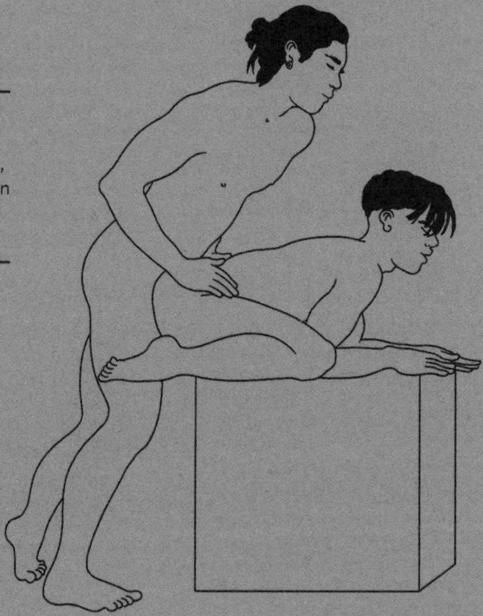

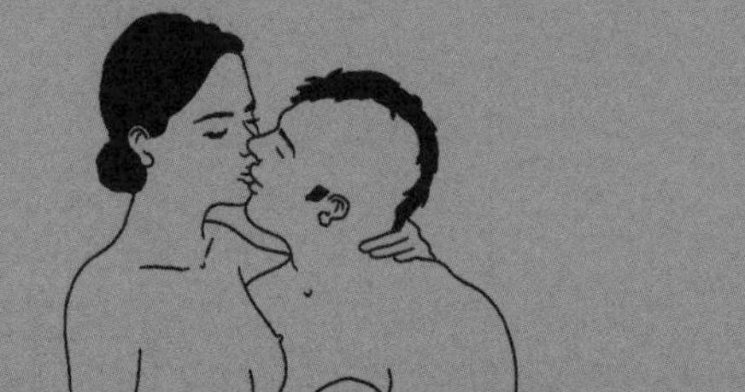

TAG 275

DIE UMARMUNG DES SCHWANS

Eine sinnliche Art, sich für langes, lustvolles Küssen aneinanderzuschmiegen.

»Sucht zwischen den Beinen des Partners Geborgenheit und flüstert miteinander.«

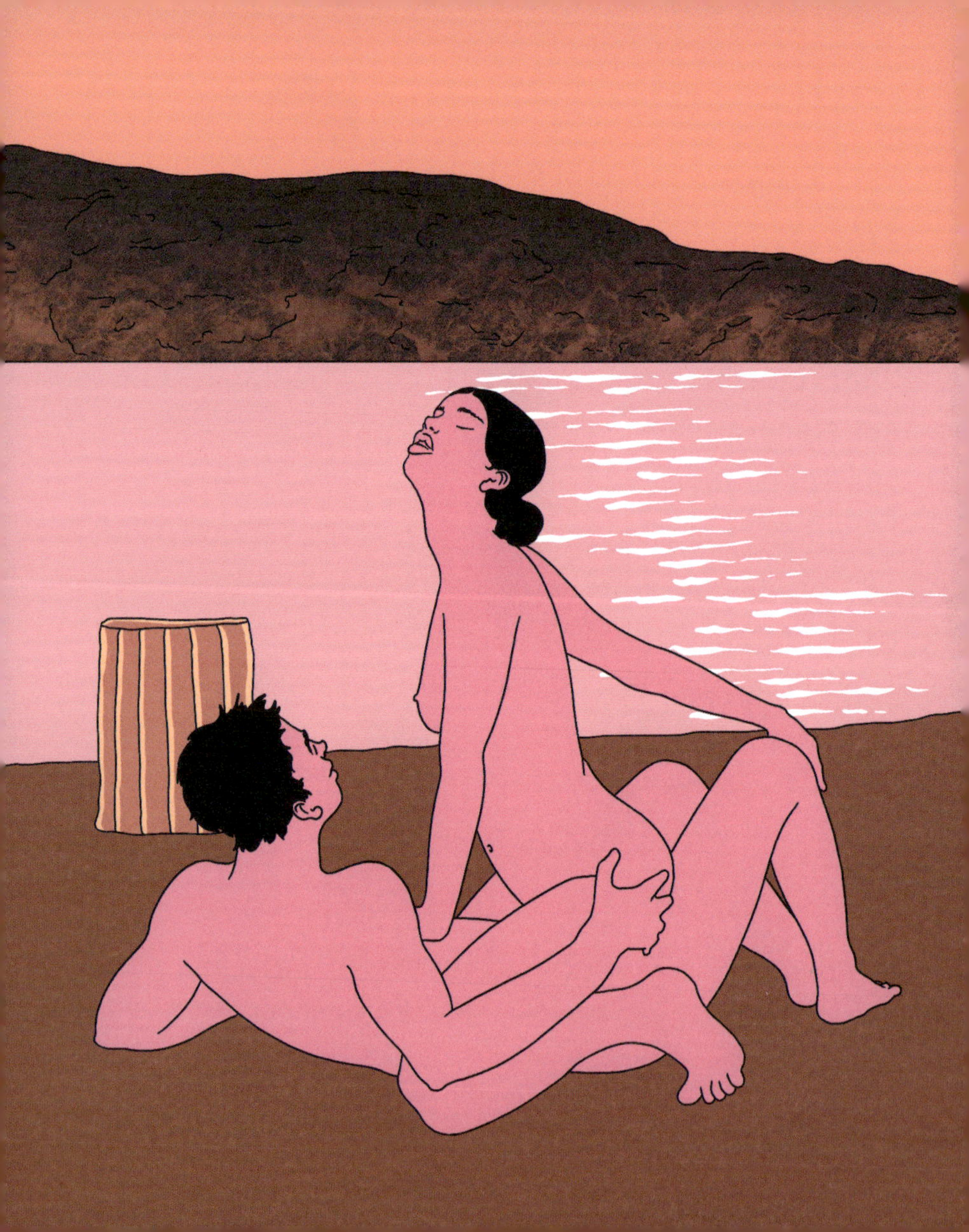

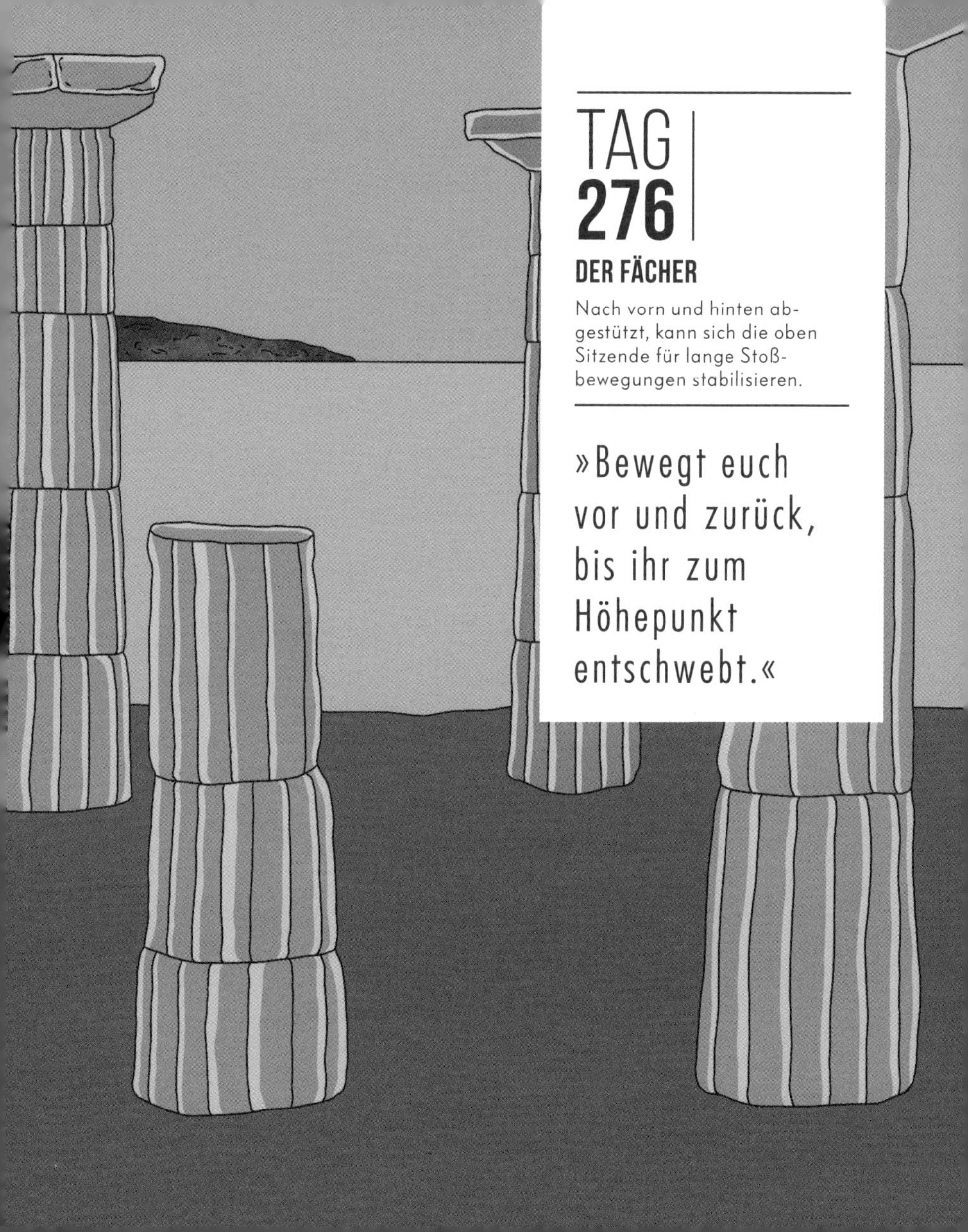

TAG 276

DER FÄCHER

Nach vorn und hinten abgestützt, kann sich die oben Sitzende für lange Stoßbewegungen stabilisieren.

»Bewegt euch vor und zurück, bis ihr zum Höhepunkt entschwebt.«

TAG 277 | ZWEI FRÖSCHE

Eine Stellung voller Energie – gebt acht, dass ihr nicht auseinandergleitet.

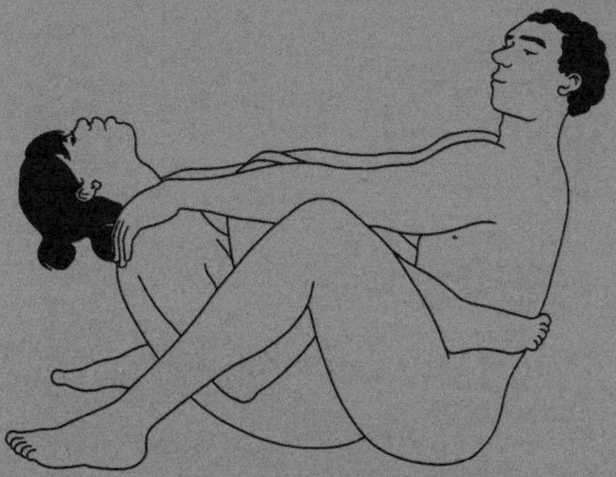

»Macht gemeinsam lustvolle Sprünge mit euren zuckenden Beinen.«

TAG 278 | DER DEGEN

Hier fühlst du dich wie ein echter Krieger.

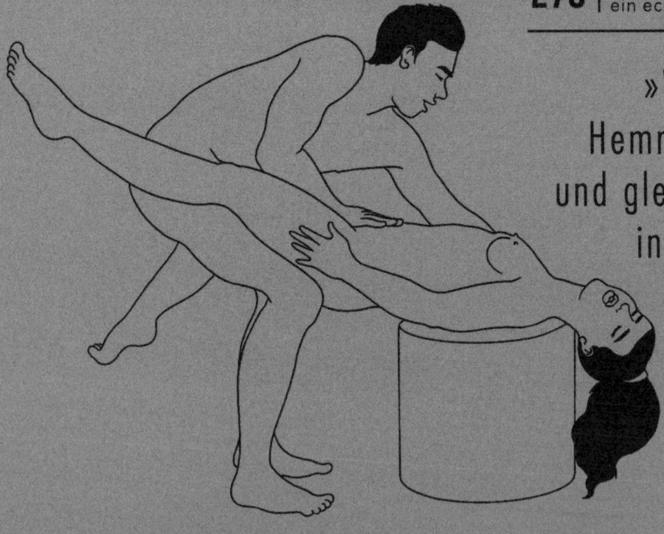

»Werft eure Hemmungen ab und gleitet direkt ineinander.«

TAG
279

DIE GEWÜRZE MAHLEN

Die Herausforderung bei dieser Stellung ist, sich vom Kopf zu den Füßen zu drehen, ohne auseinanderzugleiten.

»Versüße den Augenblick und drehe achtsam nach Süden ab.«

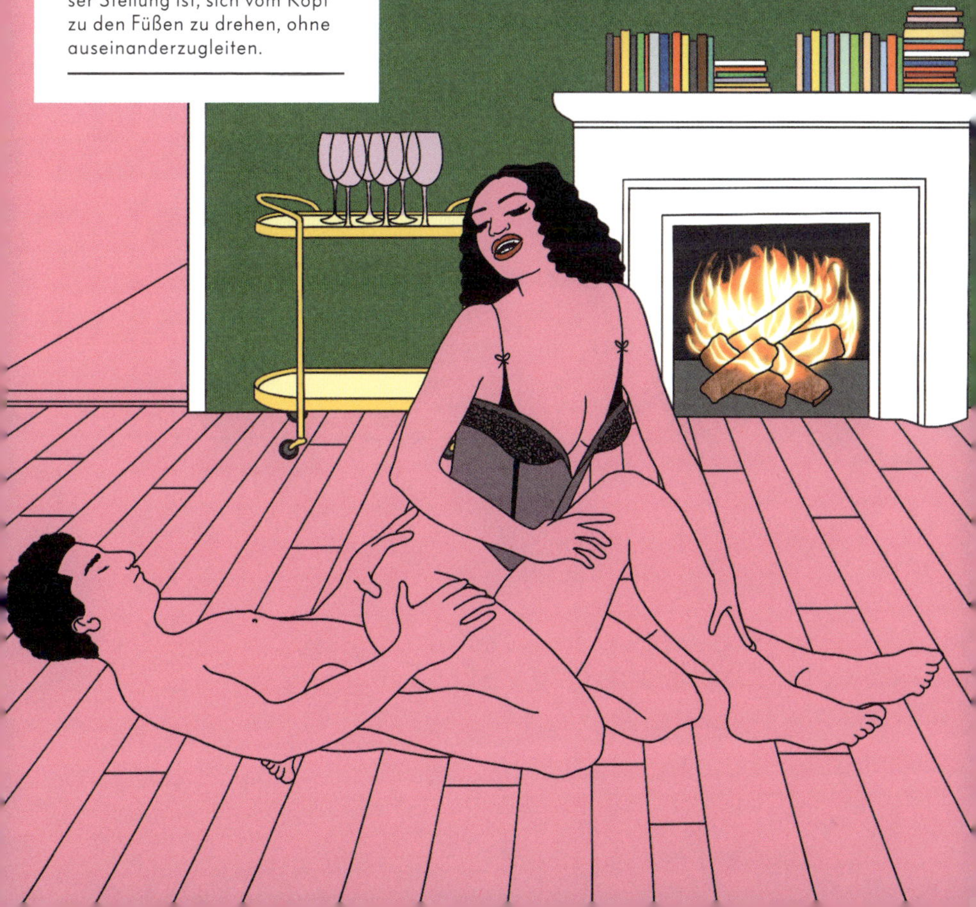

TAG
280

HÖHERE PFADE BESCHREITEN

Für Liebende, die einander sanft umwerben möchten, ist dies ein zauberhafter Anfang.

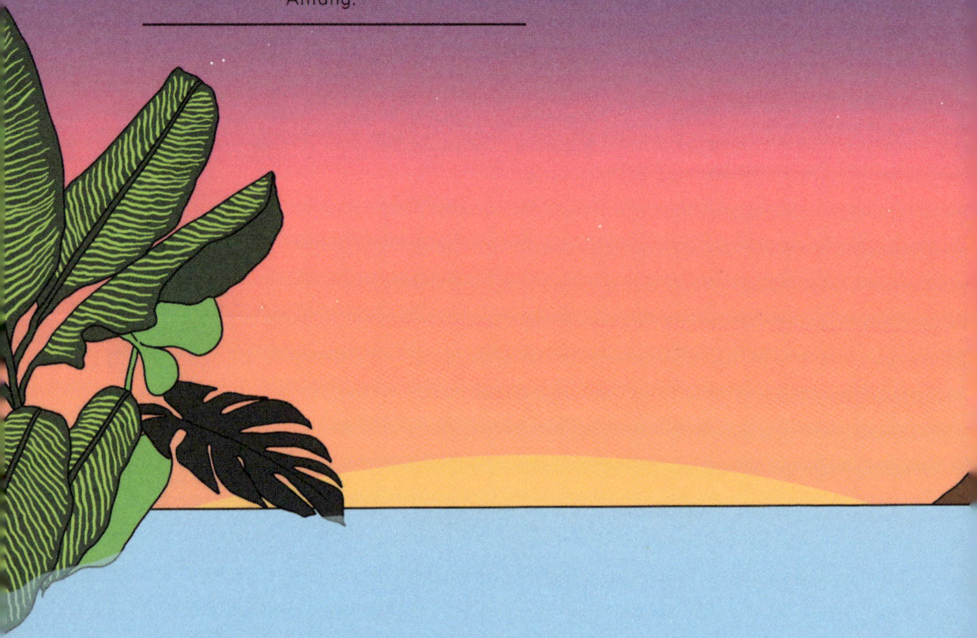

»Eine Spur zärtlicher Küsse auf ihrem Schlüsselbein«

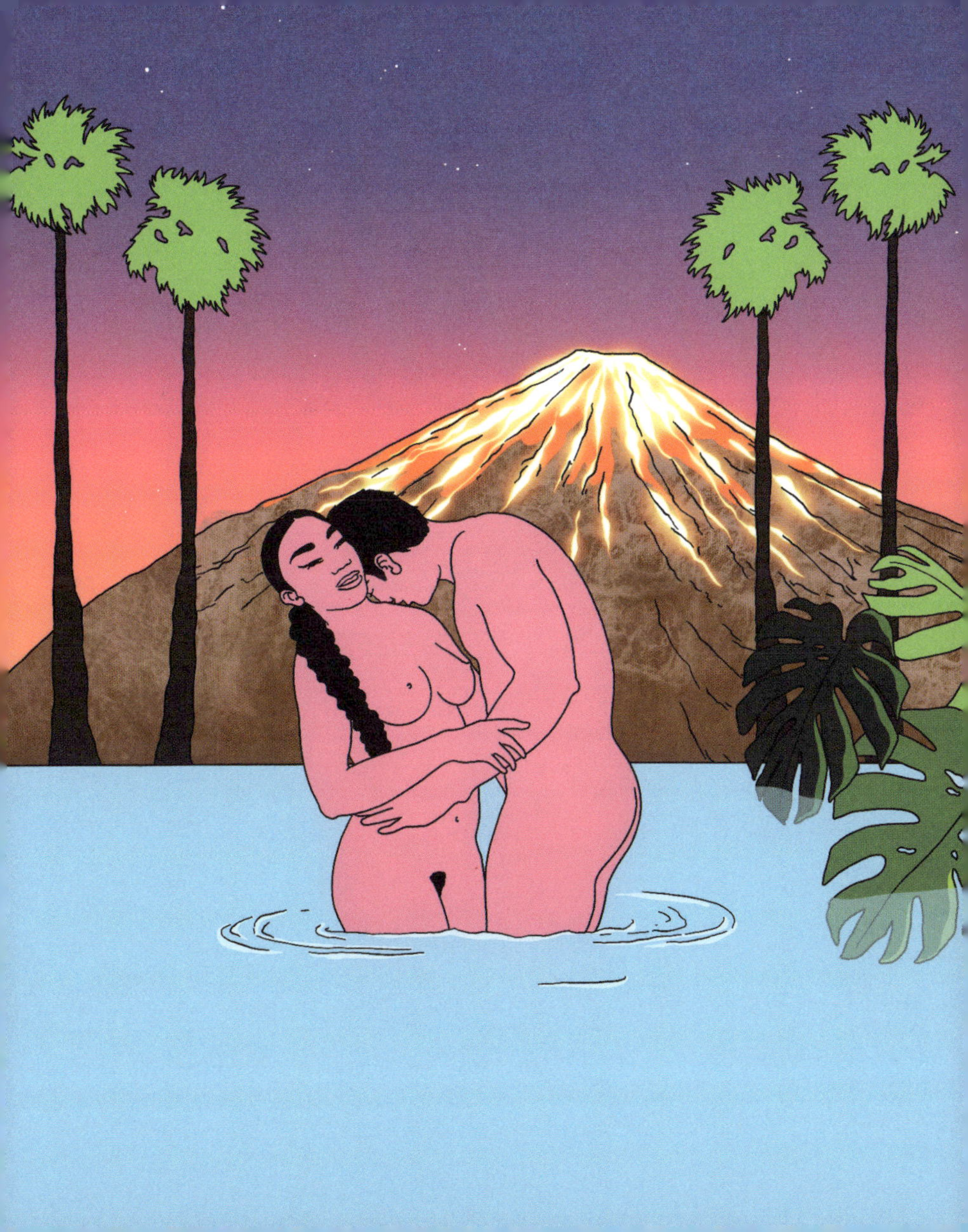

TAG
281

DER BLÜTENZWEIG

Eine schöne Position, um sich zurückzulegen und im wohligen Augenblick zu schwelgen.

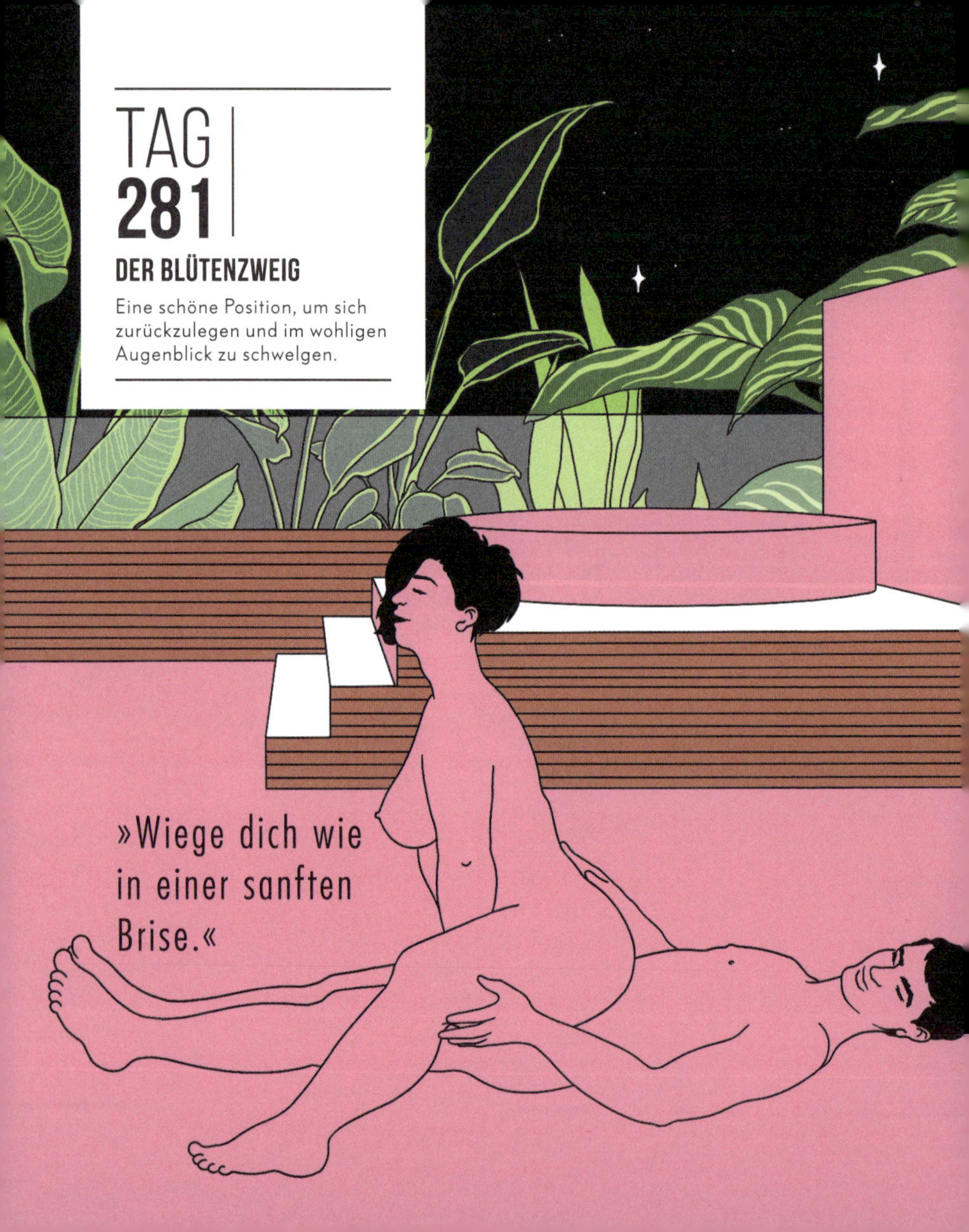

»Wiege dich wie in einer sanften Brise.«

TAG 282

DIE OFFENE TÜR

Eine stabile und komfortable Variante der weit geöffneten Stellungen.

»Dringe frei in deine Geliebte ein.«

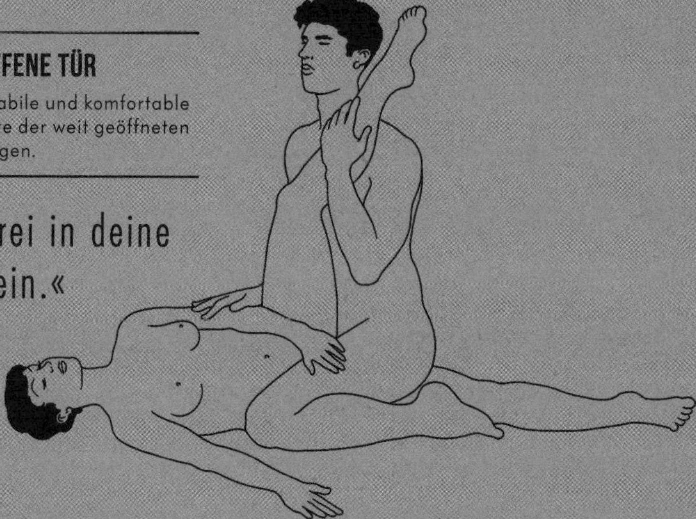

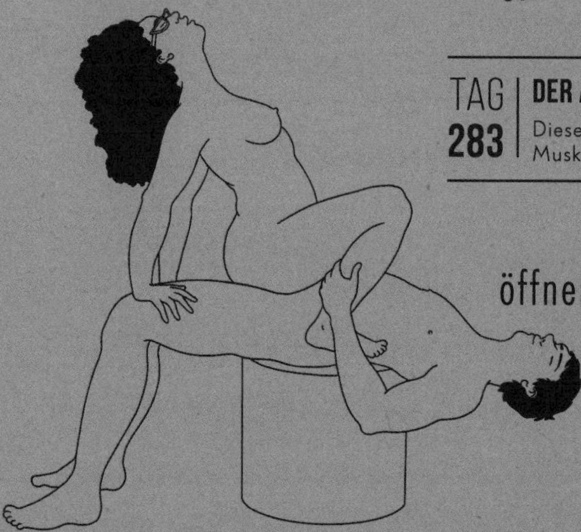

TAG 283

DER ATMENDE THRON

Diese Herausforderung für die Muskeln weckt den ganzen Körper.

»Beide Liebenden öffnen ihre Lungen und atmen den die Sinne raubenden Moment ein.«

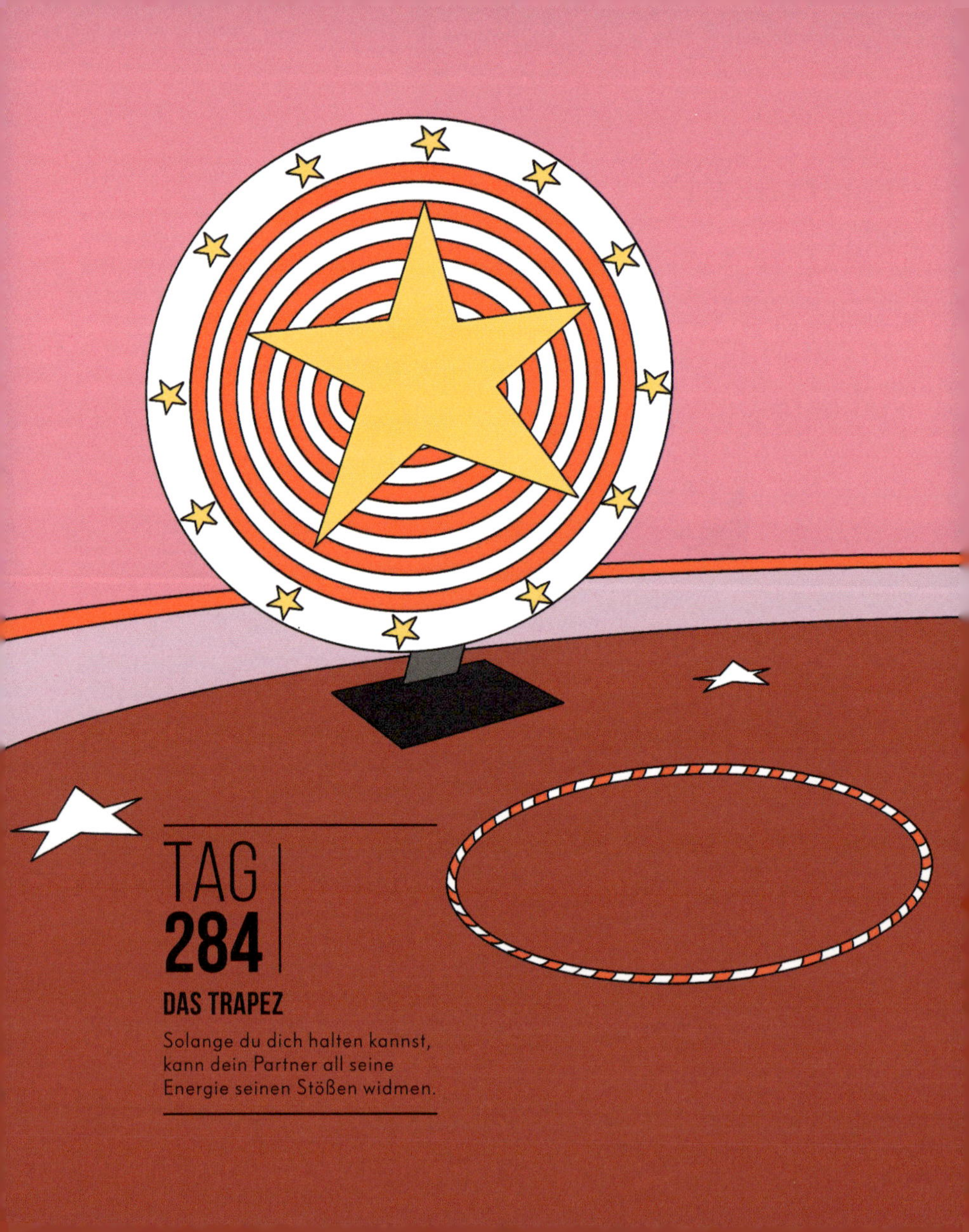

TAG 284

DAS TRAPEZ

Solange du dich halten kannst, kann dein Partner all seine Energie seinen Stößen widmen.

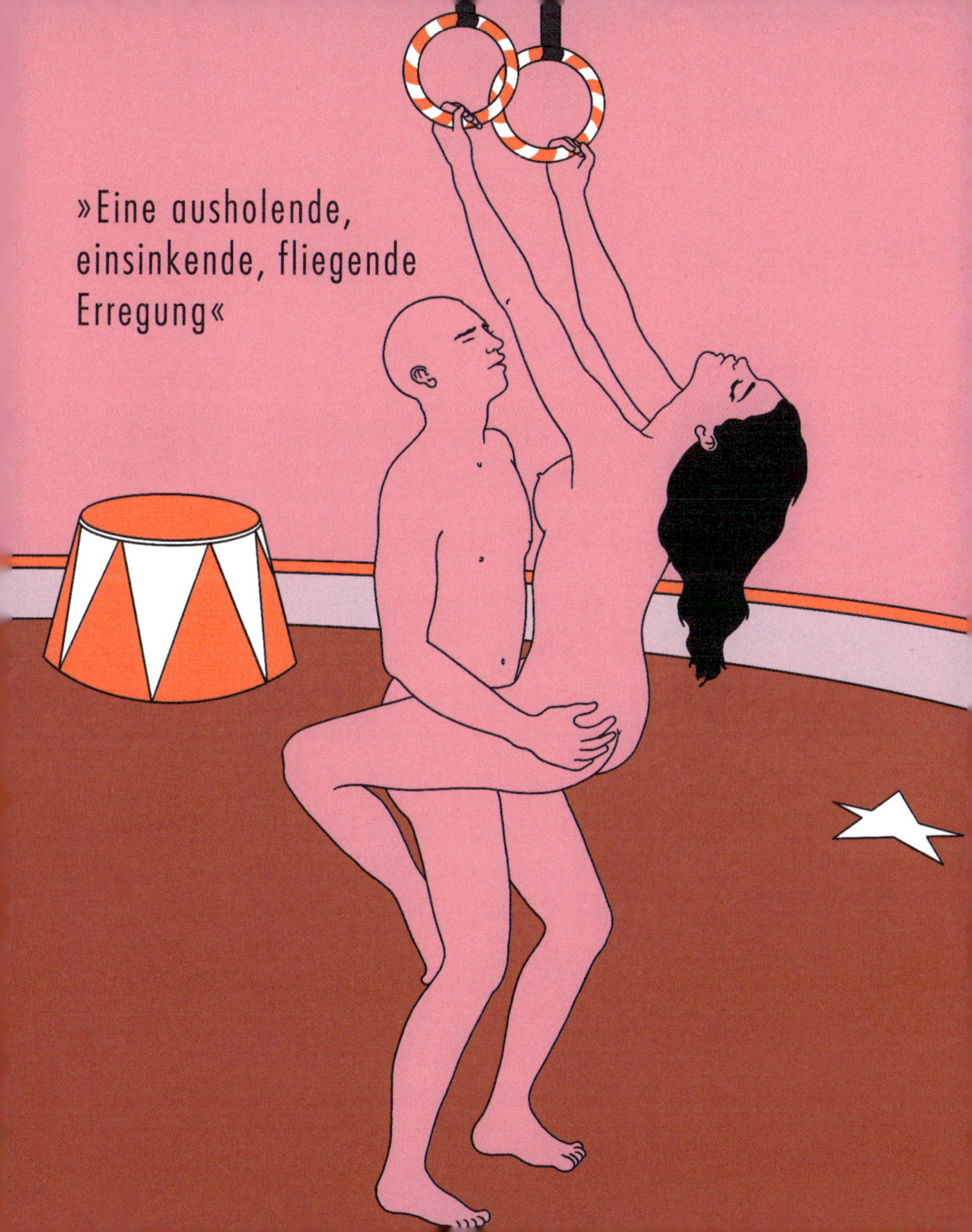
»Eine ausholende,
einsinkende, fliegende
Erregung«

TAG 285 DIE EIDECHSE

Eine gute Stellung, um zu reden und sich zu necken.

»Krieche und gleite sinnlich über deinen ruhenden Geliebten.«

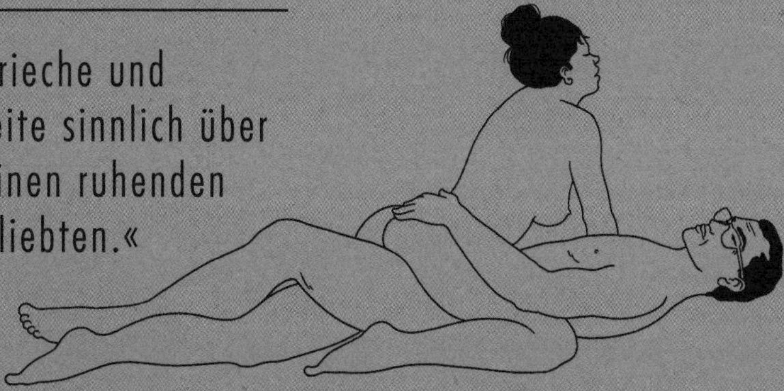

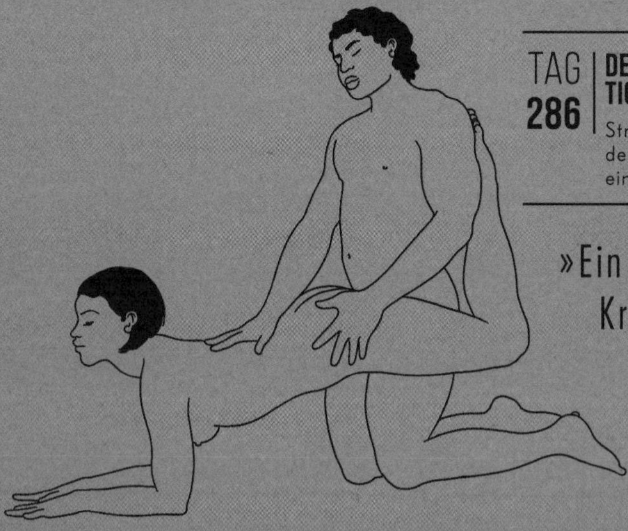

TAG 286 DER SCHWEIF DER TIGERIN

Streichle den Rücken deines Geliebten mit einem gebeugten Bein.

»Ein unerwartetes Kraulen für den Tiger«

TAG 287

DIE LAUTE ZUPFEN

Der umsichtige Liebhaber widmet sich der Klitoris seiner Geliebten mit der Kunstfertigkeit eines Musikers.

»Spiele einen Doppelakkord der Lust.«

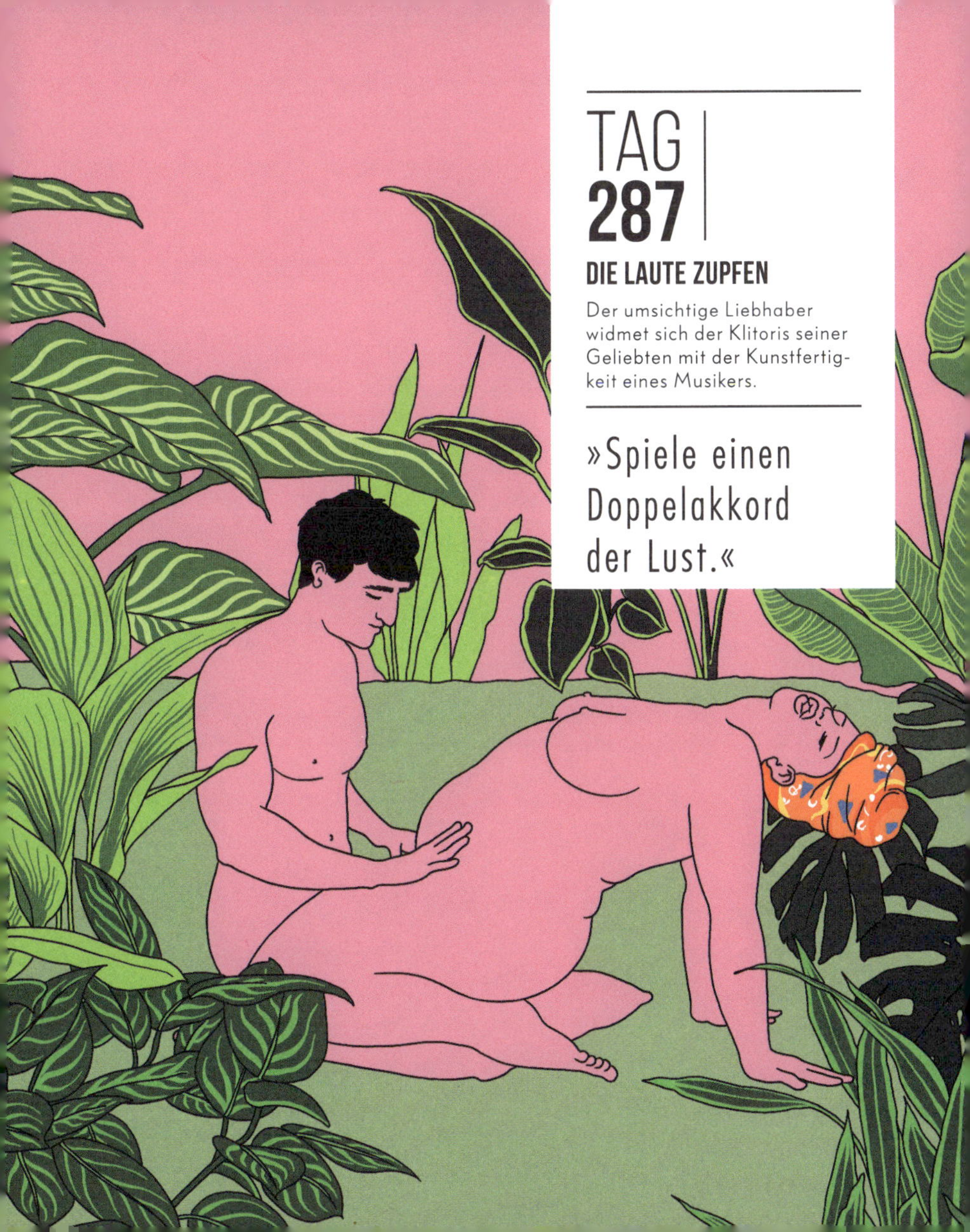

TAG 288

DEN SAND AUFWÜHLEN

Ein leidenschaftliches Gerangel, bei dem die Positionen gewechselt werden können.

»Bring ihn zu Boden und versenkt euch ineinander.«

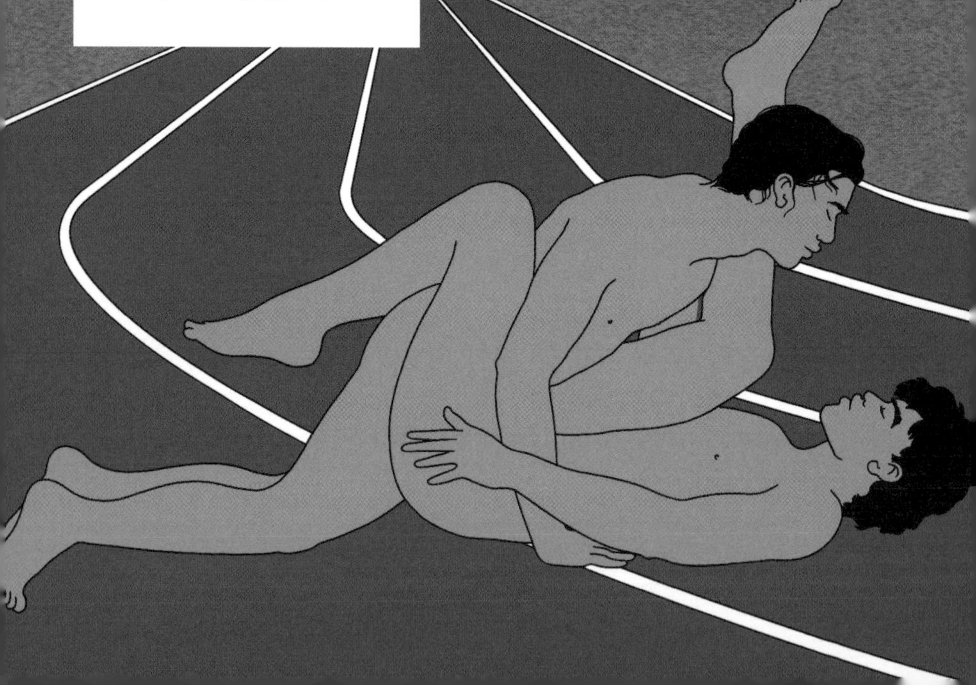

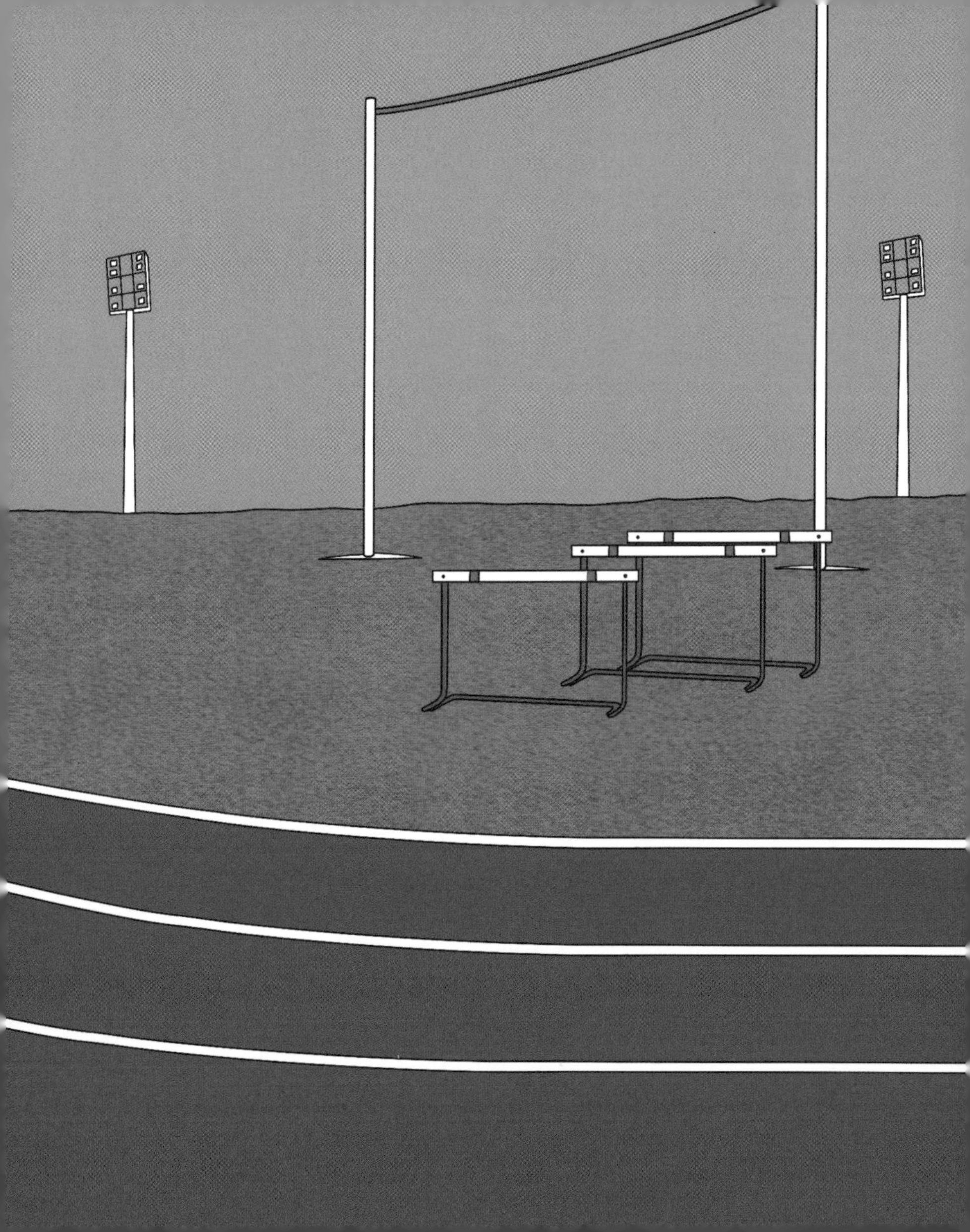

TAG 289

DER SCHULTERSTAND

Für diese Position braucht ihr akrobatische Fähigkeiten, aber schon das Ausprobieren macht viel Spaß.

»Tiefe Hingabe beim Penetrierenden, Ausbalancieren bei der Partnerin«

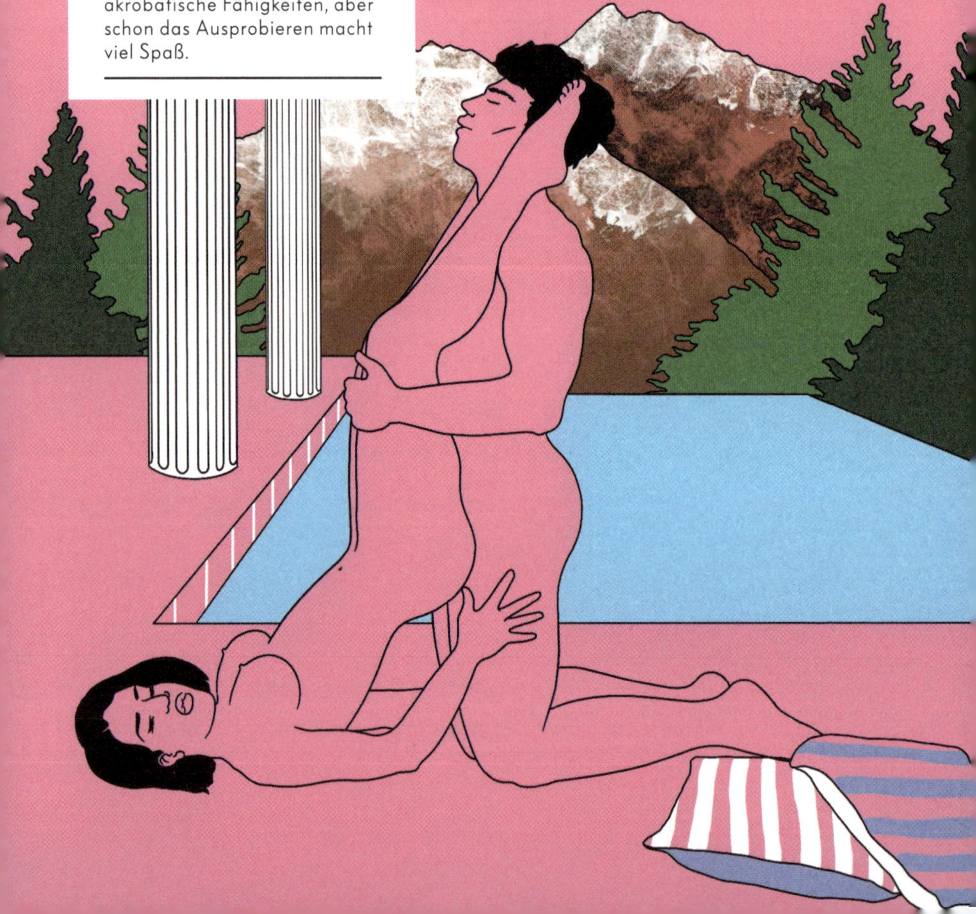

TAG 290 DAS OFFENE BUCH

Liebt euch ohne Worte und lasst euch allein von euren Sinnen leiten.

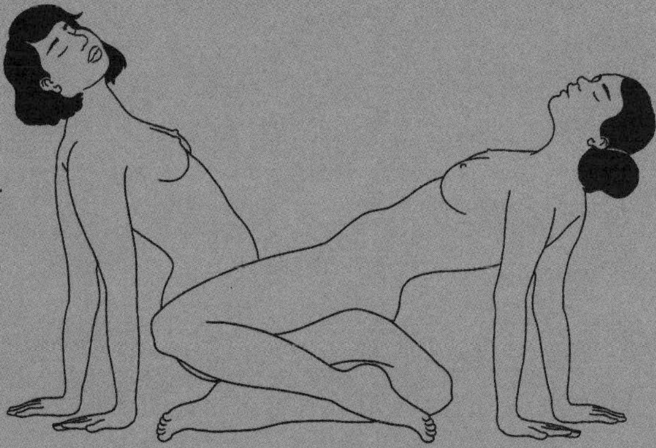

»Lass die Geliebte deinen Körper lesen.«

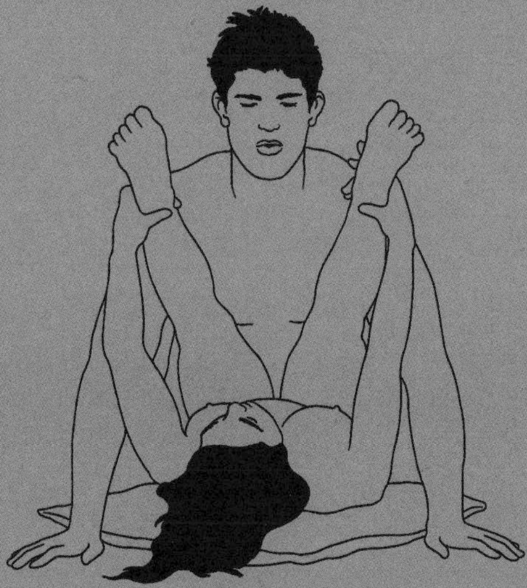

TAG 291 DER STOSS DES BULLEN

Das Kamasutra vergleicht diese Position mit »einem Bullen, der seine Hörner emporschleudert«.

»Stoße wild in alle Richtungen.«

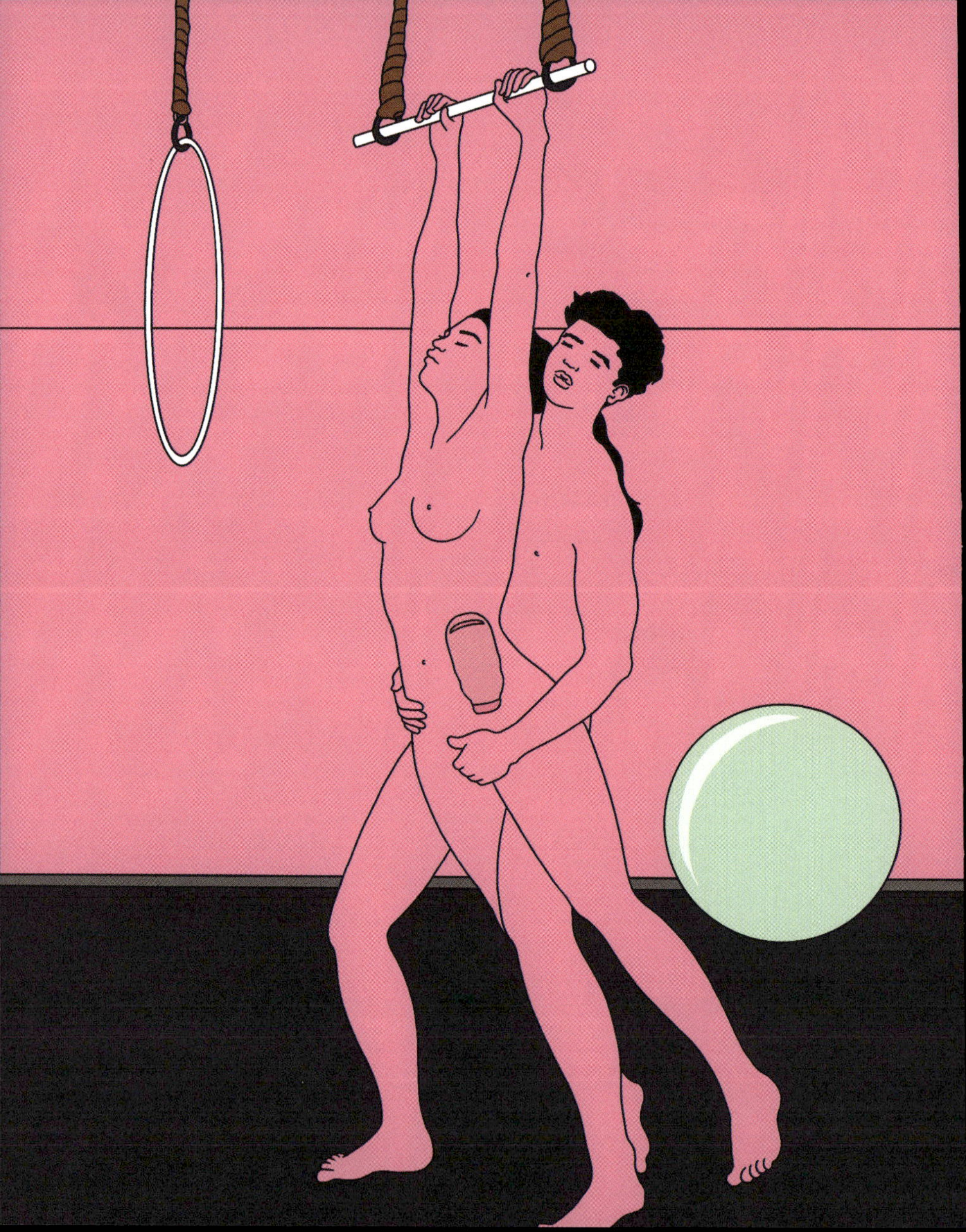

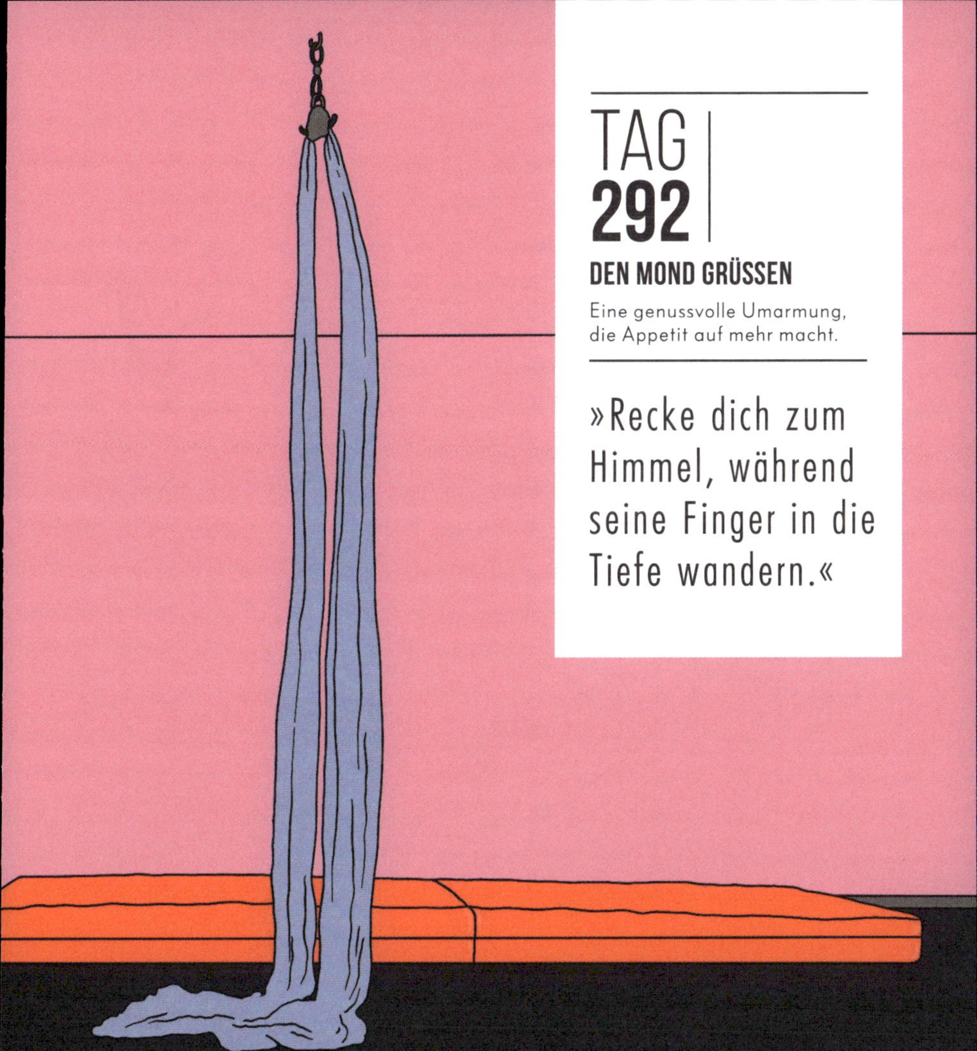

TAG 292

DEN MOND GRÜSSEN

Eine genussvolle Umarmung, die Appetit auf mehr macht.

»Recke dich zum Himmel, während seine Finger in die Tiefe wandern.«

TAG 293 | DIE AUFGEBOCKTE LÖWIN

Seid ihr in dieser Stellung so abgestützt, werdet ihr nur noch Gedanken füreinander haben.

»Gebt eure Gedankenschwere an einen Hocker ab.«

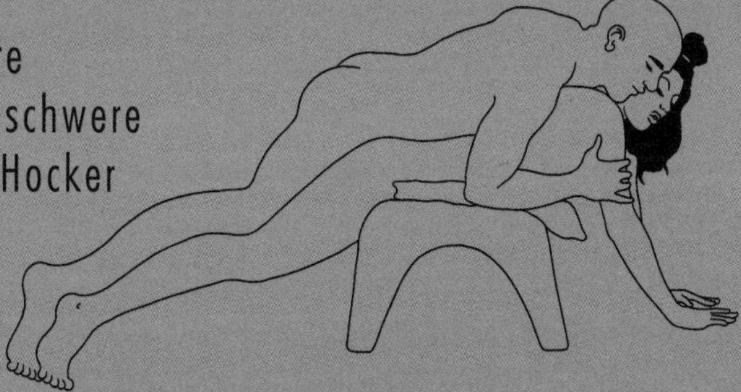

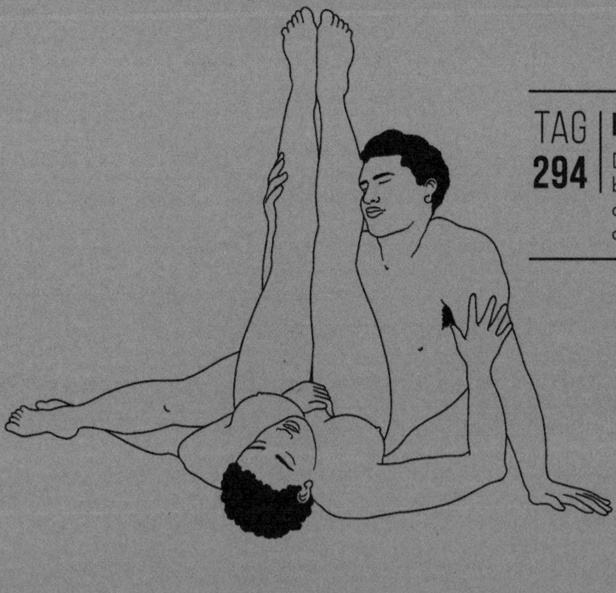

TAG 294 | DER STOSS DES EBERS

Das Kamasutra beschreibt diese Position als kontinuierlichen Druck auf eine Seite der Yoni.

»Konzentrierte Befriedigung«

TAG
295

LIEBESPFEIL

Das Ratikallolini schlägt vor, einen Fuß zum eigenen Herzen zu heben, aber die Brust des Partners ist für weniger Bewegliche genauso gut.

»Lass dich von Lust durchbohren.«

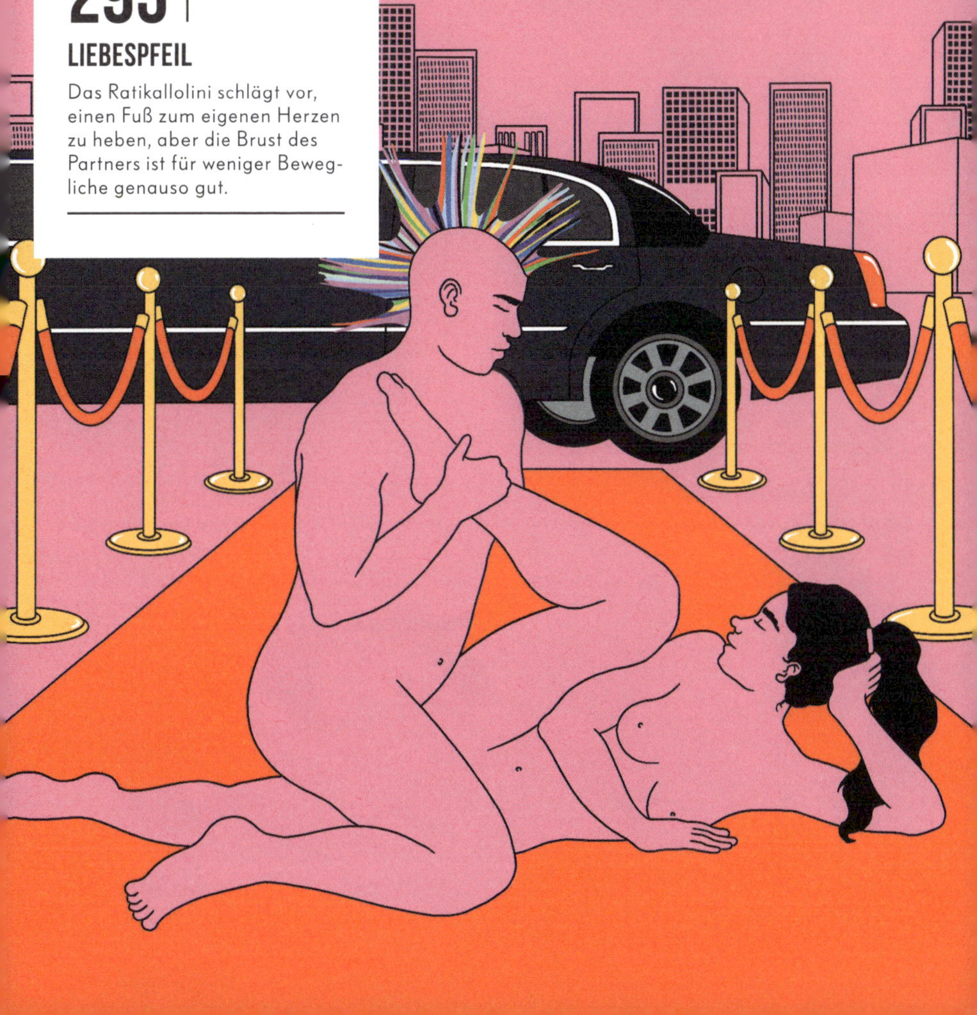

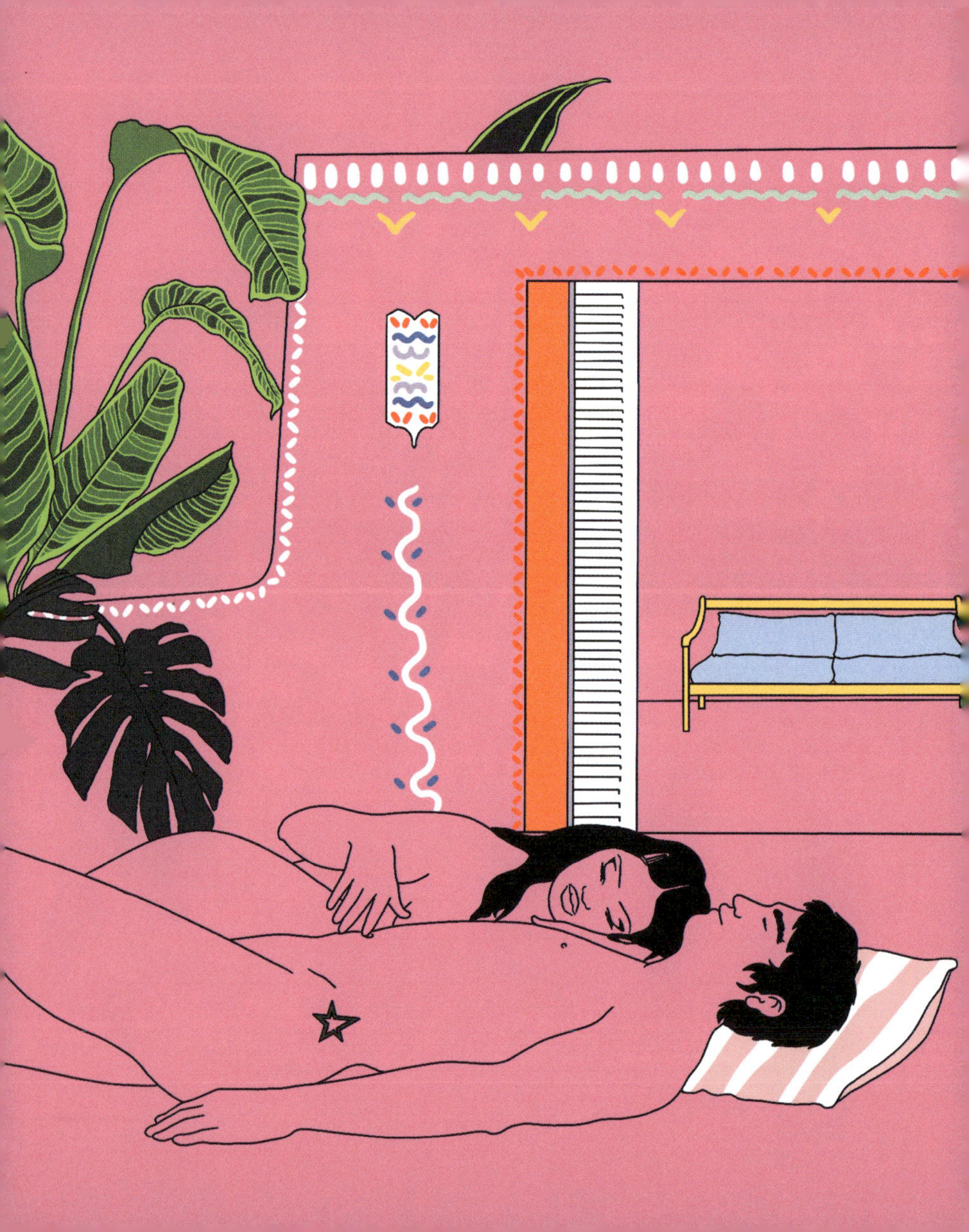

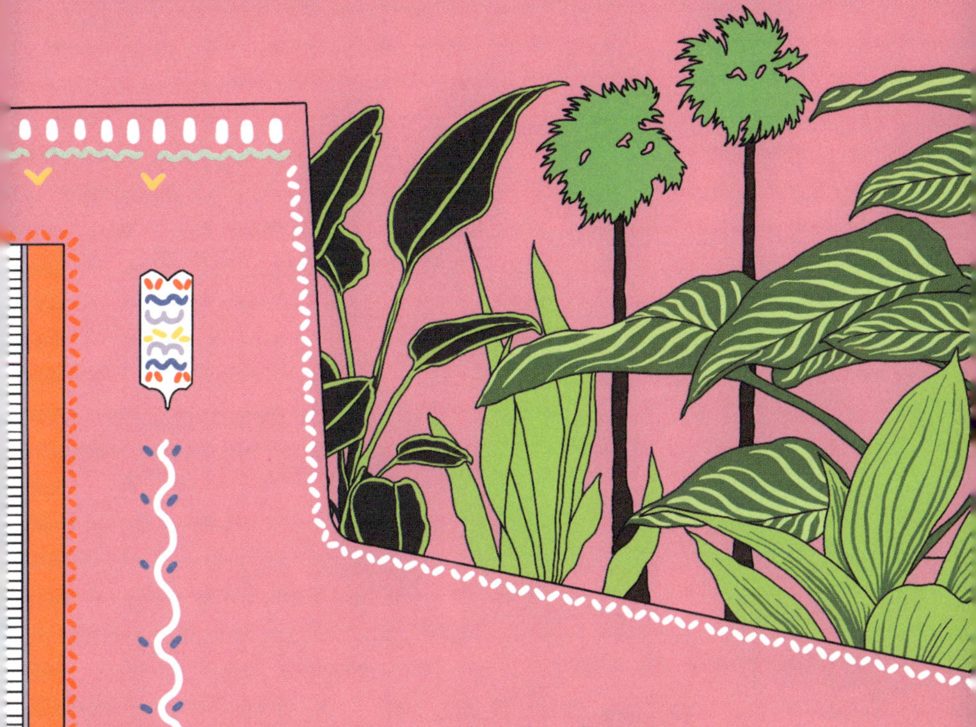

»Die leichteste Berührung kann die lustvollste sein.«

TAG 296

FEDERFINGER

Streichle mit großer Zartheit über den Körper deines Geliebten.

TAG 297

DIE SCHILDKRÖTE SCHAUKELN

Die obere Person vertraut ihr Gleichgewicht ganz dem Geliebten an und denkt allein an ihre Lust.

»Komm aus deinem Panzer … oder lass ihn rein.«

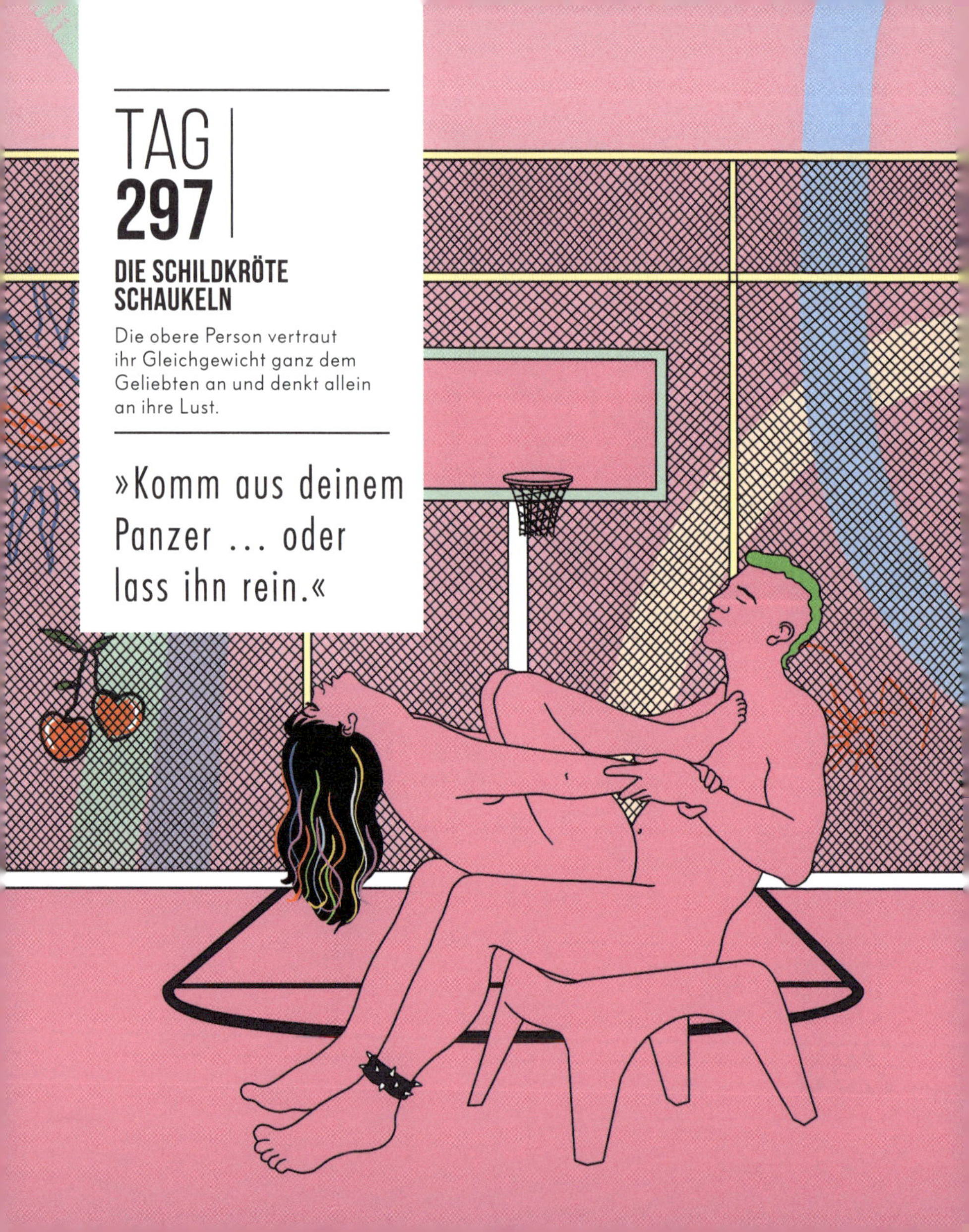

TAG 298 | DEN BOGEN HALTEN

Dies ist eher eine Umarmung als eine Sexstellung – wunderbar, um deinen Körper darzubieten.

»Recke und strecke dich, um deinen Partner zu erregen.«

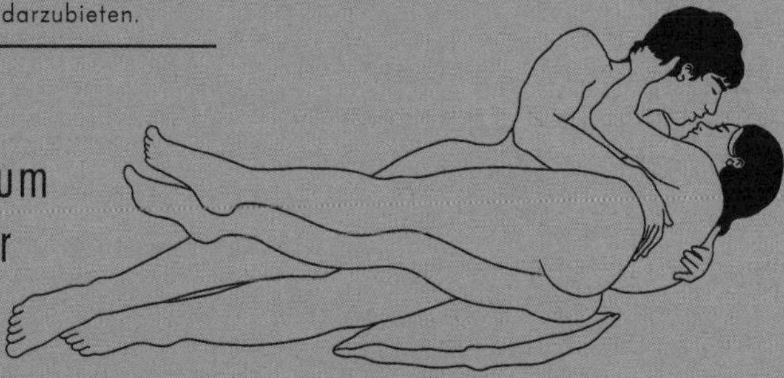

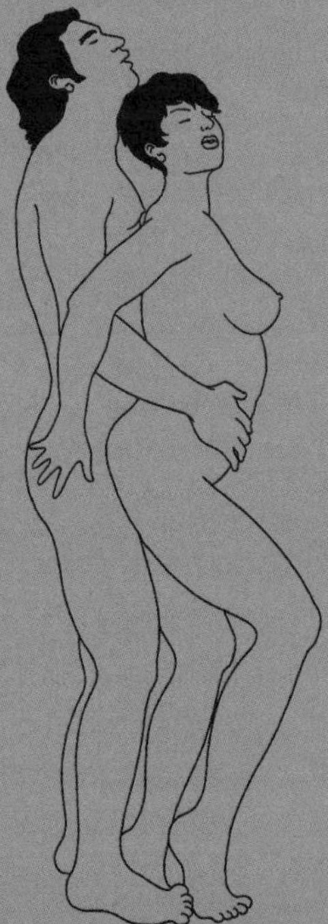

TAG 299 | IN ERWARTUNG DES LIEBESPFEILS

Eine Stellung, in der man verharrt und abwartet, bis die Versuchung zu groß wird, um weiter Widerstand zu leisten.

»Peinige dich mit seinem sich aufrichtenden Penis.«

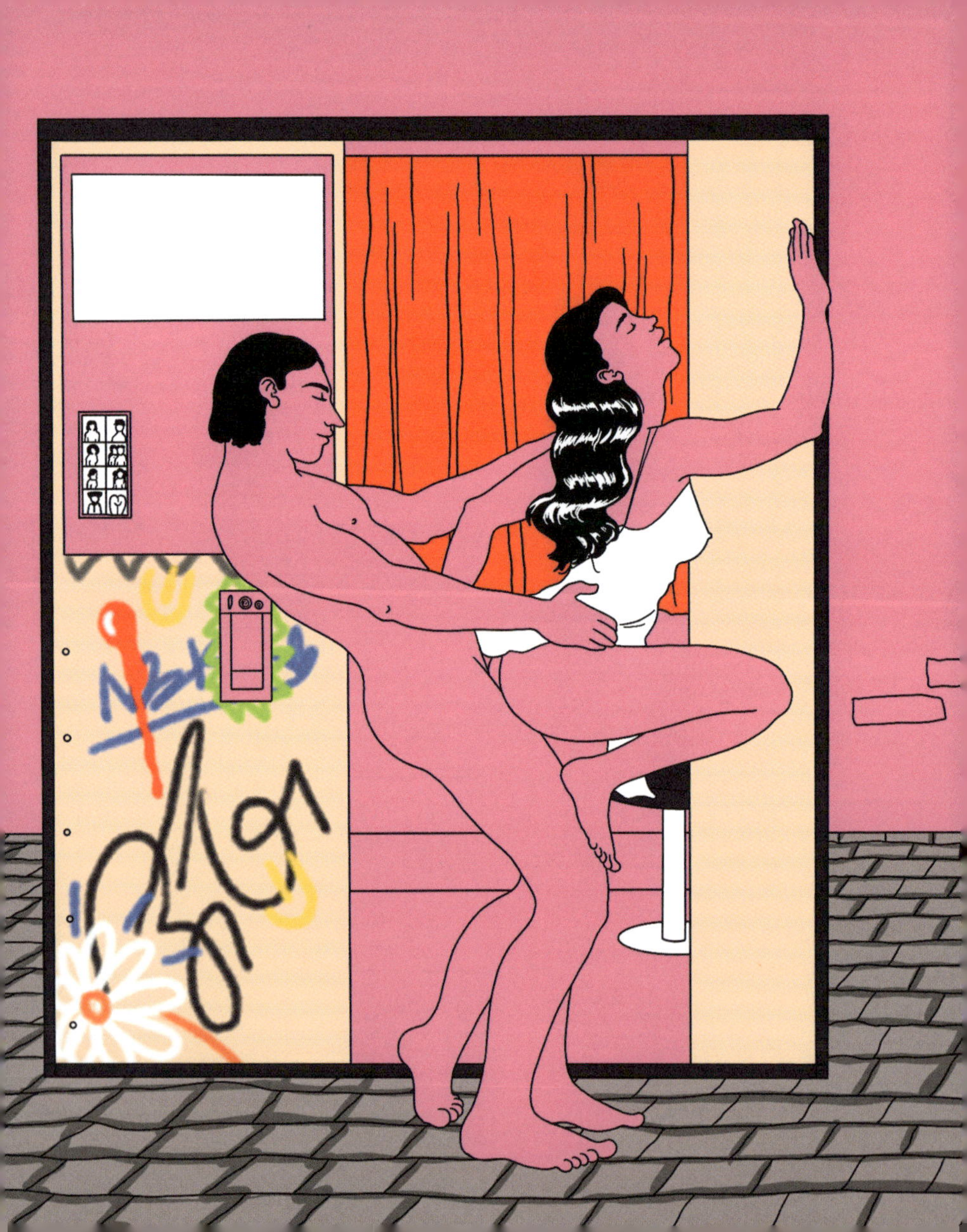

TAG 300

DER KLETTERNDE AFFE

Eine Position, die vom penetrierten Partner große Biegsamkeit verlangt, aber unglaublich Spaß macht, wenn ihr sie hinbekommt.

»Tollt umher in frecher Unbekümmertheit.«

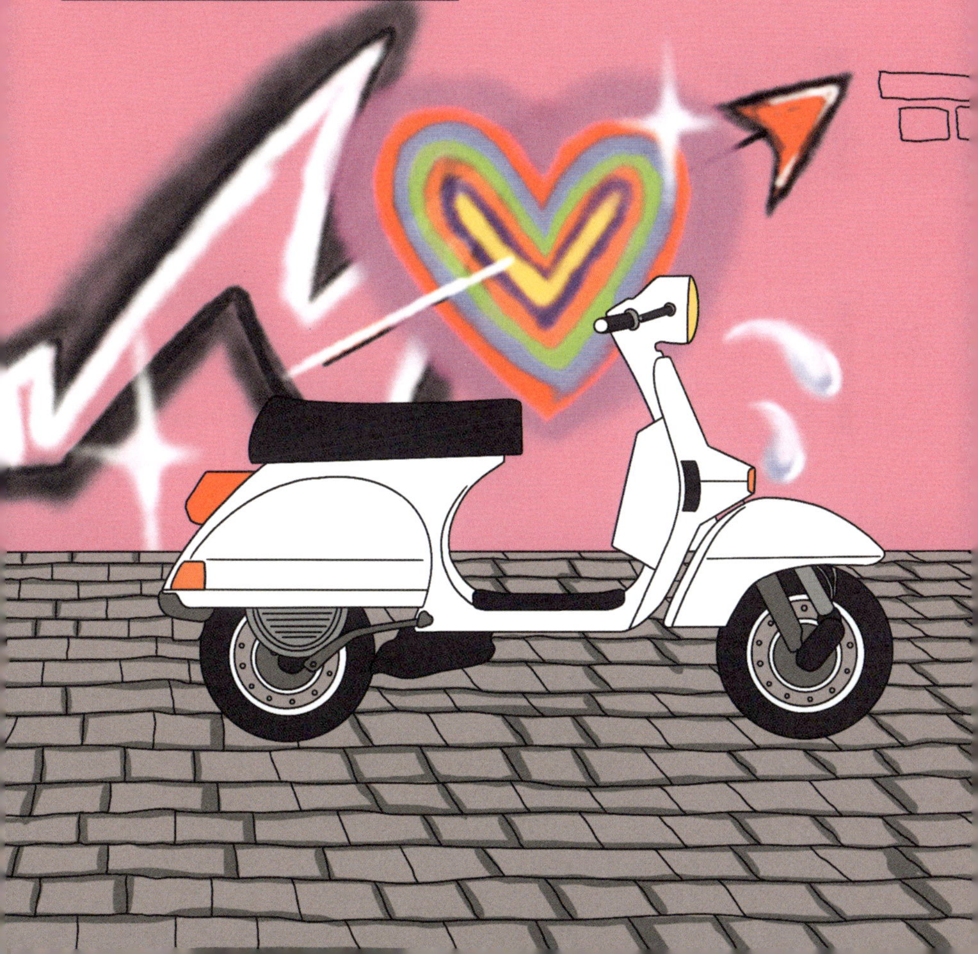

TAG 301 | HALB UMWICKELT

Eine großartige Stellung für tiefes Eindringen, die nicht zu viel yogische Akrobatik erfordert.

»Umfasse den Geliebten mit einem geschmeidigen Bein.«

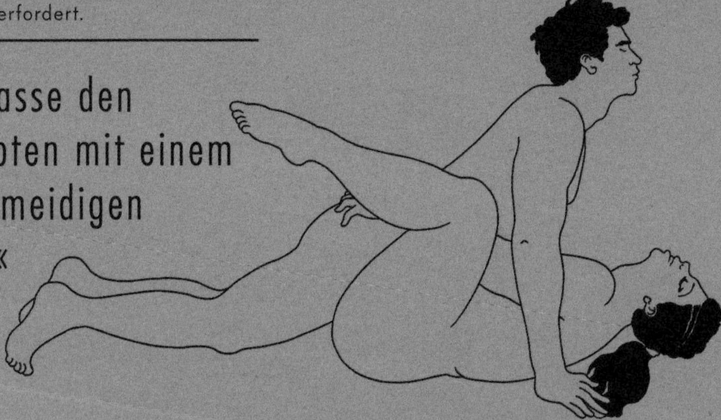

TAG 302 | DER SCHACHZUG DER KURTISANE

Eine gymnastische Position, die jedem Partner erlaubt, sich auf seine eigene Erregung zu konzentrieren.

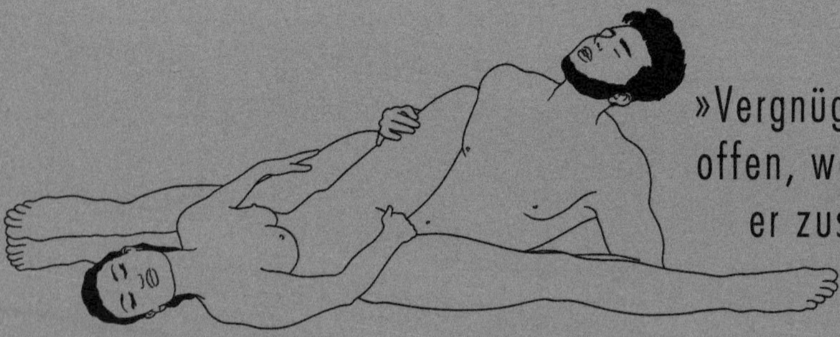

»Vergnüge dich offen, während er zustößt.«

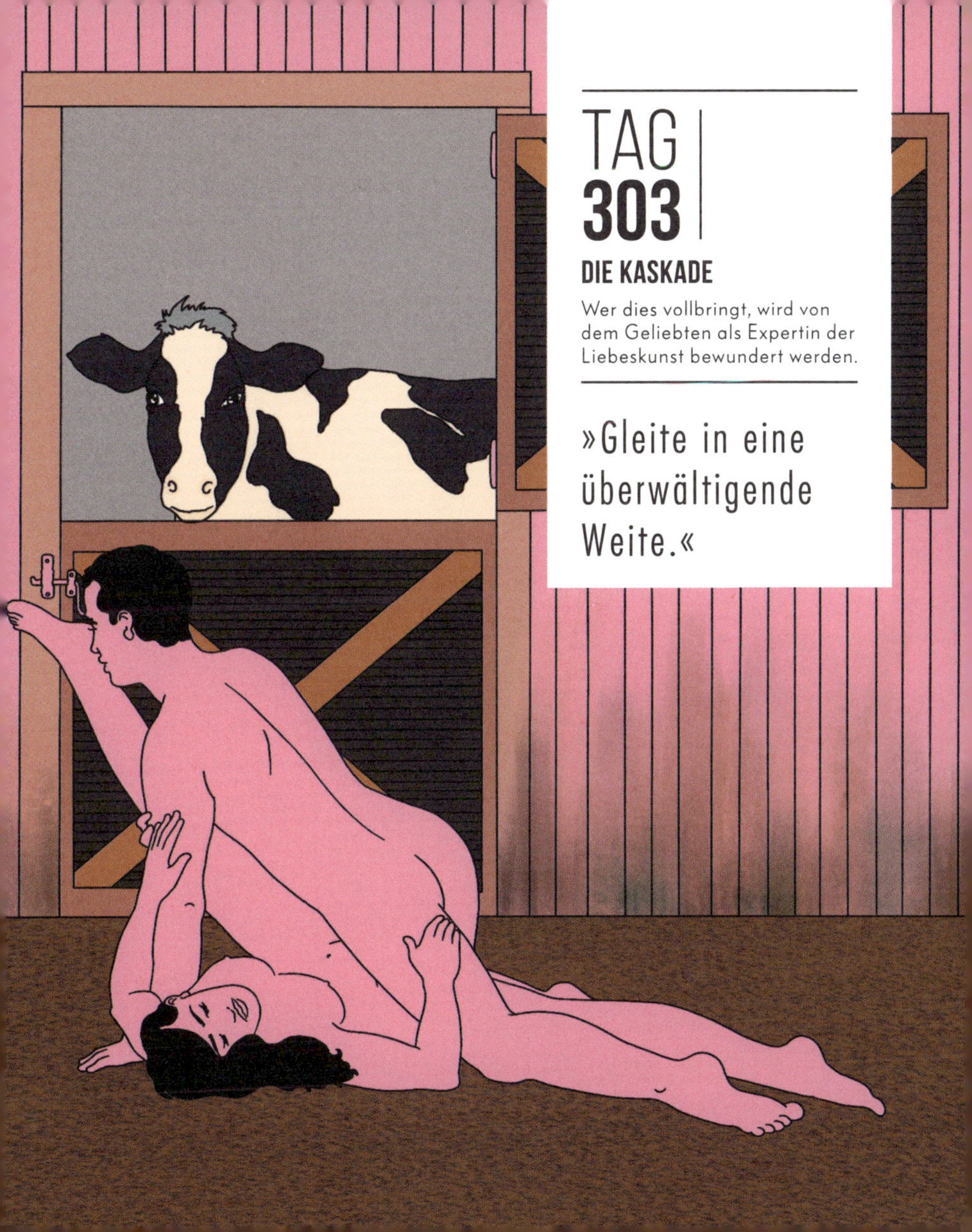

TAG 303

DIE KASKADE

Wer dies vollbringt, wird von dem Geliebten als Expertin der Liebeskunst bewundert werden.

»Gleite in eine überwältigende Weite.«

TAG 304

DER FLUSSDELFIN

Eine Position, in der sich die obere Person während des Liebesakts entspannen kann.

»Steige im Fluss
deiner Ekstase
zum Atmen auf.«

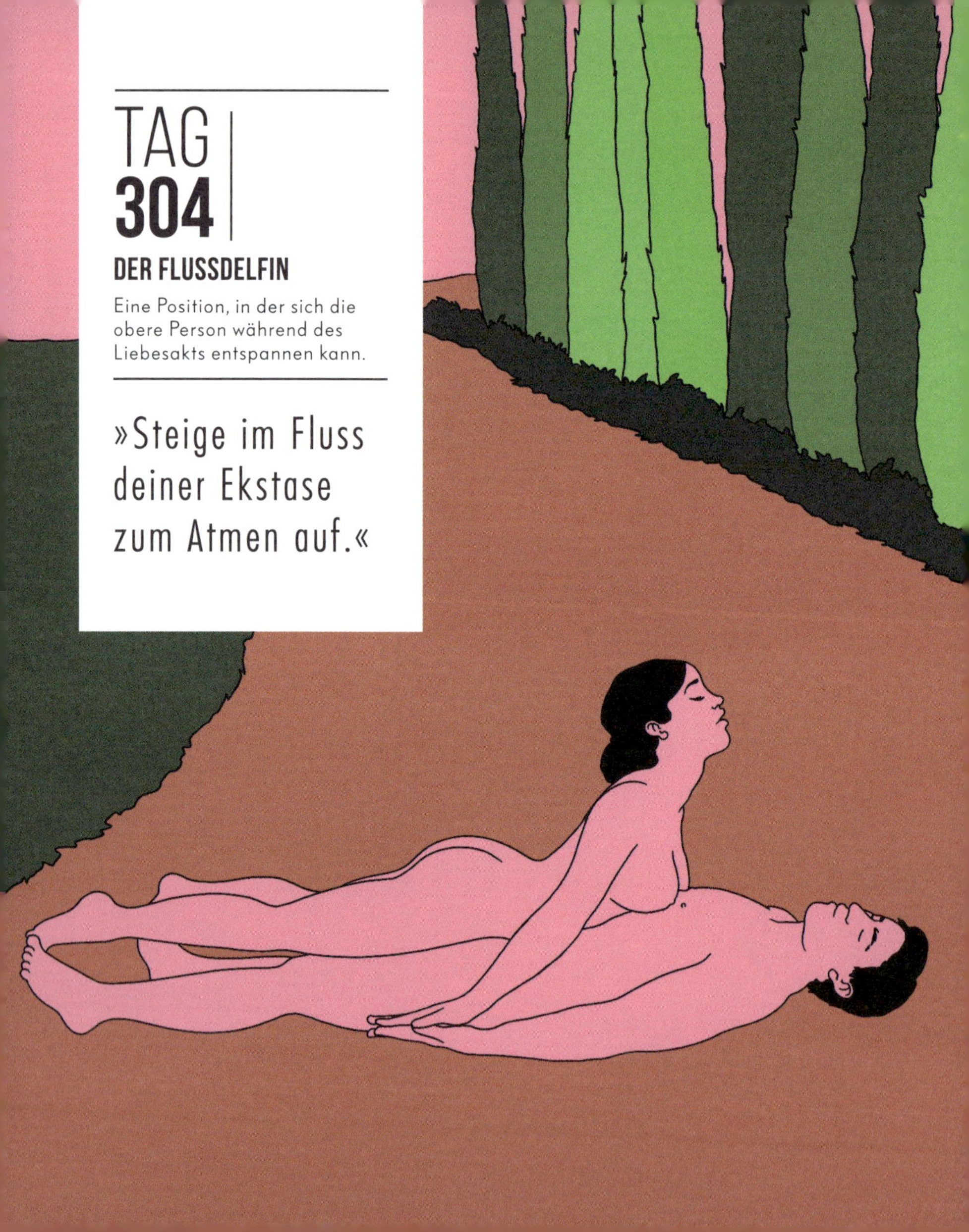

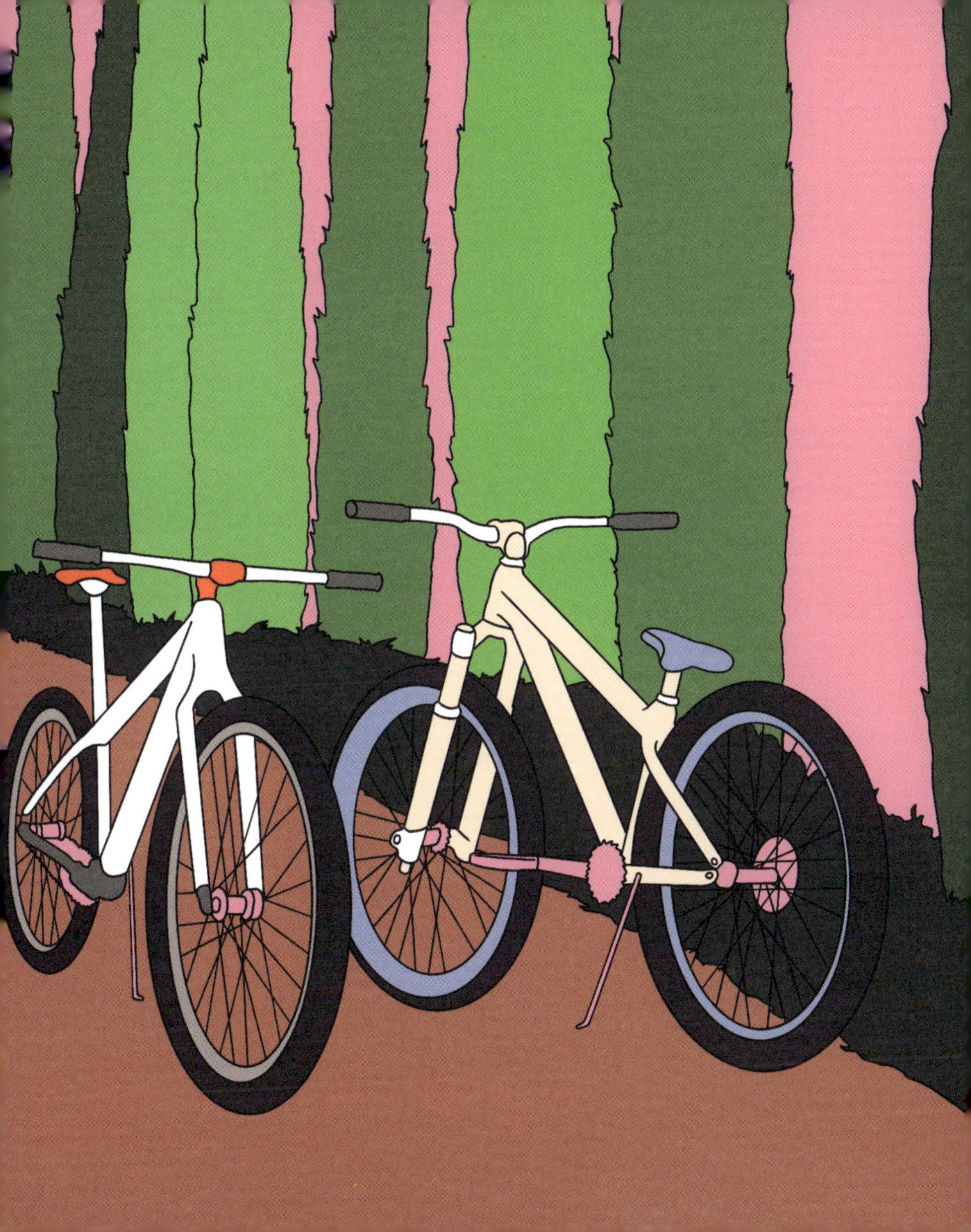

TAG 305

DER SÄNFTENTRÄGER

Eine Anstrengung, die nur die kräftigsten Beine leisten, aber du kannst auf einen Sitz ausweichen, wenn dein Partner ermüdet.

»Dein Liebhaber ist dir vollkommen zu Diensten.«

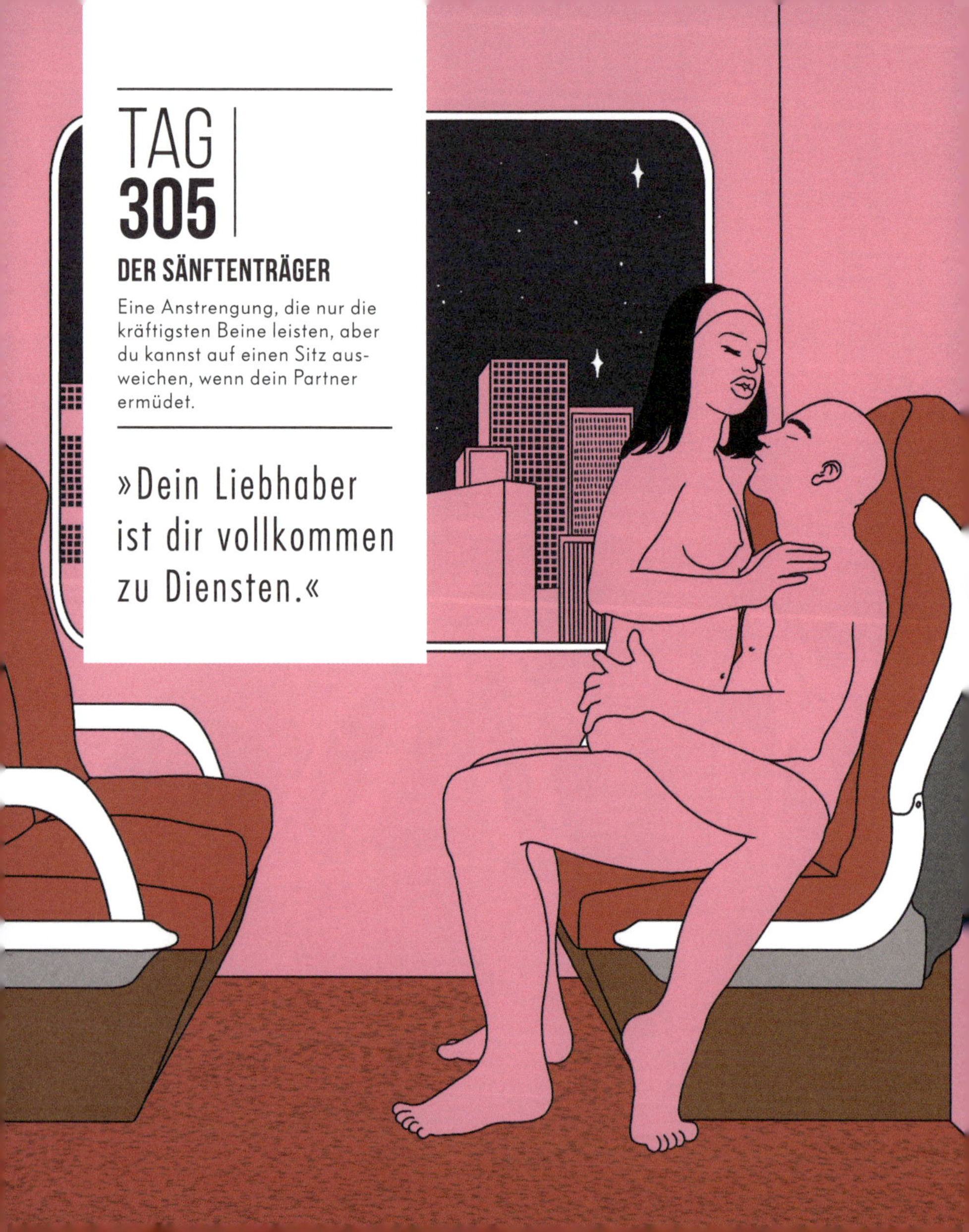

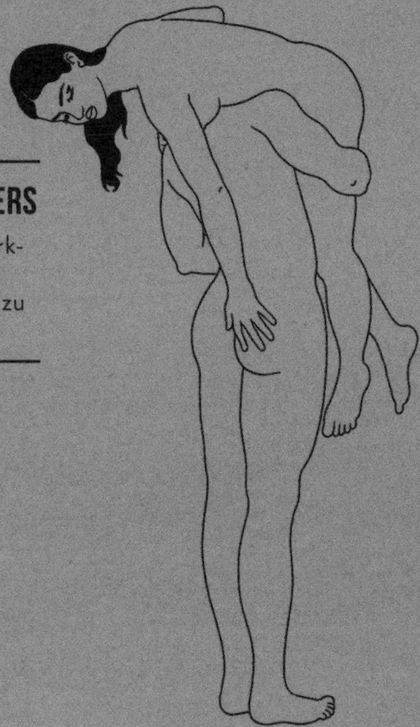

TAG 306 | DER GRIFF DES ENTFÜHRERS

Eine spaßige Art, die Aufmerksamkeit deiner Partnerin zu gewinnen und ein sexy Spiel zu beginnen.

»Entführe sie der Routine.«

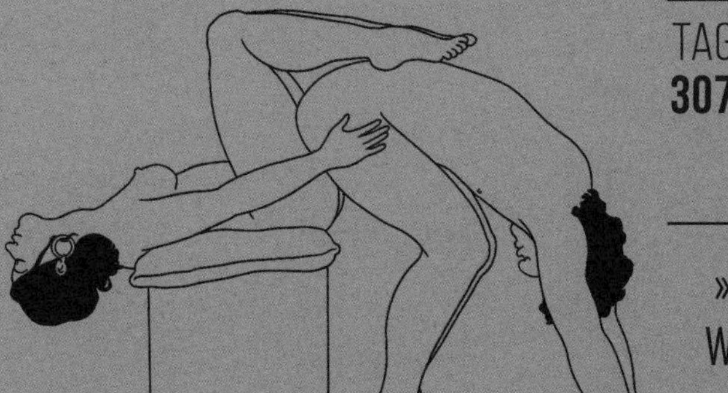

TAG 307 | DIE SUCHE

Das ist zweifellos nicht die einfachste Haltung, aber der Versuch kann viel Spaß machen.

»Finde deinen Weg und ernte wahren Ruhm!«

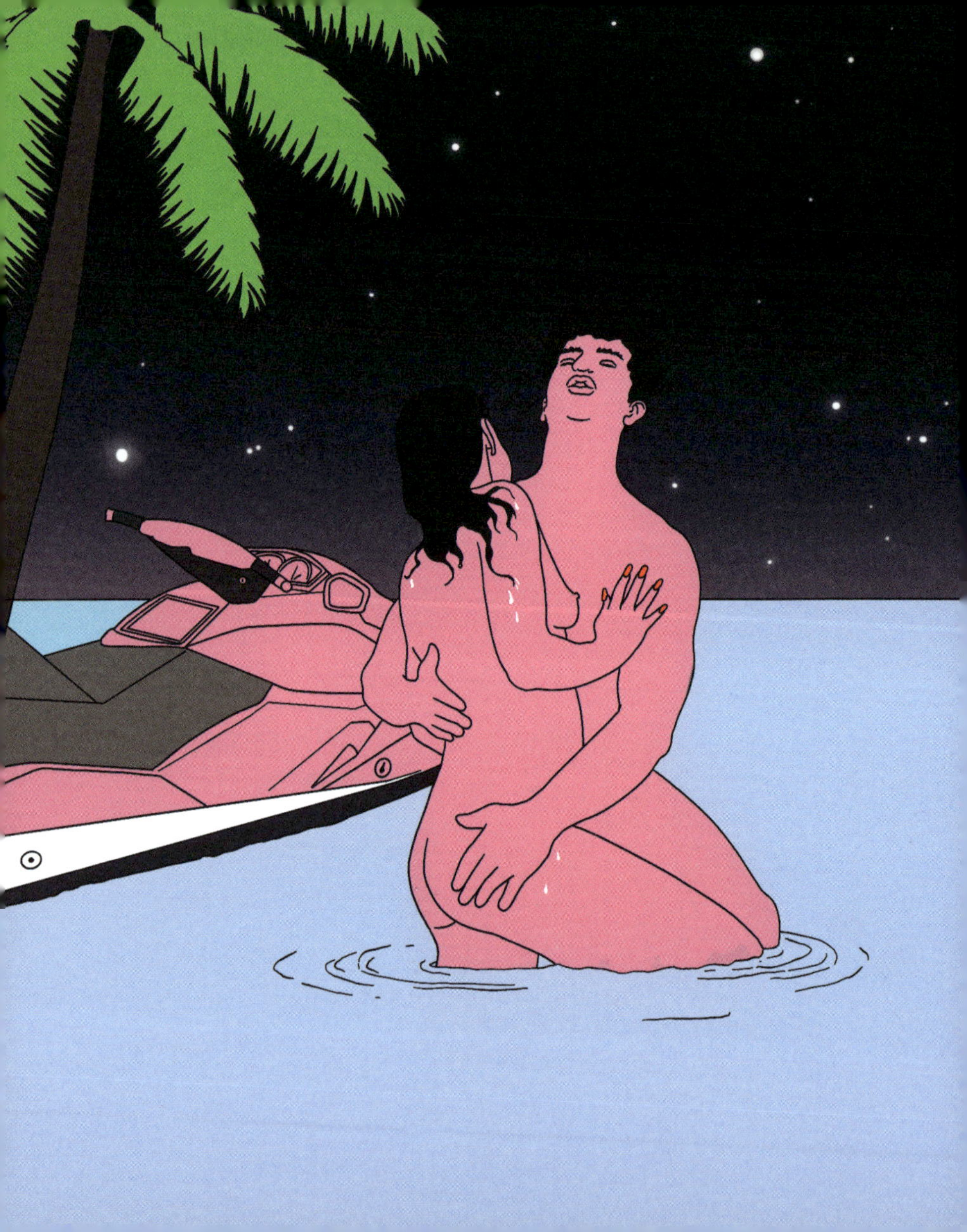

TAG 308

DER SPIEGELTANZ

Ein bezauberndes Spiel, das die Intimität vertieft.

»Verschmelzt und bewegt euch in vollkommener Harmonie.«

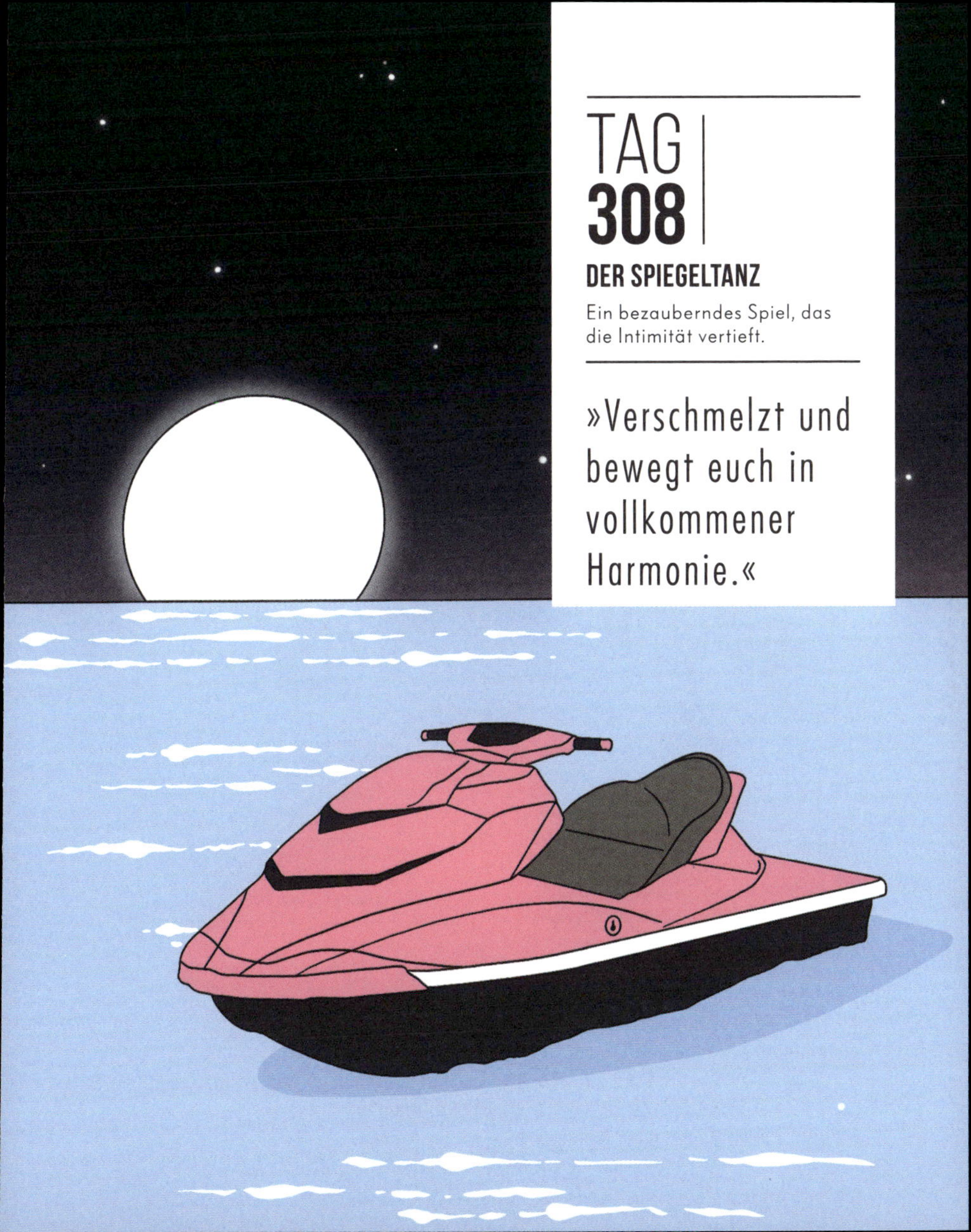

TAG **309** | **ANBIETEN**

Ein einfühlsamer Geliebter kann seine Partnerin zugleich mit der Hand beglücken.

»Hebe deinen ganzen Körper an und biete ihn dem Geliebten dar.«

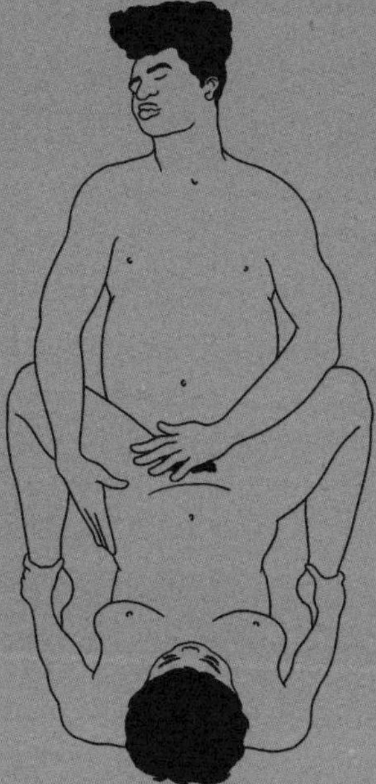

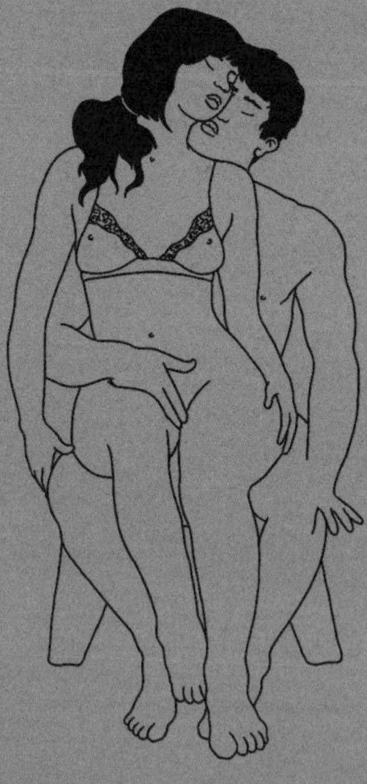

TAG **310** | **GEHÜTETE SCHÖNE**

Eine liebevolle und entspannende Position für Zeiten, in denen sie all deine Aufmerksamkeit verdient.

»Halte deine Geliebte sicher auf ihrer Reise zum Höhepunkt.«

TAG 311

DAS MESSER MIT DOPPELKLINGE

Dem Kamasutra nach ist diese Stellung gut, um eurem Liebesspiel Spontaneität zu verleihen.

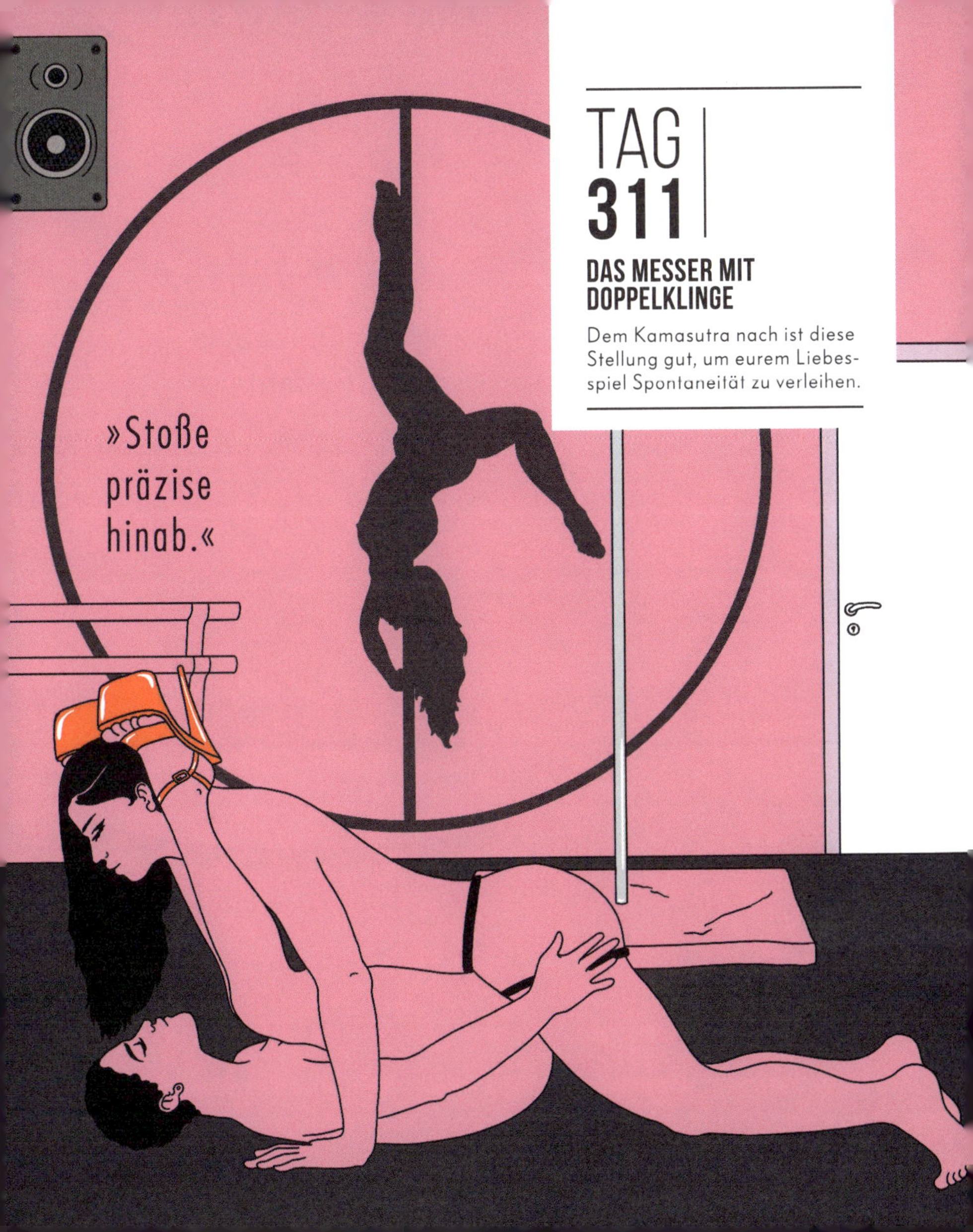

»Stoße präzise hinab.«

TAG
312

DAS BETT OHNE LAKEN

Hier eine Penetration zu probieren wäre unklug, aber die Position ist schön, um die Kraft zu wecken und die Partnerin zu beeindrucken.

»Hebe dich an und werde zum Lager für deine Geliebte.«

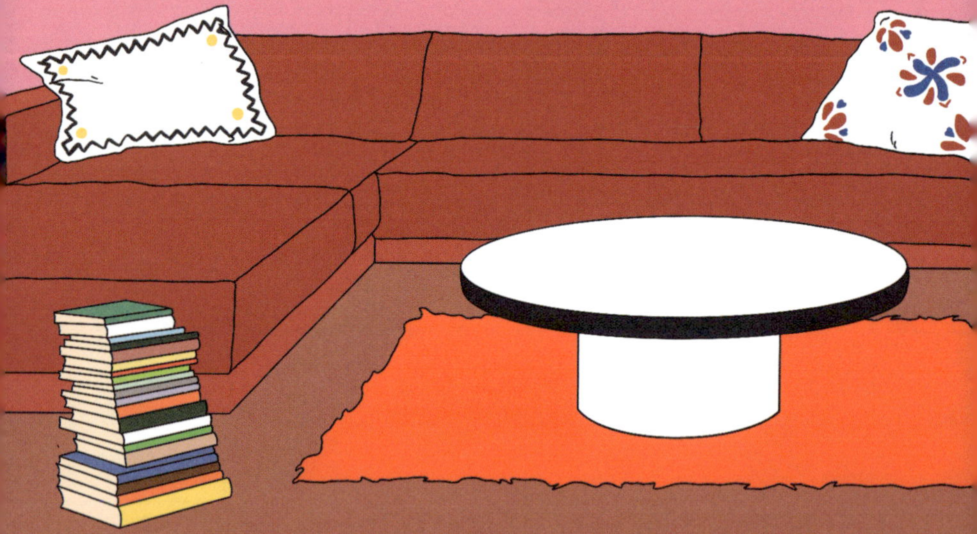

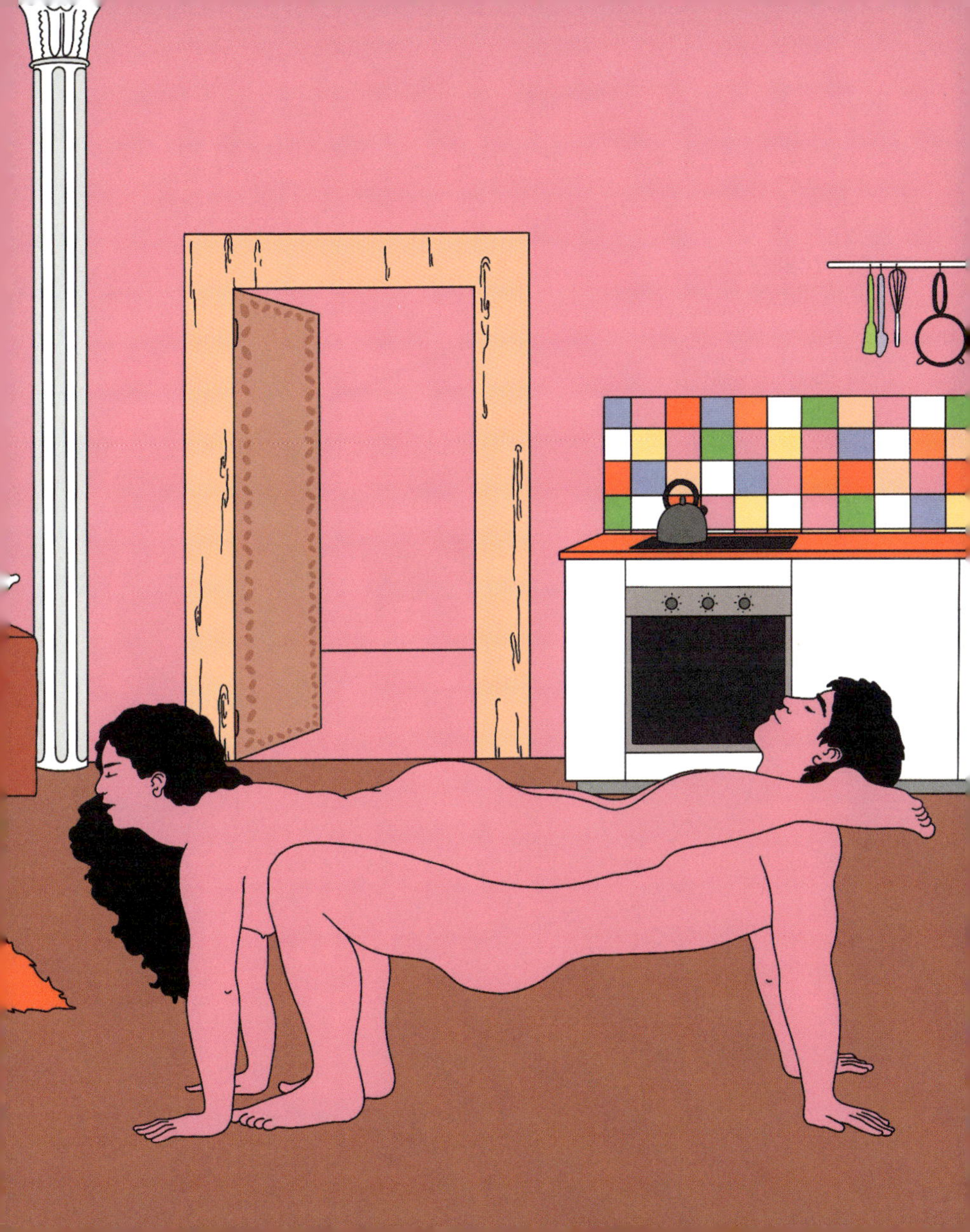

TAG 313

DER SCHATZ DES SCHENKELS

Mit etwas Gleitmittel ist dies ein erregender Genuss für Tage, an denen keine Penetration erwünscht ist.

»Niemand vergisst die seidige Wonne der Haut der Geliebten.«

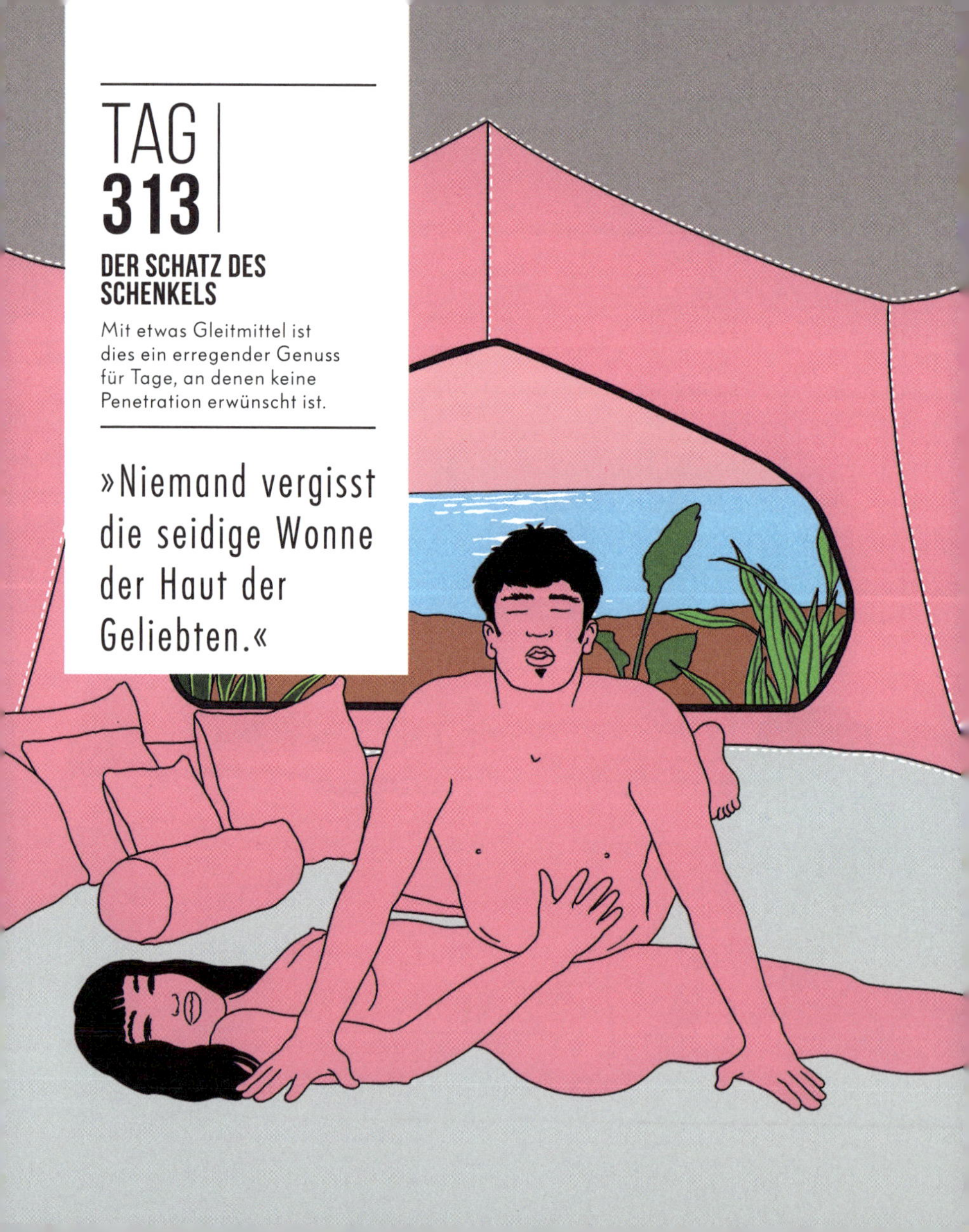

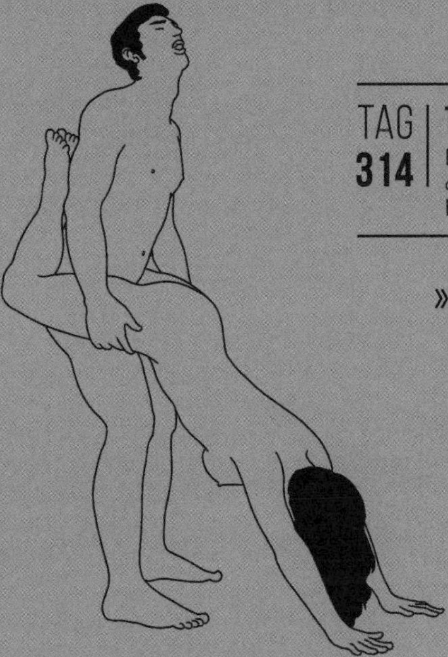

TAG 314

TAUCHENDER EISVOGEL

Ein gymnastischer Trick, bei dem die Angst zu fallen die Erregung steigert.

»Schleudere dich in die Ekstase.«

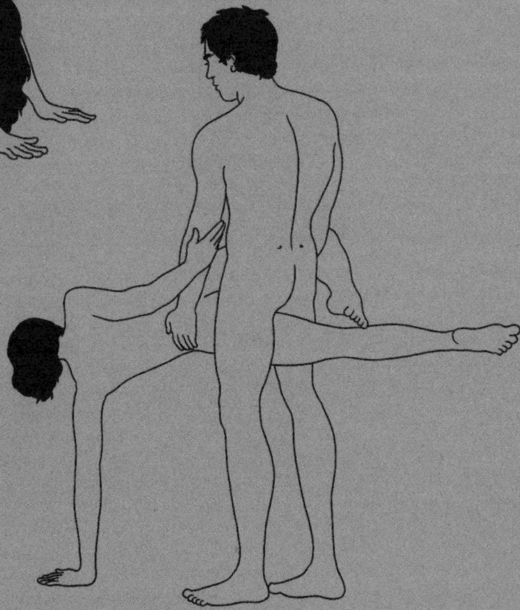

TAG 315

DAS BOCKENDE PFERD

Mit Unterstützung des Penetrierenden kann der andere einen Moment der vollkommenen Loslösung genießen.

»Stoße deine Fersen ab und genieße den Moment.«

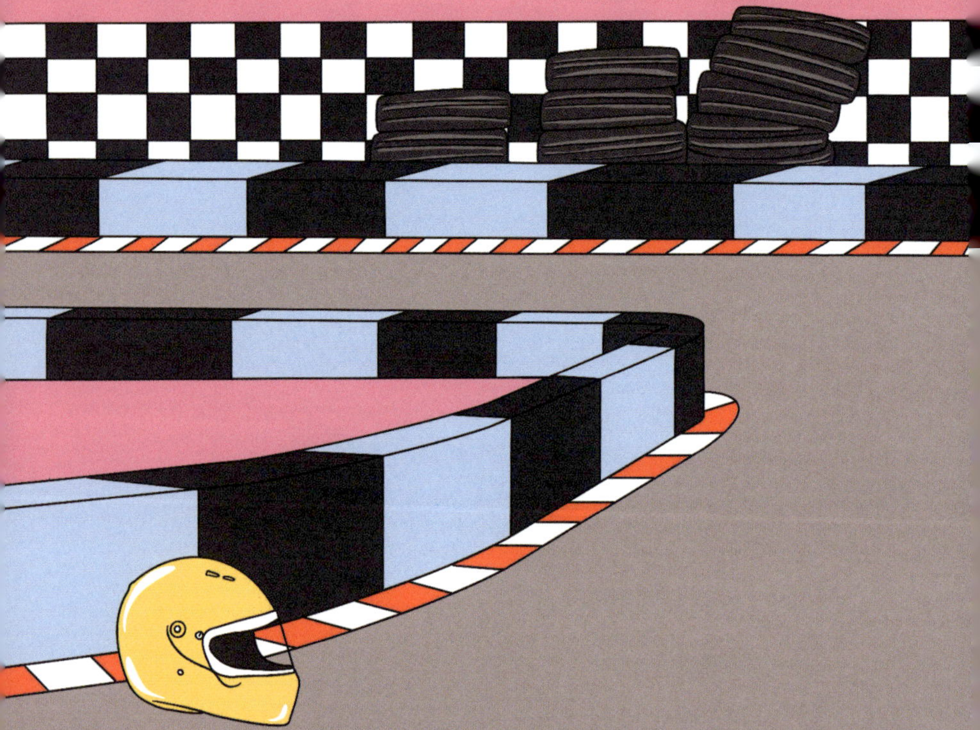

TAG 316

DIE DOPPELTE HOCKE

Eine elastische Position, in der jeder Partner wendig etwas zum Spaß beitragen kann.

»Reibt und wetzt euch aneinander mit ineinander verschlungenen Beinen.«

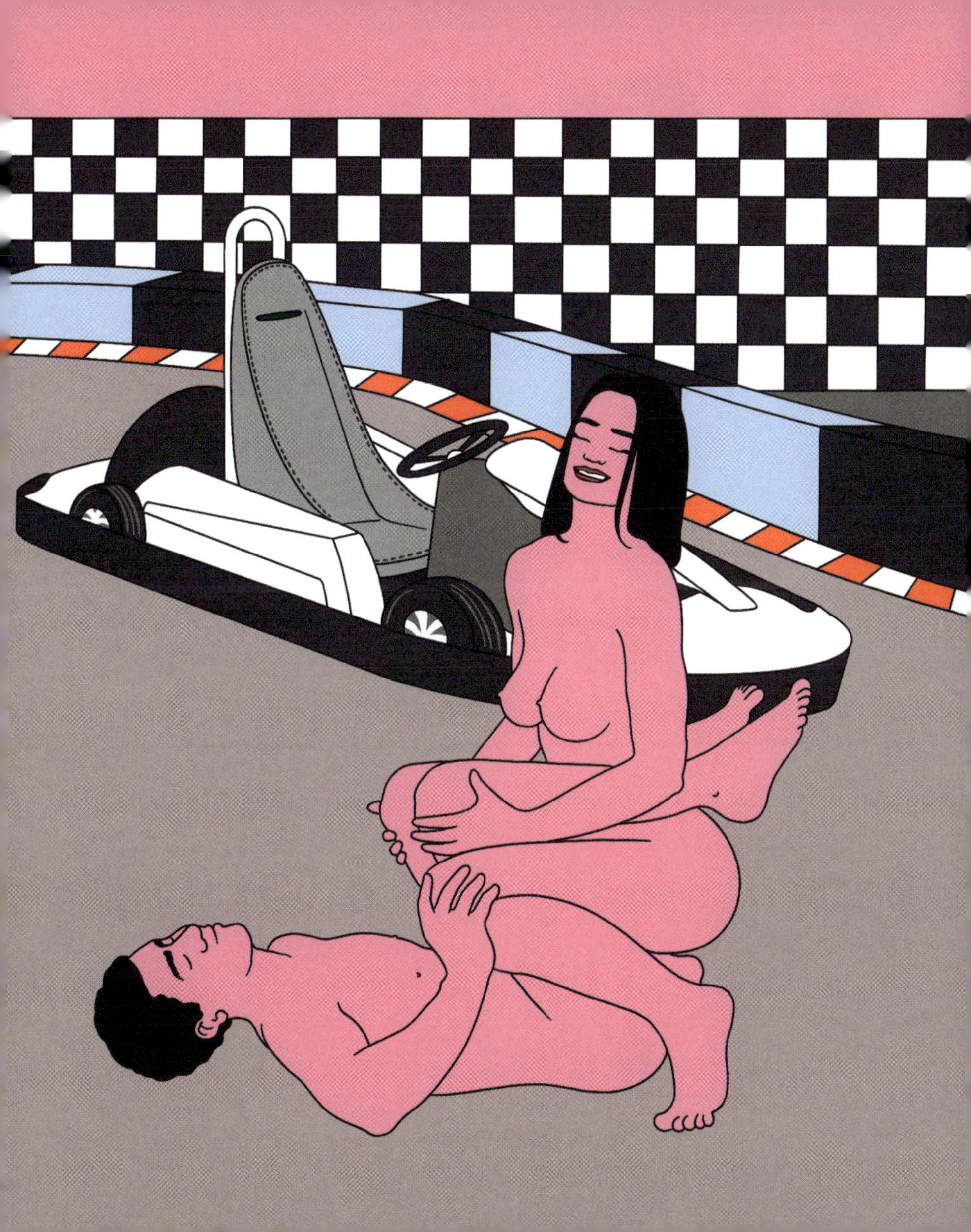

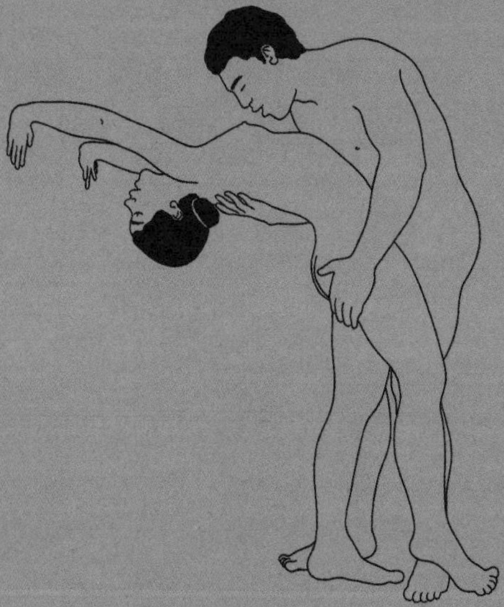

TAG 317 **DIE GEWORFENE UMARMUNG**

Eine leidenschaftliche Geste, die sie von den Füßen hebt.

»Wirf deine Partnerin in deinen Armen nach hinten und lass brennende Küsse auf ihre Brust regnen.«

TAG 318 **UNTER DAS TOR LUGEN**

Wenn euch in dieser Stellung keine Penetration gelingt, könnt ihr immer noch den schlüpfrigen Spaß genießen.

»Begegnet dem Blick des anderen in überraschender Intimität.«

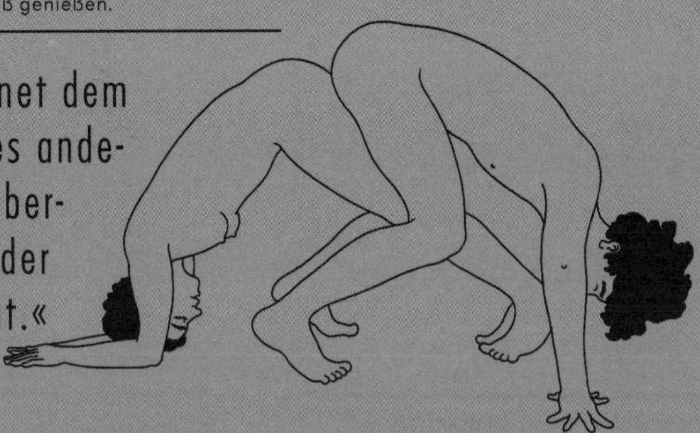

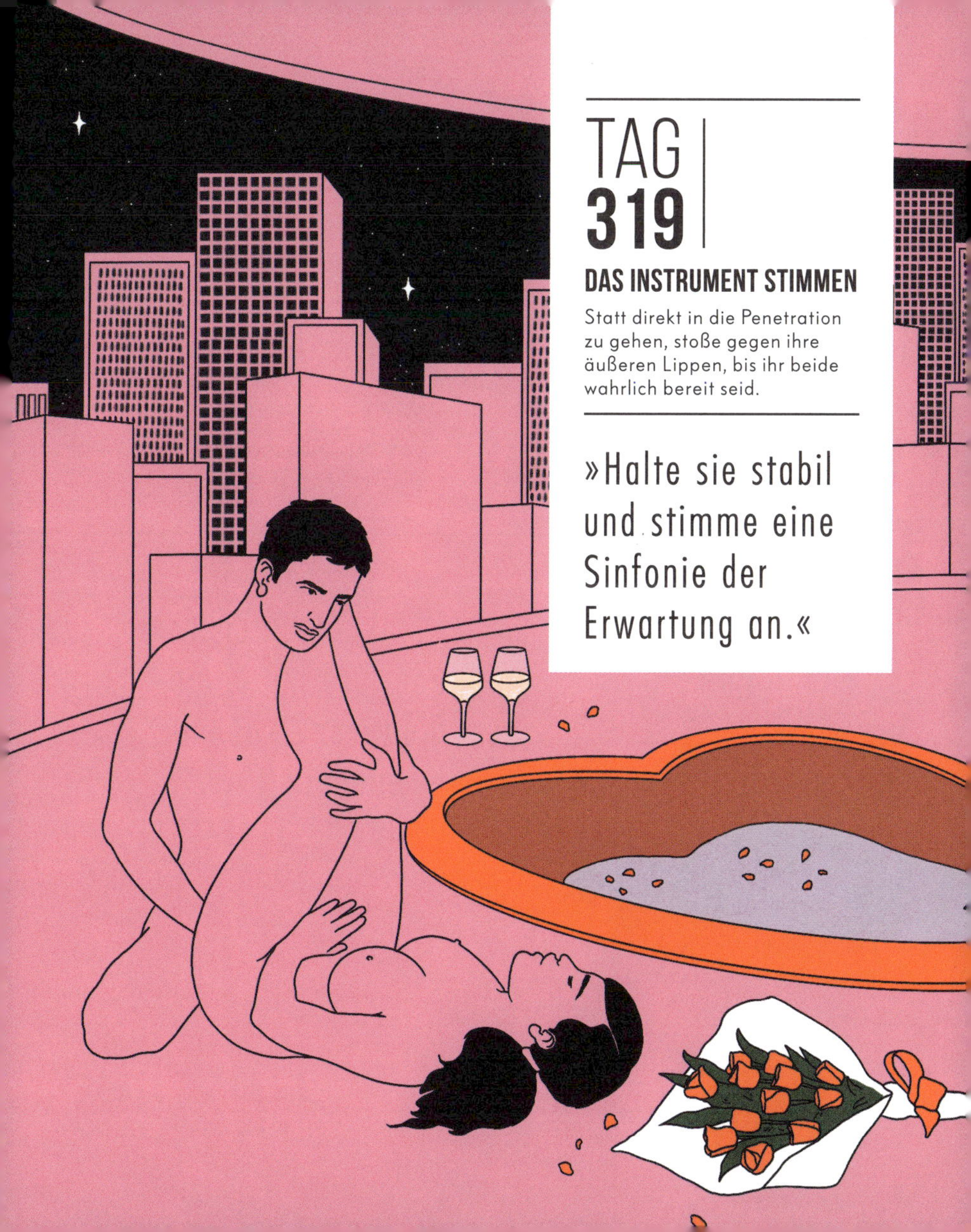

TAG 319

DAS INSTRUMENT STIMMEN

Statt direkt in die Penetration zu gehen, stoße gegen ihre äußeren Lippen, bis ihr beide wahrlich bereit seid.

»Halte sie stabil und stimme eine Sinfonie der Erwartung an.«

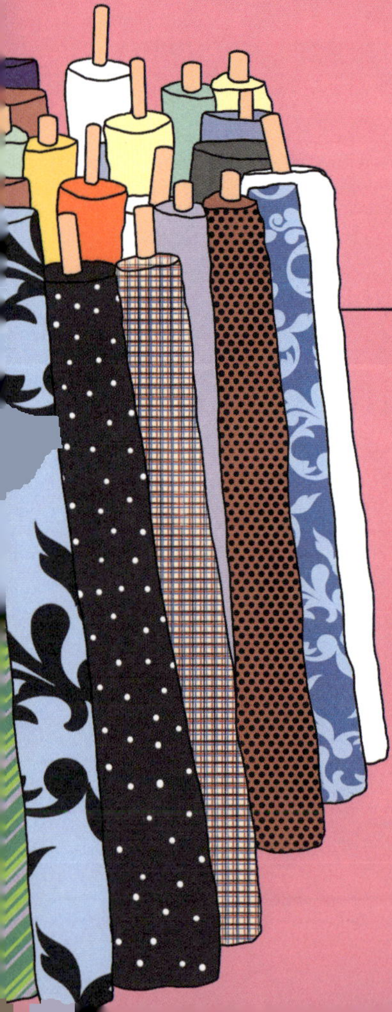

TAG 320

DER FALLENDE ZWEIG

Eine sinnliche Möglichkeit, die Positionen zu wechseln und eine neue Stellung einzunehmen.

»Sinke seufzend hin und lass ihn deine blühende Schönheit bewundern.«

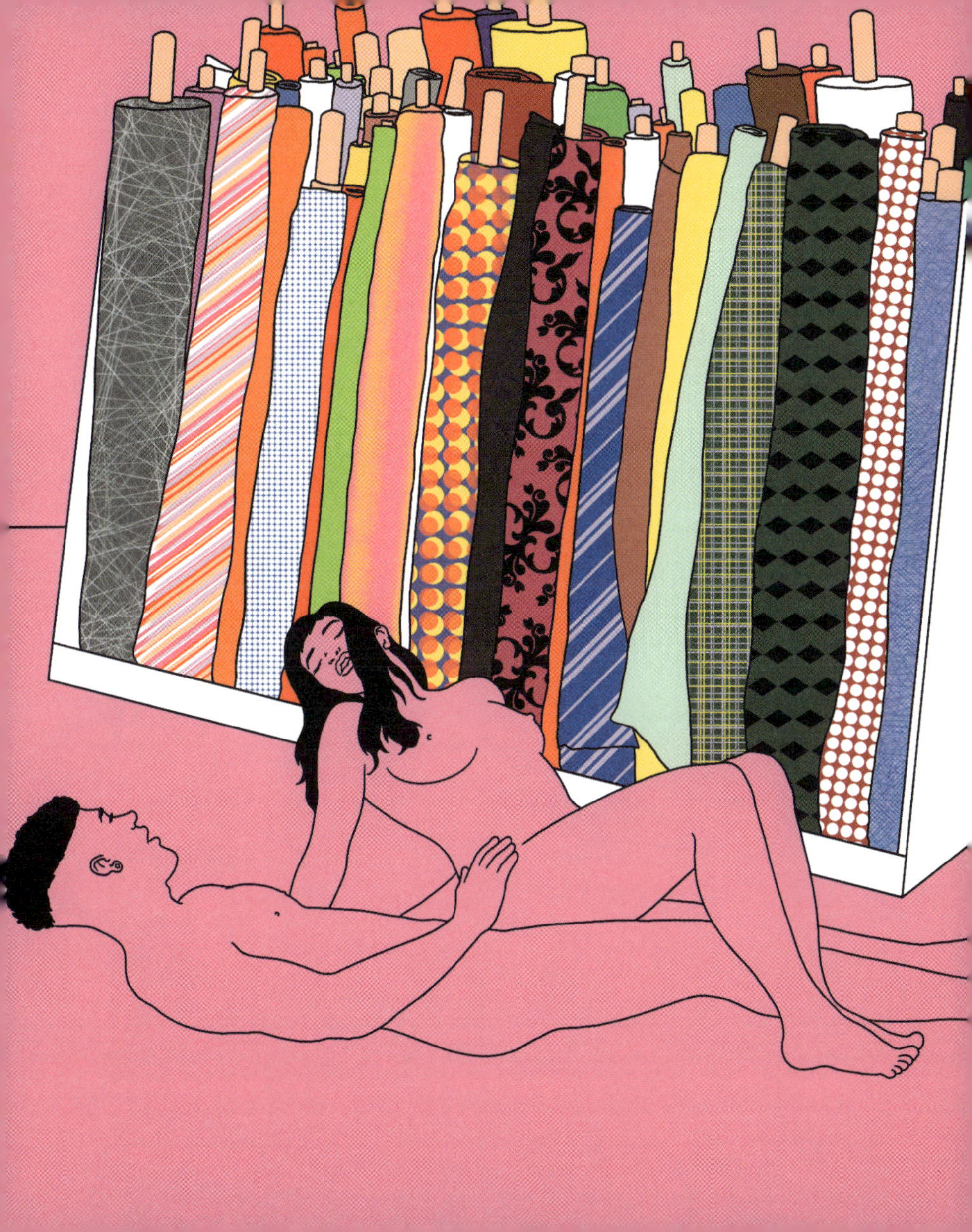

TAG 321

EBENBÜRTIGE FÜSSE

Das Ratikallolini nennt diese Position einen Weg zur Ekstase.

»Streichle deinen Partner, indem deine Füße und Hände harmonisch zusammenarbeiten.«

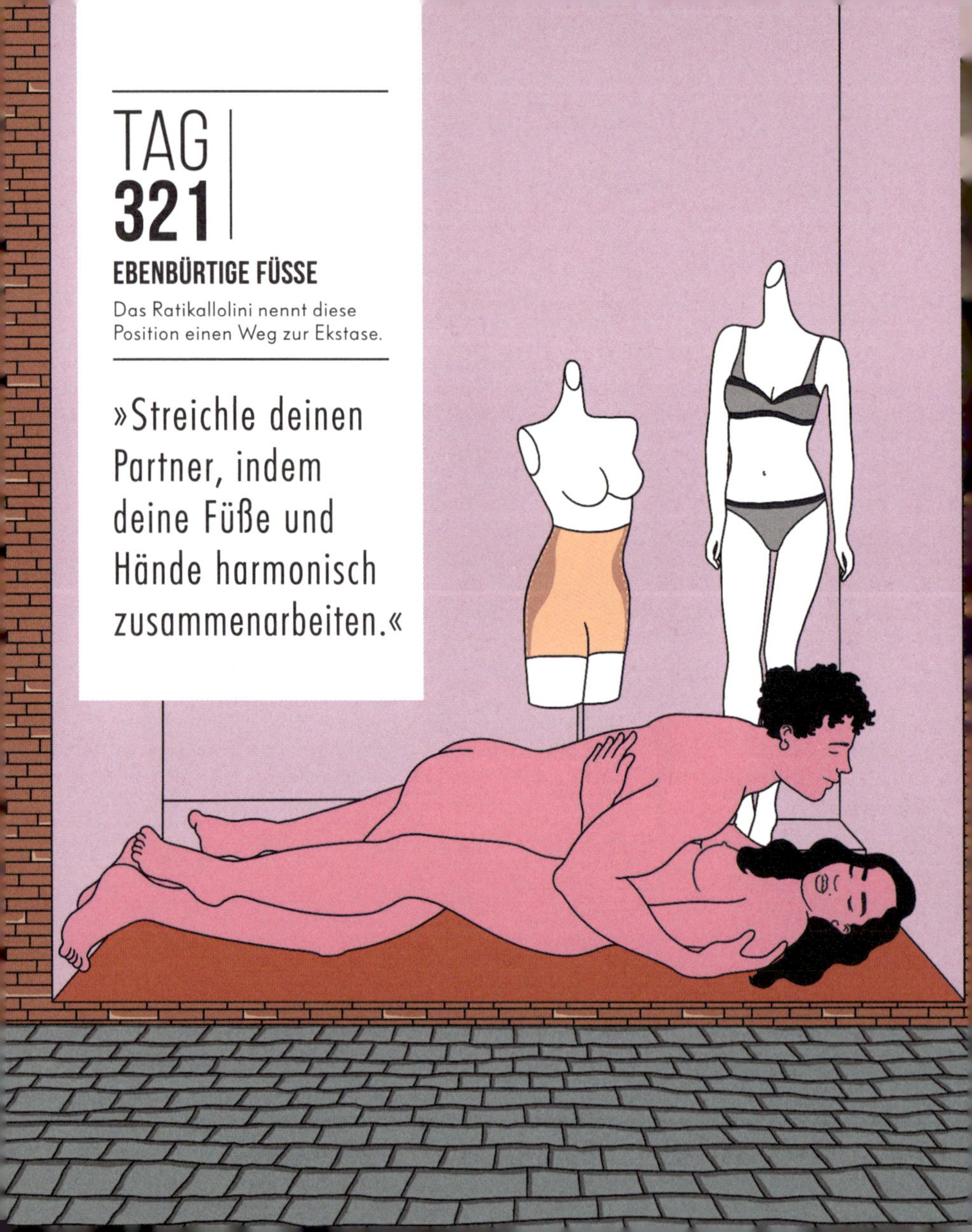

TAG 322 | DIE SCHLINGE DES GELIEBTEN

Dem Smaradipika nach eine höchst betörende Methode.

»Drücke sie mit deinen Schenkeln so fest, dass sie nach Luft ringt.«

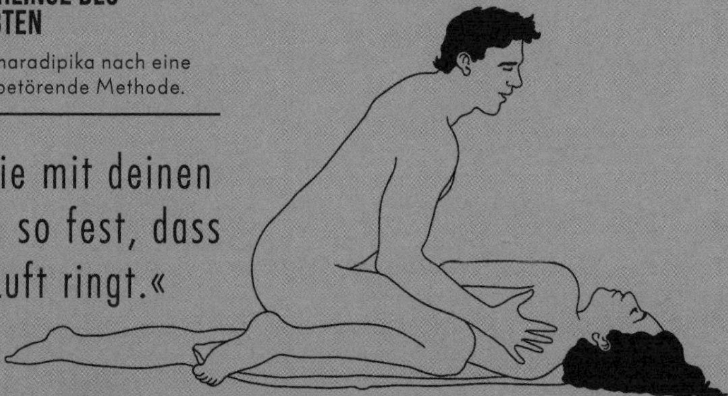

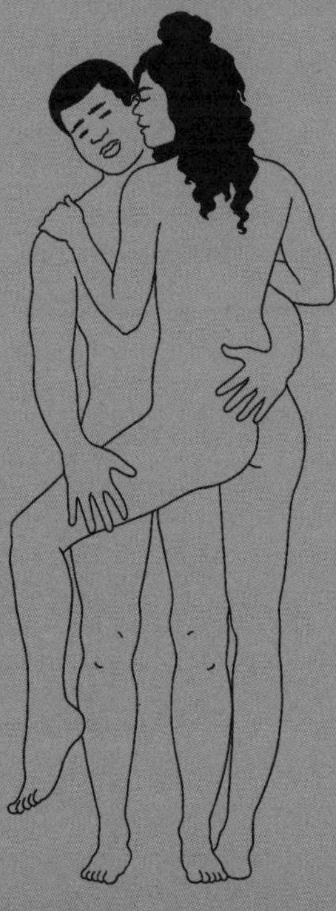

TAG 323 | DER SCHRITT

Ein sinnlicher Beginn des Liebesspiels.

»Schmiege dich freudig an deinen Geliebten.«

TAG **324**

DIE UMARMUNG DES SOLDATEN

Eine kraftvolle Position für Momente, in denen ihr euch sofort haben müsst.

»Nutze deine Chance, ob ein Bett da ist oder nicht.«

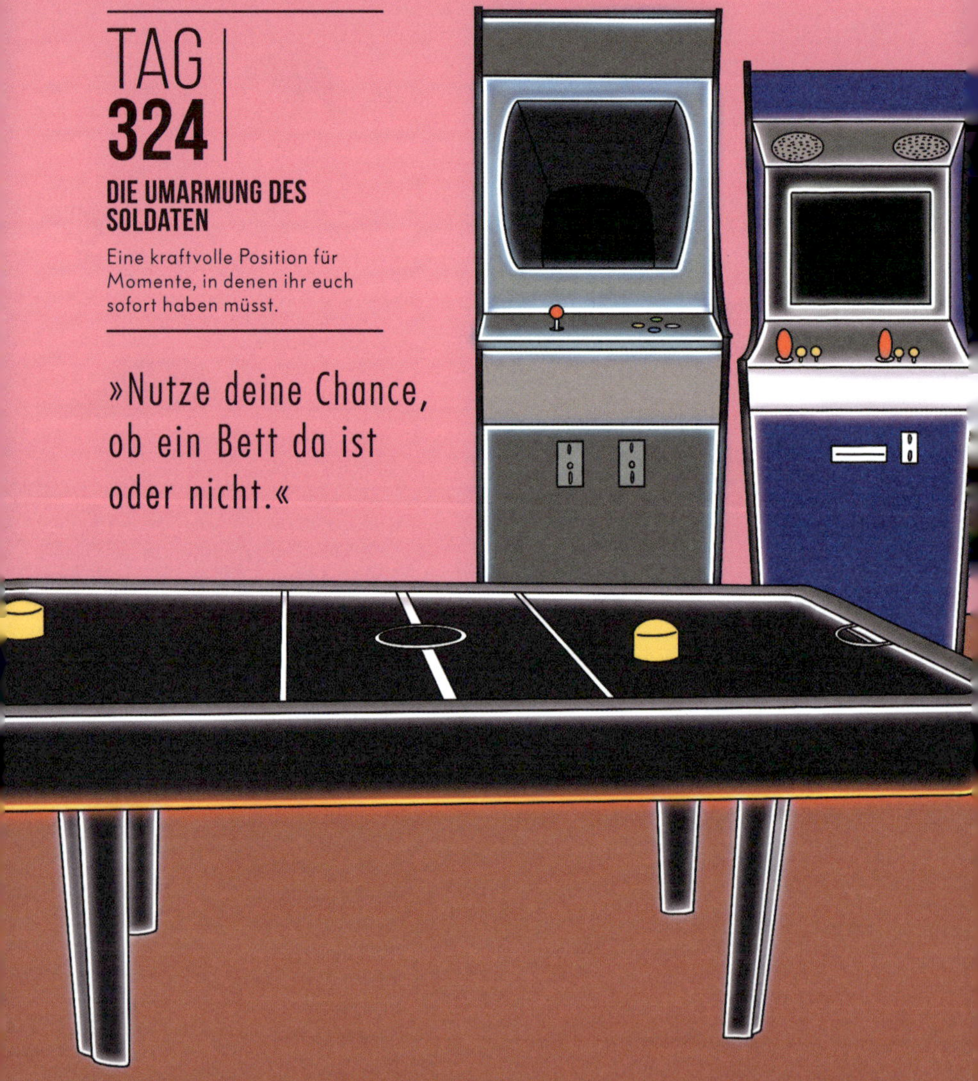

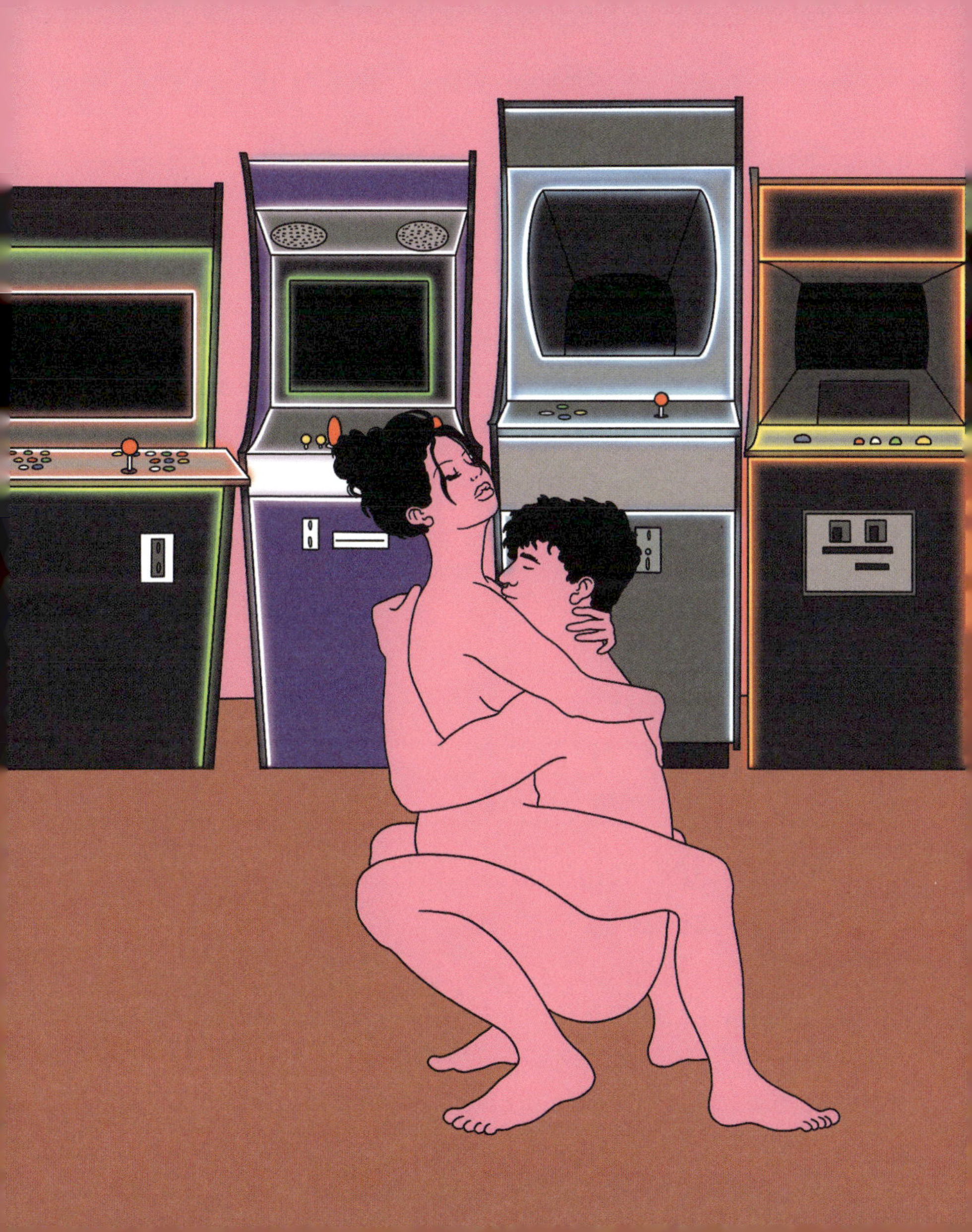

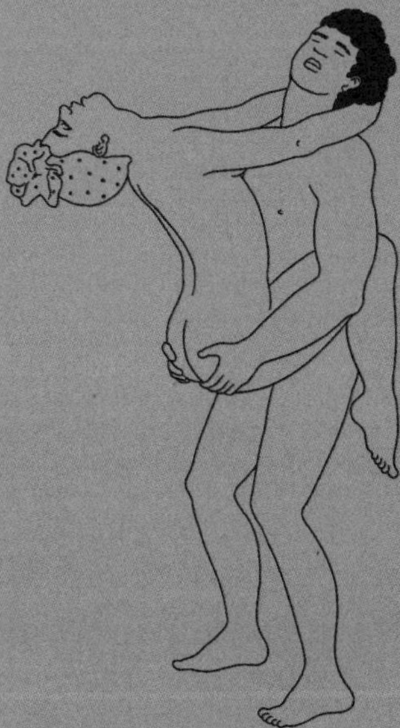

TAG 325 — DEN KORB TRAGEN

Du kannst dich notfalls auf einen Tisch stützen, aber es macht Spaß, dies im freien Stand zu probieren.

»Hüpfe in den Armen deines Geliebten, eine beglückende Last.«

TAG 326 — DIE UNSICHTBARE FALLE

Ein guter Kniff, der dem Penetrierenden die Möglichkeit gibt, von unten die Kontrolle auszuüben.

»Deine Beine neigen deinen Partner, sodass er sich in deinem Tempo bewegen muss.«

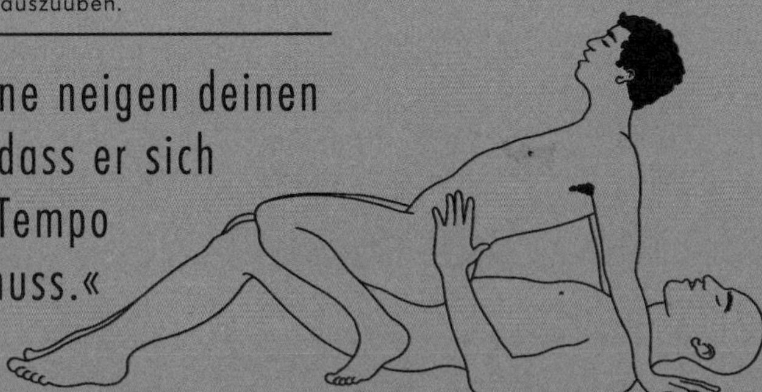

TAG 327

DEN PULS KÜSSEN

Ein tief romantischer Moment, der das in deiner Geliebten pulsierende Leben ehrt.

»Lass deine Lippen ruhen, wo ihre Lebensader schlägt.«

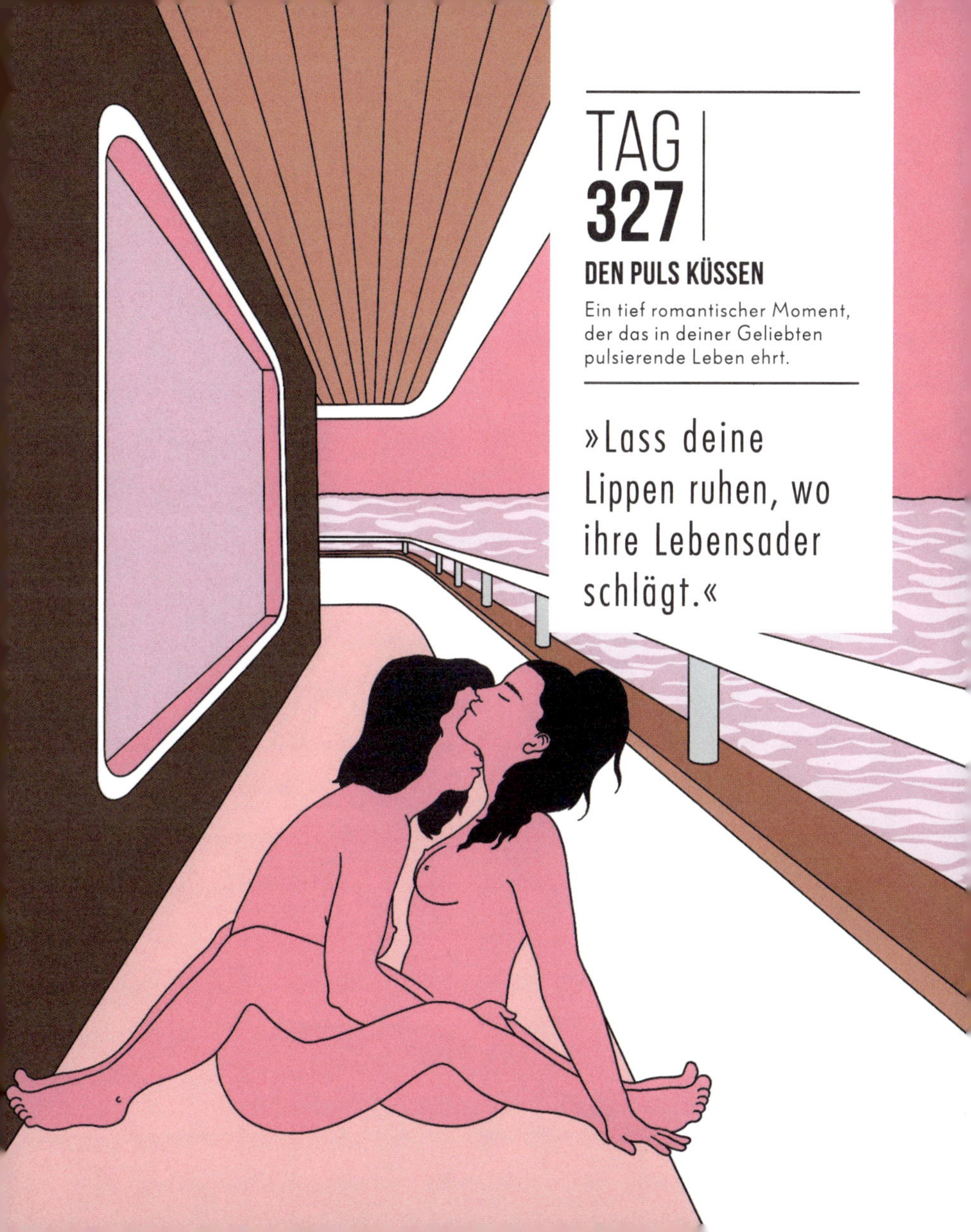

TAG 328

MOOS AUF EINEM ZWEIG

Eine elastische, intime Stellung für meditative Augenblicke.

»Umfasst euch eng und lasst eure Intimität wachsen.«

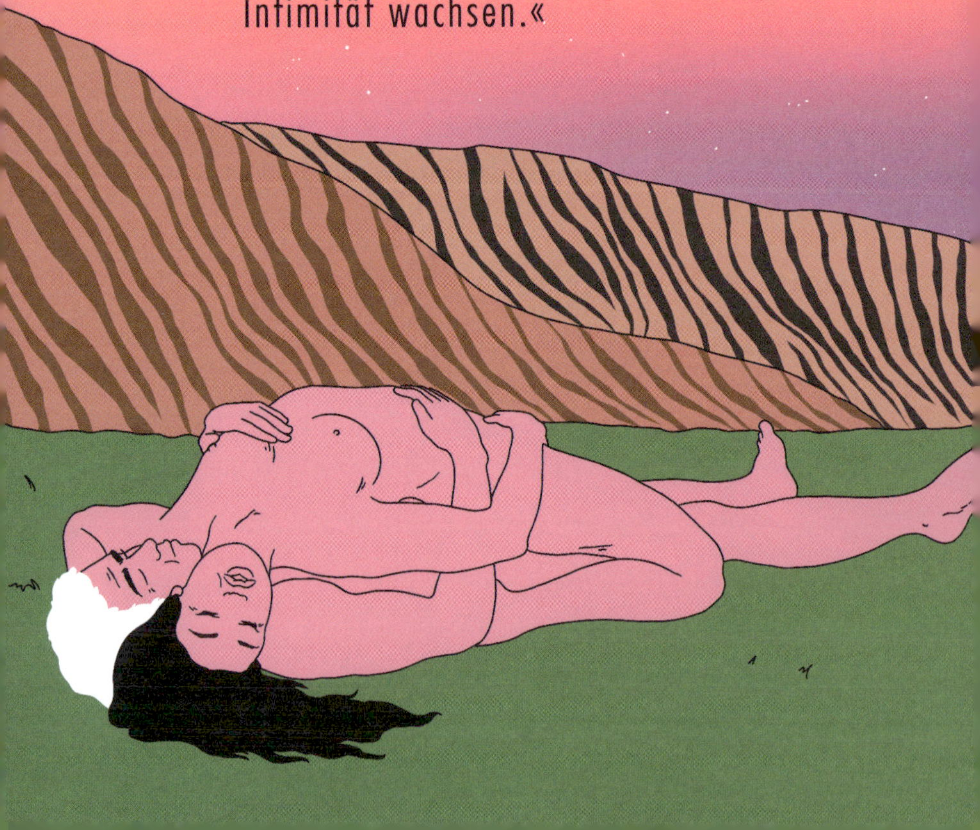

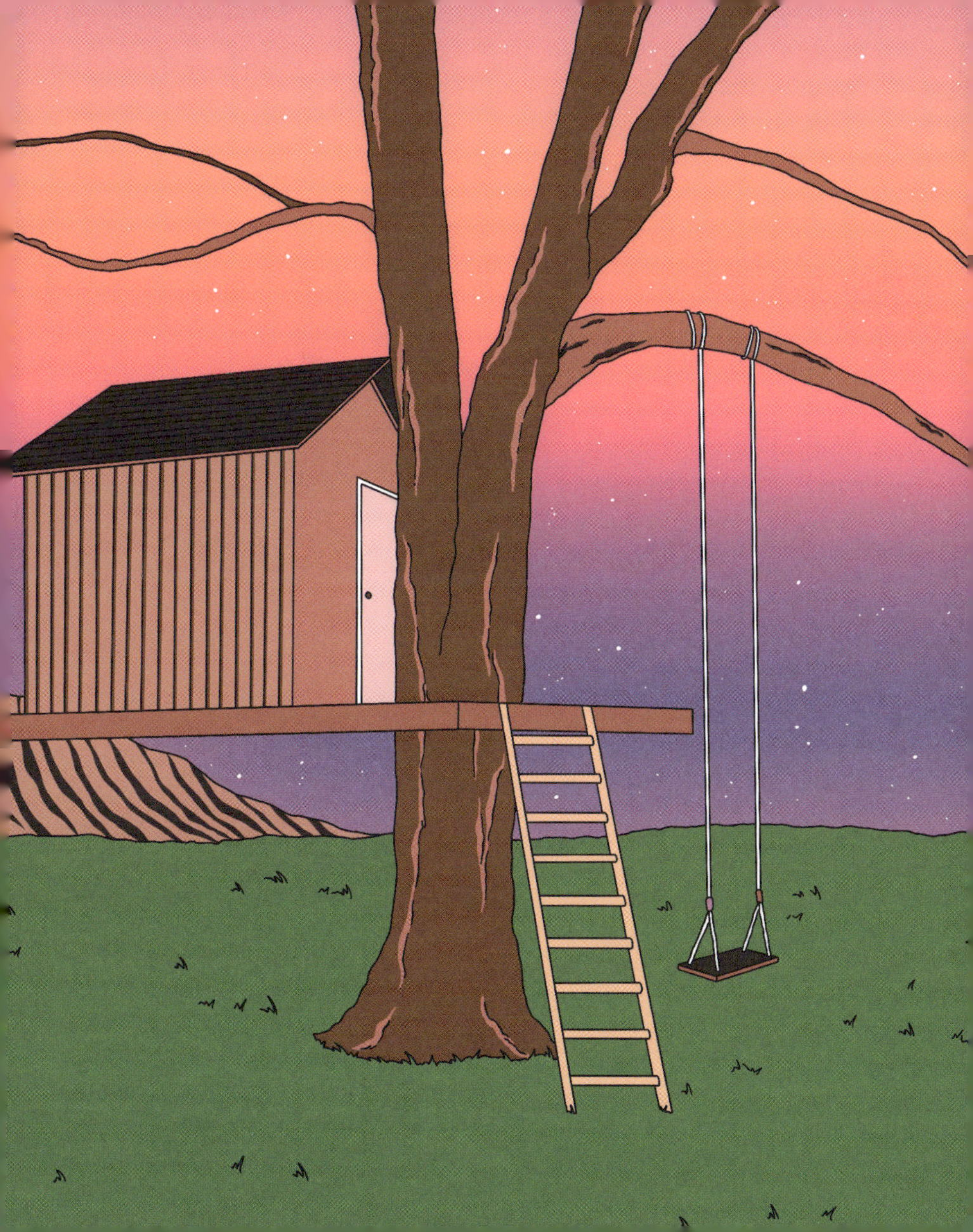

TAG 329

DAS SCHWERT SCHWINGEN

Nichts für den Einstieg; im Kamasutra gibt es immer etwas Neues zu lernen.

»Der penetrierte Partner schwingt, gänzlich dem Geliebten ausgeliefert.«

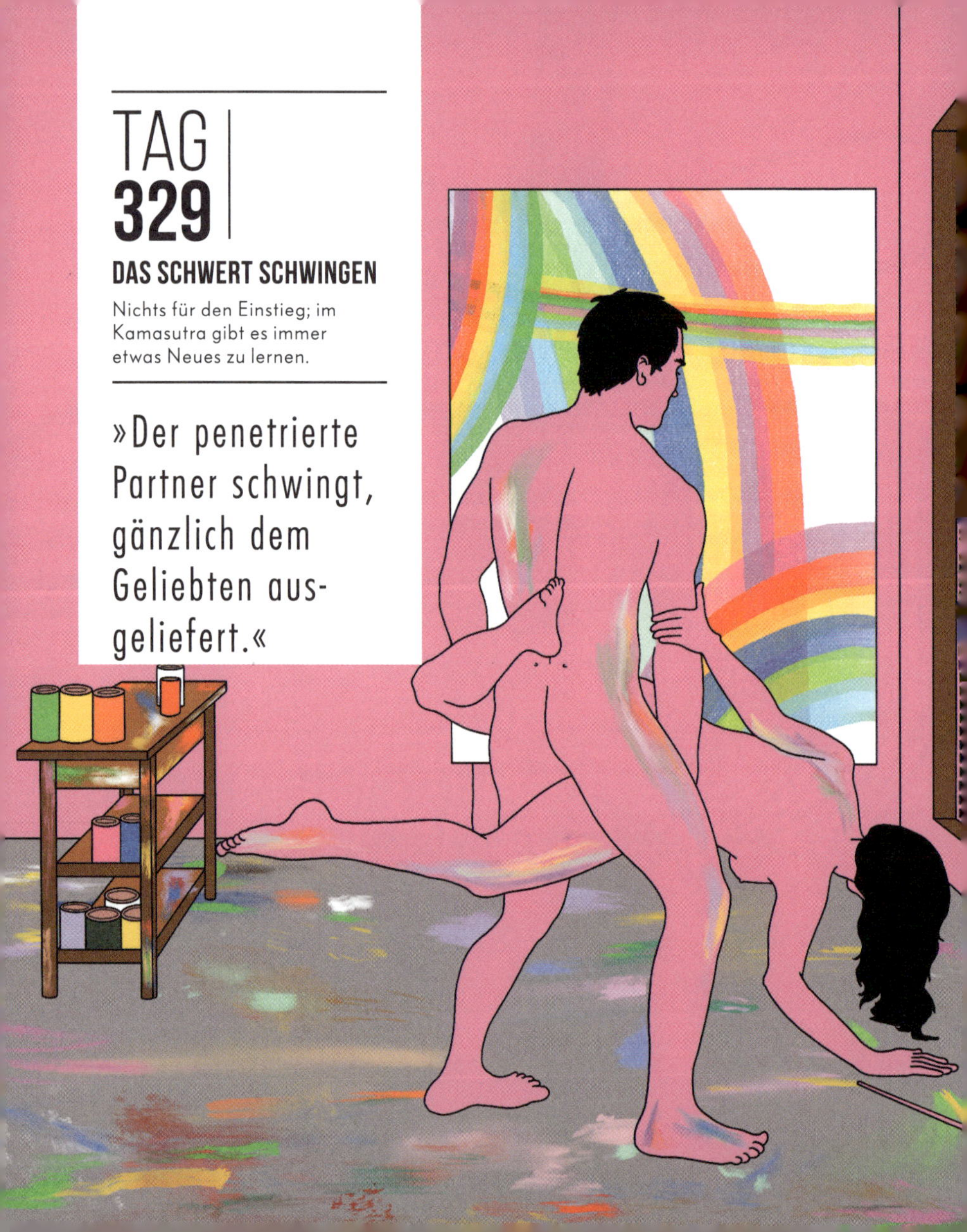

TAG 330 | DIE VERTRAUENSPRÜFUNG

Zeige deine Liebe, indem du dein Verlangen nach Zärtlichkeit mit deiner Fürsorge für ihre Sicherheit ausbalancierst.

»Beglücke deine Partnerin, aber verhindere, dass sie fällt.«

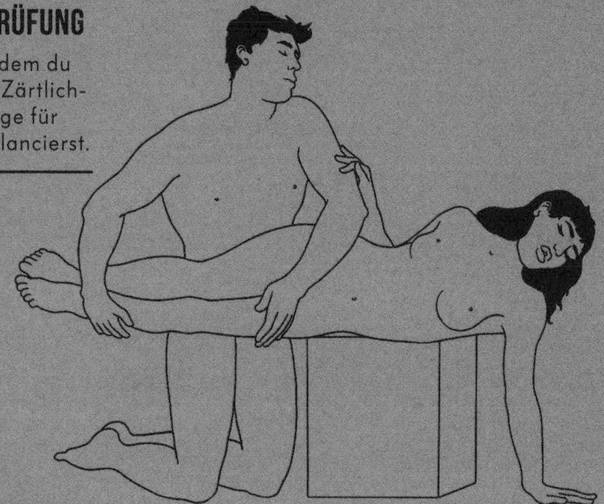

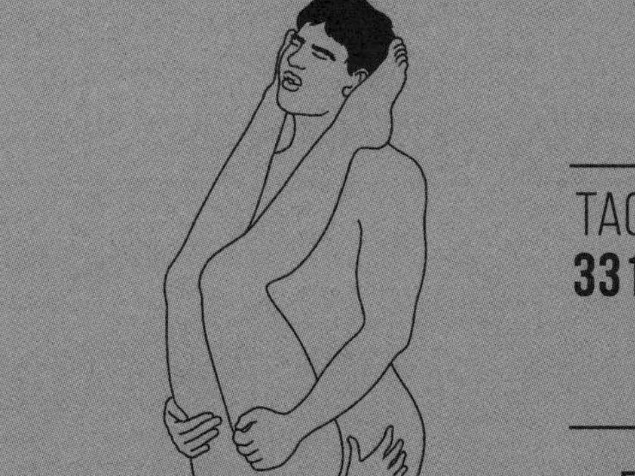

TAG 331 | ZWEI ZUSAMMENWACHSENDE BÄUME

Eine leidenschaftliche Stellung, in der die Liebenden ihre Kräfte kombinieren müssen.

»Erhebt euch vom Bett als eins.«

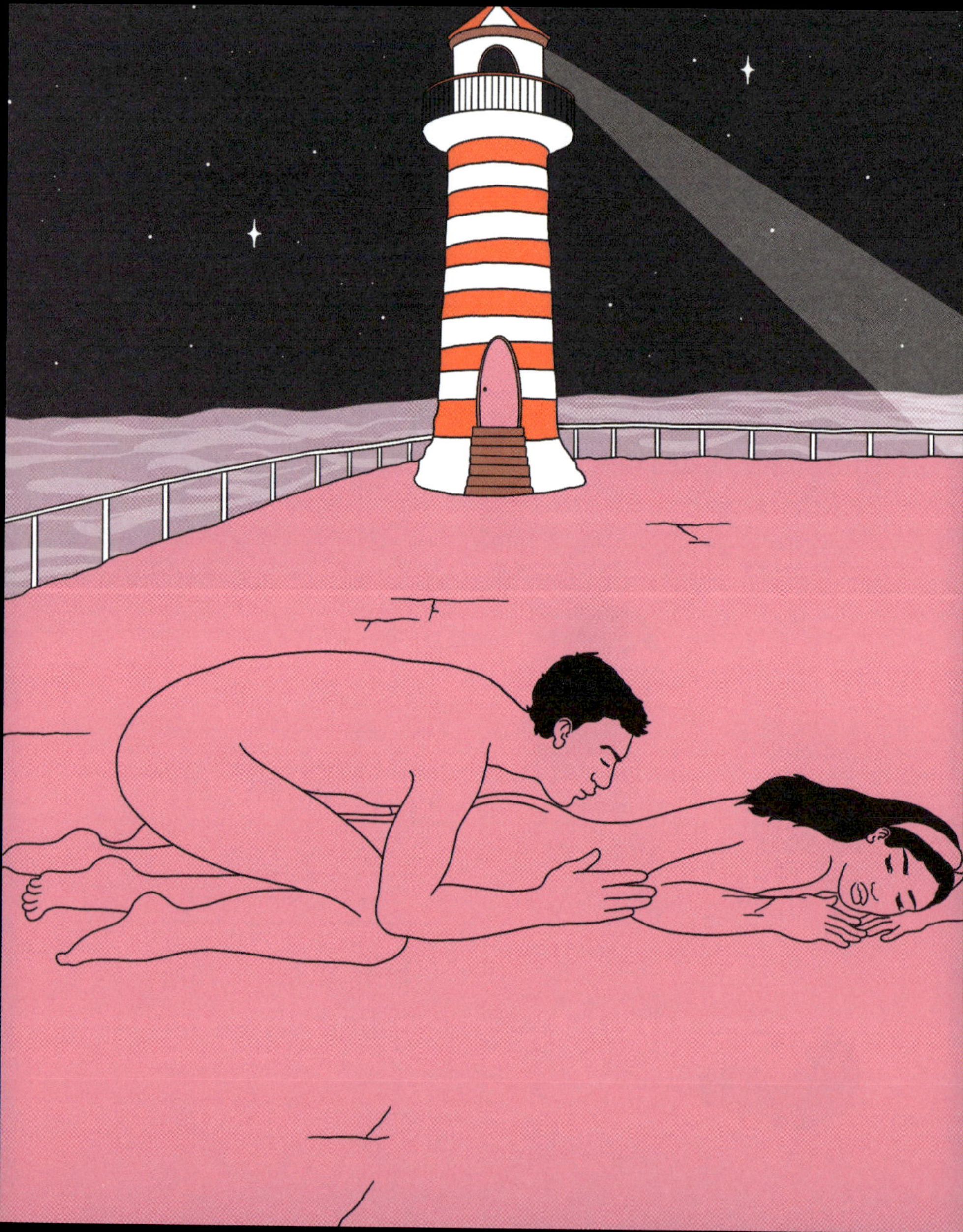

TAG 332

DER BESCHWÖRENDE WIND

Eine neckische, prickelnde Art, deine Verführung zu beginnen.

»Wecke deine Geliebte mit einer verspielt gehauchten Brise.«

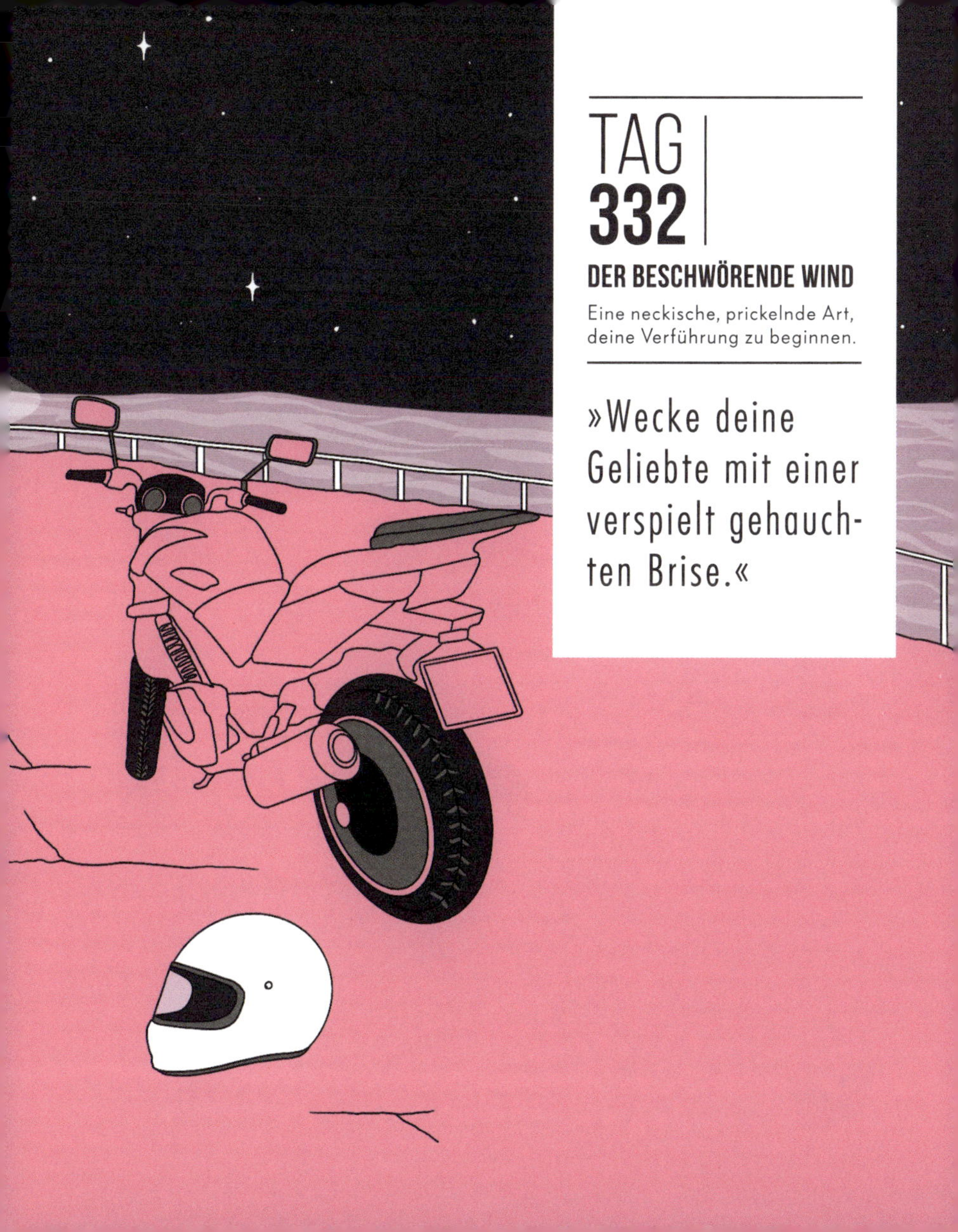

TAG 333 | DER SPRINGENDE OTTER

Eine verspielte und schwierige Position, die man am besten auf einem weichen Untergrund probiert.

»Mach dich bereit, von Lust übermannt zu werden.«

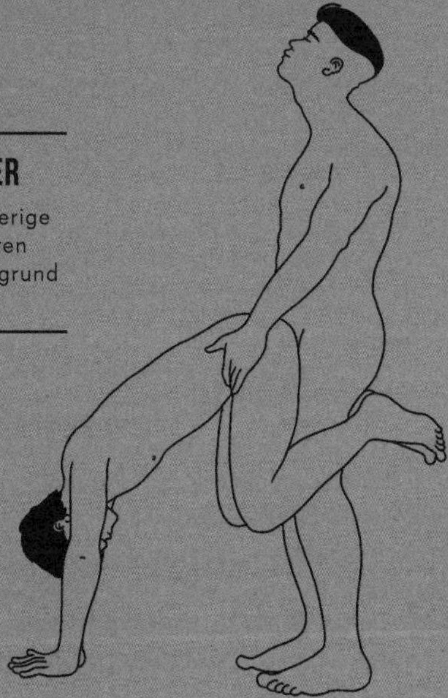

TAG 334 | DIE WENDE

Ein Trick von hoher Kunstfertigkeit, der durch sorgsames Üben erlernt werden muss.

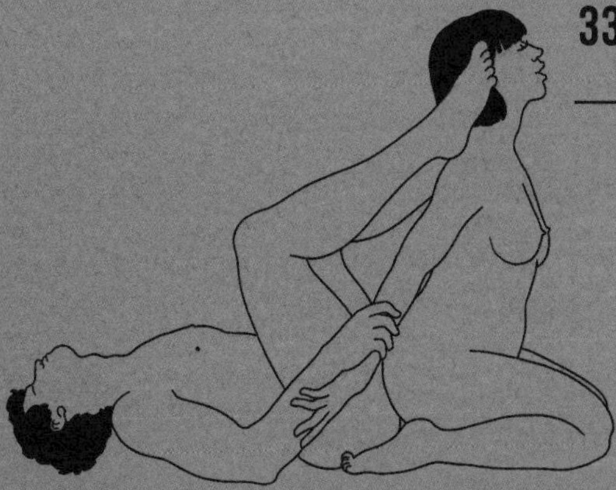

»Zeigt euch beweglich genug, um euch zu drehen, ohne die Verbindung zu verlieren.«

TAG
335
RANGELNDE HÄNDE

Ein spielerischer Wettkampf steigert die Erregung.

»Lasst eure Hände miteinander ringen, während eure Hüften ein tieferes Spiel spielen.«

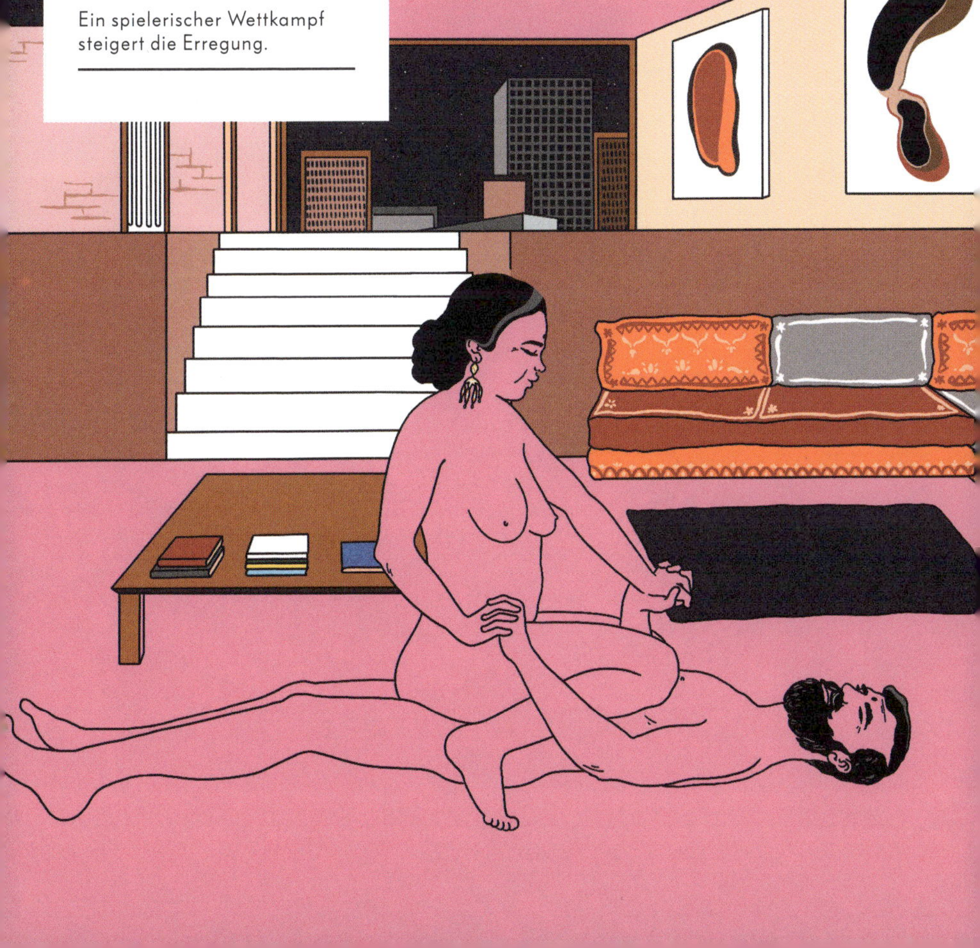

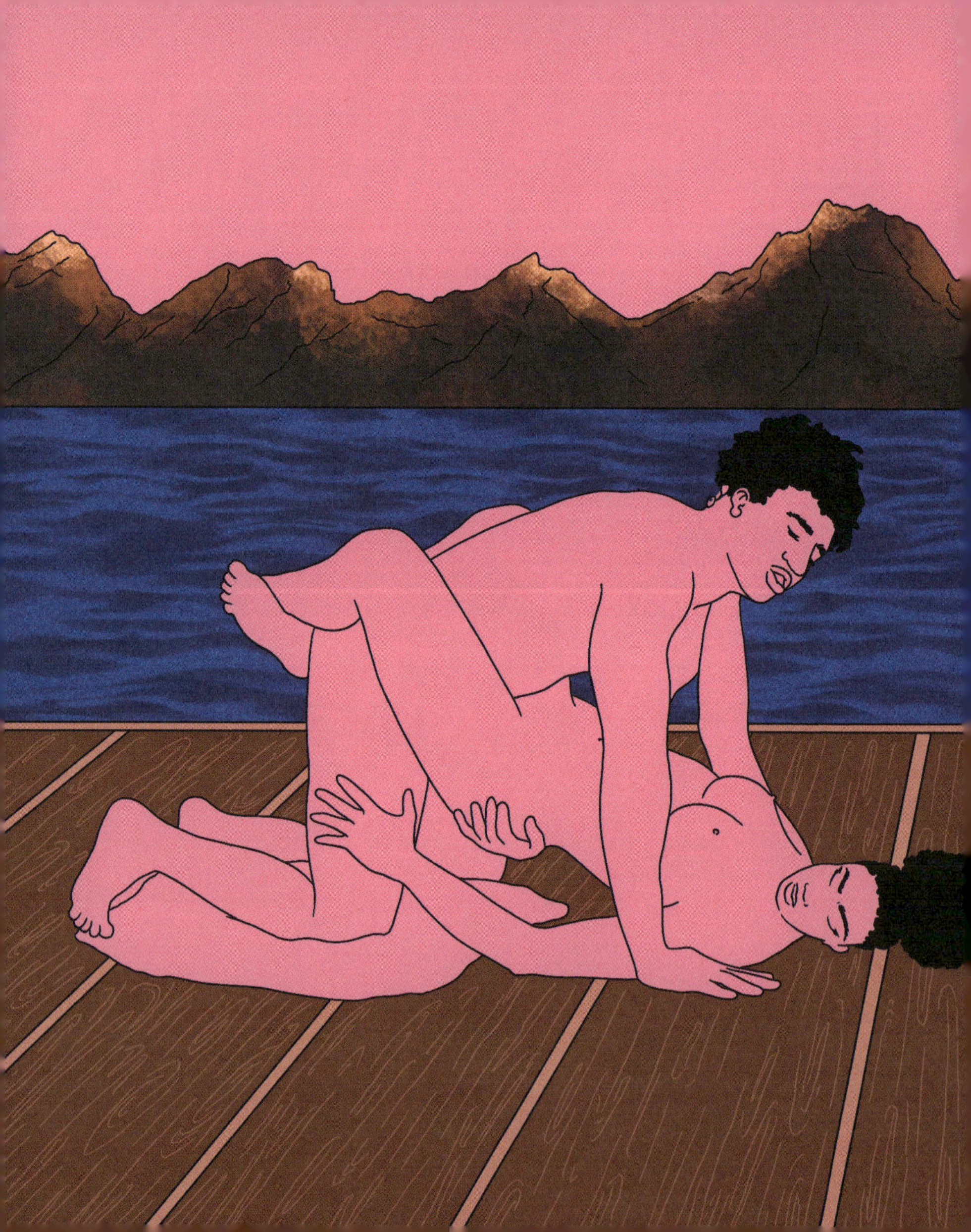

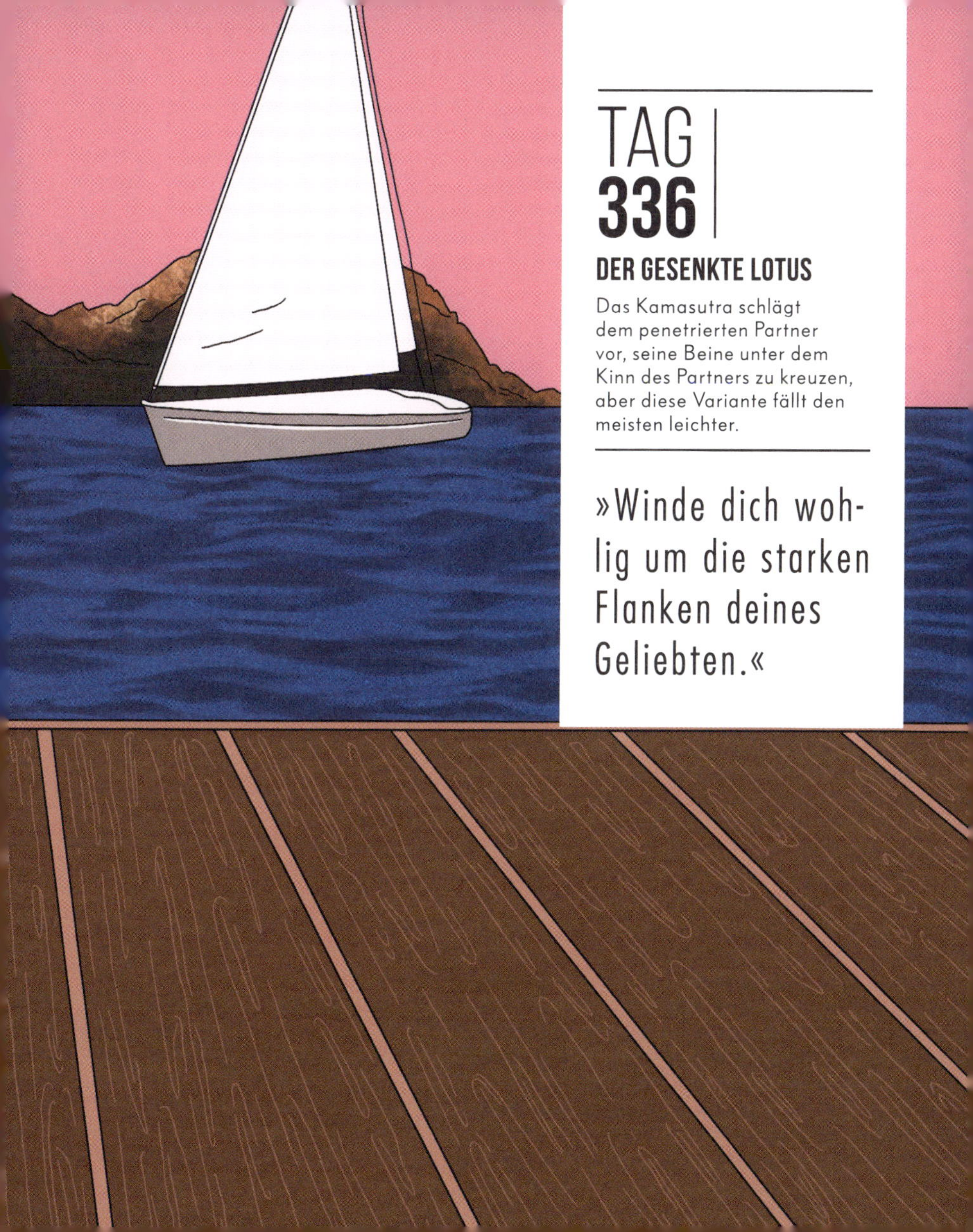

TAG 336

DER GESENKTE LOTUS

Das Kamasutra schlägt dem penetrierten Partner vor, seine Beine unter dem Kinn des Partners zu kreuzen, aber diese Variante fällt den meisten leichter.

»Winde dich wohlig um die starken Flanken deines Geliebten.«

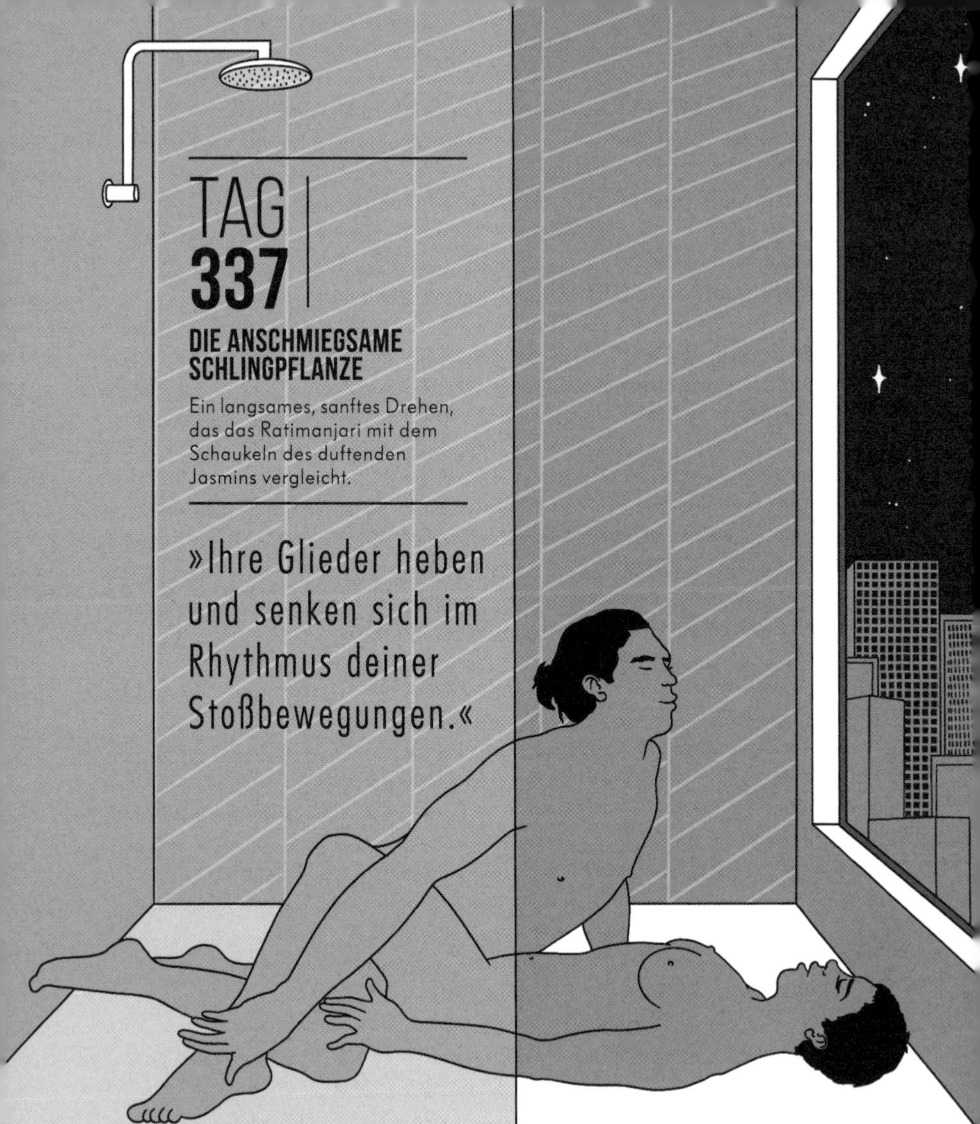

TAG 337

DIE ANSCHMIEGSAME SCHLINGPFLANZE

Ein langsames, sanftes Drehen, das das Ratimanjari mit dem Schaukeln des duftenden Jasmins vergleicht.

»Ihre Glieder heben und senken sich im Rhythmus deiner Stoßbewegungen.«

TAG 338 | DEN HERZSCHLAG ZEICHNEN

Eine zarte, aufreizende Zärtlichkeit, mit der Liebende die Vorfreude verlängern können.

»Zeichne mit einer Fingerspitze den Weg, dem ihre Liebe folgen soll.«

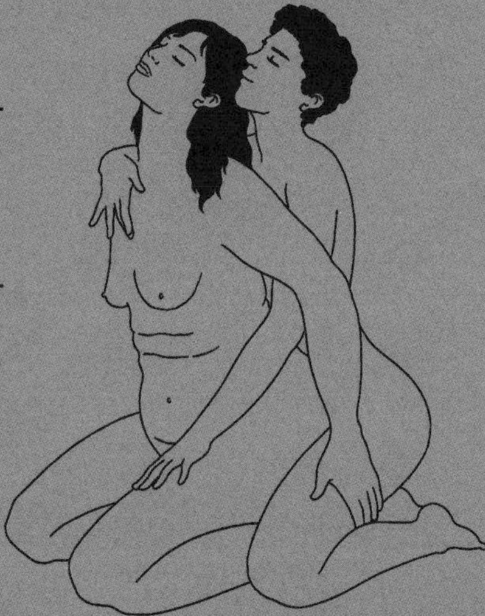

TAG 339 | DER KORB VOLLER SCHALS

Verwickelt euch ineinander, bis ihr kaum noch wisst, welche Glieder wem gehören.

»Windet euch ineinander, bis eure Glieder sich verheddern.«

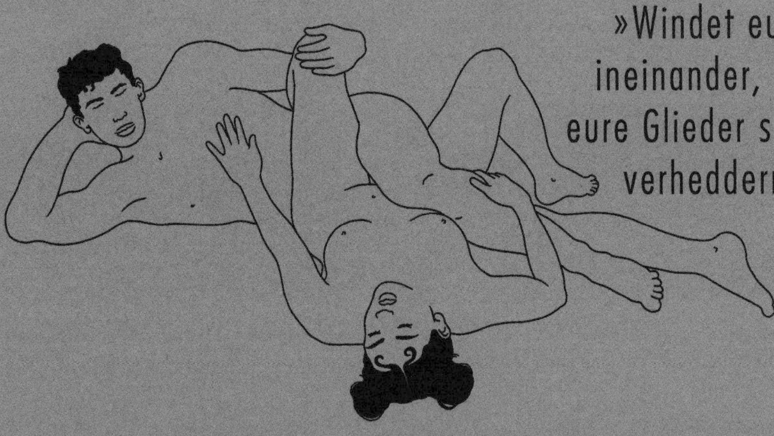

TAG
340

DIE GEKAPERTE TREPPE

Ein hochgestrecktes Bein erlaubt euch, den begrenzten Platz zu nutzen.

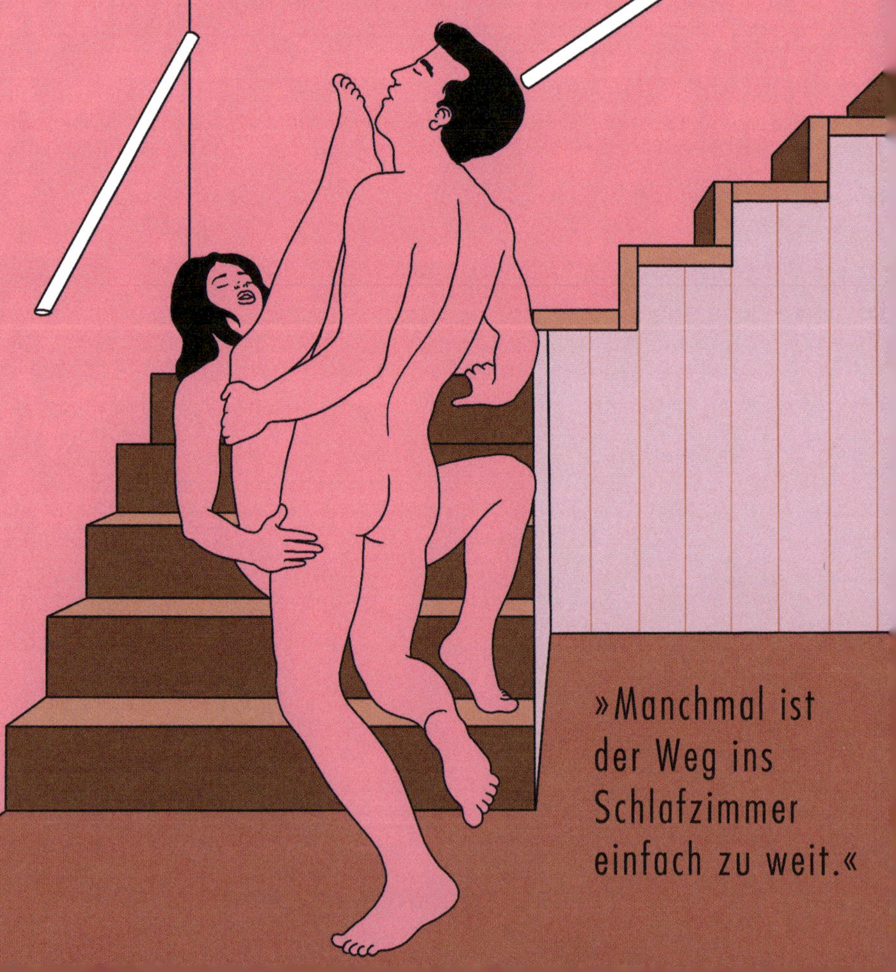

»Manchmal ist der Weg ins Schlafzimmer einfach zu weit.«

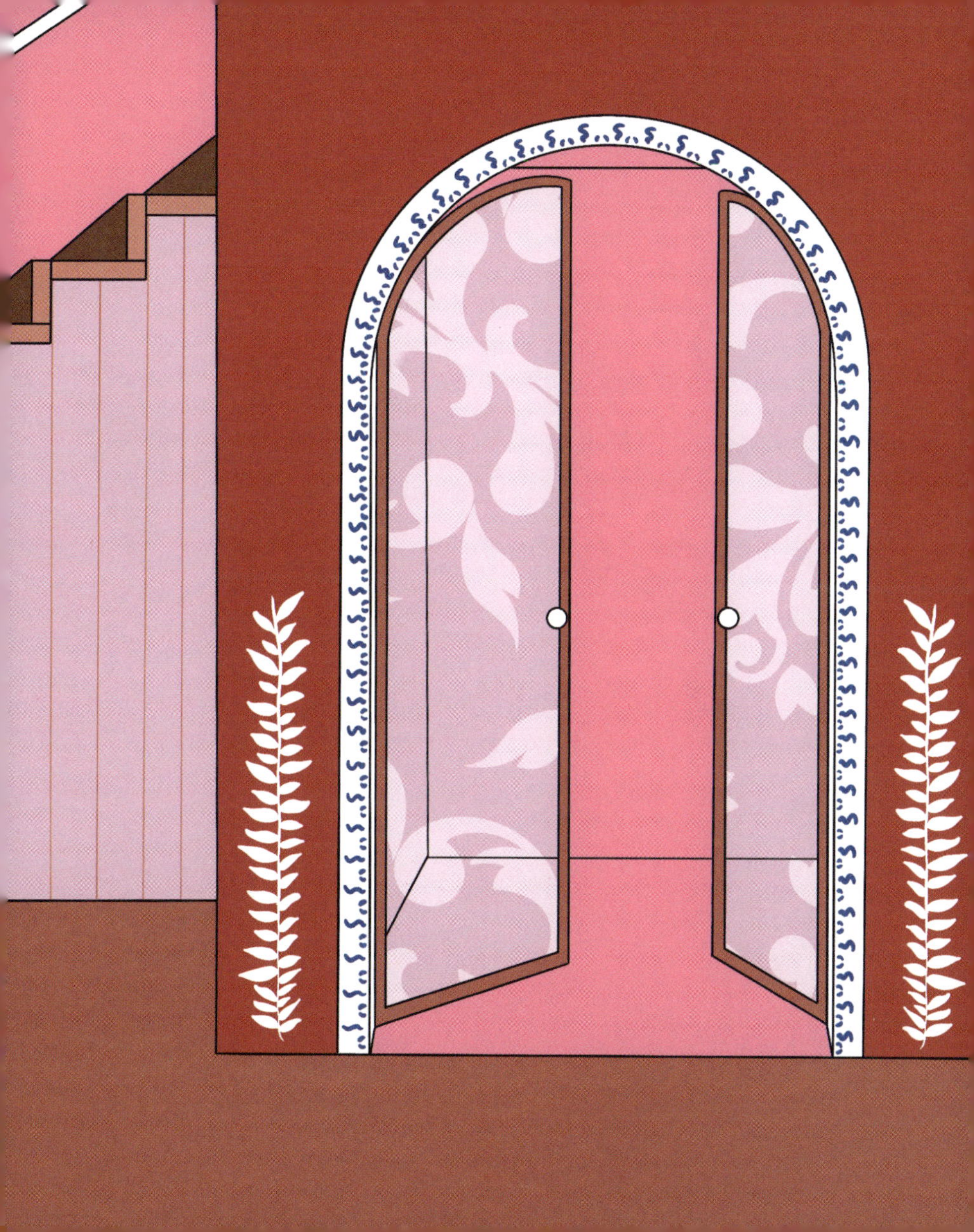

TAG **341** | **DER ATMENDE PULS**

Eine sexuelle Meditation, die kraftvolle Bewegung mit intensiver Selbstwahrnehmung kombiniert.

»Stoßt und atmet in perfektem Einklang.«

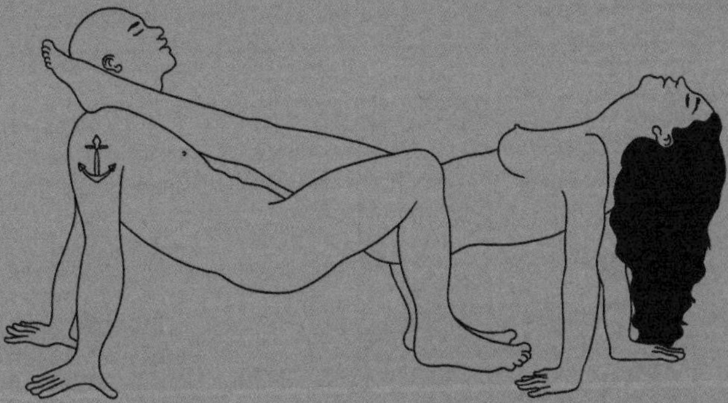

TAG **342** | **DER SCHREITENDE FUCHS**

Wenn der penetrierte Partner seine Position halten kann, ist diese Stellung für den anderen überraschend komfortabel.

»Macht aus eurem Bett ein Wildreservat.«

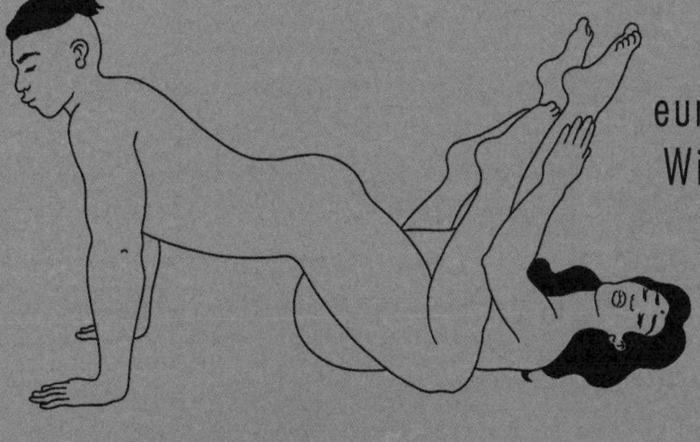

TAG **343**

DER FROSCH

Eine gymnastische Pose, bei der der Schwung schon das halbe Vergnügen ist.

»Springt und schwingt, aber lasst ihn nicht entgleiten.«

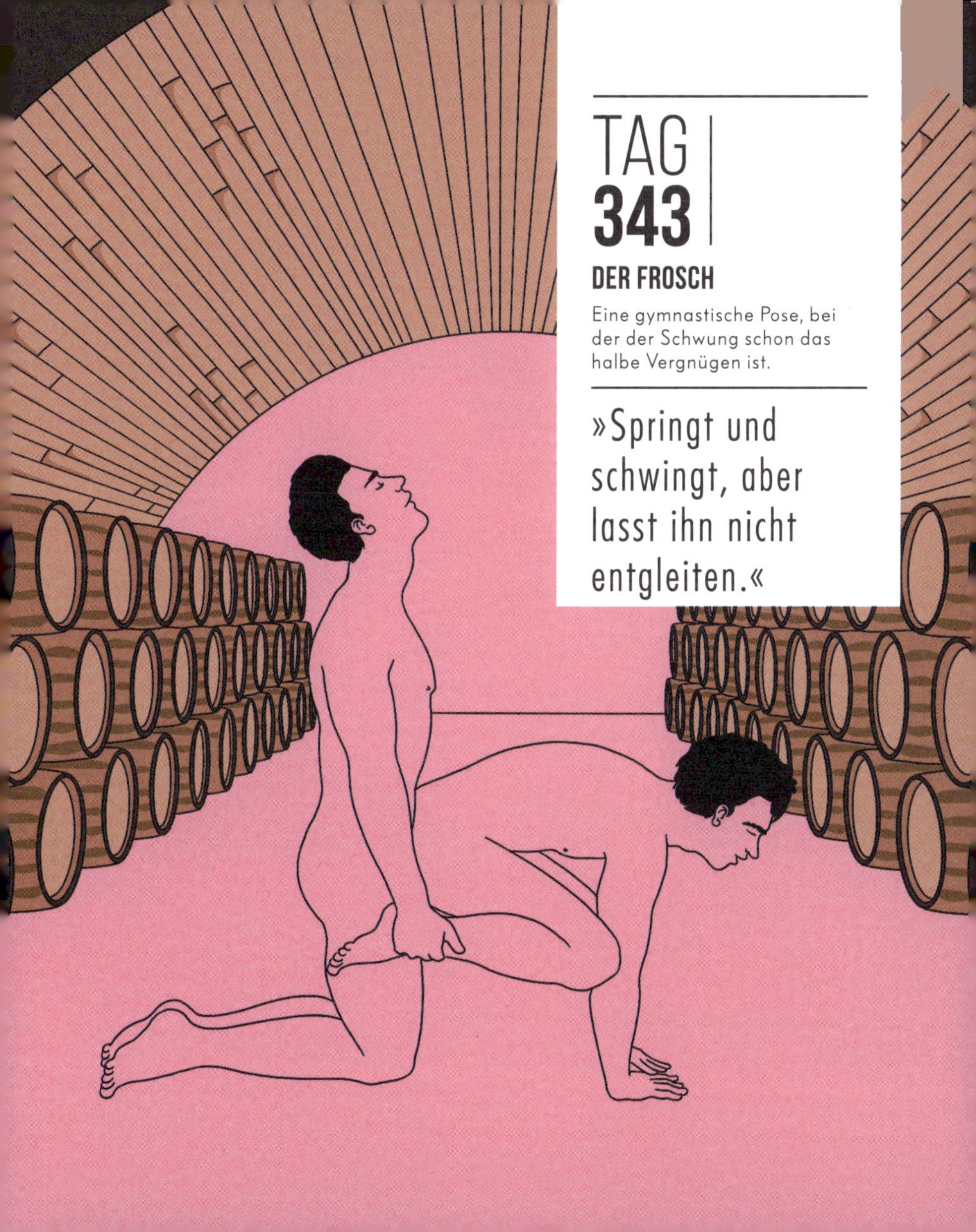

TAG 344

DIE UMSCHLIESSENDE UMARMUNG

Drückt euch mit nackter Haut fest aneinander.

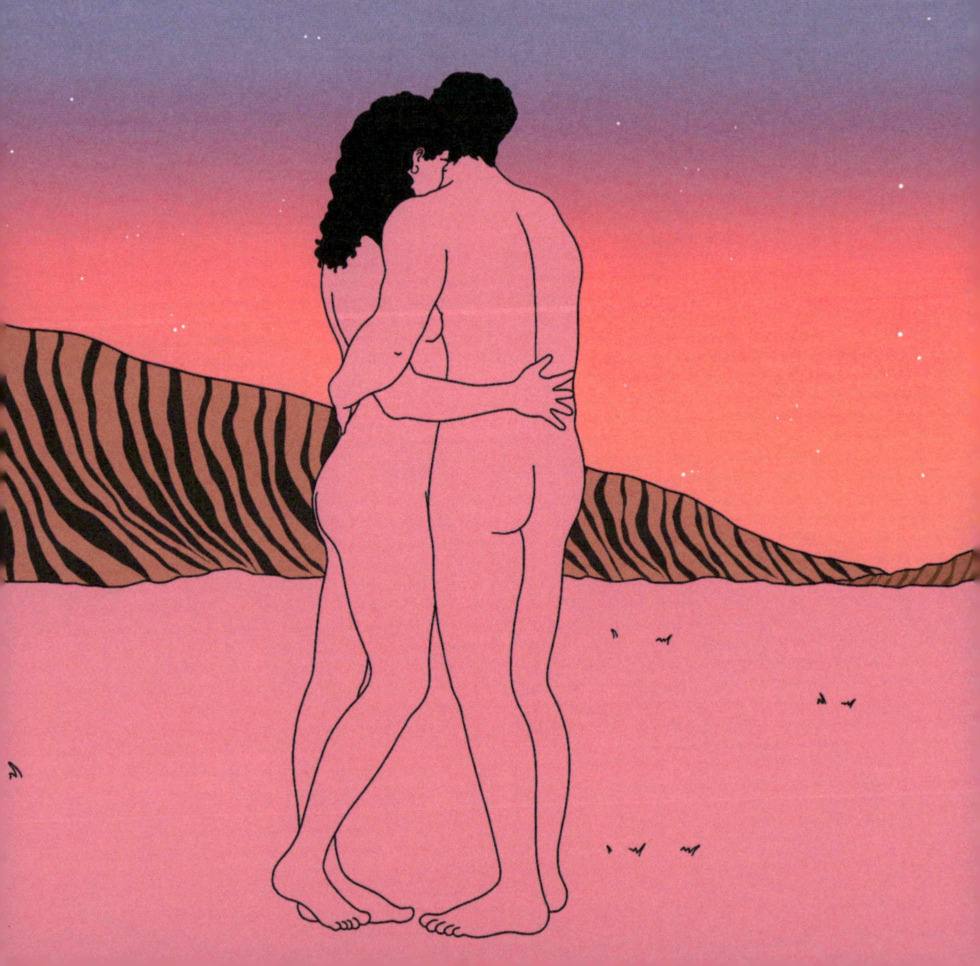

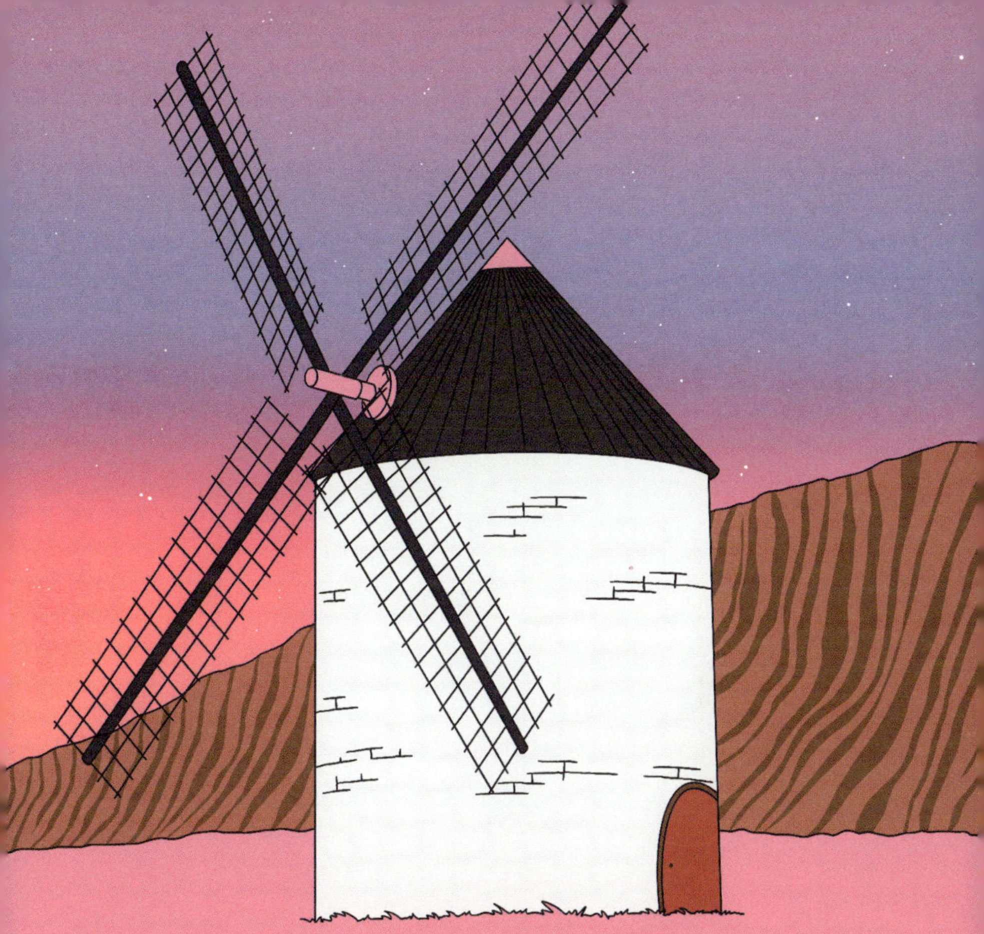

»Macht aus eurer
Zärtlichkeit einen
engen Raum.«

TAG 345

DIE LIEGE DER GELIEBTEN

Eine intime Stellung, in der deine Partnerin sich intensiv deiner Klitoris widmen kann.

»Lehne dich auf ihren Beinen zurück und öffne dich der Lust.«

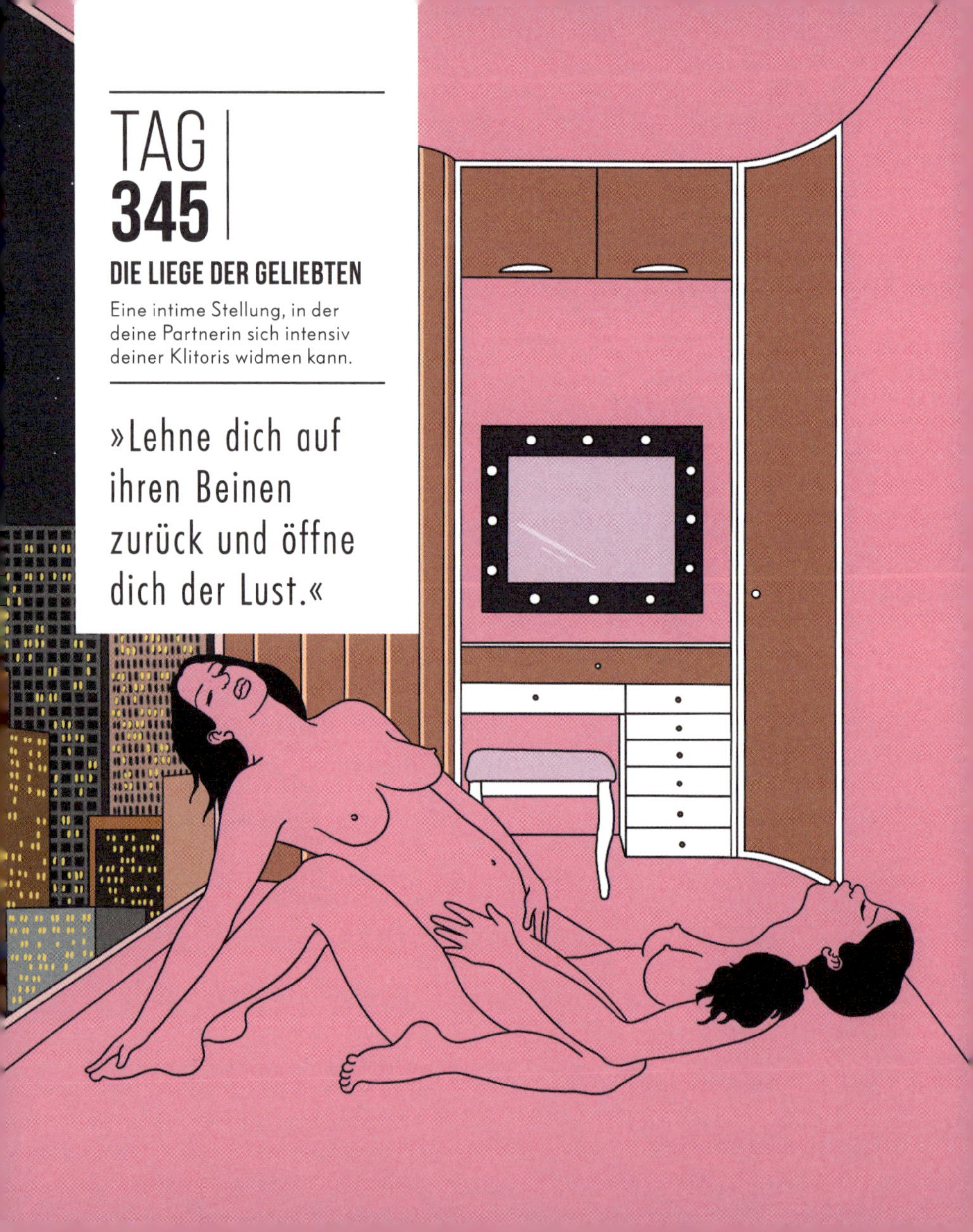

TAG 346 | DIE BLUME IN BLÜTE

Eine einfache Stellung für ein leidenschaftliches Paar.

»Lasst lustvoll aufblühende Wonne sich entfalten.«

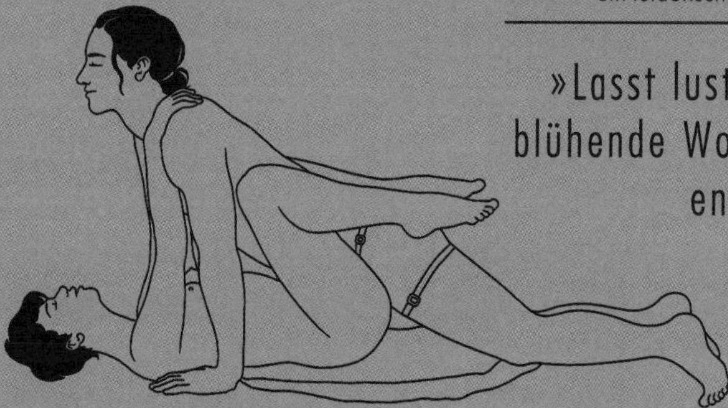

TAG 347 | BRÜCKE DER LUST

Hebst du deine Geliebte an, ist dir ihre tiefe Bewunderung gewiss.

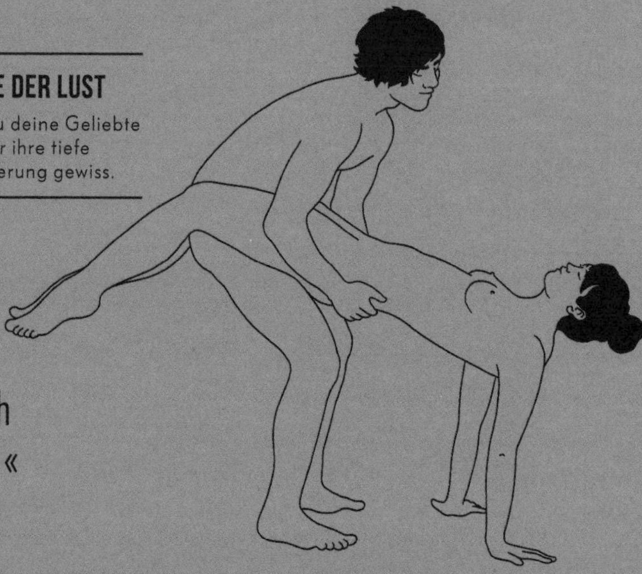

»Trefft euch in der Luft.«

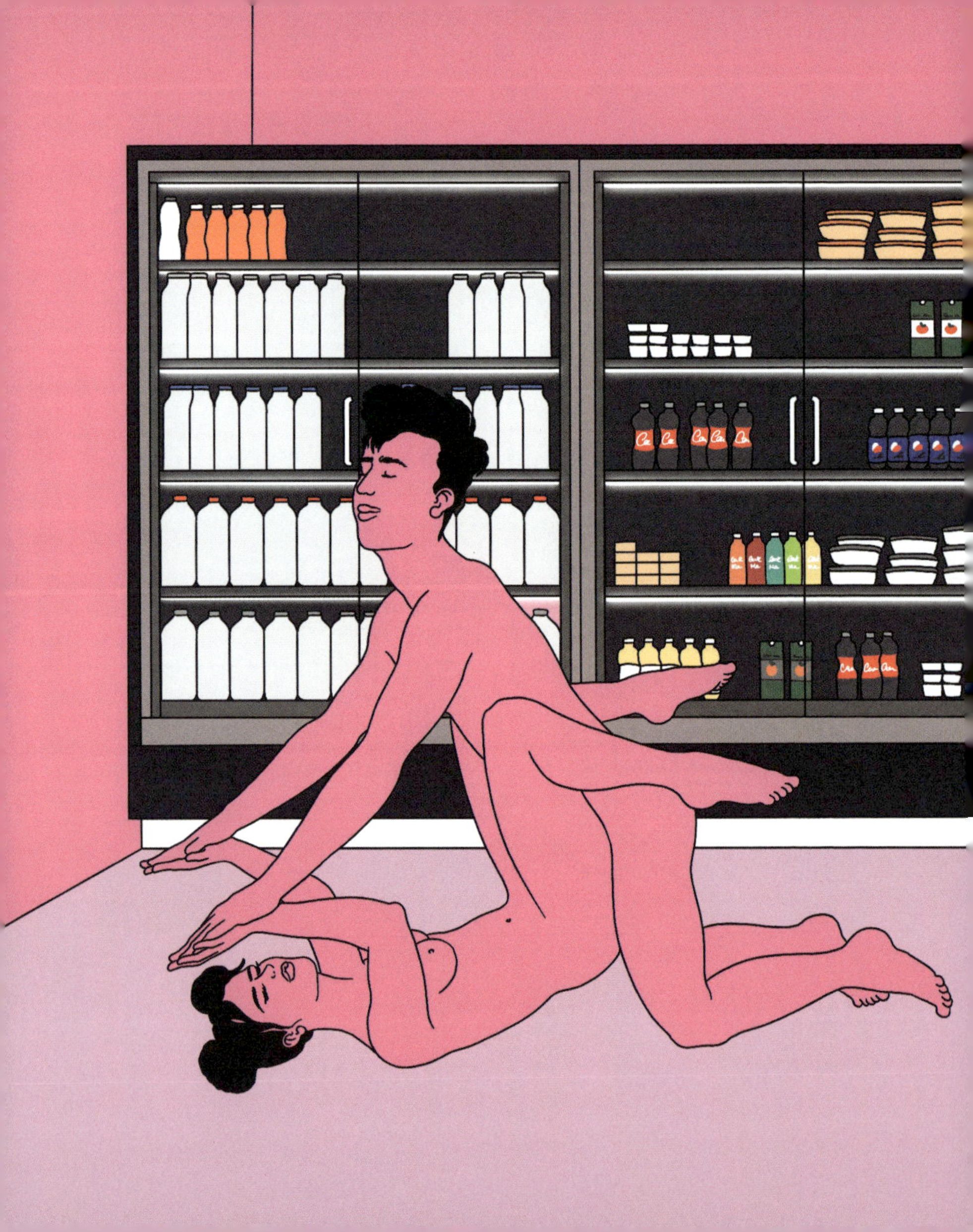

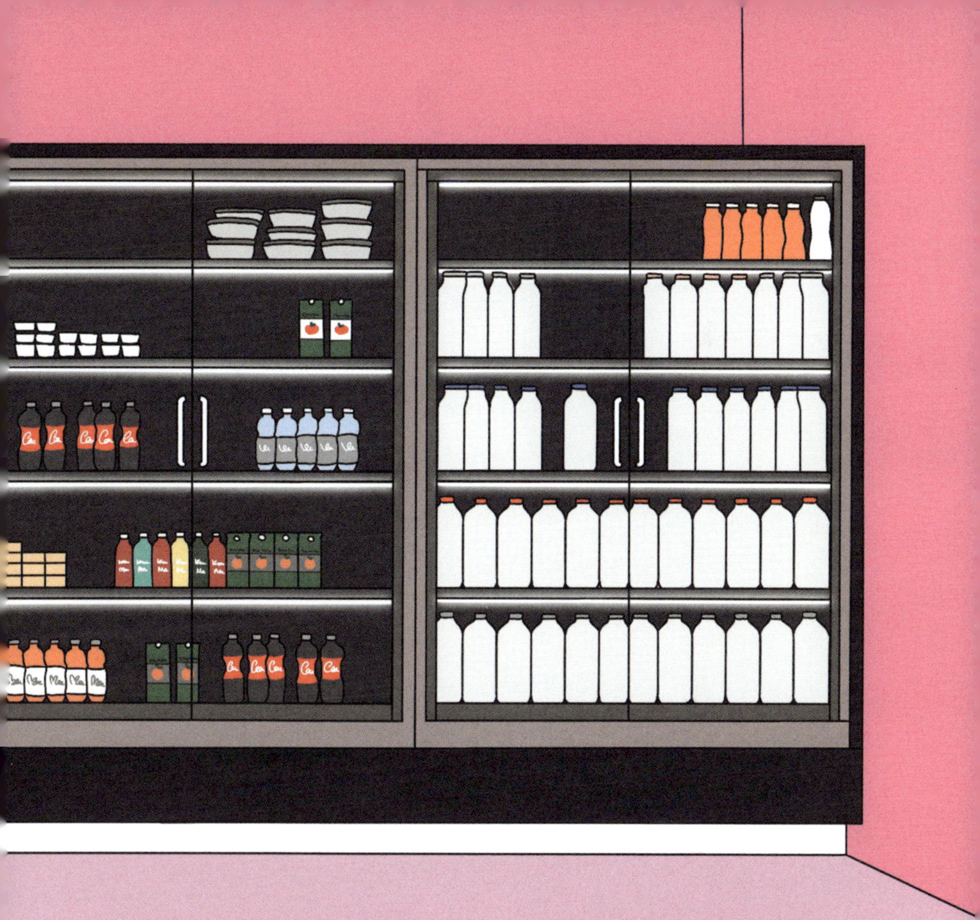

TAG **348**

DIE TABLA SPIELEN

Hebe dein Gewicht von deiner Partnerin, um dich für den nächsten Stoß nach hinten aufzurichten.

»Trommle mit Händen und Hüften einen Rhythmus auf deiner Geliebten.«

TAG 349 DER WASSERFALL

Eine ungewöhnliche Weise, die Freuden einer Kopfunter-Stellung zu genießen.

»Taumle in die Gischt der Leidenschaft.«

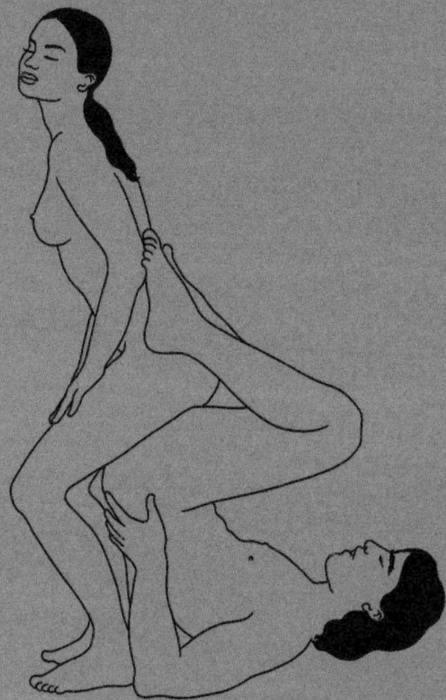

TAG 350 DIE ORANGE SCHNEIDEN

Das ungewöhnliche Gefühl des seitlichen Eindringens kann selbst eine vertraute Leidenschaft erneuern.

»Öffne ihre Beine und dringe tief ein.«

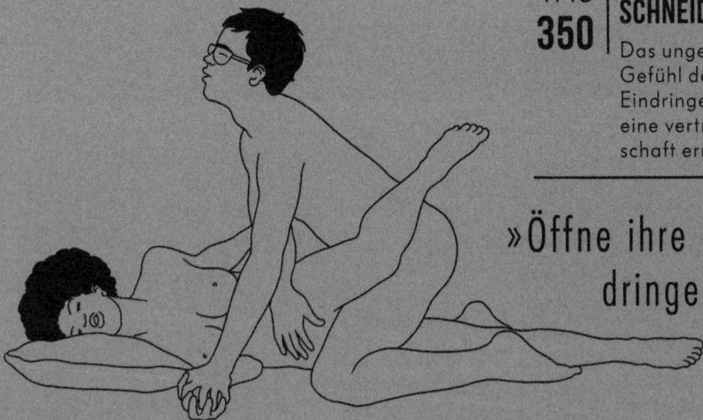

TAG
351

DIE UNTERWERFUNG

Auf einem Bett ist diese Stellung bequemer, aber ein Stuhl steigert die Erregung.

»Weit gespreizt und ausbalanciert, muss er die Lust der Partnerin abwarten.«

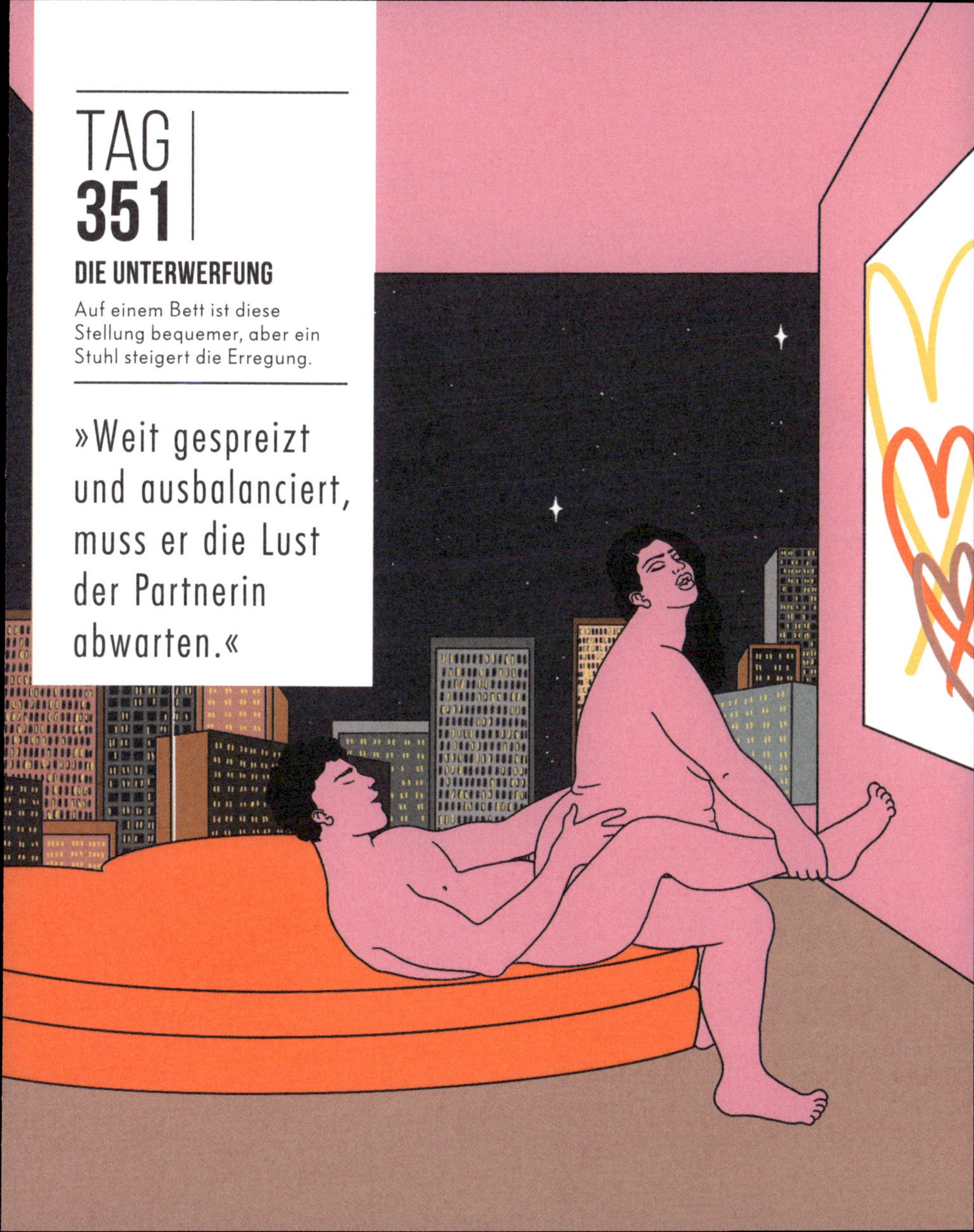

TAG 352

DER LEICHTE RITT

Der Winkel macht eine tiefe Penetration fast unmöglich und zwingt das Paar zu zärtlicherer Stimulation.

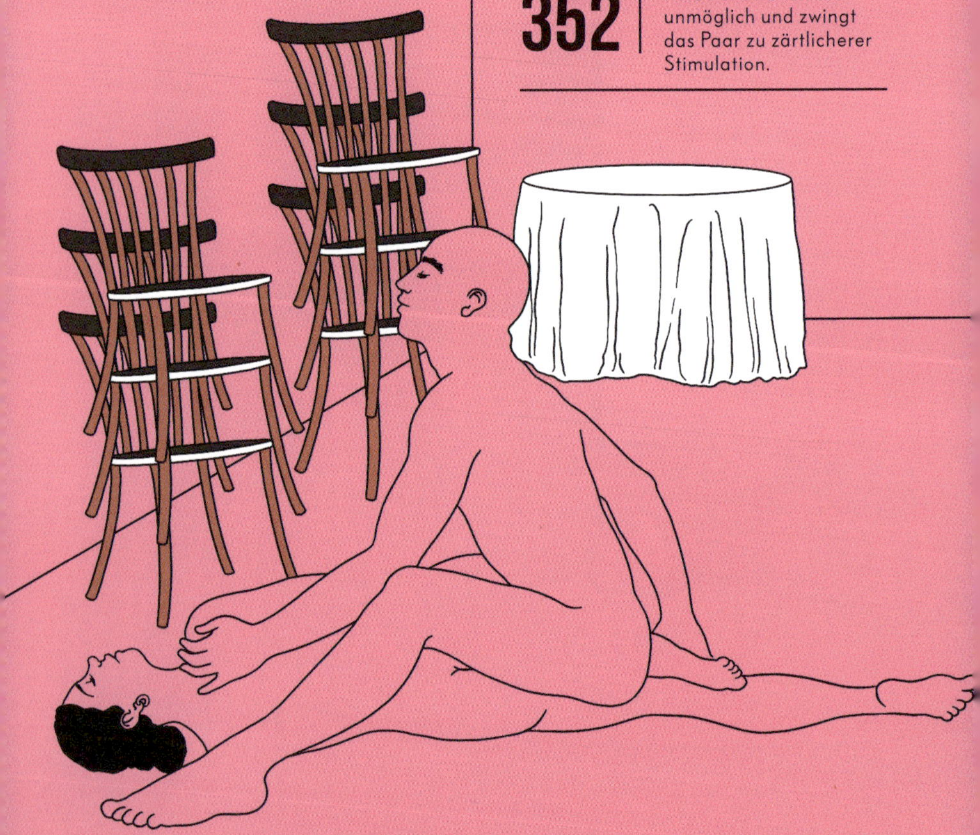

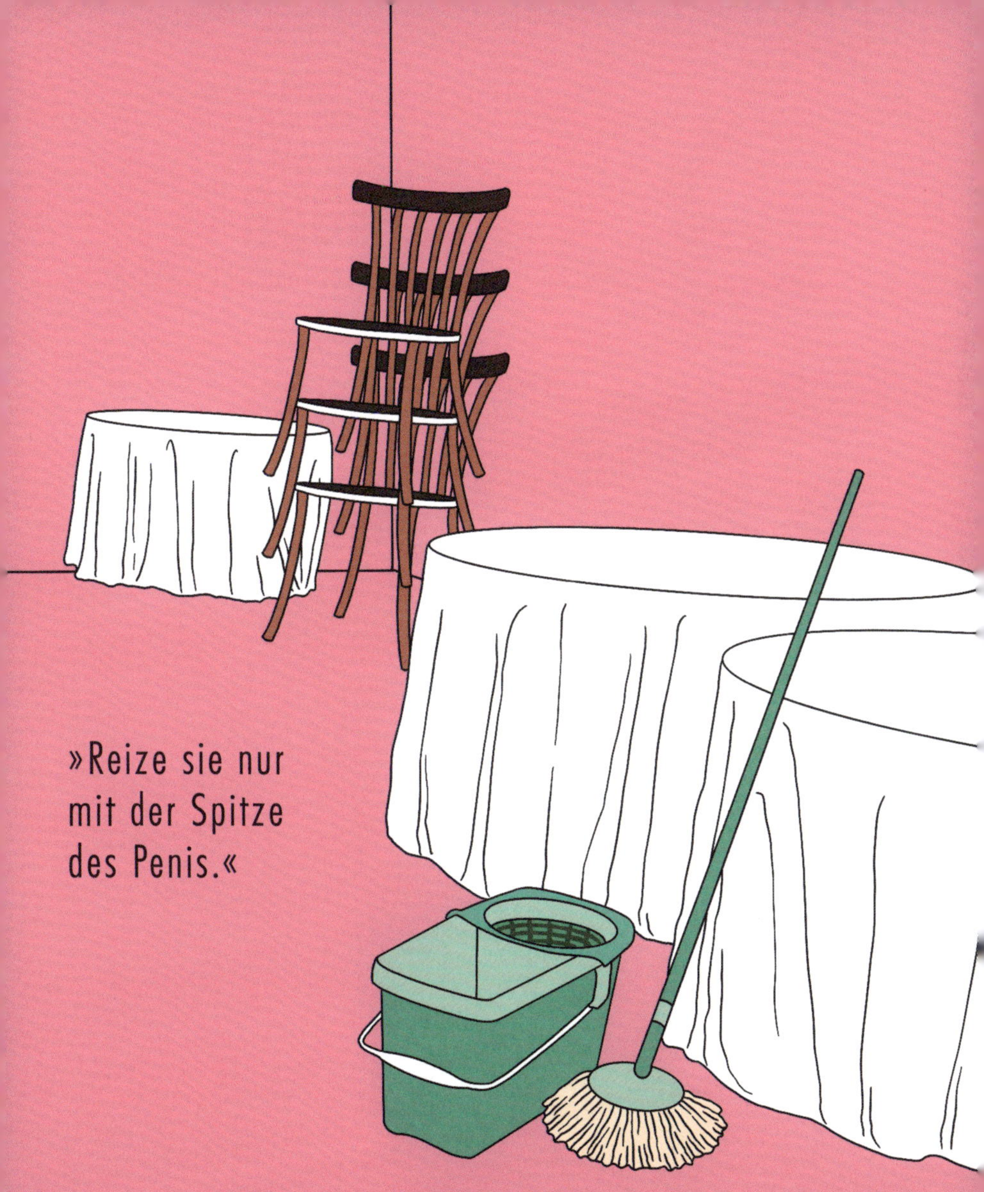

»Reize sie nur
mit der Spitze
des Penis.«

TAG 353

DEN STÄNGEL PRESSEN

Besonders gut für Paare, bei denen der Penetrierende zu klein ist für den Partner, da der Penis in dieser Stellung eng umschlossen wird.

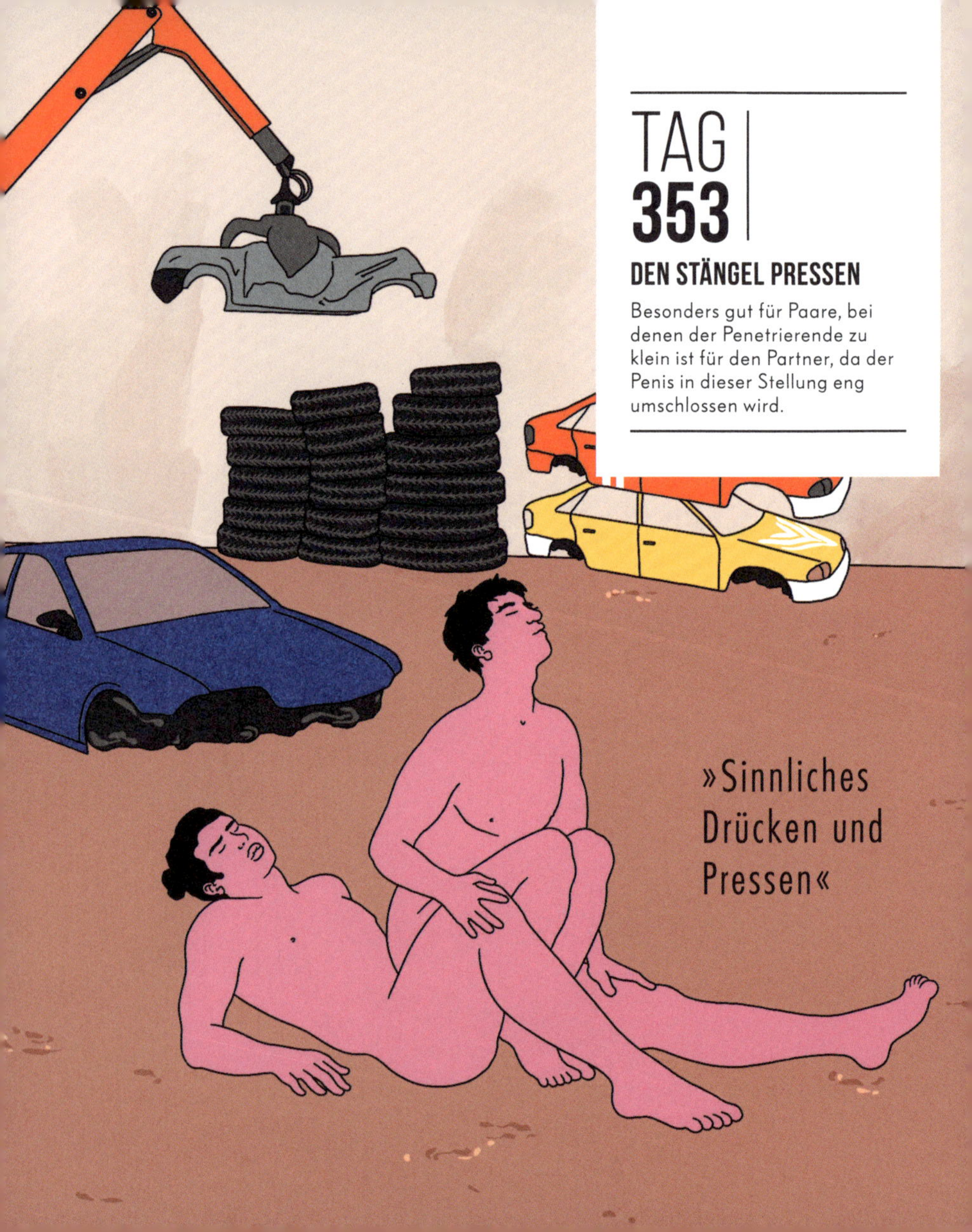

»Sinnliches Drücken und Pressen«

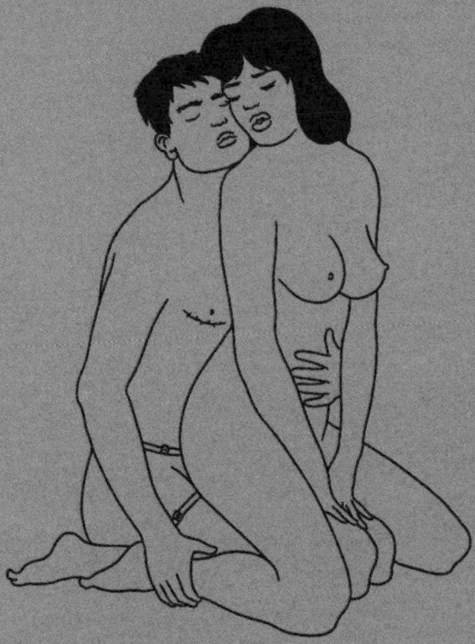

TAG 354 | **EFEU UND PASSIONSFRUCHT**

Schiebt eure Glieder in perfektem Zusammenspiel ineinander.

»Steigert eure Erregung gemeinsam, unentwirrbar ineinander verschlungen.«

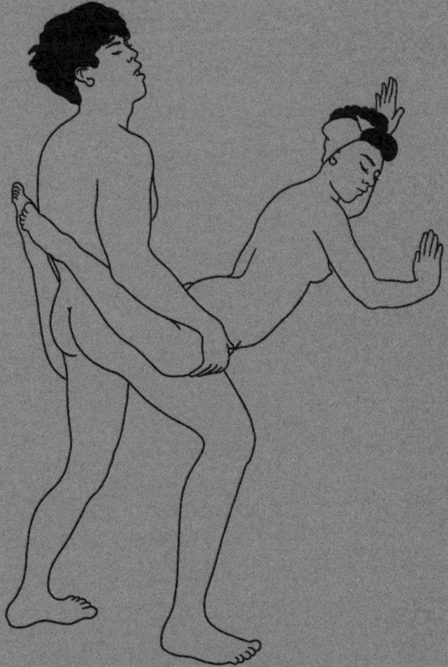

TAG 355 | **DEN MOND DURCHBOHREN**

Riskant, falls ihr abrutscht. Praktiziert diese Stellung daher auf einem weichen Untergrund.

»Eine anmutige Mondsichel, getroffen von deinem Pfeil«

TAG 356

DER WIDERSTAND DES SCHENKELS

Der unten Liegende wird auf die Folter gespannt – seine Partnerin ignoriert seine Erregung und reibt sich an seinem Bein.

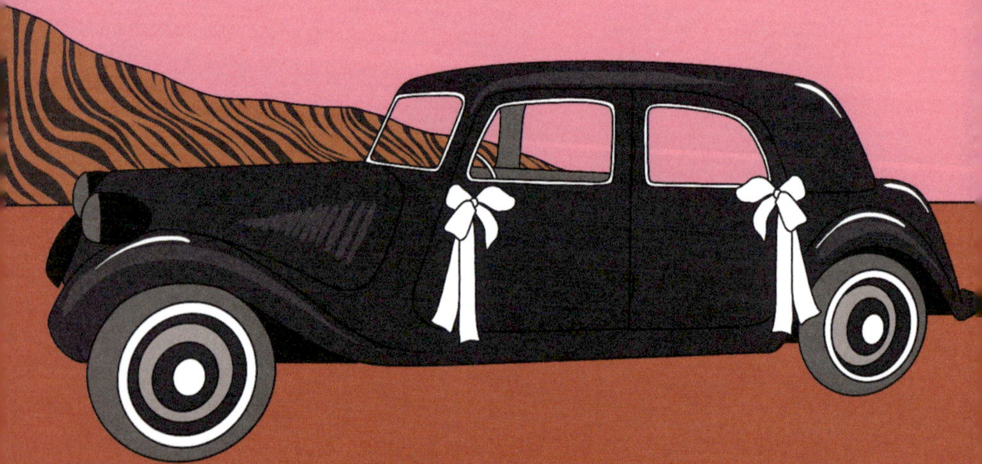

»Lass ihn auf deine Lust warten.«

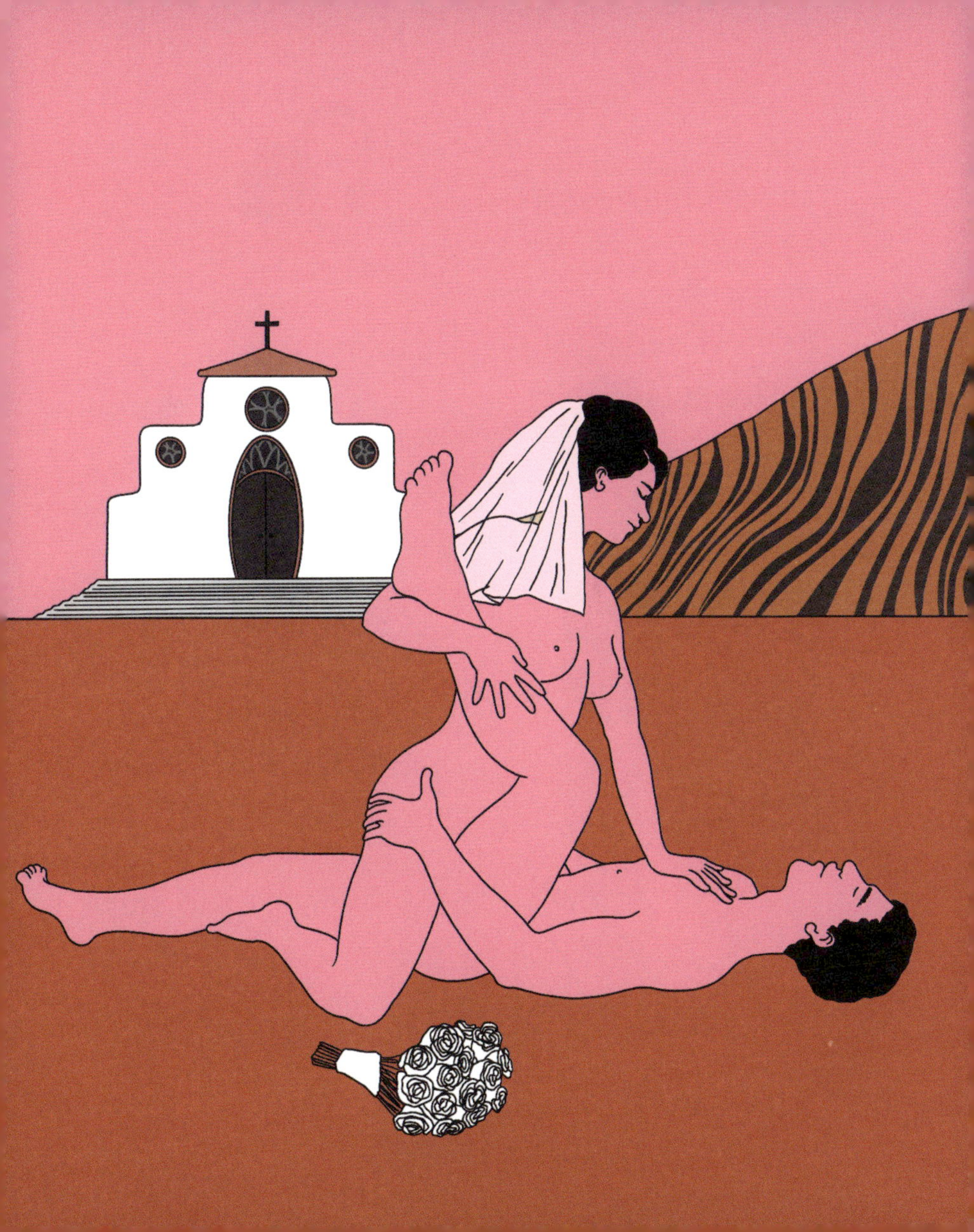

TAG 357 | **DIE SITZENDE KNOSPE**

Eine zärtliche Stellung für Paare, die sehr verliebt sind.

»Bereitet euch Lust, bis sich eure Glieder entspannen.«

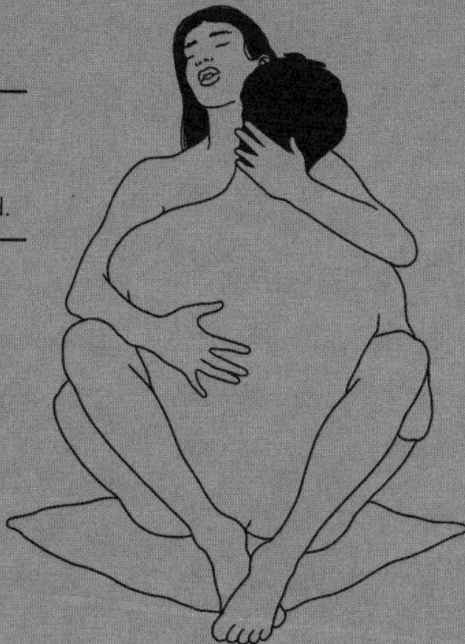

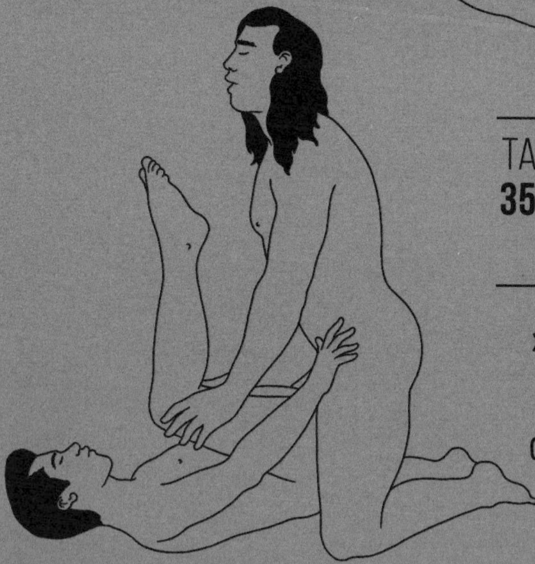

TAG 358 | **DAS KORN MAHLEN**

Liegt dein Geliebter bequem auf dem Rücken, kannst du seine Hüften leicht bewegen.

»Beuge und drehe seine Hüften und dringe in lustvolle Tiefe vor.«

TAG 359

DEN GESTÜRZTEN REITEN

Für alle, die gern Kontrolle übernehmen, ist diese Position großartig, um den Partner zu unterwerfen.

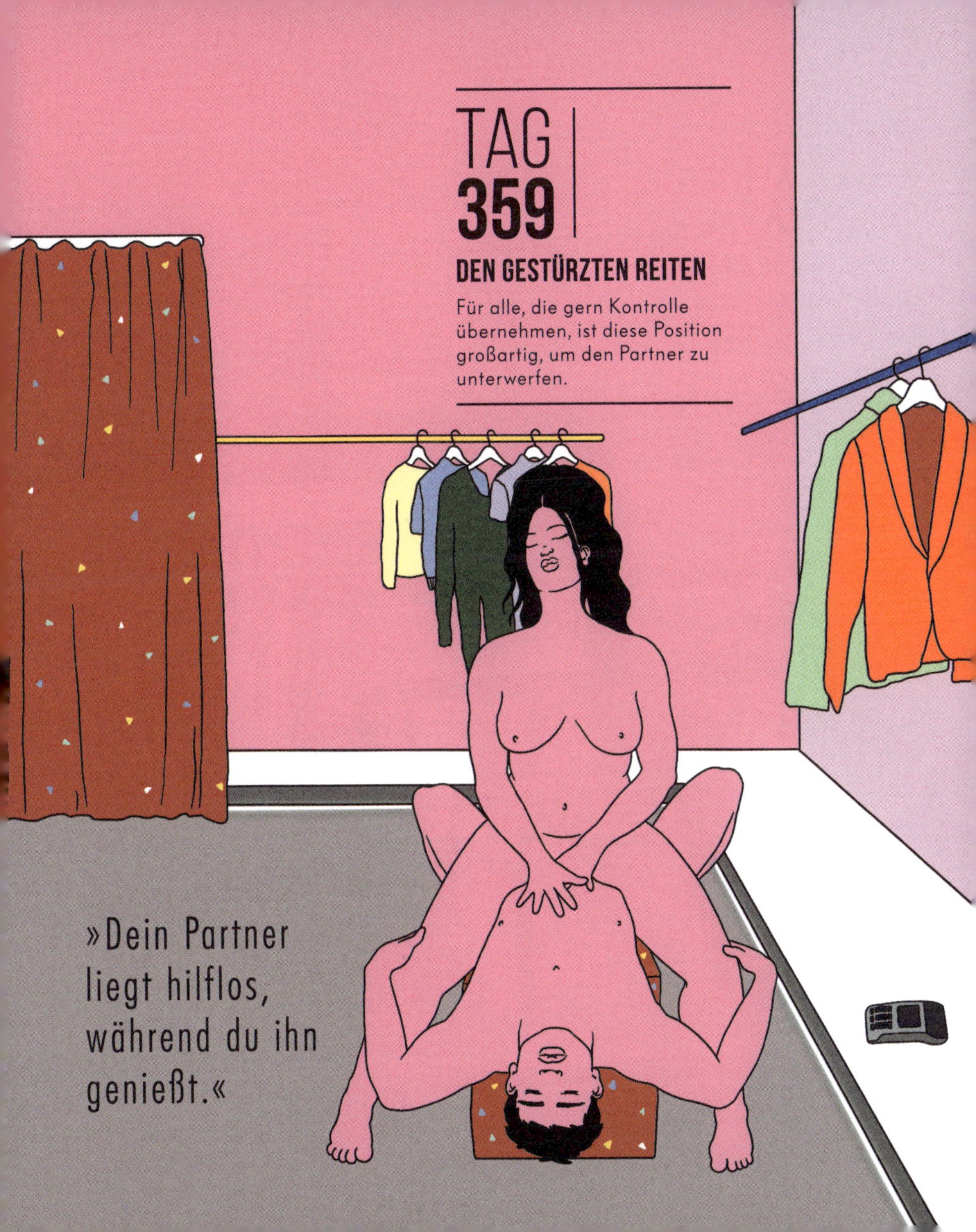

»Dein Partner liegt hilflos, während du ihn genießt.«

TAG 360

DER HALBE KNIEFALL

Mit einem aufgestützten und einem umklammernden Bein kannst du mit aller Kraft zustoßen.

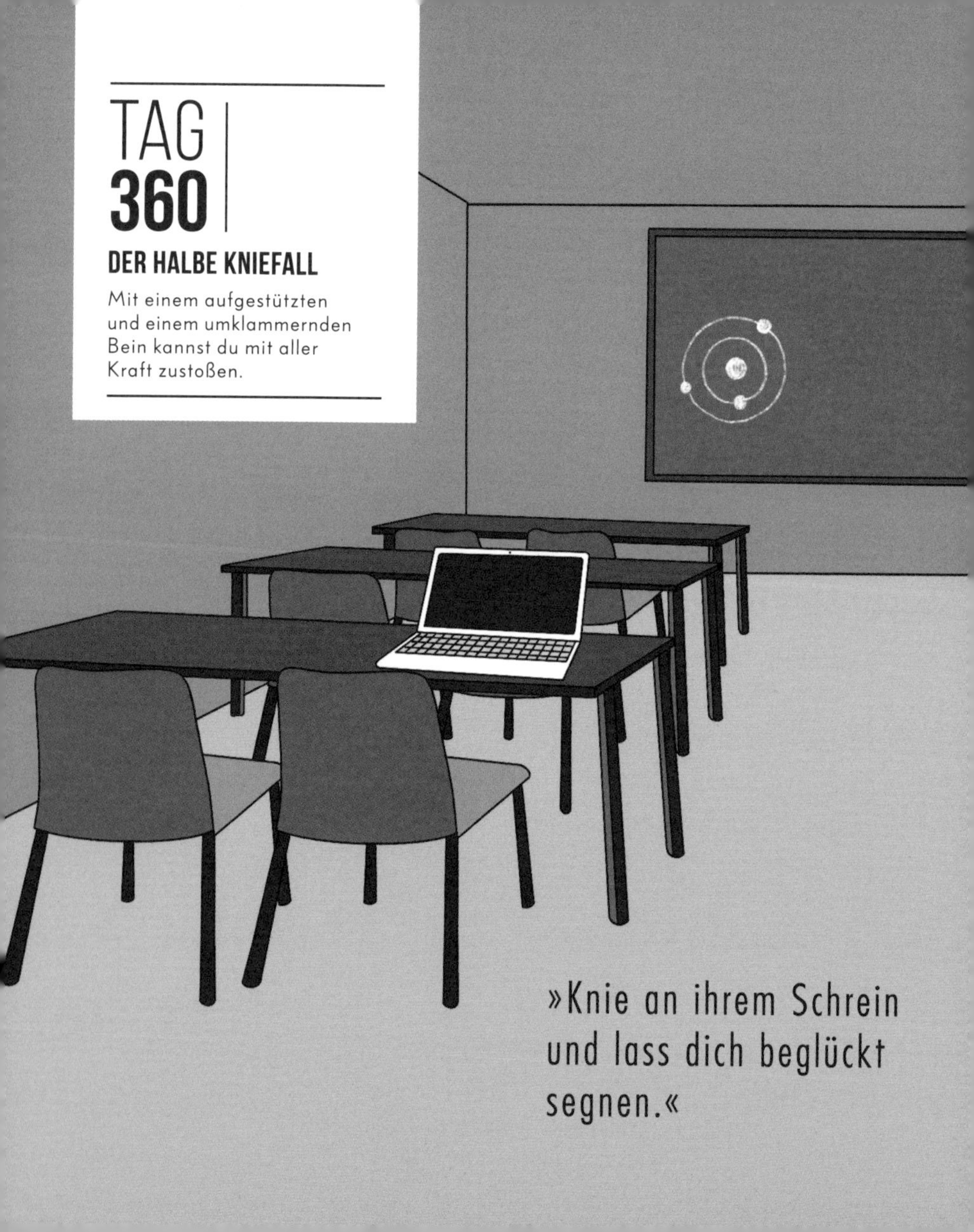

»Knie an ihrem Schrein und lass dich beglückt segnen.«

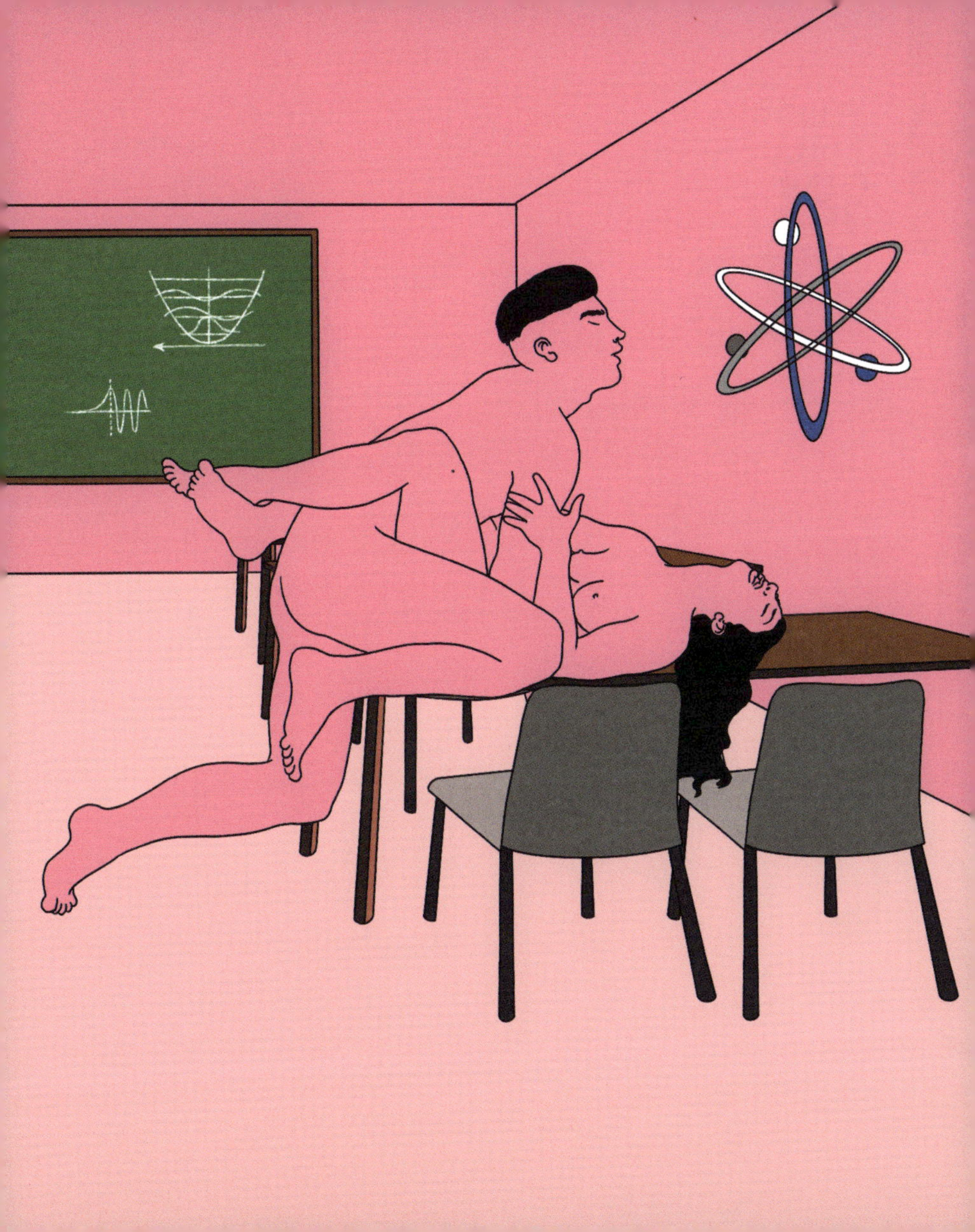

TAG 361

DAS HALFTER DER PRINZESSIN

Eine liebevolle, schläfrige Umarmung für Intimitäten spät in der Nacht.

»Halte sie fest, während ihr euch sanfter Wollust hingebt.«

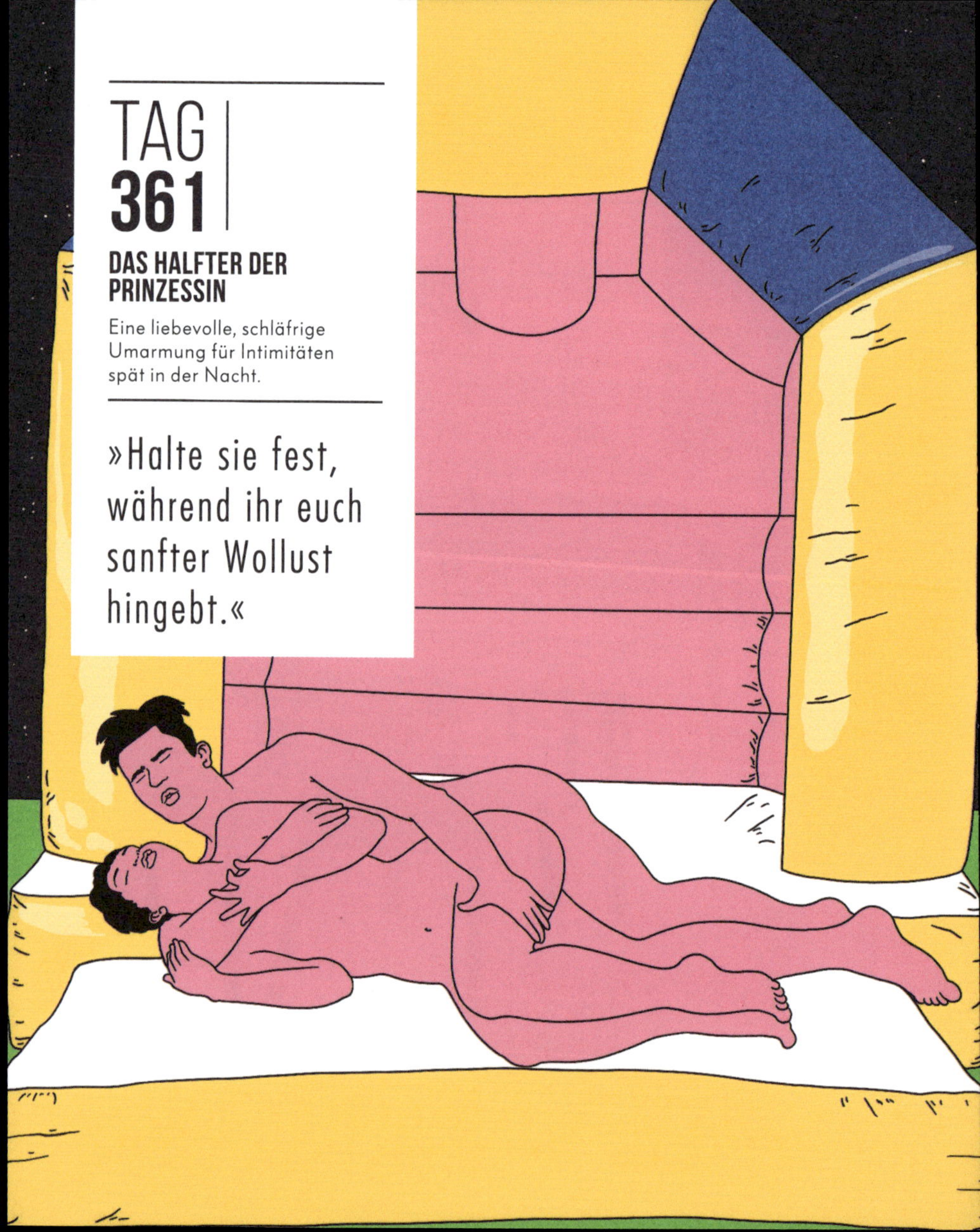

TAG 362 HERAUSFORDERUNG DER LUST

Eine erregende Eröffnung für wilderes Liebesspiel.

»Seine Finger streicheln dich, bis du fällst.«

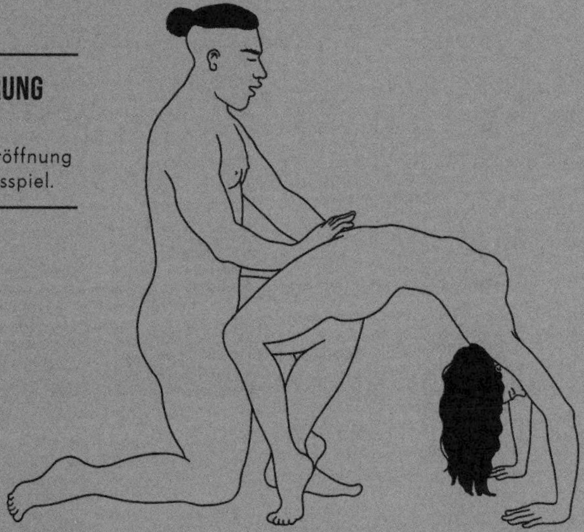

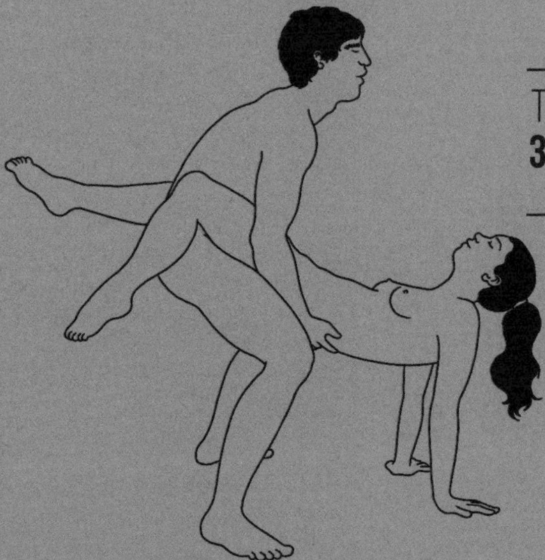

TAG 363 DER GEWAGTE GRIFF

Eine wilde Stellung für eine leidenschaftliche Vereinigung.

»Vergesst alles, bis auf das Drama eurer Körper.«

TAG 364

DIE PRACHT DER JUNGFRAU

In dieser gespreizten Position ist dein Rücken gerade und hochmütig aufgerichtet.

»Komm mit all deinem Stolz in diesen anmutigen Sitz.«

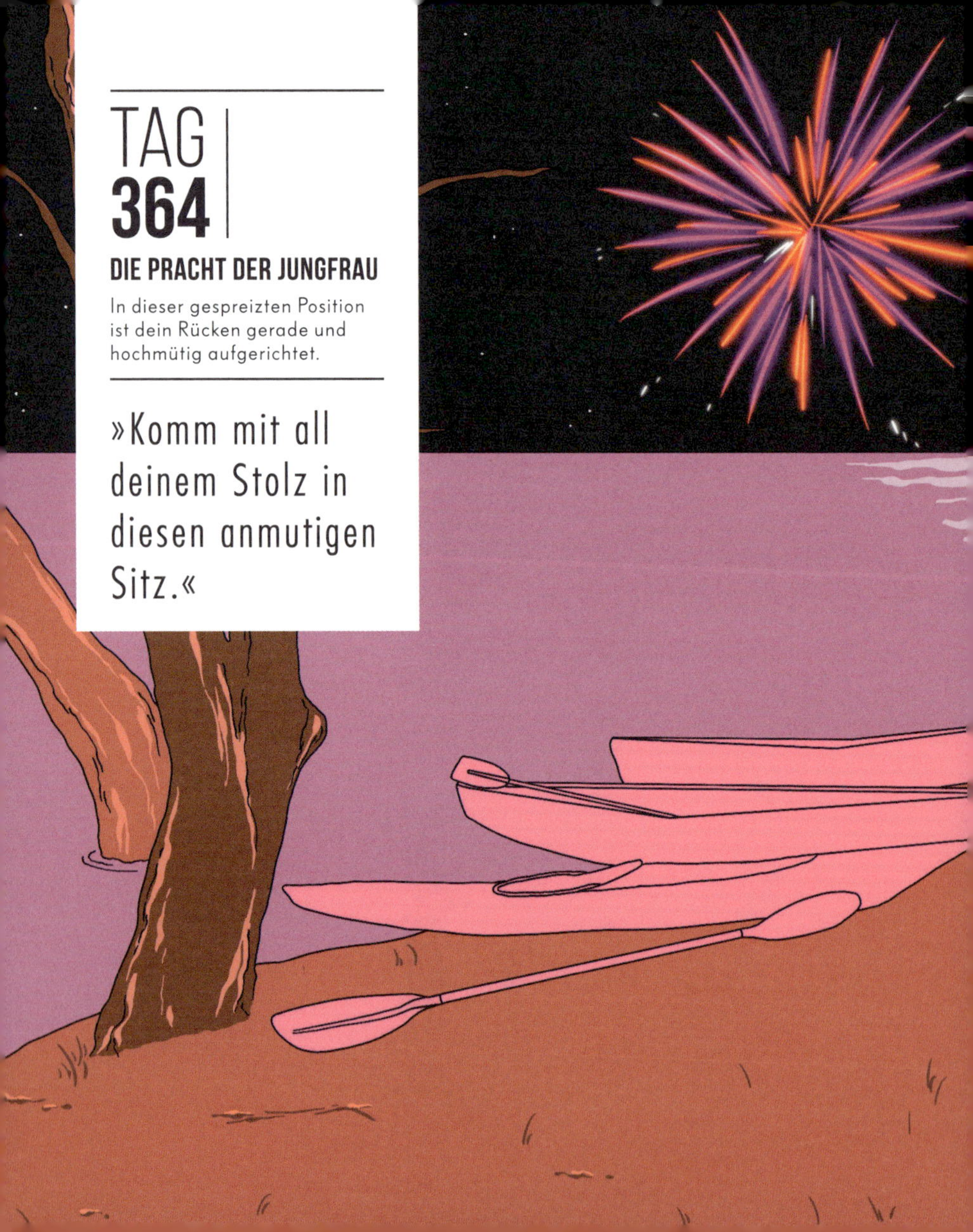

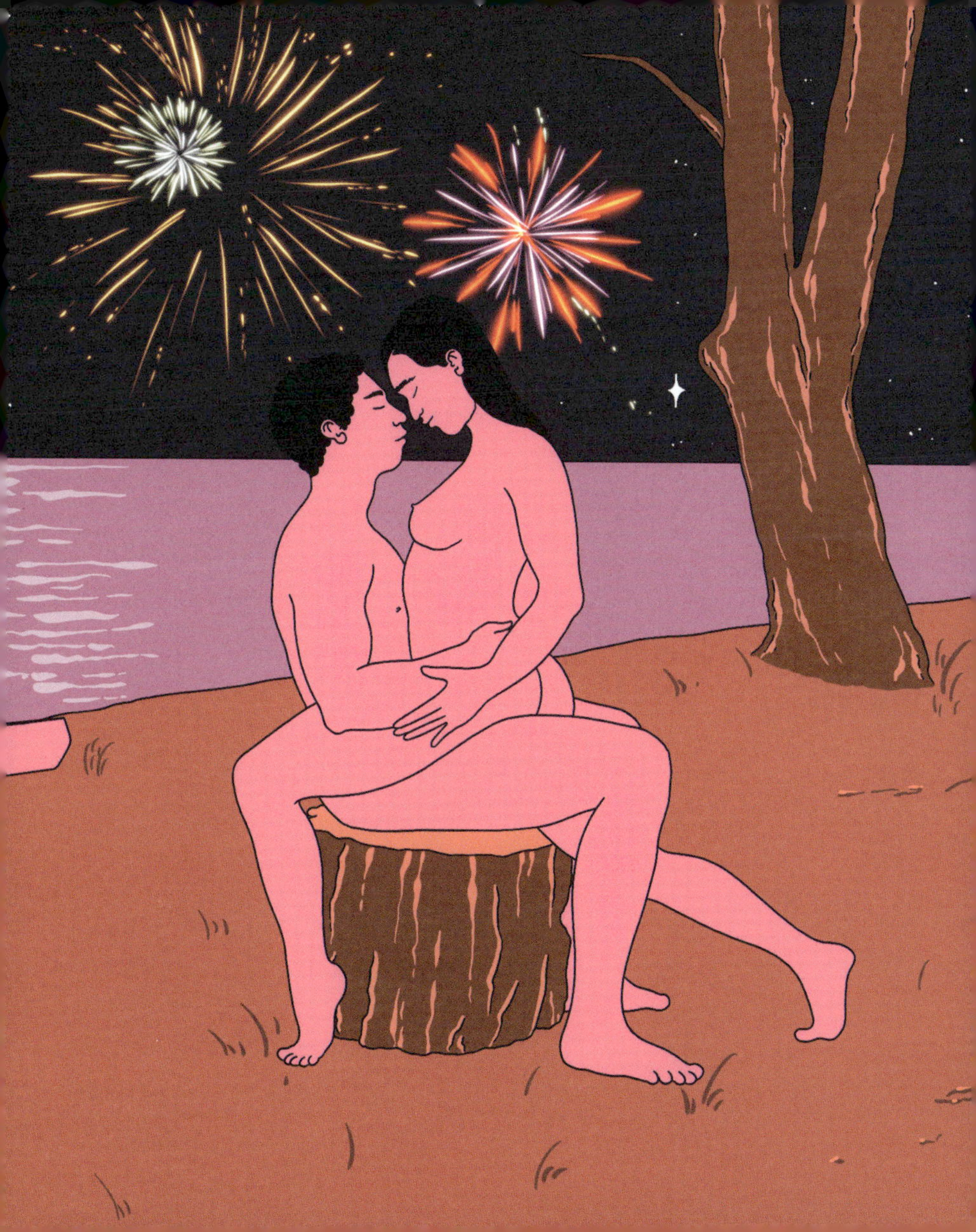

TAG 365

DER SITZENDE SEUFZER

Liebt euch, befriedigt euch mit den Händen oder schmiegt euch einfach glücklich aneinander.

»Entspannt euch liebend und in Geborgenheit.«

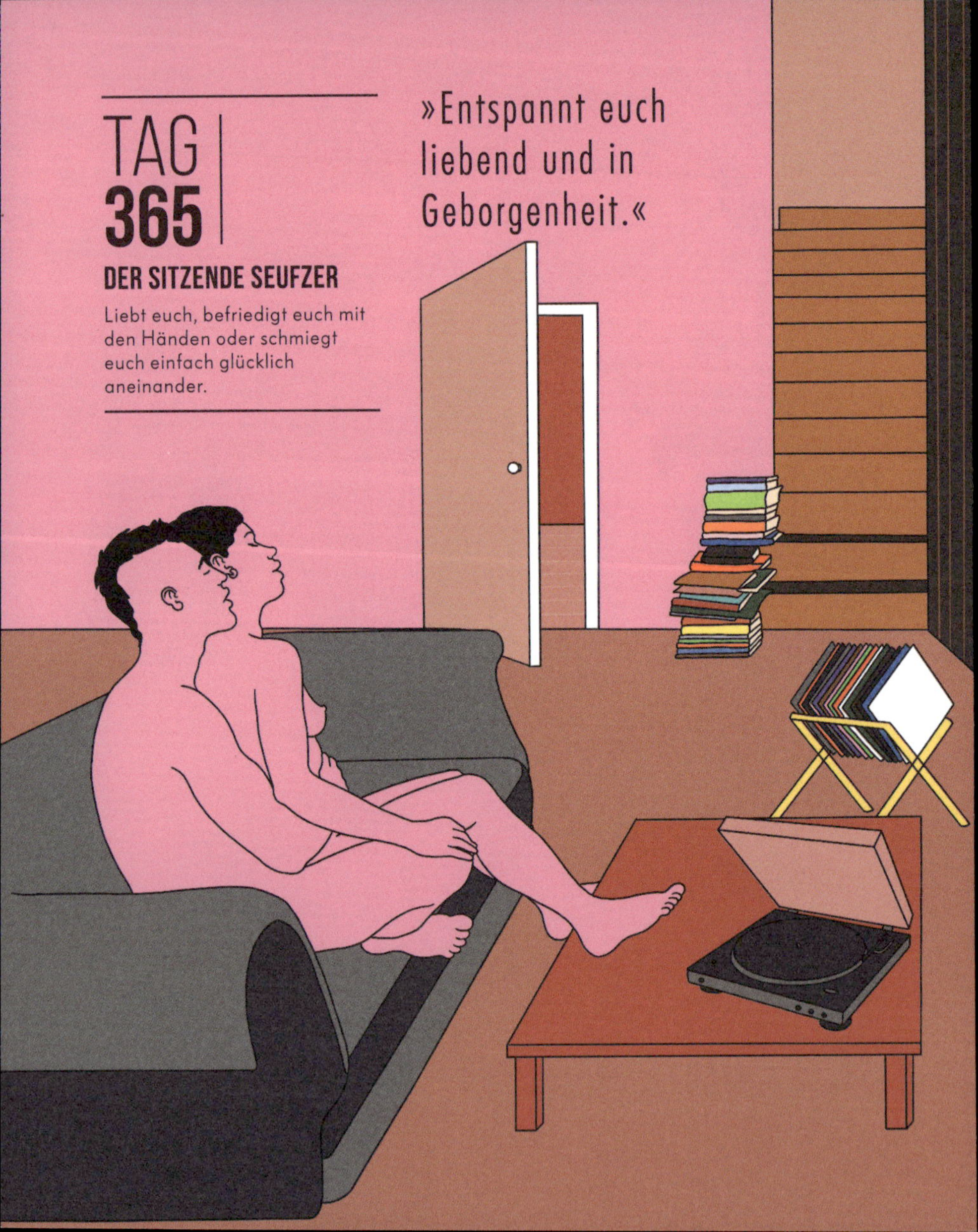

ZUFALLS-GENERATOR

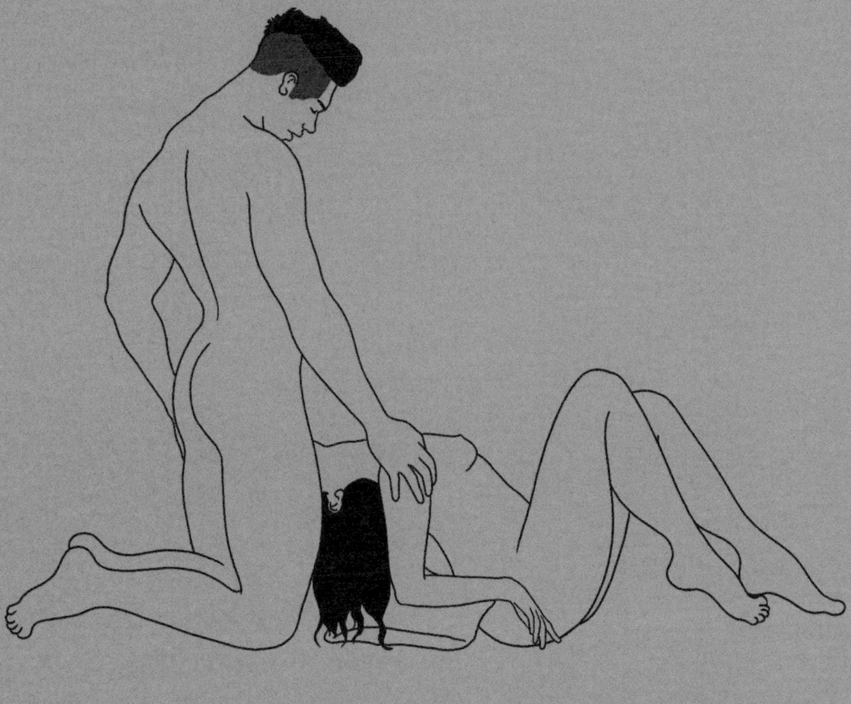

IN DER STIMMUNG FÜR …

WAHRE ZÄRTLICHKEIT

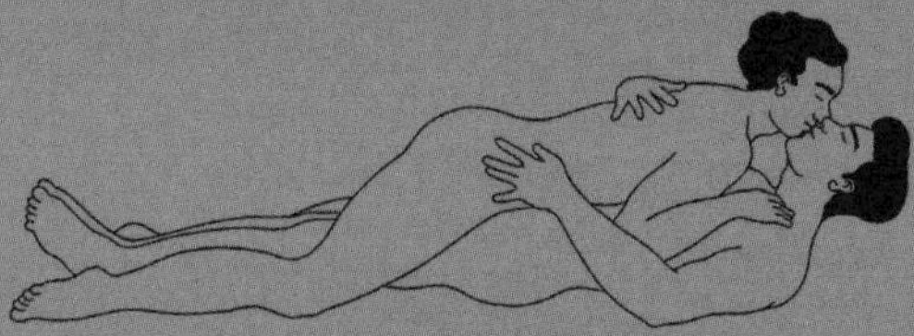

006	320	016	075	275	178	111	013	224
173	126	332	089	002	290	122	310	321
337	051	096	081	183	054	304	085	243
136	210	344	169	216	137	346	069	285
001	256	035	233	093	225	023	280	017
327	103	357	067	154	248	338	094	127
143	076	308	130	245	124	042	076	296
044	184	018	223	004	319	193	254	174

IN DER STIMMUNG FÜR ...

TIEFE HINGABE

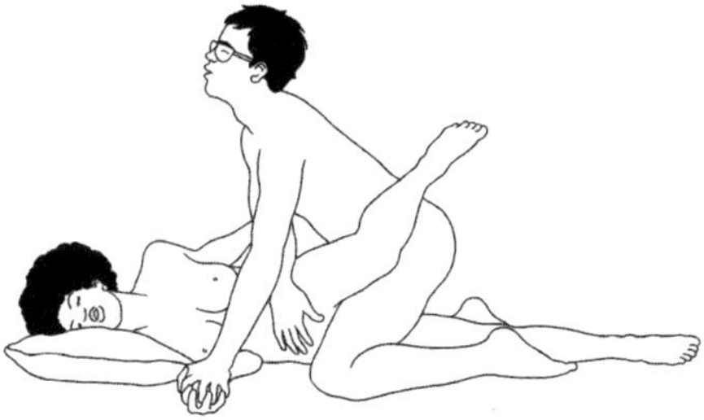

204	060	039	128	249	009	116	138	244
012	271	180	336	024	228	123	079	018
301	083	231	107	358	090	252	223	359
177	220	003	274	155	217	020	237	147
350	118	066	202	049	259	186	105	091
021	242	311	061	358	112	272	247	063
257	007	121	291	179	125	059	172	309
036	246	198	171	005	145	209	008	157

IN DER STIMMUNG FÜR …

VERSPIELTE AUGENBLICKE

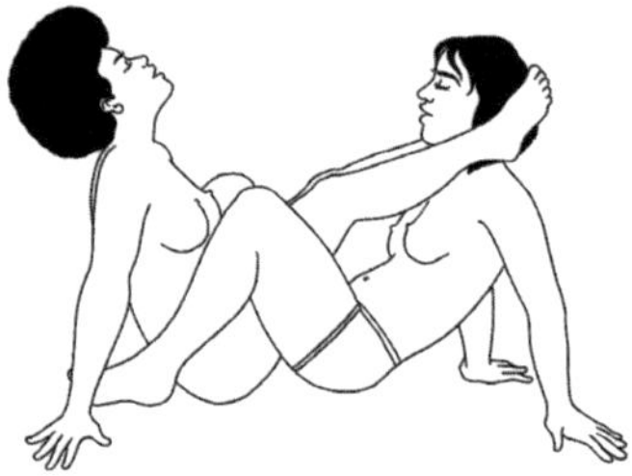

046	206	114	316	027	245	149	285	009
339	008	269	056	240	190	084	045	335
010	225	140	356	194	014	265	080	158
250	176	034	170	098	348	077	142	295
197	087	298	365	323	205	007	222	115
306	160	019	333	181	127	362	072	307
028	057	286	131	043	352	106	268	022
189	006	199	074	215	016	292	141	241

IN DER STIMMUNG FÜR …

HÖHERE EKSTASE

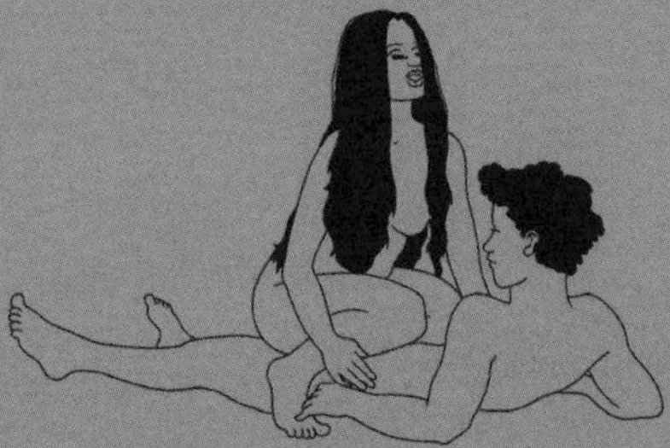

032	288	209	025	324	194	062	223	214
153	134	070	353	166	050	262	133	099
258	086	347	144	082	294	119	015	270
014	322	120	364	360	211	341	317	195
351	003	191	315	187	101	222	125	349
102	095	334	133	004	325	052	302	156
227	290	168	68	309	182	264	073	229
058	219	026	151	116	012	139	255	038

IN DER STIMMUNG FÜR …

RUHIGE STELLUNGEN

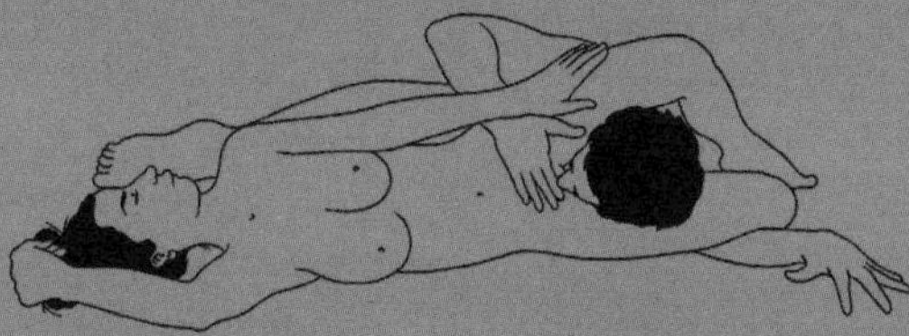

008	299	235	075	282	041	313	276	069
328	013	339	212	162	193	011	183	233
230	361	304	005	264	253	104	226	298
354	165	092	239	310	055	190	365	017
031	285	317	280	100	225	113	088	344
345	002	201	129	232	081	246	293	236
161	327	275	047	268	256	065	332	308
266	053	110	281	001	146	287	030	213

IN DER STIMMUNG FÜR ...

AUSGEFALLENE VERGNÜGUNGEN

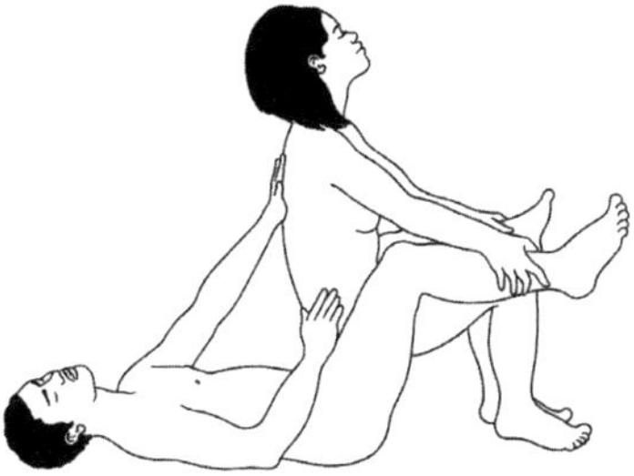

108	260	238	064	283	175	331	029	251
284	011	326	278	203	292	200	263	164
159	342	188	135	340	040	347	148	091
300	078	297	080	185	303	221	318	218
234	330	048	267	315	097	343	117	312
355	150	314	196	163	329	071	277	229
033	279	273	363	010	261	207	305	015
262	228	167	037	259	109	289	152	183

DANKSAGUNGEN

DANK DER ILLUSTRATORIN

Ich danke meiner Mutter Gloria, meiner besten Freundin, dafür, dass du mich gelehrt hast, nicht aufzugeben. Ohne deine bedingungslose Liebe wäre ich jetzt nicht hier.

DANK DES VERLAGS

DK UK dankt Charlotte Beauchamp für die Lektoratsassistenz. Von der ersten Ausgabe: Besonderer Dank gilt Kesta Desmond.

ÜBER DIE ILLUSTRATORIN

Alicia Rihko ist freiberufliche Illustratorin und Designerin. Sie lebt in Spanien und hat in den sozialen Medien eine große Anhängerschaft gewonnen mit ihren auffälligen, originellen erotischen Zeichnungen, die von der Popkultur inspiriert und voll farbenfroher Sinnlichkeit und frechen Humors sind. Ihr Instagram-Account ist @aliciarihko.

DK | Penguin Random House

DK London

Lektorat Katie Cowan, Ruth O'Rourke, Megan

Gestaltung und Bildredaktion Maxine Pedlih
Marianne Markham, Louise Brigenshaw,
Natalie Clay, Heather Blagden

Umschlaggestaltung Lucy Philpott

Herstellung David Almond, Luca Bazzoli

DK Picture Library Illustrationen Alicia Rihk

Für die deutsche Ausgabe:
Projektbetreuung Doreen Wolff
Herstellungskoordination Claudia Rode
Herstellung Jenny Kolbe

Titel der englischen Originalausgabe:
Kama Sutra. A position a day.

Übersetzung Anke Wellner-Kempf
Lektorat Elke Sagenschneider

ISBN 978-3-8310-4528-0
5902-324056-22322-05

Druck und Bindung TBB, a.s., Slowakei

FSC www.fsc.org MIX Papier | Fördert gute Waldnutzung FSC® C018179

www.dk-verlag.de

Hinweis
Die Informationen und Ratschläge in diesem B
sind von der Autorin und vom Verlag sorgfäl
erwogen und geprüft, dennoch kann eine Gar
nicht übernommen werden.

Eine Haftung der Autorin bzw. des Verlags u
seiner Beauftragten für Personen-, Sach- und
mögensschäden ist ausgeschlossen.